Lehrbuch der Massage

Von

San.-Rat Dr. A. Müller
in M.-Gladbach

Zweite umgearbeitete und stark vermehrte Auflage

Erster Band:

Die funktionellen Erkrankungen des Bewegungsapparates und die Theorie der Massage

Mit 99 Abbildungen

A. MARCUS & E. WEBER'S VERLAG / BONN 1926

Otto Wigand'sche Buchdruckerei G. m. b. H., Leipzig.

Vorwort zur ersten Auflage

Das Erscheinen des vorliegenden Buches habe ich schon im Jahre 1910 als unmittelbar bevorstehend angekündigt. Vor Abfassung meiner Arbeit über den muskulären Kopfschmerz, die damals zuerst in der „Deutschen Zeitschrift für Nervenheilkunde“ (Band 40) erschien, hatte ich die Griffe, aus denen meine Technik besteht, zusammengestellt, und ich nahm an, daß es nur einer Überarbeitung bedürfe, um diese Zusammenstellung druckfertig zu machen. Als ich indessen meine Vorarbeit wieder durchsah, mußte ich mich überzeugen, daß nicht nur eine Umarbeitung der Beschreibung der einzelnen Griffe nötig war, sondern daß für andere die Beschreibung kaum eines Griffes ohne bildliche Darstellung vollkommen und zweifelsfrei verständlich sein würde. Ich mußte also zu jedem Griffe eine entsprechende Skizze entwerfen. Jeder, der etwas Ähnliches versucht hat, wird wissen, welche Arbeit und welchen Aufwand an Zeit das bedeutet. Das langsame Fortschreiten dieser Arbeit wurde nun noch mehrfach monatelang unterbrochen, teils durch meine Praxis, teils durch anderweitige Arbeiten, und schließlich schien es mir noch notwendig, mich nicht auf die einfache Darstellung meiner Technik zu beschränken, sondern ihr auch eine Darstellung der wissenschaftlichen Grundlagen, auf denen ich sie aufgebaut habe, vorauszuschicken. So erklärt es sich, daß die kurze Spanne, die ich mir vorgenommen hatte, sich auf vier Jahre ausgedehnt hat. Diese starke Verzögerung bedauere ich selbst am meisten. Rechne ich hierzu die acht Jahre, die die Ausbildung meiner Technik selbst erfordert hat von dem Zeitpunkt ab, wo mir das leitende Prinzip derselben zuerst klar wurde, so enthält das vorliegende Buch das Ergebnis einer Arbeit von zwölf Jahren. Ich hoffe, daß diese lange Zeit, die ich auf das Werk verwandt habe, der Brauchbarkeit meines Buches zugute gekommen sein möge.

Das Programm meines Buches konnte nicht schärfer bezeichnet werden als durch die Worte Rößles, die ich auf den Titel gesetzt habe[1]). Als sie mir zu Gesicht kamen, hatte ich mein

[1]) „Sollte es nicht möglich sein, den Tastsinn zu bewaffnen?“ „Welche Erfahrungen wären z. B. bei überlegter Erlernung der Massage zu machen?“ (Festrede zur Eröffnung des neuen pathologischen Instituts der Universität Jena 1913.)

Buch im großen ganzen vollendet; sie zeigten mir in schärfster Präzision, was es eigentlich enthielt: der zweite Teil meines Buches, die Technik, war entstanden unter dem andauernden Bestreben, für die wissenschaftliche Palpation der Körperoberfläche die denkbar günstigsten Bedingungen zu finden, also „den Tastsinn zu bewaffnen", und der erste Teil meines Buches zeigte, „welche Erfahrungen bei überlegter Erlernung der Massage zu machen sind". Das geschulte geistige Auge des Pathologen hatte hier die Möglichkeit eines neuen Forschungsweges für die medizinische Wissenschaft mit sicherem Blick erkannt. Möge dieser Forschungsweg recht viele Sucher anlocken!

Bisher allerdings beschäftigen sich nur sehr wenige Ärzte selbsttätig mit der Massage, ja recht viele halten die Massage geradezu für eine eines Arztes unwürdige Beschäftigung, weil sie in ihr nichts weiter sehen, als eine Handfertigkeit, die jeder Laie ebensogut ausführen kann wie sie. Diese schweigende Ablehnung wird befördert durch einen sachlichen, dem heutigen Betriebe der Massage anhaftenden Grund. Es gibt nämlich heute geradezu zwei Arten von Massage, die anscheinend keinen Zusammenhang miteinander haben, und deren Vertreter einander ablehnend gegenüberstehen, ich meine die Massage der Verletzungsfolgen und Verkrümmungen, die hauptsächlich von konservativ gerichteten Chirurgen betrieben wird, und die Massage von rheumatischen und nervösen Zuständen, mit der sich vorwiegend die Masseure und vereinzelte Nervenärzte beschäftigen; die erste kann man als chirurgische Massage bezeichnen, die zweite wird neuerdings „Nervenmassage" genannt. Der Verschiedenheit der Anwendungsgebiete und dem Gegensatz der Vertreter entspricht eine Grundverschiedenheit der Technik dieser beiden Massagearten; diese großen Unterschiede verhindern es indessen doch nicht, daß jede der beiden Gruppen auch das Gebiet der anderen mehr oder weniger für sich in Anspruch nimmt, und so befindet sich der Schüler gegenwärtig schon beim Beginn des Lernens zwischen zwei Parteien, ohne daß er das nötige Urteil hat, sich für die eine oder die andere entscheiden zu können. Diese Zwiespältigkeit ist zweifellos das größte Hindernis für die Einbürgerung der Massage in der Ärzteschaft, denn sie muß auch ernste Naturen abschrecken, die sich durch leere Vorurteile nicht abhalten lassen würden.

Diese Hauptschwierigkeit nun wird durch das vorliegende Lehrbuch beseitigt, und zwar durch die Feststellung, daß der Angriffspunkt der Massage immer der Bewegungsapparat und an diesem ganz besonders die Muskulatur ist, gleichviel ob es sich um traumatische, orthopädische, rheumatische oder nervöse Beschwerden handelt, daß es in allen diesen Fällen ganz bestimmte, krankhafte, durch das Tastgefühl nachweisbare Veränderungen sind, auf die die Massage in spezifischer Weise einwirkt, und daß auf der Beeinflussung dieser Veränderungen alle Erfolge beruhen, die durch Massage erreicht werden und erreichbar sind.

Mit dieser Erkenntnis ist die Einheit auf dem Gebiete der Massage hergestellt. Die Massage wird damit zu der Kunst, diese krankhaften Veränderungen rein objektiv durch das Tastgefühl aufzufinden und ihre Ausbreitung festzustellen, gleichgültig, ob es sich nach dem klinischen Bilde um traumatische, rheumatische, nervöse oder was immer für Zustände handelt, ja gleichviel sogar, ob vielleicht momentan Beschwerden überhaupt fehlen. Auf Grund dieser Diagnose wird dann die Massage zum Behandlungsverfahren des gerade vorliegenden, objektiv tastbaren, krankhaften Befundes. Als Behandlungsmethode wird sie also mit dieser Erkenntnis aus einer schematischen Virtuosität, die sie bisher war, zu einer individualisierenden Kunst, die auf Grund des jedesmaligen Tastbefundes aufs strengste dem Einzelfall angepaßt werden muß. Die hiermit verbundene Lokalisierung und Individualisierung der Massage führt zu einer gegenüber dem bisherigen Gebrauche wesentlichen Verfeinerung der Technik, und diese Verfeinerung ermöglicht erst die Massage rheumatischer und nervöser Zustände. Aber auch der chirurgischen Massage verleiht erst die Verfeinerung der Technik ihre volle Wirksamkeit. Denn bei den traumatischen Zuständen unterscheiden sich die massierbaren Verletzungsfolgen, was den ihnen zugrunde liegenden tastbaren Befund am Bewegungsapparate angeht, nur dadurch von den rheumatischen und nervösen Zuständen, daß sie viel strenger auf den Ort der Verletzung lokalisiert sind, während es sich bei jenen immer um mehr allgemeine Erkrankungen des Bewegungsapparates handelt; und bei den orthopädischen Erkrankungen lehrt erst diese Verfeinerung der Technik die große Ausbreitung des Krankheitsprozesses im Körper kennen, die weit über die bisherige Annahme hinausgeht.

Es gibt also nun keine besondere chirurgische und keine besondere „Nerven"-Massage mehr, sondern eine einzige einheitliche, in jedem Falle sich nach der wissenschaftlichen Einsicht in den klinischen Zusammenhang des Einzelfalles richtende Kunst der Massage. Damit steigt die Massage auf aus einer bloßen Technik zu einer wissenschaftlichen Disziplin, die genaue Kenntnis des Organs verlangt, mit dem sie sich beschäftigt, und seiner Gesetze, denen sie sich anpassen muß. Die Kenntnis des Baues und der Gesetze des Bewegungsapparates sind ein wesentlicher Teil der medizinischen Wissenschaft. Eine auf dieser Grundlage aufgebaute Massage ist also nur dem Arzte zugängig und dem pfuschenden Laien verschlossen. Ein Blick in den zweiten Teil meines Buches lehrt, daß dies nicht nur ein Wunsch, sondern eine sich aus der Darstellung ohne weiteres ergebende Tatsache ist.

Die Massage in dieser Auffassung und Durchführung ist eine besondere, vollberechtigte, medizinische Spezialität, denn sie beruht erstens auf einer so genauen Kenntnis des Organs, das sie zum Gegenstande hat, nämlich des Bewegungsapparates, wie sie, unter Voraussetzung des medizinischen Studiums, nur durch längere klinische Beobachtung am Lebenden erworben werden kann; sie verfügt zweitens über ein ihr eigentümliches, nur allmählich durch systematische Übung erlernbares Untersuchungs- und Behandlungsverfahren, schließlich führt die eingehende Beschäftigung mit ihr zu einer solchen Eigenart der Einrichtung und des Betriebes, daß dieselbe kaum mit allgemein ärztlicher Tätigkeit vereinigt werden kann. Klinisch umgreift das Gebiet dieser Spezialität die nichtoperativen Erkrankungen des Bewegungsapparates, die sich decken mit dem großen Heer der traumatischen, rheumatischen und nervösen Zustände — ein Gebiet, das bisher von der medizinischen Wissenschaft nur sehr wenig gepflegt und von den Ärzten im praktischen Betriebe fast ganz den nichtapprobierten Heilbeflissenen und den sogenannten Naturheilkundigen überlassen wird, und es greift ein in die übrige klinische Medizin und die Orthopädie, für die die Massage eines der wichtigsten Hilfsmittel ist. —

Das vorliegende Buch stellt im ersten Teil die allen Massageanwendungen gemeinsame wissenschaftliche Grundlage dar. Ich bin mir bewußt, daß diese Darstellung vielfach lückenhaft ist. Das war unvermeidbar, weil dieselbe größtenteils auf rein persönlicher, also beschränkter Erfahrung beruht. Andererseits sollte aber auch für die einzelnen Krankheitszustände keine systematische Darstellung gegeben, sondern nur die Bedeutung der Massage für sie gezeigt werden. Im zweiten Teile ist die auf dieser einheitlichen Grundlage sich aufbauende ebenso einheitliche, aber jedem Einzelfalle ohne weiteres anpaßbare Technik dargestellt.

Die Verfeinerung der Technik ergab naturgemäß für die Darstellung besondere Schwierigkeiten. Nach langen Versuchen habe ich diese dadurch zu lösen gesucht, daß jede einzelne, durch die anatomische Eigenart der getroffenen Gebilde bedingte Handführung, jeder Griff, wie ich ihn nenne, in Bild, Wort und Bedeutung für sich besonders dargestellt wurde. Es entstand dadurch im zweiten Teile des Buches ein Werk, das man einen Atlas der Massagetechnik nennen könnte, in dem ich an Ausgiebigkeit der bildlichen Darstellung und an Vollständigkeit das Möglichste zu erreichen suchte — in der Empfindung, daß Klarheit und Vollständigkeit hier entscheidend seien für die praktische Brauchbarkeit des Buches. In vollem Verständnis hierfür hat der Verlag keine Mühe und Kosten gescheut, um meinen Wünschen in jeder Hinsicht gerecht zu werden. Ich bin ihm dafür ganz besonders dankbar.

Als ich mein Buch schrieb, war Friedenszeit, infolgedessen stehen bei der Darstellung im ersten Teile die rheumatischen und nervösen Zustände, die normalerweise die Hauptklientel des Massagearztes bilden, im Vordergrunde. Während des Druckes entbrannte der Weltkrieg, und er brachte und bringt in erschreckender Fülle eine Häufung von Verletzungen; nicht gering aber ist auch schon jetzt die Zahl der mehr oder weniger schweren Rheumatismen und nervösen Zustände. Damit erweist sich auch die Massage als eine wahre Kriegsspezialität. Möchte diese ihre Bedeutung und Wichtigkeit, die sie der Chirurgie ebenbürtig an die Seite stellt, doch von recht vielen Ärzten erkannt werden!

Sollte mein Buch etwas beitragen zu der Erkenntnis, daß die möglichst frühzeitige und ausgedehnte Anwendung der Massage für die spätere Zukunft vieler unserer tapferen Krieger schlechthin entscheidend ist, so würde ich darin den schönsten Lohn meiner Arbeit erblicken.

M.-Gladbach, im November 1914.

Der Verfasser.

Vorwort zur zweiten Auflage

Bei Abfassung der ersten Auflage dieses Buches war es meine Absicht, vor allem die neue, dem Befunde der rheumatischen und nervösen Zustände angepaßte Technik so deutlich in Wort und Bild darzustellen, daß sie der Leser auch ohne persönliche Vorführung, zu der ich als einfacher Arzt nur ausnahmsweise Gelegenheit habe, eindeutig verstehen und sich aneignen konnte. Damit war aber nur die Richtigkeit ihrer technischen Ausführung gesichert. Es genügte nicht für ihre Anwendung in der täglichen Praxis.

In der Erkenntnis dieses Mangels habe ich in den „Grundlagen" der ersten Auflage eine Darstellung des Massagebefundes gegeben und der Regeln, die sich aus seiner Eigenart für die Anwendung der Massage zur Erkennung und Behandlung der rheumatischen, nervösen, traumatischen und orthopädischen Zustände ergeben. Diese Darstellung hatte aber zwei Mängel. Erstens war sie nur ein Entwurf und konnte auch nicht mehr sein wegen der Begrenztheit meiner Erfahrungen auf einem Gebiete, auf dem ich kaum Vorarbeiter habe. Dieser Mangel ist behoben worden durch den Krieg mit seinem gewaltigen Zustrom von Erfahrungen gerade auch auf meinem Gebiete. Dieser Zustrom ergänzte aufs glücklichste die Erfahrungen, die ich bei der gemeinsamen Behandlung von Nervösen aller Formen in langjähriger Zusammenarbeit mit dem Leiter einer geschlossenen Anstalt gesammelt hatte. Der zweite Mangel war das Fehlen bildlicher Darstellung. Dieser war zwar für die Technik erfüllt. Nicht aber für die Diagnostik. Die Massage ist aber in erster Linie eine diagnostische Kunst, und erst aus der Diagnose ergibt sich die Anwendung der Technik. Den Mangel bildlicher Darstellung der Massagebefunde habe ich von allem Anfang her empfunden und stets neue Versuche gemacht, ihn zu beheben. Erst in letzter Zeit aber ist es mir gelungen, eine genügende Darstellungsweise zu finden. Proben dieser Darstellungsweise sind die 95 neuen Abbildungen im ersten Bande des Buches. Sie wurden erst möglich durch den Fortschritt meiner Einsicht in den Zusammenhang des Befundes, der den rheumatischen, nervösen und traumatischen Zuständen zugrunde liegt, eines Befundes, der an Kompliziertheit nur vergleichbar ist dem Faserverlauf in den nervösen Zentralorganen und bei weitem nicht erschöpft ist mit den heute fast ausschließlich erörterten „Knötchen", „Schwielen", „Muskelhärten" und „Gelosen". Ich hoffe, daß meine Abbildungen auch beitragen werden zur Schlichtung des Streites, der sich an diese Bezeichnungen geknüpft hat.

Den Hauptwert aber dieser Abbildungen sehe ich in der Erleichterung, die sie für die Diagnostik des nicht leicht feststellbaren Befundes dieser Erkrankungen bieten. Durch sie hoffe ich dieselbe Erleichterung, die die bisherigen Abbildungen für die Technik bieten sollen, auch für die Diagnostik geboten zu haben.

Nach dieser schwierigen Vorarbeit war der Versuch geboten, nunmehr auf Grund der neugewonnenen einheitlichen Anschauungen eine Darstellung des Gesamtgebietes der nervösen, rheumatischen und traumatischen Zustände zu versuchen. Ich habe dieselben zusammengefaßt unter dem Begriff der funktionellen Erkrankungen des Bewegungsapparates. Selbstverständlich konnte es sich nicht um eine erschöpfende Darstellung handeln, sondern nur um eine Darstellung unter dem Gesichtswinkel des neuen Befundes, zu deren Ergänzung die einschlägigen Lehrbücher herangezogen werden müssen. Ich bin mir wohl bewußt, daß diese Darstellung trotzdem noch sehr lückenhaft ist. Wer aber selbst einmal versucht hat, eine neugewonnene Erkenntnis in Verknüpfung mit den bisher bekannten Tatsachen und Anschauungen so darzustellen, daß der in den bisher geltenden Anschauungen denkende Leser in organischer Entwicklung in die neue Anschauungsweise übergeführt wird, der wird, dessen bin ich überzeugt, zur Nachsicht geneigt sein.

Ich habe das Buch für die neue Auflage in zwei Bände geteilt aus Zweckmäßigkeitsgründen. Der Leser hat nun im ersten Bande den diagnostischen und im zweiten den therapeutischen bzw. technischen Teil, er hat also die Möglichkeit beide Teile gleichzeitig nebeneinander zu benutzen. Um diesen Vorteil noch weiter auszunutzen, habe ich auch die Übersichtsbilder über den Gang der Massage noch in den ersten Teil genommen. Ferner habe ich der Theorie der Massage noch anatomische Übersichtsbilder beigefügt, in denen ich versucht habe, den Gesamtbefund, den der Massierende fühlt, mit einem Blick zu Gesicht zu bringen. Auch bei diesem Versuche, dessen Schwierigkeiten aus den Abbildungen ohne weiteres ersichtlich sind, bin ich mir der Mängel in der Ausführung desselben wohl bewußt; ich hoffe deshalb, daß er, der bisher ohne Vorgang ist, von der berufeneren Seite der Anatomen her recht bald mit besserem Erfolge wiederholt wird.

Die beschriebenen Krankheitsbilder habe ich zum Teil auch durch Beifügung von Krankengeschichten zu erläutern gesucht. Ich hoffe, dies gelegentlich in noch weiterem Maße tun zu können.

Leider habe ich die Literatur nicht in dem Maße benutzen können, wie ich wünschte. Die Notwendigkeit, das Buch in den wenigen Mußestunden, die dem frei praktizierenden Arzte die zeitraubende und anstrengende Praxis läßt, zu bestimmter Zeit fertigzustellen, zudem in einer Stadt ohne Universität und wissenschaftliche Bibliothek, machte auch das unmöglich.

Ich habe jedem Bande ein möglichst eingehendes alphabetisches Register beigefügt. Das Register des ersten Bandes soll dem Leser nicht nur ermöglichen, meine Stellung kennenzulernen zu allen einschlägigen Fragen, es soll ihm auch die Rekonstruktion der bisherigen Krankheitsbilder ermöglichen, die notwendigerweise durch meine Anschauungsweise zerfasert wurden in ihre einzelnen Bestandteile, welch letztere nun an den verschiedensten Stellen des Buches erörtert sind. Außerdem aber ergibt sich aus dem Register die Pathologie der einzelnen Bestandteile des Bewegungsapparates, die für den Massierenden höchst wichtig ist, systematisch aber nur durch Wiederholungen von schon Gesagtem hätte dargestellt werden können. Das Register des zweiten Bandes weist für jedes Gebilde des Bewegungsapparates nach, welche Griffe für die Massage desselben technisch in Frage kommen.

Der erste Band der neuen Auflage stellt ein fast völlig neues Buch dar von dem dreifachen Umfang und Inhalt der „Grundlagen" der ersten Auflage, an deren Stelle es tritt. Der zweite Band weist nur wenige Änderungen auf: drei Griffe sind neu hinzugekommen (B 164, B 202 und M 13), ferner habe ich für Griff B 169 eine andere Ausführung und deshalb auch eine andere Stelle in der Reihenfolge (bisher 173) vorgesehen. Ferner wurde die Massage der männlichen Beckenhöhle vollständig von der der weiblichen getrennt. Aus dieser Trennung der Technik in drei Abteilungen ergab sich die Zweckmäßigkeit der gesonderten Zählung der Griffe jeder Abteilung. In einer tabellarischen Übersicht (Band I, S. XVI) habe ich die Bezeichnung der Griffe in den beiden Auflagen einander gegenübergestellt. Die Trennung in diese drei Abteilungen, deren jede den Verlauf der betreffenden Massage vollständig darstellt, verschafft eine wesentlich bessere Übersicht.

Hält man nun den zweiten Band wie gewöhnlich mit der linken Hand und blättert mit der rechten, so sieht man an den Abbildungen auf der linken Seite der einzelnen Blätter die Massage wie im Film vor sich gehen ohne ein Wort dazu lesen zu müssen, zuerst die des Bewegungsapparates, dann die der männlichen und schließlich die der weiblichen Beckenhöhle. Je nach Bedarf kann man dann auf der rechten Seite die Einzelheiten der Technik nachlesen.

Ich glaube durch diese Neuordnung die Brauchbarkeit des Buches erhöht zu haben. Um die Einarbeitung in die Technik noch weiter zu erleichtern, habe ich noch durch Fettdruck der Nummerierung eine Anzahl von Griffen hervorgehoben, die für die Diagnose besonders wichtig sind oder eine größere Übersicht ermöglichen, mit deren Einübung also zweckmäßigerweise der Anfänger beginnt. Auch im einzelnen wurden noch mannigfache Verbesserungen vorgenommen, deren Aufzählung zu weit führen würde.

Zum Schluß ist es mir ein Bedürfnis, dem Verlag meinen Dank auszusprechen für die Großzügigkeit, mit der er alle meine Wünsche bezüglich der Ausstattung des Buches erfüllt hat, was in der jetzigen wirtschaftlich so schweren Zeit eine ganz besondere Anerkennung verdient.

M.-Gladbach, den 17. Juli 1926.

Der Verfasser.

Inhalt

II. Die Theorie der Massage

III. Anatomische Übersichten

Abkürzungen

A	=	Arbeitshand (s. Band I, S. 303)
Art.	=	Articulatio (Gelenk)
B.	=	Bursa (Schleimbeutel)
B 1 usw.	=	Bezeichnung der einzelnen Griffe der Massagetechnik des Bewegungsapparates
D	=	für die Stellung der Diagnose wichtiger Massagegriff
Ik.	=	Insertionsknötchen
Lig.	=	Ligamentum (Band)
M	=	Musculus (Muskel)
M 1 usw.	=	Bezeichnung der einzelnen Eingriffe der Massagetechnik der männlichen Beckenhöhle
T	=	Haltehand (s. Band I, S. 303)
Th	=	für die Behandlung (Therapie) wichtiger Massagegriff
Vt	=	Vagina tendinis (Sehnenscheide)
W 1 usw.	=	Bezeichnung der einzelnen Eingriffe der Massagetechnik der weiblichen Beckenhöhle

Bezeichnung der Massagegriffe

in der zweiten Auflage	in der ersten Auflage	in der zweiten Auflage	in der ersten Auflage
B 1 bis B 163	= 1 bis 163	B 218	216
B 164	fehlt	B 219	217
B 165	164	B 220	218
B 166	165	B 221	219
B 167	166	B 222	220
B 168	167	B 223	221
B 169	173	B 224	222
B 170	168	B 225	223
B 171	169	B 226	224
B 172	170	B 227	225
B 173	171	B 228	226
B 174	172	B 229	227
B 175	174	B 230	228
B 176	175	B 231	229
B 177	176	B 232	230
B 178	177	B 233	231
B 179	178	B 234	232
B 180	179	B 235	233
B 181	180	B 236	234
B 182	181	B 237	235
B 183	182	B 238	236
B 184	183	B 239	237
B 185	184	B 240	238
B 186	185	B 241	239
B 187	186	B 242	240
B 188	187	B 243	241
B 189	188	B 244	242
B 190	189		
B 191	190	M 1, W 1	243
B 192	191	M 2, W 2	244
B 193	192	M 3, W 3	245
B 194	193	M 4, W 4	246
B 195	194	M 5, W 5	247
B 196	195	M 6. W 6	248
B 197	196	M 7, W 7	249
B 198	197	M 8, W 8	250
B 199	198	M 9, W 9	251
B 200	199	M 10, W 10	252
B 201	200	M 11	253
B 202	fehlt	M 12	254
B 203	201	M 13	fehlt
B 204	202	M 14	255
B 205	203	M 15	256
B 206	204	M 16	257
B 207	205	M 17	258
B 208	206	M 18	259
B 209	207	W 11	260
B 210	208	W 12	261
B 211	209	W 13	262
B 212	210	W 14	263
B 213	211	W 15	264
B 214	212	W 16	265
B 215	213	W 17	266
B 216	214	W 18	267
B 217	215	W 19	268

Einleitung

In meiner Arbeit über den „Untersuchungsbefund am rheumatisch erkrankten Muskel“ [1]) habe ich darauf hingewiesen, daß die Lehre vom Muskelrheumatismus beherrscht wird von der Frage, ob bei dieser Erkrankung nachweisbare Veränderungen in der Muskulatur vorhanden sind oder nicht. Für die Kliniker war damals der Muskelrheumatismus eine Krankheit ohne nachweisbaren Befund. Noch 1918 hielt Adolf Schmidt [2]) das Nichtvorhandensein nachweisbarer Veränderungen beim Muskelrheumatismus für so sicher erwiesen, daß er hierauf seine Theorie aufbaute, der Muskelrheumatismus sei eine Neuralgie der sensibeln Muskelnerven. Seitdem hat sich auch hier eine Wandlung vollzogen, teilweise vielleicht unter dem Eindruck der Erfahrungen des Weltkrieges mit seiner Häufung rheumatischer Erkrankungen. 1920 berichtete K. Port [3]), 1921 Schade [4]) und Lange und Eversbusch [5]) über tastbare, auch an der Leiche noch nachweisbare Veränderungen beim Muskelrheumatismus, die Port Knötchen, Schade Myogelosen, Lange Muskelhärten nannte. Damit ist so viel erreicht, daß die Massage-Autoren, die ohne Ausnahme regelmäßig seit Jahrzehnten beim Muskelrheumatismus tastbare Veränderungen gefunden haben, mit ihren Behauptungen nicht mehr allein stehen. Die Verwirrung aber auf diesem Gebiete, deren Klärung der Zweck meiner obigen Arbeit war, ist schon allein durch die Einführung dreier neuer Bezeichnungen womöglich noch größer geworden, als sie schon war.

Der Widerstreit der Meinungen bei einem so häufigen und leicht erreichbaren Objekt, zu dessen Untersuchung zudem keinerlei Apparat erforderlich ist, beweist, daß hier besondere Schwierig-

---

[1]) Zeitschr. f. klin. Med. Bd. 74. 1911, Heft 1 u. 2.

[2]) Adolf Schmidt, Der Muskelrheumatismus. Bonn 1918.

[3]) Port, Eine für den Orthopäden wichtige Gruppe des chronischen Rheumatismus (Knötchenrheumatismus). Arch. f. orthop. u. Unfall-Chirurgie Bd. 17, S. 465.

[4]) Schade, Über den Rheumatismus, insbesondere den Muskelrheumatismus (Myogelose). Münch. med. Woch. 1921, S. 95.

[5]) Lange und Eversbusch, Die Bedeutung der Muskelhärten für die allgemeine Praxis. Münch. med. Woch. 1921, S. 418.

keiten zu überwinden sind. Diese Schwierigkeiten habe ich denn auch in dem jahrelangen Suchen nach Klarheit in dieser Frage an mir selbst erfahren, sie lassen sich in ein Wort zusammenfassen: es fehlt bisher ein Untersuchungsverfahren auf diesem Gebiete.

Das gegebene Untersuchungsmittel ist natürlich hier die methodische Palpation der Körperoberfläche, also die Massage. Aber nicht die Massage in der heute üblichen Form. Denn diese beschränkt sich fast ausschließlich darauf, therapeutische Technik zu sein, und diese Technik ist zudem vollständig in ein bestimmtes immer wiederkehrendes Schema gebracht, das höchstens noch durch einige Virtuosenkunststücke variiert wird. Der Unbefangene könnte allerdings meinen, daß sie auch in dieser Form zur Untersuchung der Muskulatur geeignet wäre. Dem stehen aber zwei Hindernisse entgegen. Das eine liegt auf dem Gebiete der Wissenschaft: es ist der Grundgedanke des heutigen Massageschemas. Die Massagetechnik wird nämlich, soweit die Körperoberfläche in Betracht kommt, heutzutage beherrscht von der Rücksicht auf die Blut- und Lymphzirkulation; sie sieht ihren Zweck lediglich darin, diese Zirkulation zu fördern. Infolge dieses Prinzips behandelt die heutige Massage die Einzelheiten im Bau der Muskulatur als Nebensache, während sie doch selbstverständlich für ein Verfahren zur Untersuchung dieses Organs die Hauptsache sind. Sehr lehrreich ist in dieser Hinsicht die Tatsache, daß Hoffa, der die Muskulatur weit mehr als andere Autoren in seiner Massagetechnik berücksichtigt, die Massage der Bauchmuskulatur, in der krankhafte Veränderungen sehr häufig sind, gar nicht erwähnt; er behandelt die Bauchmassage lediglich als Massage des Bauchinhalts.

Das zweite Hindernis liegt auf dem Gebiete der Praxis. Weil die Massage lediglich als Handfertigkeit angesehen wird, überläßt man sie dem Masseur, also dem Laien. Es ist ja auch an und für sich dem wissenschaftlich gebildeten Manne nicht zuzumuten, daß er seine Zeit und Arbeitskraft an reine Handarbeit wenden soll, die der geübte Laie ebensogut, ja besser macht, die anscheinend sein wissenschaftliches Denken brachlegt und Ergebnisse für die Wissenschaft kaum verspricht. Das hat aber zur Folge, daß sich in Deutschland nur wenige Ärzte wirklich praktisch mit der Ausübung der Massage befassen; selbst die Orthopäden, an deren Spezialität die Massage im Lehrplan der Universitäten angegliedert wird, scheinen nur ausnahmsweise selbst zu massieren. Hierdurch wird dieses Wissensgebiet zum Stillstehen verurteilt: der Masseur als Laie nimmt natürlich die ihm überlieferten Lehren und Kunstgriffe als feststehendes Dogma hin, und alles, was an Tatsachen in dieses Prokrustesbett nicht hineinzubringen ist, existiert für ihn nicht; der Arzt aber, der sich nur gelegentlich und gezwungen damit beschäftigt, ist nicht geübt genug, um selbst Neues suchen und beurteilen zu können.

Trotz dieser Hindernisse wird tatsächlich die Massage als Untersuchungsverfahren verwandt. Das beweist die Tatsache, daß Muskelveränderungen bei Muskelrheumatismus den Massage-Autoren seit Jahrzehnten allgemein bekannt sind, ihr regelmäßiges Vorkommen ist für alle diese Autoren über jeden Zweifel erhaben. Das hängt mit den Bedürfnissen der Praxis zusammen. Wenn es auch für die Literatur feststeht, daß die Massage lediglich therapeutische Technik ist und nur die Aufgabe und den Zweck hat, die Zirkulation zu befördern, so stellt doch die Praxis den Masseur, sei er Arzt oder Laie, sofort vor die diagnostische Frage. Der Krankheitsfall, der massiert werden soll, legt ihm sofort die Frage vor, was und wo massiert werden soll, und nur in seltenen Fällen läßt sich die Frage einfach nach Art der Massagelehrbücher abtun mit der Antwort, der Arm, die Hand, das Bein oder das Knie sei zu massieren. Der Rheumatiker klagt fast immer über ganz bestimmte Schmerzstellen und zwingt damit den Masseur, nach dem Sitz des Schmerzes zu suchen, nach der Stelle in Arm, Hand, Bein oder Knie, die dem Patienten Beschwerden macht und die demzufolge massiert werden muß. Der Masseur wird also einfach genötigt, die Massage zur Diagnosenstellung zu benutzen, und dieser Nötigung verdanken die von den Massage-Autoren registrierten Muskelbefunde ihre Auffindung. Jeder Masseur muß sich in der Aufsuchung dieser Muskelbefunde eine gewisse Übung aneignen, sonst ist seine ganze Kunst gegenstandslos und er hat für sie überhaupt keine Verwendung. In dieser Übung aber ist heute jeder Masseur einfach Autodidakt. Die Lehrbücher lassen ihn hier vollständig im Stich, nur gelegentlich[1]) erwähnen sie die Möglichkeit, die Massage zur Diagnosenstellung zu benutzen.

Übung also in der Auffindung des Sitzes der Beschwerden ist für den Masseur unerläßlich, denn nur und dann erst, wenn er weiß, was und wo er zu massieren hat, kann er wissen, wie er massieren muß. Ohne eine exakte Lokaldiagnose kann ihm das eleganteste Tapotement und die schönste Effleurage nichts nützen.

Es ist sehr auffällig, daß die Lehrbücher der Massage dieses dringende Bedürfnis der täglichen Praxis fast vollkommen ignorieren. Auf der anderen Seite aber ist dies wohl begreiflich, denn die Palpation gilt als etwas so Einfaches, sich so von selbst Ergebendes, daß darüber — so meinen offenbar die Autoren — weiter

[1]) Z. B. Hoffa, Technik der Massage, 5. Aufl. 1907, S. 13. Bum, Handbuch der Massage und Heilgymnastik, 3. Aufl. 1902, S. 133.

keine Worte zu verlieren sind. Das ist aber nicht so. Die Frage, ob Muskelveränderungen in einem bestimmten Falle vorhanden sind, könnte man als einfache Sache der Übung ansehen. Aber schon die Frage, wie sie zu suchen und zu finden sind, verdient entschieden eine eingehende Erörterung angesichts des hartnäckigen Zweifels der inneren Kliniker an ihrer Existenz. Aber man kann und muß auch die weitere Frage stellen, wie man sich vergewissert, daß man in einem einzelnen Falle sämtliche vorhandenen Muskelveränderungen gefunden hat.

Gerade diese letztere Frage sehe ich nach der ersten Frage der Feststellung derselben als die weitaus wichtigste an. Denn das ist dem Krankheitsfall gegenüber für den wissenschaftlich gebildeten Arzt ein geradezu quälendes Gefühl, daß es vollständig dem Zufall und seiner begrenzten Erfahrung und Übung überlassen ist, ob er alle wirklich vorhandenen krankhaften Veränderungen gefunden hat. Diese Sachlage zwingt ihn, diese Frage nach den subjektiven Äußerungen des Patienten zu beurteilen, und so kann es nicht ausbleiben, daß ihm die Leitung der Behandlung entgleitet und daß diese der Patient in die Hand bekommt — ein Zustand, der für den Arzt auf die Dauer unerträglich ist.

Also auf diesem Gebiete fehlte bisher eine wissenschaftliche Untersuchungstechnik. Ja nicht nur das. Es fehlte bisher auch die unerläßliche Grundlage für die Schaffung einer solchen Technik. Aus den Schilderungen der Autoren muß man schließen, daß sie die fraglichen Gewebsveränderungen für etwas in bezug auf ihren Sitz gänzlich Regelloses halten, das nicht an die Muskulatur gebunden ist, das auch in Nerven, Fettgewebe usw. an gänzlich beliebiger Stelle vorkommt. Unter dieser Voraussetzung konnte natürlich die Forderung einer wissenschaftlichen Untersuchungsmethode für diese Gebilde überhaupt nicht gestellt werden, denn den Zufall kann man nicht in ein System pressen. Eine wissenschaftliche Untersuchungsmethode für diese Dinge setzt also voraus, daß man in klinischer Hinsicht das Wesen dieser Muskelveränderungen und die Gesetze ihres Auftretens kennt.

Unsere Darstellung muß deshalb beginnen mit einer Beschreibung der Erkrankung, deren Symptom diese Muskelveränderungen sind. Diese Erkrankung ist unter den verschiedensten Formen immer wieder der Gegenstand der Massage, mag man sie als Untersuchungs- oder als Behandlungsverfahren anwenden. Die Erscheinungsformen dieser Erkrankung kann man zusammenfassen unter dem Begriff der *funktionellen Erkrankungen des Bewegungsapparates*.

I.

Die funktionellen Erkrankungen des Bewegungsapparates

1.

Der Tastbefund am rheumatischen Muskel

Der Zustand des Bewegungsapparates, der unter den verschiedensten Krankheitsbildern immer wieder der Gegenstand der Massage ist, tritt uns in reinster Form als chronischer Muskelrheumatismus, flüchtiger unter dem Bilde der Muskelschmerzen nach körperlicher Überanstrengung entgegen. Wir legen deshalb, wenn wir uns klar werden wollen über die wesentlichen Eigenschaften dieses Zustandes, unserer Betrachtung zweckmäßigerweise den Tastbefund beim chronischen Muskelrheumatismus zugrunde.

Die Grundeigenschaft des rheumatischen Muskels ist der Hypertonus, d. h. eine krankhafte Steigerung seines Tonus, seiner Eigenspannung. Der Hypertonus ist nicht zu verwechseln mit der Hypertonie, einer zentral bedingten Steigerung des Tonus der gesamten Muskulatur; denn der Hypertonus ist die Steigerung der Spannung eines oder einer Gruppe von Muskeln. Er ist also eine örtlich begrenzte, die Hypertonie dagegen eine allgemeine Steigerung des Muskeltonus.

Der Hypertonus wird in allen klinischen Schilderungen des Muskelrheumatismus erwähnt, jedoch als „Furchtkontraktur" (Hayem) oder „Schmerzkontraktur" (Schmidt), er wird also als reflektorisch verursachte Kontraktur gedeutet. Diese Deutung ist ein Irrtum, denn der Hypertonus verbleibt, auch wenn der Rheumatiker keinen Schmerz mehr hat, und er kann auch durch andere Ursachen hervorgerufen werden als durch die rheumatische Erkrankung, z. B. durch Überanstrengung. Der Hypertonus ist also kein sekundäres, sondern ein primäres, im hypertonischen Muskel selbst verursachtes Symptom.

Der Hypertonus ist festzustellen durch Vergleich der Muskeln untereinander in bezug auf ihre Spannung: man streicht mit den Fingerspitzen über die verschiedenen Muskeln quer zu ihrer Faserung; hierbei fallen ohne weiteres Unterschiede in ihrer Spannung auf. Erforderlich ist hierzu schnelles Gleiten über größere Hautflächen. Auf trockener Haut ist dies nicht möglich;

es ist also ein Gleitmittel hierbei notwendig. Ferner sind bei dieser Untersuchung eine Reihe Vorsichtsmaßregeln anzuwenden. Die physiologische Tätigkeit des Muskels ist seine Anspannung, und rein an und für sich genommen kann durch Betastung der Hypertonus nicht von einer selbsttätigen Anspannung des Muskels unterschieden werden. Die selbsttätige Anspannung des Muskels kann willkürlich hervorgerufen sein oder reflektorisch, also bewußt oder unbewußt. Beide Einflüsse müssen beseitigt sein, ehe man den Hypertonus erkennen kann.

Die selbsttätige Spannung der Muskulatur kann nur ausgeschaltet werden durch wagerechte Lagerung. In jeder anderen Stellung, selbst bei noch so bequemem Sitzen, ist ein Minimum von selbsttätiger Muskelspannung vorhanden, das nötig ist zur Aufrechterhaltung der Lage des ganzen Körpers oder bestimmter Körperteile, und dieses Minimum ist ein mehr oder weniger absolutes Hindernis für die Feststellung einer krankhaften Muskelspannung. Demgemäß ist für jede Muskeluntersuchung die wagerechte Lagerung unerläßlich, und zwar hat mir die Erfahrung ergeben, daß nicht in Rücken- oder Bauchlage, sondern durchweg in Seitenlage die Muskelerschlaffung am ausgiebigsten ist. Die Seitenlage empfiehlt sich auch deswegen als die natürlichste, weil die Muskulatur doppelseitig angeordnet ist; es wird also zuerst die Muskulatur der einen, dann die der anderen Körperseite untersucht.

Selbst in der wagerechten Lage aber verschwindet nicht ohne weiteres auch jede reflektorische Muskelspannung. So genügt es z. B., daß der Patient seine Aufmerksamkeit auf den untersuchten Körperteil hinlenkt, um in diesem eine Muskelspannung hervorzurufen. Besonders die Hinlenkung des Blickes auf die Arbeit des Untersuchers ruft eine sehr deutliche Muskelspannung hervor. Der Untersucher muß also darauf achten, ob der Untersuchte seiner Arbeit mit den Augen folgt, und muß dieser Neigung entgegentreten, indem er, wenn nötig, dem Untersuchten eine Stelle direkt angibt, auf die er zu sehen hat. Ferner rufen ungewohnte Berührungen, wie sie bei jeder Körperuntersuchung unvermeidlich sind, auch Schmerzempfindungen und Kitzelgefühle bei vielen Menschen ausgebreitete Muskelspannung hervor. Es ist also möglichste Behutsamkeit bei der Betastung erforderlich. Aber auch diese Vorsichtsmaßregeln genügen gewöhnlich nicht, um eine für die Untersuchung genügende Erschlaffung der Muskulatur herbeizuführen. Diese wird erst erreicht dadurch, daß die Ansatzstellen des zu untersuchenden Muskels einander nach Möglichkeit genähert werden. Das geschieht durch eine entsprechende Lagerung des betreffenden Körperteiles. In Fällen, wo auch dies noch nicht genügt, muß der Untersucher durch entsprechende Haltung desselben mit der einen Hand diese Annäherung der Muskelansätze herbeiführen, während er mit der anderen Hand untersucht.

Bei Benutzung dieser Vorsichtsmaßregeln, die unausgesetzt angewandt werden müssen, bietet der normale Muskel das Gefühl eines schlaffen Lappens, der nur vermöge seiner Elastizität bei dem Versuch, ihn zu verschieben, seine ursprüngliche Lage wieder einzunehmen strebt. Da in der Norm Konsistenzunterschiede zwischen den einzelnen Muskeln fehlen, ist eine Unterscheidung der einzelnen Muskeln voneinander bei der Abtastung nicht möglich. Der hypertonische Muskel hingegen behält seine violinsaitenartige Spannung unter allen Umständen, und bei Benutzung der angegebenen Vorsichtsmaßregeln, die unausgesetzt angewandt werden müssen, ist die Feststellung eines Hypertonus, einer krankhaften Muskelspannung, gewöhnlich leicht. Zweifel können nur entstehen, wenn größere Muskelbezirke hypertonisch sind, z. B. die ganze Halsmuskulatur. Hier ist Klarheit zu schaffen durch Untersuchung möglichst der gesamten Körpermuskulatur, und gerade hierbei pflegt gewöhnlich der Spannungsunterschied stark aufzufallen, sobald man die Grenze des hypertonischen Bezirks überschreitet.

Eine weitere Schwierigkeit bietet zuweilen die Verbindung des Hypertonus mit Schwellung, und hier kann allerdings die Unterscheidung recht schwierig werden, so daß größere Übung und längere Beobachtung erst zur Klarheit verhelfen.

Die Stärke des Hypertonus wechselt bei dem Rheumatiker von Muskel zu Muskel. Je schwerer ein Muskel rheumatisch erkrankt ist, desto stärker ist sein Hypertonus. Sind in einer Muskelgruppe wie gewöhnlich die Muskeln verschieden stark hypertonisch, so ist derjenige der am meisten kranke, also der Hauptsitz der Erkrankung, der am stärksten hypertonisch ist. Man kann also durch Abschätzung und Vergleichung des Grades des Hypertonus in den einzelnen Muskeln den Hauptsitz der rheumatischen Erkrankung feststellen. Da dies ein wesentlicher Zweck der Untersuchung ist, so genügt es also nicht, sich über das Vorhandensein des Hypertonus, es ist vielmehr notwendig, sich auch über seine Stärke in den einzelnen Muskeln klar zu werden.

Wesentlich erleichtert wird die Feststellung der rheumatischen Erkrankung eines Muskels durch seine zweite Eigenschaft, den Druckschmerz. Der rheumatische Muskel pflegt auf mehr oder weniger starken Druck, ja nicht selten schon bei leichter Berührung, schmerzhaft zu sein. Gewöhnlich ist dieser Druckschmerz mit dem Hypertonus verbunden, und der Patient äußert sich entsprechend, sobald man einen hypertonischen Muskel trifft. Der Druckschmerz bietet dem Anfänger bei der Untersuchung eine große Erleichterung, indem er ihn sozusagen auf die Fährte bringt. Doch ist er ein sehr unsicheres diagnostisches Hilfsmittel. Schon der Umstand, daß man hierbei ganz auf die Aussagen des Untersuchten angewiesen ist, benimmt diesem Symptom den größten Teil seines diagnostischen Wertes. Das zeigt sich, sobald man einen Patienten vor sich hat, der der Simulation verdächtig ist. Aber auch sonst ist es sehr geeignet, die Autorität des Arztes zu erschüttern, sobald der Patient merkt, daß der Arzt in der Erkennung der Krankheit von ihm abhängt, und es gibt Patienten, die den Schalk so sehr im Nacken haben, daß sie diesen Umstand benutzen, um den Arzt zum Narren zu halten. Es liegt also im eigensten Interesse des Arztes, dieses Symptom zwar zu benutzen, aber sich nicht darauf zu verlassen und sich möglichst bald bei fortschreitender Übung von der Abhängigkeit von demselben zu befreien.

Dies ist auch geboten durch zwei andere Eigentümlichkeiten des Druckschmerzes. Der Druckschmerz geht normalerweise dem Grade des Hypertonus genau parallel: ein stark hypertonischer Muskel schmerzt stark, ein wenig hypertonischer wenig. Entgegen dieser Regel gibt es indessen stark hypertonische Muskeln, die auf Druck nicht schmerzen. Das ist dann der Fall, wenn die Spannung so stark ist, daß der Fingerdruck nur die Oberfläche trifft und nicht in den Muskel eindringt, wenn also der Muskel infolge starker Faszienspannung bretthart ist. Offenbar ist das Muskelfleisch der Sitz des Druckschmerzes; dieses ist durch die starke Spannung der Faszie vor Druck geschützt und schmerzt infolgedessen nicht. Damit entfällt also hier dieses Symptom, während der Hypertonus aufs deutlichste fühlbar ist.

Die fernere Eigentümlichkeit des Druckschmerzes ist die, daß er in vielen Fällen nicht scharf lokalisiert wird. Häufig ist nicht nur der erkrankte Muskel schmerzhaft, sondern auch das Periost des benachbarten Knochens — das ist z. B. sehr gewöhnlich an der Tibia und am Radius der Fall —; in anderen Fällen, besonders bei Korpulenten, ist nicht nur der Muskel, sondern auch das ihm aufgelagerte Fett, ja sogar die dieses bedeckende Haut gegen Druck äußerst schmerzempfindlich. Es finden sich dann Schmerzfelder von anscheinend regelloser Ausdehnung und Form, die diagnostisch kaum verwertbar sind. In noch anderen Fällen fällt der Druckschmerz nur auf an Stellen, wo der Muskel einer Knochenkante aufgelagert ist — einfach deswegen, weil schon leichter Druck hier viel intensiver einwirkt als an anderen Stellen des Muskelbauches. Das ist z. B. ganz gewöhnlich der Fall bei den Mm. corrugator und frontalis; man glaubt dann Druckpunkte an den Nervi supraorbitales zu konstatieren, während ein einfacher

Versuch ergeben würde, daß die ganzen Muskeln druckschmerzhaft sind. Alle diese Eigentümlichkeiten müssen bei der Beurteilung des Druckschmerzes berücksichtigt werden.

Bemerkenswert ist noch die Art, wie sich der Patient zu dem Druckschmerz verhält. Wenn man sich immer wieder überzeugt, wie genau bei einem Rheumatiker der Druckschmerz in seiner Stärke dem Grade des Hypertonus entspricht, so ist man geneigt, so sehr auch der Druckschmerz seiner Natur nach ein subjektives Symptom ist, doch von einem objektiven Druckschmerz zu sprechen, d. h. einem Druckschmerz, der bei gleichem Grade des Hypertonus und des Fingerdrucks für alle Menschen gleich sein und von ihnen allen gleich stark empfunden werden müßte. Die Beobachtung lehrt indessen, daß eine solche Gleichheit der Empfindlichkeit gegen den Druckschmerz nicht besteht. Zwar reagiert eine große Zahl der Rheumatiker bei annähernd gleichem Grade des Hypertonus auf den Fingerdruck ungefähr gleich stark, doch gibt es zahlreiche Rheumatiker, die bei einem viel stärkeren Hypertonus weniger, und umgekehrt bei einem viel geringeren Grade des Hypertonus stärker, ja sogar auffallend viel stärker reagieren als der Durchschnitt, so daß man hier von einer Regel nicht sprechen kann. Das erklärt sich durch das Verhältnis der Psyche zu dem verursachten Druckschmerz. Auch das Ziehen eines Zahnes oder den Einschnitt eines Furunkels empfindet der eine so schmerzhaft, daß er unbedingt eine Betäubung hierbei fordert, der andere als selbstverständliche Kleinigkeit, die ihm der Rede nicht wert ist. Das beruht zum Teil auf der Verschiedenheit der seelischen Empfindlichkeit des Menschen. Der eine wird durch die schwersten Erlebnisse nicht aus seiner Ruhe gebracht, während der andere bei der kleinsten Unannehmlichkeit aus seinem seelischen Gleichgewicht gerät. Hinzu kommt die Wirkung der Erziehung. Viele Menschen wollen einfach nichts Unangenehmes ertragen, weil sie dazu erzogen worden sind, jede Unannehmlichkeit als ein ihnen persönlich angetanes Unrecht anzusehen, das sie abwehren oder dem sie sich entziehen müssen. Andere sind von Jugend auf gewöhnt worden, Strapazen und Schmerzen, sobald sie unvermeidbar sind, mit Ruhe auf sich zu nehmen. Dieses verschiedene Verhalten ist schon bei Kindern festzustellen. Während es bei manchen Kindern gelingt, eine offensichtlich schmerzhafte Massage ohne Geschrei und Widerspenstigkeit auszuführen, löst bei anderen selbst eine Massage, die kaum schmerzhaft sein kann, ja jede Untersuchung, den größten Widerstand aus. Auch durch diese Verhältnisse, die man sich bei der Untersuchung ständig gegenwärtig halten muß, wird selbstverständlich der Druckschmerz als diagnostisches Zeichen stark entwertet.

Trotz all dieser Schwierigkeiten behält der Druckschmerz des rheumatischen Muskels durch sein bloßes Dasein einen gewissen Wert für die Erkennung der rheumatischen Muskelerkrankung. Denn ein nicht hypertonischer Muskel schmerzt nicht auf Druck. Es gibt keine Stellen am Körper, die, wie neuerdings in der Literatur bei den Erörterungen über den Befund des Muskelrheumatismus vielfach vorausgesetzt wird, schon normalerweise auf Druck schmerzhaft sind. Es gibt keine physiologische Muskelschmerzhaftigkeit, wie Schmidt[1]) und Goldscheider[2]) meinen. Allerdings ist bei vielen Menschen an gewissen Körperstellen die Muskulatur druckschmerzhaft; z. B. die Adduktorengruppe, der Sternocleidomastoideus und die Achselhöhlenmuskulatur, die Unterohrgrube, der Ansatz des medialen Kopfes des M. triceps am Olecranon, der Sulcus des N. ulnaris, die Oberschlüsselbeingrube, die Kehle. Diese Stellen sind aber durchaus nicht bei allen Menschen schmerzhaft. Ich muß vielmehr auf Grund jahrzehntelanger Erfahrung feststellen, daß ich jede dieser Stellen gelegentlich bei Menschen, deren Muskulatur an anderen Stellen druckschmerzhaft war, schmerzlos gefunden habe. Diese Stellen sind also nicht von Natur schon druckschmerzhaft; auch an ihnen ist der Druckschmerz krankhaft. Nach meiner Erfahrung beruht er, falls nicht eine organische Krankheit vorliegt, immer auf einer latenten hypertonischen Erkrankung der Muskulatur an diesen Stellen. Daß Goldscheider und Schmidt zu der Annahme einer physiologischen Muskelschmerzhaftigkeit gekommen sind, ist durchaus verständlich, denn sie sind, wie sie in ihren Arbeiten angeben, beide Rheumatiker, und bei diesen finden sich eben an vielen Körperstellen, auch ohne daß Beschwerden empfunden werden, latent hypertonische und deshalb druckschmerzhafte Muskeln. Auch vom Standpunkte der Zweckmäßigkeit aus ist die Annahme unmöglich, daß ein am ganzen Körper dicht unter der Oberfläche gelegenes Organ, wie die Muskulatur, das also ständig unbeabsichtigtem Stoß und Druck ausgesetzt ist, von Natur schon auch nur stellenweise druckempfindlich sei. Der Urmensch hätte sich mit einer solchen Muskulatur in seinem harten Kampfe ums Dasein gar nicht halten können.

Die dritte Eigenschaft des rheumatischen Muskels ist seine Übererregbarkeit. Sie äußert sich daran, daß der rheumatische Muskel sich anspannt, sobald er betastet wird. Die Neigung des Muskels, sich bei Fingerdruck zu spannen, geht in ihrer Stärke dem Hypertonus und Druckschmerz parallel: je stärker

[1]) Ad. Schmidt, Der Muskelrheumatismus. Bonn 1918, S. 6 u. 48.

[2]) Goldscheider, Über den Muskelrheumatismus. Zeitschr. f. physik. u. diät. Ther. Bd. 26, Heft 3, S. 74.

hypertonisch ein Muskel ist und je stärker er auf Druck schmerzt, desto leichter gerät er bei Betastung in Spannung. Ist Hypertonus und Druckschmerz sehr stark, so dauert die Spannung des Muskels so lange an, wie der Fingerdruck anhält; sind beide und damit die Übererregbarkeit geringer, so klingt bei vorsichtiger Betastung, auch wenn man den Finger weiter auf dem Muskel ruhen läßt, die Spannung ab, der Muskel beruhigt sich, um bei Verstärkung des Druckes sich sofort wieder stärker zu spannen, infolgedessen fühlt man den Muskel nicht selten unter dem Finger zittern. Da Hypertonus und Übererregbarkeit parallel gehen, so ist neben dem Hypertonus auch die Übererregbarkeit für die Abschätzung des Grades und damit für die Feststellung des Hauptsitzes der rheumatischen Erkrankung verwendbar. Zu diesem Zwecke streicht man mit den Fingerspitzen so vorsichtig über eine rheumatische Muskelgruppe, daß nur der stärkst hypertonische Muskel zuckt. An dieser Tastzuckung erkennt man dann den Hauptsitz der rheumatischen Erkrankung. Dieses Zeichen hat Cornelius[1]) zuerst beschrieben als „motorische Welle", aber irrtümlich auf den Nerven bezogen und als „Nervenpunkt" gedeutet. Da der Muskel das einzige Organ im Körper ist, das die Fähigkeit hat zu zucken, so kann es sich selbstverständlich nur um ein muskuläres Symptom handeln. Die Corneliusschen „Nervenpunkte" sind also hypertonische Muskeln. Ich halte es deshalb für das Beste, es als das zu bezeichnen, was es ist, nämlich als die Tastzuckung des hypertonischen Muskels. Die Tastzuckung ist von hervorragendem diagnostischen Werte, weil sie im Verein mit der Feststellung des Ortes des stärksten Hypertonus eine absolut sichere Erkennung des Hauptsitzes und Ausgangspunktes der rheumatischen Erkrankung und damit des eigentlichen Sitzes des rheumatischen Schmerzes möglich macht. Durch diese beiden Zeichen wird der Arzt nicht nur von dem unsicheren Symptom des Druckschmerzes, sondern auch von den Angaben des Untersuchten unabhängig. Cornelius hat deshalb nicht unrecht, wenn er das erste Fühlen der „motorischen Welle" unter dem Finger mit dem ersten Sehen des Augenhintergrundes mit dem Augenspiegel vergleicht.

Des weiteren kommen im rheumatischen Muskel Verhärtungen vor von zweierlei Art. Vor allem fallen auf die Faserverhärtungen. Sie sind aufs strengste an die Faserung des Muskels gebunden, denn sie sind verhärtete Muskelfasern, sie liegen also im Faserverlauf und mit ihrer Längsrichtung in dessen Längsverlauf. „Muskelknoten", die nicht in der Faserrichtung

[1]) Cornelius, Nervenpunkte. Leipzig 1909. — Nervenpunktlehre. Leipzig 1909—13.

liegen — ein z. B. auf der Schulterhöhe und in der Lende sehr häufiger Befund —, gehören nicht den oberflächlichen, sondern tiefer gelegenen Muskeln an, liegen also in deren Faserrichtung und kreuzen deshalb die Längsrichtung der oberflächlich gelegenen. Diese Eigentümlichkeit der Faserverhärtungen ist in diagnostischer Hinsicht sehr wichtig, denn sie erlaubt ohne weiteres den Schluß auf den Muskel, dem die Faserverhärtung angehört.

Die Faserverhärtungen bieten der Betastung etwa das Gefühl der elastischen Härte eines dicken Gummirohrs. Sie liegen nicht oberflächlich dem Muskel auf, sondern im Muskelfleisch, sie verschwinden also bei Anspannung des Muskels. Um sie fühlen zu können, muß also der Muskel ebenfalls entspannt werden. Der Prozeß der Faserverhärtung braucht den Muskel nicht nur teilweise, er kann ihn auch ganz ergreifen; der Muskel ist dann in eine einzige harte Platte, Wulst, Strang oder dergleichen verwandelt, in dem erst nach Rückgang der Krankheitserscheinungen einzelne Faserverhärtungen fühlbar werden. Die Faserverhärtungen sind zwar ein sehr häufiger und für den Muskelrheumatismus ungemein charakteristischer Befund, aber sie sind nicht regelmäßig vorhanden, sie können fehlen.

Seltener nachweisbar sind die Insertionsknötchen, die zweite Art der Verhärtungen im rheumatischen Muskel. Sie sitzen in der Tiefe der Muskelinsertion dem Knochen unmittelbar auf, sie pflegen Linsen- bis Erbsengröße nicht zu überschreiten, sind unregelmäßig höckerig und sehr hart, fast möchte man sagen steinhart. Infolge ihres tiefen Sitzes ist zu ihrem Nachweis ein genügender Nachlaß des Hypertonus nötig; sie lassen sich infolgedessen häufig nicht sofort, sondern erst nach einem gewissen Rückgang der Krankheitserscheinungen nachweisen. Ad. Schmidt meint, ich verwechsle sie wohl mit Verknöcherungen der Muskelansätze. Das ist ausgeschlossen, denn die Insertionsknötchen sind auf ihrer Unterlage zwar nur wenig, aber deutlich verschieblich. Zudem kommen sie nicht nur in Muskeln vor, die an Knochen ansitzen, sondern auch in Muskelinsertionen am Knorpel, z. B. im M. rectus abd. am Rippenbogen.

Die Insertionsknötchen sind immer gegen Druck schmerzhaft, die Faserverhärtungen gewöhnlich auch, doch kommt es bei rheumatischen Muskeln, die sich nicht im Reizzustande, also nicht in stärkerem Hypertonus befinden, vor, daß die Faserverhärtungen fast schmerzlos auf Druck sind. Die Verhärtungen beiderlei Art sind regelmäßig mehr schmerzhaft auf Druck als der übrige Muskel, sie sind auch die reizbarsten Stellen des kranken Muskels, denn ihre Berührung ruft bei den Faserverhärtungen häufig, bei den Insertionsknötchen immer eine Zuckung im Muskel hervor, die bei starkem Reizzustande den ganzen Muskel, bei geringerem die gerade beteiligten Fasern betrifft. Eine Übersicht über die Stellen, an denen ich das Vorkommen von Insertionsknötchen beobachtet habe, geben die Abbildungen im dritten Teile dieses Buches.

Nicht so häufig wie die Verhärtungen sind am rheumatischen Muskel Volumensveränderungen. Er kann geschwollen sein; besonders in akuten rheumatischen Anfällen ist das sehr häufig, doch gibt es auch chronische Fälle, bei denen gerade die Schwellung des Muskels stark in die Augen fällt. Viel seltener ist die Atrophie; dieselbe wird am häufigsten an Hüfte und Schulter beobachtet. Zuweilen befällt eine mehr oder weniger plötzlich einsetzende Atrophie die ganze oder einen großen Teil der Muskulatur, und es ergeben sich dann bedeutende Verminderungen des Körpergewichtes bis zu 10 und mehr Kilo, für die man an den inneren Organen vergebens nach einer Ursache sucht.

Der Muskel braucht nicht ganz geschwollen zu sein; es kommen auch teilweise Schwellungen des Muskels vor. Besonders häufig habe ich sie beobachtet beim akuten Kreuzschmerzanfall im M. sacrospinalis, sie kommen aber, besonders gern infolge plötzlicher Überanstrengungen, in allen möglichen Muskeln vor. Sie bieten das Gefühl meist tauben- bis hühnereigroßer rundlicher weicher Knoten von etwa Schwammgummikonsistenz innerhalb des Muskels. Manchmal sind sie weicher als der übrige Muskel, so daß sie geradezu das Gefühl einer Lücke im Muskel darbieten. Sie kennzeichnen sich dadurch, daß sie sich auf die Massage gewöhnlich schnell zurückbilden, häufig sogar während der Massage, so daß man unter den Fingern die Schwellung allmählich oder plötzlich verschwinden fühlt.

Diese Teilschwellungen des rheumatischen Muskels, die Faserverhärtungen und die Insertionsknötchen sind die „Schwielen“, „Myiten“, „Zelluliten“ der älteren, besonders der schwedischen Autoren, die „Knötchen“ Edingers, Auerbachs und Ports, die „Gelosen“ Schades, die „Muskelhärten“ Langes. Unter diesen Bezeichnungen werden jene drei Arten von Gebilden zusammengeworfen, wodurch mancherlei Verwirrung verursacht wird. So kann sich z. B. die Angabe der schwedischen Autoren und Langes, daß sie diese Gebilde wegmassieren oder zerdrücken — Lange nennt deshalb seine Massage „Gelotripsie“ — nur auf die Teilschwellungen beziehen, denn nur diese kann man durch die Massage zum Verschwinden bringen. Die Faserverhärtungen verschwinden auch bei intensivster und lange Zeit fortgesetzter Massage nicht, höchstens verkleinern sie sich nach Monaten etwas, und die Insertionsknötchen sind nach meiner Beobachtung ganz unveränderlich. Es handelt sich also hier um Gebilde ganz verschiedener klinischer Bedeutung und Heilaussicht; das eben ist der Grund, weshalb sie genau unterschieden werden müssen.

Hat die Volumensänderung den ganzen Muskel ergriffen, so ist sie wohl die am schwierigsten feststellbare Eigenschaft der rheumatischen Muskelerkrankung. Freilich, wenn nur ein einzelner oder wenige Muskeln atrophisch sind, die man zudem mit den gleichen Muskeln der anderen Körperseite vergleichen kann, wie das bei der rheumatischen Hüft- und Schultererkrankung vorkommt, so fällt der Unterschied ohne weiteres auf. Anders ist das, wenn größere Muskelbezirke auf beiden Seiten zugleich in ihrem Volumen verändert sind. Da ist das Urteil nicht leicht. Es gibt ja für den Muskel, im Gegensatz zu den inneren Organen, kein Normalvolumen. Sein Volumen schwankt vielmehr nach Körpergröße, Körperbeschaffenheit, Geschlecht in weiten Grenzen, hinzu kommen noch die Verschiedenheiten des Ernährungszustandes. So kann man wohl sagen, daß jedem Körper eine besondere Norm des Muskelvolumens entspricht. Diese Norm kann man aber nicht erwarten, in der Wirklichkeit zu finden, da man ja von vornherein nicht weiß, ob die im einzelnen Falle vorliegende Muskulatur wirklich normal ist. Nun stellt sich in vielen Fällen bei Rückgang der Krankheitserscheinungen auch in bezug auf das Volumen die Norm wieder her, und so ergibt sich nachträglich der Schluß, daß die Muskulatur vorher geschwollen oder atrophisch war. Der Arzt bedarf aber eines sofortigen Urteils. Dies nun kann er sich hier nur aneignen durch fortgesetzte Aneinanderreihung von Einzelbeobachtungen, aus denen sich für ihn schließlich das Idealbild der Norm ergibt, das er dann in Kopf und Fingern haben muß. Hierzu ist erforderlich Erfahrung und ein gewisser künstlerischer Blick, welch letzterer sich aber gerade an der Erfahrung schult. Dem modernen, auf Exaktheit eingestellten Arzt wird das wenig zusagen; er sei daran erinnert, daß z. B. der Gynäkologe sich in der gleichen Lage befindet: auch auf diesem Spezialgebiet besteht ein nicht kleiner Teil der diagnostischen Ausbildung darin, aus den fast ausnahmslos pathologischen Befunden, die dem Beobachter hier vorkommen, die Norm zu abstrahieren.

Bemerkenswert ist das Verhältnis der Schwellung zum Hypertonus, auf das schon oben hingewiesen wurde. Wenn keine straffe Faszie den Muskel bedeckt, macht die Schwellung diesen weich. Sie hebt also die Wirkung des Hypertonus, der den Muskel hart macht, mehr oder weniger auf, und es bedarf nicht selten großer Aufmerksamkeit und Übung bei sorgfältiger palpatorischer Technik, um die eigenartig weiche Elastizität des geschwollenen hypertonischen Muskels von der schlaffen Weichheit des normalen Muskels zu unterscheiden.

Alle diese Schwierigkeiten werden dem Uneingeweihten mehr oder weniger künstlich gesucht erscheinen. Er wird sich sagen, daß man doch im Ernstfalle einen Kranken vor sich hat, der ganz bestimmt über deutliche Beschwerden klagt und auf einen ganz bestimmten Sitz derselben hinweist. Allerdings, das ist häufig der Fall, und dadurch wird dann ein großer Teil der Schwierigkeiten aus dem Wege geräumt. Nicht selten aber kann der Kranke einen bestimmten Sitz seiner Beschwerden nicht angeben, wenn

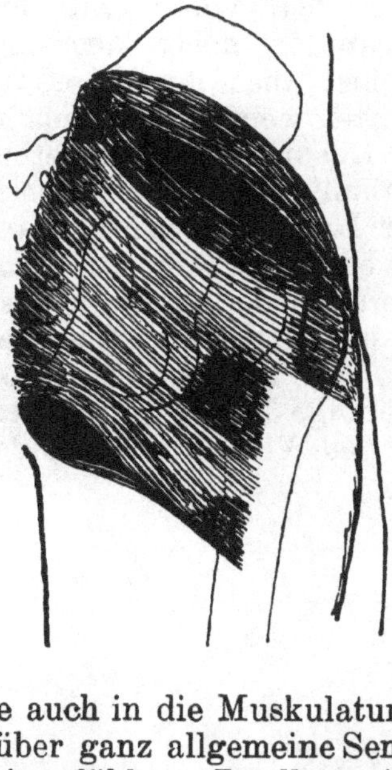

Fig. 1.

Tastbild des hypertonischen M. glutaeus maximus.

Die Schraffierung bezeichnet den Hypertonus, entsprechend seinem Grade dichter (in der ganzen Darmbeinportion, der Kreuzbeininsertion, stellenweise in den Insertionen am Femur) oder weniger dicht. In der Darmbeininsertion drei Insertionsknötchen, zwischen dem obersten derselben und dem Trochanter major eine längliche Faserverhärtung inmitten starker Schwellung, eine zweite rundliche mit dünnem strangförmigen Ende in der Steißbeinportion. Die Darmbeinportion läuft aus in den Tractus iliotibialis (Maissiat). Durch scharfe Umrisse sind die Bursa trochanterica und die Bursae glutaeofemorales angedeutet. Im Einzelfalle ist die Faserverhärtung bald in der Darmbeinportion, bald in der Steißbeinportion stärker ausgebildet.

er sie auch in die Muskulatur verlegt, und häufig genug klagt er nur über ganz allgemeine Sensationen, über eine Störung des Allgemeingefühls, z. B. allgemeine Müdigkeit, Schwere in den Gliedern u. dgl. Es kommt ferner vor, daß der Patient seine Beschwerden in innere Organe, Lunge, Herz, Magen, Leber usw., verlegt. In all diesen Fällen ist es die Aufgabe des Arztes, von den Angaben des Patienten völlig abzusehen und allein aus dem Ergebnis seiner Untersuchung den Sitz der Beschwerden zu erschließen — das ist seine Aufgabe gegenüber jeder organischen Erkrankung, und das ist auch seine Aufgabe gegenüber den rheumatischen Erkrankungen der Muskulatur. Ebensogut wie es Rippenfellentzündungen, Lungenspitzenkatarrhe, Herzfehler gibt, auf die keine einzige Klage des Kranken hinweist, ebensogut gibt es rheumatische Muskelerkrankungen, die der Arzt nicht vermutet.

Das Tastbild, das hiernach der rheumatische Muskel darbietet, habe ich in Fig. 1 darzustellen gesucht an dem Beispiel des sehr häufig hypertonischen M. glutaeus maximus.

Aus dem Hypertonus, dem Druckschmerz, der Übererregbarkeit, der Verhärtung und der Schwellung oder Abmagerung setzt sich nun der Befund am hypertonischen Muskel in sehr verschiedener Weise zusammen. Bald tritt der Hypertonus, bald die Verhärtung, bald der Druckschmerz, bald die Schwellung am stärksten hervor, so daß das Tastbild des hypertonischen Muskels in geradezu unendlicher Vielgestaltigkeit ständig wechselt. Selbst bei demselben Rheumatiker findet man beispielsweise neben dem vorwiegend geschwollenen Trapezius den vorwiegend hypertonischen, abgemagerten Levator scapulae, neben dem harten, wegen der Spannung seiner Fascie fast unempfindlichen Sacrospinalis dem äußerst druckschmerzhaften weichen Glutaeus maximus. Im allgemeinen aber ist jedem Rheumatiker eine besondere Mischung jener Eigenschaften eigentümlich. Bei dem einen überwiegt in der ganzen Muskulatur der Hyertonus bei dem andern die Härte, bei einem dritten die Schwellung, so daß man geradezu für jeden Rheumatiker einen besonderen Typus des Befundes aufstellen kann. Bei keiner Erkrankung ist der Untersuchungsbefund von Person zu Person so verschieden, wie bei der rheumatischen Erkrankung des Muskels. Dieser ständige Wechsel macht es unerläßlich, daß der Untersucher stets das Wesen des Befundes im Auge behält, den Hypertonus.

2.
Die pathologische Grundlage der hypertonischen Muskelerkrankung

Stets vorhanden sind am rheumatischen Muskel nur der Hypertonus, also die Überspannung, der Druckschmerz, also die Überempfindlichkeit und die Übererregbarkeit. Verhärtungen und Volumensänderungen sind häufig, aber nicht regelmäßig vorhanden. Überspannung, Überempfindlichkeit und Übererregbarkeit aber sind Störungen der Funktion des Muskels, nicht seines Baus; die rheumatische Erkrankung des Muskels ist also eine Funktionsstörung, keine anatomische Erkrankung, und zwar handelt es sich um eine krankhafte Steigerung seiner Funktion, um einen krankhaften Reizzustand.

Dieser Reizzustand äußert sich klinisch in zu großer Stärke der Reaktion auf normale Reize, daher bei einfacher Betastung schon Schmerz und Spannung, und in Unvollständigkeit der Erschlaffung nach der Kontraktion, daher der Hypertonus. Der rheumatische Muskel reagiert also auf normale Reize abnorm. Gebunden ist diese Reaktionsform an den Hypertonus. Man kann sie deshalb die hypertonische Reaktionsform des Muskels nennen. Der Hypertonus aber, das Verbleiben in krankhafter Spannung auch nach Aufhören der Kontraktion, ist der Verkürzungsrückstand der Muskelphysiologie, der zurückbleibt nach starker Ermüdung des Muskels (durch Tetanisieren), nach sehr heftiger direkter Reizung oder nach Einwirkung von Veratrin und ähnlichen Giften; überhaupt leidet durch jede Schädigung des Muskels am meisten seine Fähigkeit, nach der Kontraktion in den Zustand der Erschlaffung zurückzukehren [1]).

So wie der Muskel im physiologischen Experiment jede Schädigung mit dem Verkürzungsrückstand beantwortet, so ist also zu erwarten, daß der Muskel auch im lebenden Körper jede Schädigung mit dem Hypertonus beantwortet, dessen Erscheinungsbild eben die rheumatische Erkrankung ist. Es ist demnach

[1]) Hermann, Lehrbuch der Physiologie, 14. Aufl. 1912.

auch vollkommen klar, warum wir die hypertonische Muskelerkrankung, wie wir sie nunmehr nennen müssen, nicht nur beim Muskelrheumatismus, sondern bei den verschiedensten Krankheitsbildern, an denen die Muskulatur beteiligt ist, immer wiederfinden.

Schon die Überanstrengung, sei es eine einmalige, wie das Heben einer schweren Last, sei es eine ständige, wie die stets wiederholte Höchstleistung des Sportsmanns, führt zum Hypertonus; hier mag es die bei der Muskelarbeit entstehende Milchsäure sein, die den Muskel schädigt, weil sie nicht schnell genug fortgeschafft wird. Aber auch andere Stoffwechselprodukte führen zum Hypertonus, daher finden wir so häufig Ischias beim Diabetiker und die verschiedensten rheumatismusartigen Muskelerkrankungen beim Gichtiker. Sodann die Gifte, die von Bakterienansiedlungen in den Körper einfließen, daher die Rheumatismusanfälle bei Eiterpfröpfen der Mandeln, bei Eiterungen des Zahnfleisches und der Kieferhöhlen. Daher ferner die so häufigen unter dem Bilde nervöser Zustände erscheinenden Muskelerkrankungen nach Infektionskrankheiten, besonders nach Influenza und Typhus; daher der im M. tibialis anterior sitzende Schienbeinschmerz des Wolhynischen Fiebers. Aber auch jede mechanische Schädigung des Muskels bewirkt Hypertonus, schon die einfache Quetschung, noch mehr die blutige Verletzung, der Messerstich, auch der Schnitt des Chirurgen, daher die postoperativen Schmerzzustände, die unter dem Bilde der Adhäsionsschmerzen nach Bauchoperationen auftreten. Am stärksten wirkt die gemeinsame Einwirkung der mechanischen Verletzung und des Bakteriengiftes, wie wir sie bei eiternden Verletzungen sehen.

Da der Hypertonus, wie der Verkürzungsrückstand, eine funktionelle, also physiologische, nicht anatomische Störung ist, kann man als Grundlage desselben im Befunde am Muskel auch keine anatomisch nachweisbare Veränderung erwarten — solange die Schädigung, die ihn verursacht, keine anatomischen Veränderungen hervorruft. Deshalb bietet der Muskelbefund beim gewöhnlichen Muskelrheumatismus ebenso wie bei dem Muskelrheumatismus des Diabetikers und Gichtikers keine anatomisch nachweisbare Veränderung. Die Bakterieninvasion aber hinterläßt sehr häufig schwere anatomische Schädigungen des Muskels; daher die hyaline und fettige Degeneration der Muskelfasern bei Infektionskrankheiten, besonders Influenza und Typhus. Schwere anatomische Schädigungen verursachen auch mechanische Verletzungen, gegen die der Muskel sehr empfindlich ist und besonders Eiterungen. Ich behalte mir vor, hierauf an einer anderen Stelle dieses Buches näher einzugehen.

Das Bild, das wir bisher geschildert haben, bietet der Muskel dar im hypertonischen Dauerzustand, also z. B. beim sog. chronischen Muskelrheumatismus. Auf diesen Dauerzustand setzen sich nun nicht selten plötzliche Steigerungen der rheumatischen Beschwerden in Form des sog. akuten Muskelrheumatismus, dessen Urbild der Kreuzschmerzanfall, die Lumbago, ist. In diesem Anfall steigert sich der Hypertonus zu brettartiger Härte. Bietet der Hypertonus dem tastenden Finger noch eine gewisse, allerdings in weiten Grenzen wechselnde Nachgiebigkeit dar, so ist der Muskel im rheumatischen Anfall vollkommen unnachgiebig, äußerst druckschmerzhaft schon auf leichte Berührung und wegen des Höchstmaßes seiner Spannung ist die Tastzuckung nicht mehr auszulösen; außerdem ist er mehr oder weniger stark geschwollen. Da er völlig unnachgiebig ist, macht er jede Bewegung, die ihn dehnen würde, unmöglich und äußerst schmerzhaft; er ist also zum Bewegungshindernis geworden. Er befindet sich also mit einem Worte im Krampf. Auch den Krampf kennen wir aus der Muskelphysiologie; er ist der Tetanus des physiologischen Experiments.

Das Urbild des Muskelkrampfes ist der Wadenkrampf. Da wir diesen Krampf durch ausgiebige Bewegungen schnell beenden können, sind wir gewohnt, den Krampf als ein kurzdauerndes, wenige Minuten währendes Ereignis anzusehen. An dem Kreuzschmerzanfall, der Lumbago, und dem Nackenschmerzanfall, der Torticollis rheumatica, dem rheumatischen Schiefhals, sehen wir aber schon, daß es tage- bis wochenlang dauernde Muskelkrämpfe gibt. Diese Krampfformen bilden den Übergang zu den Krampfzuständen, die sich ohne Zutun überhaupt nicht wieder lösen, den Dauerkrämpfen, den Versteifungen (Kontrakturen). Schon der einfache Muskelrheumatismus führt besonders an der Schulter zu rein muskulären Versteifungen, die eine große Neigung haben zu verbleiben. Die Verletzungen des Muskels führen fast regelmäßig zum Dauerkrampf: schon eine einfache Quetschung oder Zerrung der Schulter genügt, um eine schwere Versteifung herbeizuführen. Dieselbe wird bisher meist als Gelenkversteifung angesehen, vielfach auch unter dem Namen „Periarthritis humeroscapularis“[1]) beschrieben. Die Tatsache, daß sie nach Lösung des Muskelkrampfes von selbst verschwindet, beweist ihre muskuläre Entstehung[2]). Die schwersten

[1]) F. Franke, Über Periarthritis humeroscapularis. Münch. med. Woch. 1924, S. 39.

[2]) A. Müller, Bemerkungen zu der Abhandlung des Herrn Geh. Med.-Rats Prof. Dr. Goldscheider: Über Omarthritis mit Brachialgie und ihre Behandlung. Therapeut. Monatsh. Febr. 1910. — Die Bedeutung der Massage für die Nachbehandlung der Kontrakturen. Kriegsorthopädenkongreß 1916. Zeitschr. f. orthopäd. Chir. Bd. 36, S. 575. — Die Schulterkontraktur. Münch. med. Woch. 1916, S. 1136. — Die Bedeutung der

Dauerkrämpfe führen die blutigen Verletzungen des Muskels herbei, die Muskelschüsse des Krieges und die Muskelzerreißungen, die die Gelenkausrenkung und den Knochenbruch begleiten. Hier ist die Versteifung besonders schwer, weil sie verbunden ist mit anatomischer Zertrümmerung des Muskelgewebes und der Schrumpfung, die derselben folgt.

Der Kontraktur liegt ein Dauerkrampf des ganzen Muskels zugrunde. Die Faserverhärtungen scheinen mir Dauerkrämpfe einzelner Muskelbündel zu sein. Gegen die Auffassung Schades, daß es sich um Gelosen, also um Erstarrungszustände des Muskelgewebes durch Kälteeinwirkung von außen handle, sprechen die Tatsachen, daß die Verhärtungen nicht an der Oberfläche, wo die Kälte am stärksten wirkt, sondern in der Tiefe des Muskels liegen, daß sie sich immer streng an die Faserung halten, diese regelmäßig in ihrer ganzen Länge ergreifen, auch im gleichen Muskel immer an den gleichen typischen Stellen liegen, und zwar an Stellen, die bei der Arbeit des Muskels besonders stark beansprucht werden; bei Entstehung durch äußere Kälteeinflüsse müßten doch wenigstens gelegentliche Abweichungen von diesen Regeln vorkommen. Schließlich treten die gleichen Faserverhärtungen, wie nach Kälteeinwirkung, nach Überanstrengung und allen anderen Ursachen der hypertonischen Muskelerkrankung auf. Die Insertionsknötchen sind vielleicht Dauerkrämpfe nur der Ansatzstellen, an denen der Muskelzug am stärksten einwirkt; daß die Kontraktion die Muskelfaser nicht in ihrer ganzen Länge zu ergreifen braucht, beweist die Erscheinung des idiomuskulären Wulstes.

Bei dem ohne äußere Ursache entstehenden Krampfzustand stellt sich nach Abklingen des Krampfes das Tastbild der hypertonischen Muskelerkrankung wieder her, zuerst noch mit starker Steigerung des Hypertonus und des Druckschmerzes, auch verbleibt noch eine mehr oder weniger starke Schwellung. Allmählich klingen auch diese Erscheinungen zum vorigen, also dem hypertonischen Dauerzustand, ab; ich habe bisher nicht beobachtet, daß der Muskel nach einem solchen Anfall vollständig normal wird.

Hiernach stellt sich der hypertonische Dauerzustand als die Veranlagung dar zu den Anfällen, eine Veranlagung, die durch deutliche Erscheinungen gekennzeichnet und jederzeit durch die Untersuchung feststellbar ist. Dieser Dauerzustand ist häufig ganz ohne subjektive Beschwerden, häufig auch verbirgt er

---

Muskulatur für die Entstehung, Behandlung und Beurteilung der funktionellen Verletzungsfolgen. Zeitschr. f. orthop. Chir. Bd. 40, S. 316. — Über myogene Schmerzen und Versteifungen der Schulter. Münch. med. Woch. 1924, S. 936.

sich unter Beschwerden, die wir nicht gewohnt sind als rheumatisch anzusehen; man kann deshalb einen Schlummerzustand (Latenz) und larvierte Formen der hypertonischen Muskelerkrankung unterscheiden, die nur erkennbar sind durch den oben beschriebenen Untersuchungsbefund. Es ist demnach ohne weiteres klar, von welch grundlegender Wichtigkeit es ist, daß der Arzt diesen Untersuchungsbefund ohne Rücksicht auf die Angaben des Patienten festzustellen imstande ist.

3.

Die Ausbreitung der hypertonischen Muskelerkrankung

Die wissenschaftliche Erörterung hat sich bisher beschränkt auf den Tastbefund am einzelnen rheumatischen Muskel. So wichtig die Klarstellung dieses Befundes ist, so ist er doch nur ein einzelner Bestandteil im Befunde der hier vorliegenden Erkrankung, so wie etwa das Bronchialatmen ein einzelner Bestandteil des Befundes einer tuberkulösen Lungenerkrankung ist. In beiden Fällen ist mit der Feststellung dieses Einzelbefundes weder der Begriff noch die Erkennung der Krankheit erschöpft.

Ich habe deshalb schon vor Jahren [1]) auf Gesetzmäßigkeiten in der Anordnung dieses Befundes hingewiesen, und ich weise auch hier darauf hin, daß erst die Erkenntnis dieser Gesetzmäßigkeiten zur vollständigen Einsicht in das Wesen der hypertonischen Erkrankung des Bewegungsapparates führt.

Der hypertonische Krankheitsprozeß, wie ich ihn eben beschrieben habe, befällt niemals nur einen einzigen Muskel. Allerdings ist er häufig in einem bestimmten Muskel am stärksten ausgesprochen, aber dieser ist niemals der einzige, der von der Erkrankung befallen ist. Diese greift vielmehr immer auch auf die benachbarten Muskeln, ja auf räumlich ganz fern gelegene über.

Ich habe im Laufe meiner Beobachtungen gefunden, daß dieses Übergreifen an ganz bestimmte Regeln gebunden ist, und zwar habe ich vier Gesetze aufgefunden, die sich hierbei immer bestätigen.

Das erste nenne ich das Gesetz der Mitwirkung (Synergie); es besagt, daß mit der hypertonischen Erkrankung eines Muskels auch seine Hilfsmuskeln, das heißt die mit ihm in gleicher Richtung wirkenden Muskeln erkranken, und zwar stuft sich der Grad der Erkrankung in den einzelnen Muskeln ab entsprechend ihrer Zugrichtung. Je mehr nämlich ihre Zugrichtung mit der des ursprünglich erkrankten zusammenfällt, um so intensiver nehmen sie an seiner Erkrankung teil; je weiter aber ihre

---

[1]) A. Müller, Der muskuläre Kopfschmerz. Leipzig 1911, F. C. W. Vogel.

Zugrichtung abweicht von der des ursprünglich erkrankten, desto weniger ausgesprochen sind in ihnen die Krankheitserscheinungen. So ist z. B. bei einer hauptsächlich im M. sacrospinalis lokalisierten Lumbago regelmäßig auch der M. quadratus lumborum, bei einem im M. trapezius sitzenden Schulterrheumatismus regelmäßig auch der M. levator scapulae miterkrankt.

Das zweite Gesetz ist das Gesetz der Gegenwirkung (Antagonismus); es besagt, daß mit einem Muskel zugleich auch die ihm entgegen wirkenden, also seine Antagonisten, hypertonisch erkranken, und zwar stuft sich auch hier der Grad der Erkrankung entsprechend ihrer Zugrichtung ab: derjenige Muskel nämlich, dessen Zugrichtung am genauesten der des ursprünglich erkrankten entgegengesetzt ist, erkrankt am intensivsten, und je weiter die Antagonisten in ihrer Zugrichtung von der des ursprünglich erkrankten abweichen, um so geringer ist in ihnen die Intensität der Krankheitserscheinungen. In den Antagonisten indessen ist die hypertonische Erkrankung durchweg nicht so stark ausgesprochen wie in dem ursprünglich erkrankten. Hiernach ist z. B. bei der eben angeführten Lumbago mit Sitz im M. sacrospinalis immer auch der M. rectus abd., bei Hypertonus des M. trapezius der M. pectoralis minor miterkrankt.

Das dritte Gesetz ist das Gesetz der Beiderseitigkeit (Symmetrie); es besagt, daß mit einem Muskel zugleich der gleiche Muskel der anderen Körperseite erkrankt. Auch hier ist im symmetrischen Muskel der Grad der Erkrankung nicht so stark ausgesprochen wie im ursprünglich erkrankten. Mit dem symmetrischen Muskel erkranken in gleicher Weise wie auf der erst erkrankten Seite auch die Synergisten und die Antagonisten in geicher Abstufung. Es sind also bei unserem Beispiel der Lumbago regelmäßig beide Mm. sacrospinales, quadrati lumborum und recti abd., bei Schulterrheumatismus beide Mm. trapezii, levatores scapp. und pectorales minores erkrankt.

Das vierte Gesetz ist das Gesetz der Gleichartigkeit (Homologie); es besagt, daß bei einer hypertonischen Muskelerkrankung an der oberen Extremität immer auch die den erkrankten funktionell entsprechenden Muskeln der unteren Extremität erkrankt sind und umgekehrt. So ist z. B. bei einer hypertonischen Erkrankung der Hüftmuskulatur immer auch die Schultermuskulatur hypertonisch erkrankt. Dieses Gesetz ist nicht so scharf ausgesprochen wie die übrigen drei. Auch ist die Erkrankung des homologen Muskels gewöhnlich nicht so intensiv, wie es die des symmetrischen und des Antagonisten zu sein pflegt. Doch ist in manchen Fällen gerade die homologe Erkrankung sehr deutlich ausgesprochen.

Überblicken wir diese vier Gesetze, so ergibt sich als ihre Gesamtwirkung, daß die rheumatische Muskelerkrankung niemals einen örtlich stark in die Augen fallenden Befund ergeben kann. Wir haben auch beim einfachsten Falle niemals eine vereinzelte Erkrankung eines einzigen Muskels, sondern immer ist eine Vielheit von Muskeln erkrankt, eine Vielheit, in der die Krankheitserscheinungen ganz allmählich, wenn auch streng gesetzmäßig, abgestuft sind. Wir finden also keine schroffen Gegensätze zwischen dem Gesunden und dem Kranken, wie wir das bei den inneren Organen — ich erinnere an die kruppöse Lungenentzündung — gewöhnt sind, sondern hier gibt es nur ganz allmähliche Übergänge. Auch ist hier der so naheliegende Vergleich der kranken mit der gesunden Seite nicht unbedingt beweisend, denn auch hier gibt es nur gradweise Unterschiede.

Daraus ergeben sich für die Untersuchung drei Notwendigkeiten. Erstens muß der Untersucher sein Wahrnehmungsvermögen auf viel feinere Unterschiede einstellen, als das bei der Untersuchung der inneren Organe notwendig ist. Zweitens aber müssen in jedem Falle größere Bezirke der Muskulatur untersucht werden, weil es nur so möglich ist, diese allmählichen Unterschiede wahrzunehmen. Drittens darf trotz sorgfältigster Beachtung aller Einzelheiten der Untersucher niemals den Überblick über die ganze Muskulatur verlieren, weil die Bedeutung des Einzelbefundes sich nur ergibt aus dem Vergleich desselben mit dem Ganzen. Es ist also niemals die Aufgabe, einen einzelnen Muskel zu untersuchen, sondern immer die Muskulatur möglichst im ganzen. Diese Forderung klingt vielleicht etwas ungewöhnlich, sie ist indessen weiter nichts als die Anwendung eines allgemein in der Medizin gebräuchlichen Prinzips. Kein Arzt wird sich, wenn er Verdacht auf eine einseitige Lungenspitzenerkrankung hat, allein auf die Untersuchung der betreffenden Lungenspitze beschränken, sondern selbstverständlich beide Lungen vollständig untersuchen, weil er nur so sich vor Irrtümern sichern kann.

Die Forderung verliert also sofort ihr ungewohntes Aussehen, wenn man sich klar macht, daß der einzelne Muskel kein selbstständiges Organ ist, sondern nur ein kleiner unselbständiger Teil eines größeren Organs, der Muskulatur. Für die klinische Betrachtung also muß der Arzt sich die isolierte Betrachtung des einzelnen Muskels, wie sie die anatomische Darstellung erfordert, abgewöhnen und sich dazu erziehen, in dem einzelnen Muskel, ebenso wie in der einzelnen Arterie, nur ein kleines Organstück zu sehen. Aus dieser Betrachtungsweise ergibt sich die gegenseitige Abhängigkeit und Bedingtheit der einzelnen Muskeln von selbst.

Die vier Gesetze der Mitwirkung, Gegenwirkung, Beiderseitigkeit und Gleichartigkeit haben noch einen großen praktischen Wert. Sie zeigen nämlich den Weg zur Auffindung aller Verzweigungen der hypertonischen Erkrankung in der ganzen Muskulatur. Bei Beachtung dieser Gesetze ist der Arzt nicht mehr wie bisher auf planloses Tasten angewiesen; er weiß vielmehr nun, daß er durch systematische Untersuchung der Synergisten und Antagonisten des am stärksten erkrankten Muskels sowie der symmetrischen und homologen Muskulatur die ganze Ausbreitung der Erkrankung unbedingt sicher finden muß; er hat also nunmehr auch hier ein wissenschaftliches Untersuchungsprinzip. Mit diesem Prinzip wird die Massage als Untersuchungsverfahren völlig ebenbürtig allen anderen auf wissenschaftlicher Grundlage beruhenden medizinischen Untersuchungsmethoden als die Kunst der wissenschaftlichen Tastuntersuchung des Bewegungsapparates. Mit der Beherrschung dieser Kunst verliert der Arzt das bisherige Gefühl der Unsicherheit auf dem schwierigen Gebiete der rheumatischen Erkrankungen; er ist dem Zweifel enthoben, ob er den Klagen des Patienten glauben darf; er ist nunmehr selbst in der Lage, dessen Angaben auf ihre Zuverlässigkeit zu prüfen.

Aber auch in wissenschaftlicher Hinsicht sind die vier Gesetze sehr bemerkenswert. In den Gesetzen der Mitwirkung und Gegenwirkung nämlich erkennen wir wieder die Gesetze, nach denen die Muskulatur arbeitet. Keine Bewegung im Körper wird von einem Muskel allein ausgeführt, sondern immer von einer nach dem Parallelogramm der Kräfte arbeitenden Gruppe von Synergisten und Antagonisten. Diese Gesetze sind also die Arbeitsgesetze der Muskulatur. Nach den Gesetzen der Beiderseitigkeit und der Gleichartigkeit aber ist die Muskulatur gebaut; die Muskulatur der einen Körperseite ist das genaue Spiegelbild der anderen, und dem Bau der oberen und unteren Körperhälfte liegen die gleichen Bewegungsmöglichkeiten zugrunde. Diese Gesetze sind also die Baugesetze des Bewegungsorgans. Es ist sehr bemerkenswert, daß diese sich nicht nur bei der normalen, sondern auch bei der krankhaften Funktion der Muskulatur durchsetzen.

4.
Reizstellen

Die Tatsache, daß niemals ein einziger Muskel, sondern immer Gruppen von Muskeln in ganz bestimmter gegenseitiger Abhängigkeit voneinander erkranken, deutet darauf hin, daß der Muskel bei seiner hypertonischen Erkrankung nicht nur von lokalen auf ihn allein wirkenden Einflüssen getroffen wird; sie legt vielmehr die Vermutung nahe, daß hier eine fernwirkende Ursache mitwirkt, die die erkrankte Muskelgruppe gleichmäßig beeinflußt. Diese Vermutung wird durch die klinische Beobachtung bestätigt.

Nur selten ist bei der hypertonischen Muskelerkrankung das beteiligte Gelenk vollständig frei, fast immer ist es auch mehr oder weniger stark miterkrankt. Die Veränderung besteht häufig nur in einfachem, nicht selten sehr starkem Druckschmerz, häufig aber auch in deutlichen Zeichen wirklicher Gelenkerkrankung: Verdickung der Gelenkkapsel, fühlbarem Reiben, bei dem man Reiskörper hin- und herrutschen fühlt, hörbarem Knirschen bei Bewegungen; und es finden sich hier alle Übergänge bis zu deformierender auch durch die Röntgenaufnahme nachweisbarer Gelenkerkrankung. Auch bei sehr ausgesprochenen Gelenkveränderungen können die Gelenke selbst indessen subjektiv gänzlich frei von Beschwerden sein.

Die Schwere der Gelenkveränderungen geht nun durchaus nicht parallel der Schwere der Muskelveränderungen. Es gibt anatomisch stark veränderte Gelenke mit verhältnismäßig geringen Muskelveränderungen, und es gibt Gelenke ohne eigentliche anatomische Veränderung mit sehr schweren Muskelveränderungen und dementsprechenden Beschwerden. Aber es gibt nach meiner Beobachtung keine Gelenkveränderung, bei der Muskelveränderungen völlig fehlen.

Daß die Gelenke einen maßgebenden Einfluß auf die Erkrankung der Muskulatur ausüben, geht aus folgender Tatsache hervor. Bei hypertonischen Muskelerkrankungen des Beines, wie wir sie z. B. als Begleiterscheinung des Plattfußes täglich sehen, ist regelmäßig das Kniegelenk stark druckschmerzhaft. Versuchen wir nun (durch Griff 85 und 86) die Kniescheibe auf die Seite zu drücken, so steigert sich, sobald wir den Rand des druckschmerzhaften Gelenkknorpels an der oberen äußern Ecke treffen, der Hypertonus des M. quadriceps sicht- und fühlbar so stark an, daß es in Fällen von großem Druckschmerz selbst bei energischstem Druck nicht möglich ist, an die schmerzhafte Stelle heranzukommen; sobald wir in die Nähe des Gelenkknorpels kommen, zuckt der Muskel und die Kniescheibe drückt die herankommende Hand zurück. Wir haben hier also einen der hypertonischen Tastzuckung am einzelnen Muskel analogen Gelenkreflex, den wir den hypertonischen Abwehrreflex nennen können. Daß dieser Reflex tatsächlich ein Bestandteil des hier vorliegenden Krankheitsbildes ist, geht daraus hervor, daß er mit diesem verschwindet. Gelingt es nämlich unter Überwindung des Hypertonus des M. quadriceps das Gelenk allmählich durch den stets wiederholten Massagedruck unempfindlich zu machen, so verringert sich in demselben Maße Hypertonus und Abwehrreflex, und ist einmal das Gelenk schmerzlos, so ist der Reflex nicht mehr auslösbar, auch wenn ein Rest des Hypertonus im M. quadriceps noch vorhanden ist.

Dementsprechend hat die Massage der Gelenke einen maßgebenden Einfluß auch auf die Muskelveränderungen. Und zwar schreitet die Besserung der Muskelveränderungen ganz wesentlich schneller fort, wenn durch Massage auch die Gelenkveränderungen beeinflußt werden. Ja, in vielen Fällen tritt überhaupt erst, wenn es gelungen ist, die Gelenke nachhaltig zu beeinflussen, eine Besserung der Muskelveränderungen ein.

Es besteht also hier ein ausgeprägter ursächlicher Zusammenhang zwischen Gelenk- und Muskelerkrankung. Diese Tatsache steht im Einklang mit einer ganzen Reihe anderer Tatsachen, die den maßgebenden Einfluß der Gelenke auf die sie bewegenden Muskeln beleuchten. Ich erinnere nur an den akuten Gelenkrheumatismus, der so häufig schon in wenigen Tagen einen meßbaren Schwund der Muskulatur herbeiführt. Ich erinnere an die Muskelkontrakturen bei chronischen Gelenkerkrankungen. Ich erinnere daran, daß Gelenkverletzungen leichterer Art häufig schon in wenigen Tagen einen weitgehenden Muskelschwund herbeiführen. Ich erinnere an die Tatsache, daß man den Muskelspasmus des kontrakten Plattfußes durch Anästhesierung des Talonavikulargelenkes sofort beheben kann.

Die Gelenkerkrankung wirkt also maßgebend auf die Muskelerkrankung ein; das beweist besonders das letztangeführte Experiment. Aber sie ist nicht die alleinige Ursache der Muskelerkrankung, sonst müßten Gelenk- und Muskelerkrankung einfach in ihrer Stärke einander parallel gehen; der Krankheitsprozeß im Muskel ist vielmehr bis zu einem gewissen Grade selbständig. In jedem einzelnen Falle ist also die hypertonische Muskelerkrankung ein Ergebnis der Eigenerkrankung des einzelnen Muskels und der Fernwirkung von seiten des beteiligten Gelenks, und zwar wechselt der Anteil für jeden dieser beiden Faktoren von Fall zu Fall in weiten Grenzen.

Die Fernwirkung des Gelenks bei der hypertonischen Erkrankung ist die Ursache dafür, daß mit einem Muskel immer gleichzeitig seine Synergisten und Antagonisten erkranken. Das Kardinalsymptom der Muskelerkrankung nämlich ist, wie wir gesehen haben, der Hypertonus, die Steigerung der Muskelspannung. Die Steigerung der Spannung in Synergisten und Antagonisten zugleich aber bewirkt für das Gelenk eine Beschränkung des Bewegungsspielraumes. Der ursächliche Zusammenhang zwischen Gelenk- und Muskelerkrankung zielt also darauf ab, das schmerzhafte Gelenk möglichst stillzustellen.

Eine ähnliche Rolle wie die Gelenke spielen die Schleimbeutel für die Muskulatur. Bei dem hypertonischen Erkrankungsprozeß sind diese manchmal mit ergriffen, sie zeigen dann eine mehr oder weniger deutliche Schwellung, die auf Wandverdickung oder Erguß beruhen kann, und mehr oder weniger starken Druckschmerz. Die Überempfindlichkeit, die dem Druckschmerz zugrunde liegt, macht den Schleimbeutel aus einem Erleichterungsmittel für die Arbeit des Muskels zu einem Hemmnis derselben, indem sie eine dem Grade der Schmerzempfindlichkeit entsprechende Spannung im Muskel, also eine entsprechende Steigerung des Hypertonus, hervorruft. Druck auf den Schleimbeutel löst ebenso wie am Gelenk eine wenn auch nicht so auffallende plötzliche Steigerung des Hypertonus aus, die bei Aufhören des Druckes wieder nachläßt. Je nach dem Sitz des Schleimbeutels betrifft diese Wirkung nur einen einzelnen Muskel, wie z. B. den M. glutaeus maximus bei der häufigen Schwellung der Bursa trochanterica dieses Muskels, oder gar nur einen Kopf eines Muskels, wie das Caput mediale des M. gastrocnemius bei der Schwellung der Bursa m. gastrocnemii medialis oder mehrere Muskeln, wie z. B. die Mm. gastrocnemius, plantaris und soleus bei der Schwellung der Bursa tendinis calcanei. Der Einfluß der Schleimbeutel ist also enger begrenzt als der der Gelenke, aber dem Wesen nach dem der letzteren völlig gleich.

Der Wirkung der Schleimbeutel analog ist die der Sehnenscheiden, die sich ja nur dadurch von den Schleimbeuteln unterscheiden, daß sie den Muskel vollständig umgreifen, während ihm der Schleimbeutel nur einseitig anliegt. Auch sie erkranken bekanntlich nicht selten rheumatisch, schwellen hierbei an und ihre

Bewegung erzeugt dann reibende Geräusche. Auch sie werden dann aus einem Erleichterungsmittel für die Bewegung des Muskels zu einem Hemmnis derselben. Auch sie bewirken dann eine Steigerung des Hypertonus in dem Muskel oder der Muskelgruppe, denen sie zugehören. So ist z. B. in vielen Fällen von Schulterrheumatismus die Sehnenscheide des langen Kopfes des M. biceps, die Vagina mucosa intertubercularis verdickt und außerordentlich schmerzhaft, und dann infolge starken Hypertonus der vorderen Portion des M. deltoideus, unter der sie liegt, schwer erreichbar. Während die Erkrankung der Sehnenscheiden meist akut auftritt und sich durch spontanen örtlichen Schmerz bemerkbar macht, sind die Schleimbeutel, besonders die tiefer gelegenen, meist chronisch erkrankt, schmerzen spontan nicht und ihre Erkrankung äußert sich fast nur in Druckschmerz, tastbarer Schwellung und starkem, fast kontrakturartigem Hypertonus des beteiligten Muskels.

Weiter können Bänder eine gleiche Rolle spielen, so an der Schulter sehr häufig das Lig. coracoclaviculare. Schließlich können auch einzelne Muskeln für ganze Muskelgruppen eine solche Bedeutung bekommen. Auch hierfür bietet der Schulterrheumatismus in zwei Muskeln ein Beispiel. Der eine dieser Muskeln ist der M. iliocostalis. Die Rippeninsertionen dieses Muskels sind nämlich bei Schulterrheumatismus immer hochgradig druckschmerzhaft. In schweren Fällen von Schulterrheumatismus ist das Schulterblatt immer stark adduziert, also gegen die Wirbelsäule verschoben, und verdeckt diese Insertionen. Sie sind also für den Fingerdruck nicht erreichbar. Sobald aber der muskuläre Hypertonus soweit nachgelassen hat, daß es durch Zug am Arm gelingt, das Schulterblatt genügend auf die Seite zu ziehen, fühlt man neben dem medialen Rande des Schulterblattes in Form linsengroßer, äußerst schmerzhafter, den Rippen aufsitzender Knötchen diese Insertionen. Drückt man nun mit der Fingerspitze oder besser mit dem Daumenknöchel auf dieselben (B 159), so macht das Schulterblatt sofort wieder eine Adduktionsbewegung und schiebt sich über dieselben. Wir haben also auch hier den hypertonischen Abwehrreflex. Diese Erscheinung wiederholt sich regelmäßig, bis der Druckschmerz der Knötchen genügend nachgelassen hat. Die Adduktionshaltung des Schulterblattes, die häufig bei Schulterrheumatismus zu beobachten ist, beruht also auf dem Reizzustand der Insertionen des M. iliocostalis. Würde das Schulterblatt nicht adduziert gehalten, so würde es bei jeder ausgiebigeren Armbewegung sich über die Insertionen hin- und herschieben, was natürlich denselben Schmerz verursachen würde wie der Druck des massierenden Fingers. So bewirkt also der Reizzustand des M. iliocostalis eine Steigerung des Hypertonus in der ganzen adduzierenden Muskulatur der Schulter.

Der zweite Muskel ist der M. omohyoideus. Derselbe inseriert mit seinem einen Ende an dem oberen Rande und dem Lig. superius des Schulterblattes medialwärts vom Rabenschnabelfortsatz. Dieses Ende kann man zwischen die Finger fassen, wenn man an dem liegenden Patienten von rückwärts mit dem einen Finger in die Achselhöhle eingeht (B 153) und die Finger miteinander zur Berührung zu bringen sucht. Letzteres gelingt bei akutem Schulterrheumatismus anfangs nicht. Hat aber der Hypertonus und damit der Adduktions- und Elevationsspasmus der Schultermuskulatur genügend nachgelassen, so fühlt man zwischen den einander berührenden Fingerspitzen den Muskelstrang als feinen, sehr schmerzhaften Wulst durchgleiten. Sobald aber der Fingerdruck den Muskel trifft, macht die ganze Schulter eine Aufwärtsbewegung, durch die der Muskel dem Druck entzogen wird. Auch dieser Abwehrreflex verschwindet erst, wenn der Muskel schmerzlos geworden ist. Die so häufig zu beobachtende Hochhaltung der Schulter bei Schulterrheumatismus schützt also den M. omohyoideus vor Zerrung. Würde sich die Schulter völlig frei bewegen, so würde jede Bewegung durch Dehnung des M. omohyoideus einen Schmerzanfall hervorrufen. Der Hypertonus des M. omohyoideus bewirkt also eine Steigerung des Hypertonus in der ganzen Hebemuskulatur der Schulter.

An einzelnen Stellen des Körpers ist Fettgewebe in umschriebener Masse als sogenannter Fettkörper in die Muskulatur eingeschaltet, so in der Augenhöhle als Corpus adiposum orbitae, in der Wange als Corpus adiposum buccae, zwischen Beckenwand und Mastdarm als Corpus adiposum ischiorectale und ein kleinerer Fettkörper zwischen der Membrana hyothyreoidea und der Zungenbeininsertion des M. sternohyoideus[1]). Diese Fettkörper — beobachtet habe ich das an den drei letztgenannten — können sich verhärten und druckempfindlich werden, manchmal in recht hohem Grade, und reizen dann die betreffende Muskulatur, die dann auch von hier aus hypertonisch wird. Einen weiteren solchen Fettkörper enthält das Kniegelenk in den Plicae alares. Es kommt nicht selten vor, daß auch diese sich verhärten und dann hochgradig druckempfindlich werden; sie wirken dann als Reiz auf die gesamte Oberschenkelmuskulatur und machen diese hypertonisch. Das Kniegelenk selbst zeigt hierbei gewöhnlich keine weiteren Veränderungen; höchstens findet sich ab und zu ein kleiner Erguß.

Nicht nur von den Gelenken, Schleimbeuteln und Sehnenscheiden aus findet ein derartiger Einfluß auf die Muskulatur

[1]) Siehe Spalteholz, Handatlas der Anatomie. Leipzig 1903. Bd. 3, S. 554, Fig. 609.

statt, sondern auch vom Knochen aus. Schon eine Erschütterung des Knochens ruft eine krankhafte Steigerung der Muskelspannung, einen Hypertonus, hervor in dem den Knochen bewegenden Muskelgebiet. Ausgelöst wird der Reiz auf die Muskulatur hier von der Knochenhaut, dem Periost, das der Träger der Knochenempfindung ist. Die Knochenhaut ist in diesen Fällen ohne tastbare Veränderung außerordentlich druckschmerzhaft und erst mit dem Wegfall der Druckschmerzhaftigkeit derselben ist die letzte Ursache für den muskulären Hypertonus beseitigt. Die Knochenhaut muß also in die Massage einbezogen werden. Das gilt besonders für die Stellen, an denen sie der direkten Einwirkung zugänglich ist, also besonders an der Tibia und dem Radius, am Kreuzbein, der Symphyse, am Sternum, an den Fingern und Zehen und am Schädel.

Wir haben also eine ganze Reihe von Gebilden, die auf den aus Synergisten und Antagonisten bestehenden Muskelapparat einer Bewegungseinheit einen maßgebenden Einfluß ausüben: die Gelenke, die Schleimbeutel, die Bandapparate und gewisse an wichtigen Übergangsstellen gelegene Muskeln selbst. Der Einfluß dieser Gebilde auf die Muskulatur der Bewegungseinheit besteht darin, daß ihr Reizzustand den Hypertonus in der ganzen funktionell beteiligten Muskulatur steigert, also einen Schmerzanfall hervorruft oder eine Bewegungsstörung verursacht, ihre Beruhigung dagegen den Hypertonus verringert, also Schmerz und Bewegungsstörung beseitigt. Diese Gebilde sind also Reizstellen für die hypertonisch erkrankte Muskulatur, oder vielmehr sie sind zu Reizstellen disponiert, denn normalerweise sind sie das, wie ich schon hervorgehoben habe, nicht. Normalerweise ist der Muskel nur den physiologischen Reizen unterworfen.

Eine Übersicht über die Gebilde, die im normalen Bewegungsapparat zu Reizstellen werden können, geben die Abbildungen im dritten Teile dieses Buches.

Außer diesen Gebilden kann nun jede beliebige Stelle des Bewegungsapparates zur Reizstelle werden durch Verletzung. Das wußten wir vom Knochen schon längst: jede Knochenverletzung ruft einen traumatischen Hypertonus der gesamten beteiligten Muskulatur hervor, der, solange sich die Verletzungsstelle noch in Reizzustand befindet, nicht vollständig verschwindet. Dasselbe gilt aber auch von jeder Verletzung der Muskulatur, das lehrt uns das Massenexperiment des Krieges. Zahllos sind die Muskelkontrakturen nach einfachen Weichteilschüssen. Zum Teil beruht das, wie ich schon hervorhob, auf unmittelbarer Verletzung der Muskeln durch das Geschoß oder durch den brechenden oder sich aus der Gelenkpfanne ausrenkenden und die umgebende Muskulatur quetschenden Knochen. Aber der Hypertonus greift weit hinaus über die hiervon betroffenen auf alle Muskeln des verletzten Gliedes. Zu dem primären traumatischen Hypertonus in der unmittelbaren Umgebung der Verletzung tritt also ein sekundärer „reflektorischer“ Hypertonus hinzu, der sich nur dadurch erklärt, daß jede Stelle eines Muskels, Knochens oder Gelenks, wenn sie selbst durch Verletzung in Reizzustand gerät, zur Reizstelle für die ganze Muskulatur der Bewegungseinheit wird. Nichts zeigt deutlicher als diese Tatsache, daß die einzelnen Gebilde, aus denen sich der Bewegungsapparat zusammensetzt, Knochen, Gelenke, Muskeln und die mit ihnen verbundenen Schleimbeutel, Sehnenscheiden und Fettkörper keine selbständigen Organe sind. Sie hängen nicht nur rein mechanisch untereinander zusammen, sondern beeinflussen sich gegenseitig in einer über das Mechanische weit hinausgehenden Weise in ihrer Lebenstätigkeit. Sie bilden also physiologisch eine Einheit, die man zweckmäßig eine physiologische Bewegungseinheit nennen kann.

Eine solche physiologische Bewegungseinheit besteht aus dem Gelenk mit den es bewegenden Knochen und Muskeln, welch letzteren die Schleimbeutel, Sehnenscheiden und Fettkörper als Hilfsorgane zuzurechnen sind. Die einzelnen Bestandteile dieser physiologischen Bewegungseinheit beeinflussen einander gegenseitig in so inniger Weise, daß die Erkrankung eines Teiles derselben ohne weiteres auch die anderen krank macht. Es erkrankt also nicht nur die Muskulatur immer gruppenweise, sondern mit ihr gleichzeitig ist immer auch das von ihr bewegte Gelenk und der Knochen erkrankt.

Die Beteiligung auch der anderen Teile des Bewegungsapparates an der hypertonischen Erkrankung zeigt, daß die hypertonische Muskelerkrankung nur ein Teil des hier vorliegenden Krankheitsbildes ist. Dieses Krankheitsbild umfaßt immer den ganzen Bewegungsapparat, es gibt keinen isolierten Muskelrheumatismus, keinen isolierten Gelenkrheumatismus, sondern immer eine und dieselbe hypertonische Erkrankung des Bewegungsapparates, bei der im einen Falle mehr die Erkrankung der Muskulatur, im anderen Falle mehr die Erkrankung der Gelenke in die Augen fällt. Aber nur bei oberflächlicher Betrachtung. Bei genauer Untersuchung ergibt sich immer, daß Muskel- und Gelenkerkrankung für die Erkennung und Behandlung des Leidens gleich wesentlich sind.

Für die Bezeichnung dieser Erkrankung genügt also der Name der hypertonischen Muskelerkrankung nicht. Es ist vielmehr notwendig, eine allgemeinere Bezeichnung zu wählen, in der indessen das Kardinalsymptom der Erkrankung, der Hypertonus, maßgebend hervortreten muß. Ich habe sie deshalb bisher

H y p e r t o n i s m u s genannt, dem alten Namen Rheumatismus entsprechend. Der Name Hypertonismus aber findet sich schon in unserer Volkssprache in dem Worte H a r t s p a n n, das in Norddeutschland für rheumatische und gewisse nervösrheumatische Beschwerden gebraucht wird. Hartspann (= harter Spann) ist eine geradezu wörtliche Übersetzung des Wortes Hypertonismus. Ich werde es infolgedessen von nun an hierfür gebrauchen und hoffe, daß es sich ebenso in der Wissenschaft einbürgern wird wie die fremdländischen Volksausdrücke Malaria, Dengue, Kakke, Beriberi usw.

Aus der Tatsache, daß bei Hartspann immer alle Bestandteile des Bewegungsapparates erkrankt sind, ergibt sich für die Massage die Forderung, niemals einen einzelnen Muskel, auch nicht nur die physiologische Muskelgruppe, sondern auch den beteiligten Skelettabschnitt, besonders das Gelenk, oder um es mit einem Wort zu bezeichnen — immer die betreffende p h y s i o l o g i s c h e B e w e g u n g s e i n h e i t zu massieren.

Solcher physiologischer Bewegungseinheiten gibt es theoretisch im Körper ebenso viele wie es Gelenke gibt. In praxi indessen trifft das nur zu für die isoliert gelegenen großen Gelenke der Extremitäten, Hüfte, Knie, Schulter, Ellbogen. In Hand und Fuß kann ein einzelnes Gelenk nicht mehr als Prinzip der Bewegungseinheit angesehen werden, weil die vorherrschenden Muskeln hier die ganze Reihe der Gelenke überbrücken; hier ist der Gelenkapparat im ganzen das Prinzip der Bewegungseinheit. Ebenso ist es in der Wirbelsäule. Hier lassen sich nur zwei Abteilungen als selbständige Bewegungseinheiten unterscheiden, der Rumpf, in dem der biegsame Stab der Lenden- und Brustwirbelsäule das Prinzip der Bewegungseinheit ist, und der Hals, in dem der bewegliche Stab der Halswirbelsäule mit dem auf ihr balanzierenden Kopf das Prinzip der Bewegungseinheit darstellt. Es bleibt der Kopf mit dem Kiefergelenk und der mimischen Muskulatur. Die F u n k t i o n ist also hier das leitende Prinzip, nicht der anatomische Bau.

Die Funktion ist es auch, die die Selbständigkeit dieser physiologischen Bewegungseinheiten stark einschränkt. Aus jeder Bewegungseinheit nämlich greifen Muskeln in die benachbarte über, die die Funktion der einen von der anderen mehr oder weniger abhängig machen. Das gilt besonders für die Extremitäten. Ich kann nicht den kleinsten Gegenstand mit zwei Fingern aufheben, ohne gleichzeitig die Hand, den Ellbogen und die Schulter in Bewegung zu setzen, und jedesmal, wenn ich zum Schritt meinen Fuß auf den Boden setze, muß ich die Muskeln des ganzen Beines in Aktion setzen, um dieses zu einer zur Stütze des Rumpfes geeigneten Säule zu machen.

Alle diese Erwägungen, so selbstverständlich sie sind, müssen dem Arzte bei der Behandlung des Bewegungsapparates jederzeit gegenwärtig bleiben, da er sich nur durch die ständige Aufmerksamkeit hierauf vor Unterlassungen schützen kann. In jedem Falle müssen alle nach dem Sitz der Erkrankung funktionell in Betracht kommenden Bewegungseinheiten in die Behandlung einbezogen werden. Nur selten also, das geht hieraus hervor, wird man sich bei der Massage auf die Bewegungseinheit in der die Affektion ihren Sitz hat, beschränken dürfen.

5.
Die Kehle als Reizzentrum

Die beiden zentralen Bewegungseinheiten Rumpf und Kopf bergen nun außer den Gelenken noch Reizstellen in sich von besonders weitreichender Wirkung, die Kehle nämlich und die Beckenhöhle. An beiden Stellen handelt es sich nicht um ein einzelnes Gebilde, von dem der Reiz ausgeht, sondern um eine Mehrzahl von Gebilden, die auf engem Raume unter gleichen Einflüssen beieinander liegen.

Bei jedem Hartspann der Schultern, des Halses und des Kopfes ist die Kehle mehr oder weniger stark druckschmerzhaft. Die Druckempfindlichkeit ist häufig so stark, daß der Patient dem Untersucher ohne weiteres die Hand wegreißt, sobald dieser versucht, mit dem Finger in die Kehle einzugehen, und selbst bei vorsichtigster Palpation bedarf es immer einer gewissen Selbstüberwindung seitens des Patienten, an diesen Stellen die Untersuchung ruhig zu ertragen. Gewöhnlich ist die ganze Kehle gleichmäßig schmerzempfindlich; in leichteren Fällen und bei Nachlaß des Druckschmerzes zeigt sich dann, daß der Hauptsitz des Druckschmerzes entweder die Sternoclaviculargelenke sind, und zwar ist an diesen die Rückseite immer viel schmerzhafter als die Vorderseite, oder die Schilddrüse, nicht selten ist auch der Druckschmerz an beiden Stellen gleich. Außer dem Schmerzgefühl löst der Druck des Fingers gewöhnlich an diesen Stellen das Gefühl der Atembeklemmung aus, häufig auch starken Husten-, seltener Würgreiz. Diese Gefühle sind an die Schilddrüse gebunden, nicht an die unter ihr liegende Luftröhre, denn Druck auf diese an Stellen, wo sie nicht von der Schilddrüse bedeckt ist, ruft diese Gefühle nicht hervor.

Die Sternoclaviculargelenke sind außerdem verdickt, allerdings meist nur wenig, und zwar gleichfalls auf der Rückseite der Gelenke, also in der Kehle mehr als auf der Vorderseite, und fühlbar starr. Noch viel deutlicher als von der Kehle aus fällt diese Starre auf, wenn man den Costoclavicularraum untersucht, d. h. den Zwischenraum zwischen Schlüsselbein und erster Rippe.

Geht man nämlich (B 154) von der Rückseite des in Seitenlage befindlichen Patienten aus mit den Fingerspitzen der einen Hand von der Achselhöhle, mit denen der anderen Hand von der Schlüsselbeingrube aus in diesen Raum, so fällt zuerst die große Schmerzempfindlichkeit aller Weichteile auf, ferner sind alle hier gelegenen Muskeln, die den Schultergürtel bewegen, hart und stark gespannt, besonders die Mm. subscapularis und pectoralis minor, vor allem aber ist das Schlüsselbein völlig fixiert. Gelingt es, zwischen den Mm. pectoralis maior und minor gegen das Gelenk hinzukommen, so zeigt sich, daß dieses der Sitz der größten Schmerzhaftigkeit ist und daß auch der M. subclavius hart und hypertonisch ist. Wir haben es also hier mit einer Starre, leichten Verdickung und hochgradigen Schmerzhaftigkeit der Sternoclaviculargelenke zu tun, einem Bilde, das man in seiner Gesamtheit als eine chronische Arthritis dieser Gelenke bezeichnen muß.

Auch die Schilddrüse ist verändert, sie fühlt sich härter an als gewöhnlich. Ihre Oberfläche ist außerdem nicht selten uneben, höckerig. Härte und Höckerigkeit sind manchmal ungleichmäßig in dem Körper der Schilddrüse verteilt, und dann sind die harten und höckerigen Stellen der Hauptsitz des Druckschmerzes. Auch die Größe der Schilddrüse weicht häufig von der Norm ab. Sie kann kleiner sein als normal: mir sind Verkleinerungen bis auf Bohnengröße vorgekommen, so daß das Organ aus je einem bohnengroßen Körperchen auf jeder Seite der Luftröhre bestand, ohne daß Symptome von Insuffizienz der Schilddrüse im Sinne des Myxödems bestanden. Häufiger sind Vergrößerungen der Schilddrüse; sie kann faustgroß, ja noch größer sein, so daß man berechtigt ist, von einer Struma zu sprechen. Doch ist diese Struma nur selten äußerlich sichtbar; meist wird sie vielmehr durch die stark gespannten vorderen Halsmuskeln zurückgedrängt; sie kann auch abwärts in die obere Thoraxapertur mehr oder weniger tief ausgewichen sein. Diese Größenveränderungen sind zwar ziemlich häufig, jedenfalls viel häufiger, als das zur Zeit allgemein bekannt ist, doch ist in der Mehrzahl der Fälle die Größe der Schilddrüse, die überhaupt in ziemlich weiten Grenzen schwankt, annähernd normal, also etwa kastaniengroß.

Außerdem sind sämtliche Muskeln der Kehle sehr stark hypertonisch. Streicht man (B 202, 208, 210) in Seitenlage des Patienten von hinten her mit dem Daumen auf der einen, den übrigen Fingern auf der anderen Seite des Kehlkopfes vom Kinn über die langen Hörner des Zungenbeins weg gegen die Kehle abwärts, so fühlt man ohne weiteres den violinsaitenartigen Hypertonus aller hier liegenden Muskeln; vor allem pflegen sich durch sehr starken Hypertonus auszuzeichnen, außer dem M. sternocleidomastoideus, die Mm. digastrici und mylohyoidei, die Mm. sternohyoidei, sternothyreoidei und omohyoidei. Der Hypertonus dieser Muskeln erschwert die Abtastung der von den letztgenannten Muskeln bedeckten Schilddrüse und der besonders schmerzhaften Rückseite der Sternoclaviculargelenke ganz erheblich. Druck auf Sternoclaviculargelenke und Schilddrüse löst, ebenso wie an den Gelenken der Gliedmaßen, eine sofortige Steigerung des Hypertonus aus; wir haben auch hier also wieder den hypertonischen Abwehrreflex. Gelingt es aber einmal, diese Gebilde ausgiebig zu drücken und dadurch ihre Empfindlichkeit entsprechend abzustumpfen, so läßt, ebenso wie bei dem hypertonischen Reizzustand der Gelenke augenblicklich der Hypertonus in dem ganzen hypertonischen Bezirk fühlbar nach und stellt sich auch nicht wieder in der alten Stärke her — ein Beweis für den großen Einfluß dieser Gebilde auf den Hypertonus dieser Muskeln.

Der enge funktionelle Zusammenhang der Mm. sternohyoidei und sternothyreoidei mit den Mm. omohyoidei — alle drei machen die Inspirationsbewegungen mit — bewirkt, daß der Hypertonus dieser Muskeln infolge der Insertion der Mm. omohyoidei an den Schulterblättern sofort die Schultern und ihre Muskulatur in Mitleidenschaft zieht (vgl. Fig. 12, S. 110). Dieser Reiz aber wirkt unausgesetzt, weil er in den Atemmechanismus eingeschaltet ist, der sich in unausgesetzter Bewegung befindet. Er erneuert sich also mit jedem Atemzug. Infolge dieser Eigentümlichkeiten ist die Schilddrüse, wenn sie in der beschriebenen Weise erkrankt ist, ein ständig wirkendes Reizzentrum für die ganze Muskulatur von der unteren Thoraxapertur bis zum Schädel.

Sternoclaviculargelenke und Schilddrüse unterliegen nun normalerweise einem ständig an- und abschwellenden Druck durch die Atembewegungen. Der Kehlkopf nämlich steigt beim Atmen auf und ab. Diese Bewegung wird besorgt durch die Muskulatur zwischen Unterkiefer und Brustbein, in die der Kehlkopf eingeschaltet ist. Die Muskeln zwischen Brustbein und Kehlkopf ziehen sich also zusammen und erschlaffen abwechselnd im Takte der Atembewegungen. Sie drücken also bei der Zusammenziehung nach vorn auf die Sternoclaviculargelenke und nach rückwärts auf die Schilddrüse, die zwischen ihnen und der Luftröhre liegt und zerren außerdem an den Rippensynchondrosen. Diese Bewegung müßte nun bei einem Hartspann an jenen Gebilden denselben Schmerz verursachen, wie der Druck des Fingers. Tatsächlich aber kommen Schmerzen in der Kehle hierbei kaum vor. Zuweilen, aber auch nicht besonders häufig, sind Reizzustände in Form von Hustenanfällen ohne organischen Befund, also „nervöser“ Husten. Der Sitz desselben ist regelmäßig die Schilddrüse, wie die Abtastung derselben ergibt. Für gewöhnlich indessen werden alle diese Erscheinungen verhütet durch den Hypertonus der Kehlkopfmuskeln, der diese Bewegung stillstellt. Der Hypertonus der Kehlkopfmuskeln bewirkt eine mehr oder weniger starke dauernde Inspirationsstellung des Kehlkopfes, aus der dieser gar keine oder nur sehr geringe Exkursionen macht: er steht also bei der Atmung mehr oder weniger still. Dieses praktisch sehr wichtige Zeichen des Stillstandes des Kehlkopfes beim Atmen ist eine ständige Begleiterscheinung und ein Kennzeichen jedes Hartspanns der Schultern und des Halses, besonders wenn er unter dem Bilde des Kopfschmerzes oder der Neurasthenie erscheint.

Die ständige Inspirationsstellung des Kehlkopfes ist stets verbunden mit einer Verkürzung dieser Muskeln und weiterhin der ganzen Vorderhalsmuskulatur. Diese Verkürzung ist nur möglich bei gleichzeitiger Einbiegung der Halswirbelsäule. Da diese nur nach vorn möglich ist, so finden wir als ständige Begleiterscheinung des Hartspanns der Halsmuskulatur, sobald dieser zu einer irgendwie bemerkenswerten Verkürzung geführt hat, eine Lordose der Halswirbelsäule. Diese Verkrümmung ist bisher, obgleich sie, wie wir sehen werden, praktisch von großer Wichtigkeit ist, wenig beachtet worden. Ich werde auf sie weiter unten zurückkommen.

Infolge der Verkürzung der Vorderhalsmuskeln aber wird der Unterkiefer mitsamt den an ihm hängenden Gebilden, Zungenbein, Kehlkopf, Trachea und Schilddrüse nach abwärts, letztere also in die obere Brustkorböffnung mehr oder weniger tief hineingezogen. Dieser Zug spricht sich am deutlichsten aus in der Stellung der Schilddrüse zur oberen Brustkorböffnung. Die Schilddrüse umschließt unterhalb des Kehlkopfes die Luftröhre. Nach den Anatomen befindet sie sich normalerweise in Ruhelage auch mit ihrem unteren Rande noch oberhalb der oberen Brustkorböffnung[1]). Diese Lage hat die Schilddrüse indessen nach meinen Beobachtungen entschieden selten; ich möchte deshalb annehmen, daß die Regelmäßigkeit dieser Lage an der Leiche eben Leichenerscheinung ist, hervorgerufen durch den völligen Wegfall der Muskelspannung an der Leiche; diese angebliche Normallage ist also die Leichenstellung der Schilddrüse. In unseren Fällen jedenfalls befindet sich die Schilddrüse fast niemals in dieser Leichenstellung. Sie ist fast immer mit ihrem unteren Rande, nicht selten je nach dem Grade der Vorderhalsverkürzung, vollständig in der Brustkorböffnung verschwunden, so daß sie für den tasten-

[1]) Henke, Topographische Anatomie des Menschen. 1884. S. 164. — Braune, Topographisch-anatomischer Atlas. Leipzig 1875. Tab. IA, IIA, XXIXA.

den Finger unerreichbar wird. So bietet die Höhenlage der Schilddrüse zur oberen Brustkorböffnung geradezu einen Maßstab für die Verkürzung des Vorderhalses.

Sehr bemerkenswert ist noch die Anordnung der Lage der Schilddrüse. Sie ist nämlich eingeschaltet zwischen die Luftröhre mit ihren ziemlich harten Knorpelringen und die Mm. sternohyoidei, sternothyreodei, omohyoidei und die unteren Enden der Mm. sternocleidomastoidei [1]). Rückwärts befindet sich das feste Widerlager der Wirbelsäule und der Mm. longi colli und scaleni. Daß diese Lagerung zwischen Lufröhre und Muskeln, wenn ich so sagen darf, Absicht ist, geht daraus hervor, daß vorn, wo die Muskeln beider Seiten einen Spalt freilassen, nur der schmale Isthmus der Drüse ist, aber auch dieser befindet sich noch in gleicher Höhe mit den Zwischensehnen der Mm. omohyoidei, untersteht also noch der Wirkung der Halsaponeurose, die sich quer über das Jugulum spannt und von diesen Muskeln bewegt wird [2]). Die Rückseite der Drüse nun ist mit Bändern am Kehlkopf und den obersten Trachealringen befestigt, muß also deren Bewegungen „genauestens" folgen; ihre Vorderfläche dagegen wird durch jene Muskeln an die Luftröhre angedrückt [3]). Bei der rhythmischen Auf- und Abbewegung von Kehlkopf und Luftröhre bei der Atmung nähern und entfernen sich diese Muskeln im gleichen Rhythmus um ein Gewisses von der Luftröhre, üben also einen regelmäßig im Takte der Atmung an- und abschwellenden Druck auf die dazwischen liegende Drüse aus. Dieser druckpumpenartige Mechanismus ist offenbar in hohem Grade geeignet, die Entleerung des Venenblutes, der Lymphe und vor allem des Sekretes aus der Drüse zu befördern, und gerade dies ist zweifellos der Zweck jener Anordnung der Lage der Schilddrüse.

Die Schilddrüse ist also für ihre Zirkulation und Sekretentleerung auf das normale Arbeiten jener Druckpumpe angewiesen. Diese muß sich aber in ihrer Wirkung verringern, je mehr sich die Schilddrüse aus ihrer Leichenstellung nach abwärts entfernt, und ist die Drüse, wie so häufig in diesen Fällen, einmal im Brustkorbeingang, so befindet sie sich außerhalb des Bereichs der Druckpumpe. Dazu kommt, wie wir gesehen haben, daß jene Muskeln bei der in diesen Fällen vorhandenen Halsverkürzung jene rhythmische Auf- und Abbewegung bei der Atmung überhaupt mehr oder weniger eingestellt haben. Liegt also einmal ein Hypertonus der Halsmuskulatur vor, so ist die Zirkulation und die Sekretentleerung der Schilddrüse mehr oder weniger ge-

---

[1]) Siehe Braune, Tab. VII und VIII. — Merkel II, S. 26, Fig. 10. — Spalteholz, Handatlas, II, Fig. 307. Leipzig 1898.

[2]) Merkel, II, S. 25ff.

[3]) ibidem S. 60f.

schädigt. Das kann bei der Schilddrüse ebensowenig wie bei anderen Organen ohne schädliche Folgen bleiben. Wir haben also hierin die Ursache der strumösen Entartung dieses Organs zu suchen, die bei dem muskulären Hypertonus, wie ich oben hervorhob, so außerordentlich häufig ist.

Es verbindet sich also hier eine Entartung der Schilddrüse mit einer Zirkulationsstörung in derselben und mit mangelhafter Sekretentleerung. Daß dies nicht ohne Rückwirkung auf die Funktionen der nervösen Zentralorgane bleibt, ist bei dem großen Einfluß der Schilddrüse auf diese zu erwarten. Es ist also leicht verständlich, daß wir bei Hartspann des Halses außerordentlich häufig nervöse und neurasthenische Beschwerden finden — ohne oder mit dem gewöhnlich hierbei vorhandenen Kopfschmerz.

6.

Die Beckenhöhle als Reizzentrum

In der Beckenhöhle[1]) unterscheiden wir die Beckenwände, den Beckenboden und das Beckendach.

Die Beckenwände werden gebildet hinten vom Kreuz- und Steißbein, seitlich von den Hüftbeinen, die vorn durch die Schambeinfuge miteinander verbunden sind. Das Kreuzbein ist mit den Hüftbeinen durch die Iliosakralgelenke und die Ligg. sacrospinosa und sacrotuberosa verbunden. Hierdurch entstehen außer dem Foramen obturatum zwei weitere Öffnungen in jeder Seitenwand des Beckens, das Foramen ischiadicum majus und das Foramen ischiadicum minus. Alle diese Öffnungen sind am Lebenden verschlossen (Fig. 2), die Foramina obturatum und ischiadicum minus durch den M. obturator internus, teilweise auch verdeckt durch den M. levator ani, das Foramen ischiadicum majus durch den M. piriformis.

Der Beckenboden wird gebildet von den beiden Mm. levatores ani, welche seitlich an den Beckenwänden inserieren, trichterförmig nach innen, unten und hinten ziehen, sich teilweise miteinander verbinden, teilweise am After, den sie zwischen sich nehmen, und teilweise am Steißbein ansetzen; nach hinten wird der Beckenboden vervollständigt durch die Mm. coccygei, deren sehnigen Bestandteil die Ligg. sacrospinosa bilden. Vorn lassen die Mm. levatores ani eine Lücke, in der sich beim Mann die Prostata, beim Weibe die Harnröhre und Scheide befinden. Weiter unterhalb wird diese Lücke überbrückt durch die Muskelplatte des Trigonum urogenitale, die zwischen den unteren Schambeinästen ausgespannt ist; dieselbe wird von der Harnröhre, beim Weibe auch von der Scheide durchsetzt. Beim Manne befinden sich innerhalb der Muskelplatte die Glandulae bulbourethrales (Cowperi), unter ihr in der Mitte der Bulbus urethrae,

---

[1]) Die folgende Darstellung, die von der Darstellung der Gynäkologen vielfach abweicht, ist das Ergebnis eigener langjähriger Beobachtung am Lebenden; dieselbe findet ihre Bestätigung in der Darstellung Merkels in seinem Handbuch der topographischen Anatomie. Bd. III. Braunschweig 1907.

umschlossen von dem M. bulbocavernosus. Beim Weibe ist der Bulbus urethrae des Mannes durch die Scheide in die beiden Bulbi vestibuli gespalten, hinter denen sich jederseits die Glandula vestibularis major (Bartholini) befindet; beide Organe sind unten vom M. bulbocavernosus, oben vom Trigonum umschlossen. An den beiden Schambeinästen befinden sich unterhalb des Trigonum die Crura penis (clitoridis), umschlossen von den Mm. ischiocavernosi. Zwischen deren Insertionsstellen am unteren Ast des Sitzbeins jederseits ist unterhalb das Trigonum ausgespannt der M. transversus perinaei superficialis. Mit diesem und dem M. bulbocavernosus ist der M. sphincter ani externus nach vorn verbunden. Nach hinten ist das Rectum durch den M. rectococcygeus, der M. sphincter ani internus durch die Faserung des M. levator ani, der M. sphincter ani externus durch das Lig. anococcygeum mit dem Steißbein verbunden. Der Raum zwischen After und Mastdarm auf der einen, der Beckenwand auf der anderen Seite, die Fossa ischiorectalis, ist ausgefüllt durch einen Fettkörper, das Corpus adiposum ischiorectale; nach den Seiten wird dieser Raum abgeschlossen durch die Mm. obturatores interni mit ihrer Faszie, weiter abwärts durch die Tubera ischii, auf deren Innenseite sich jederseits die Bursa ischiadica M. glutaei maximi befindet, unter diesen durch die Innenränder der Mm. glutaei maximi. Der After hängt also je nach dem Kontraktionszustande der Mm. levatores ani über oder zwischen den Innenrändern der großen Gesäßmuskeln [1]).

Das Beckendach [2]) wird gebildet durch ein System von Bändern, die sämtlich Einlagerungen von glatten Muskelbündeln haben, also in Wirklichkeit Muskeln sind. Schematisch aufgefaßt bildet dieser Muskelapparat ein durch die Beckenhöhle ausgespanntes liegendes Kreuz, dessen Bau beim Weibe am übersicht-

---

[1]) Corning, Lehrb. d. topogr. Anatomie. 12/13. Aufl. 1922. S. 530.

[2]) Der Halteapparat von Blase, Prostata-Uterus und Mastdarm ist in den bisherigen Darstellungen, soweit sie mir bekannt sind, nicht als besonderes Diaphragma, das das Becken nach oben abschließt, beschrieben. Ich kann mir das nur dadurch erklären, daß diese Beschreibungen auf Grund des anatomischen Befundes an der Leiche abgefaßt sind. An der Leiche aber ist der Tonus der Beckenmuskulatur weggefallen, infolgedessen sind alle beweglichen Organe viel stärker abwärts gesunken, als das am Lebenden jemals vorkommt, besonders gilt das für den After und den Uterus. An der Leiche kann deshalb der Eindruck eines Beckendaches nicht entstehen. Am Lebenden befinden sich diese Organe niemals so tief, wie es in den Abbildungen unserer anatomischen Lehrbücher (vgl. z. B. Spalteholz, Handatlas der Anatomie des Menschen. 1903. III. Fig. 666) dargestellt ist; besonders der Uterus ruht nicht, wie es vielfach dargestellt wird, auf dem Beckenboden auf, sondern befindet sich (s. Fig. 2) wenig unterhalb des Beckeneingangs in der Schwebe, und zwischen Beckenboden und Portio ist immer ein Abstand von etwa 3 bis 4 Fingern Breite. Daß Blase, Uterus und Mastdarm tatsächlich von einem besonderen Diaphragma, dem Beckendach, gehalten werden, ergibt die Betastung, besonders per rectum, ganz unverkennbar.

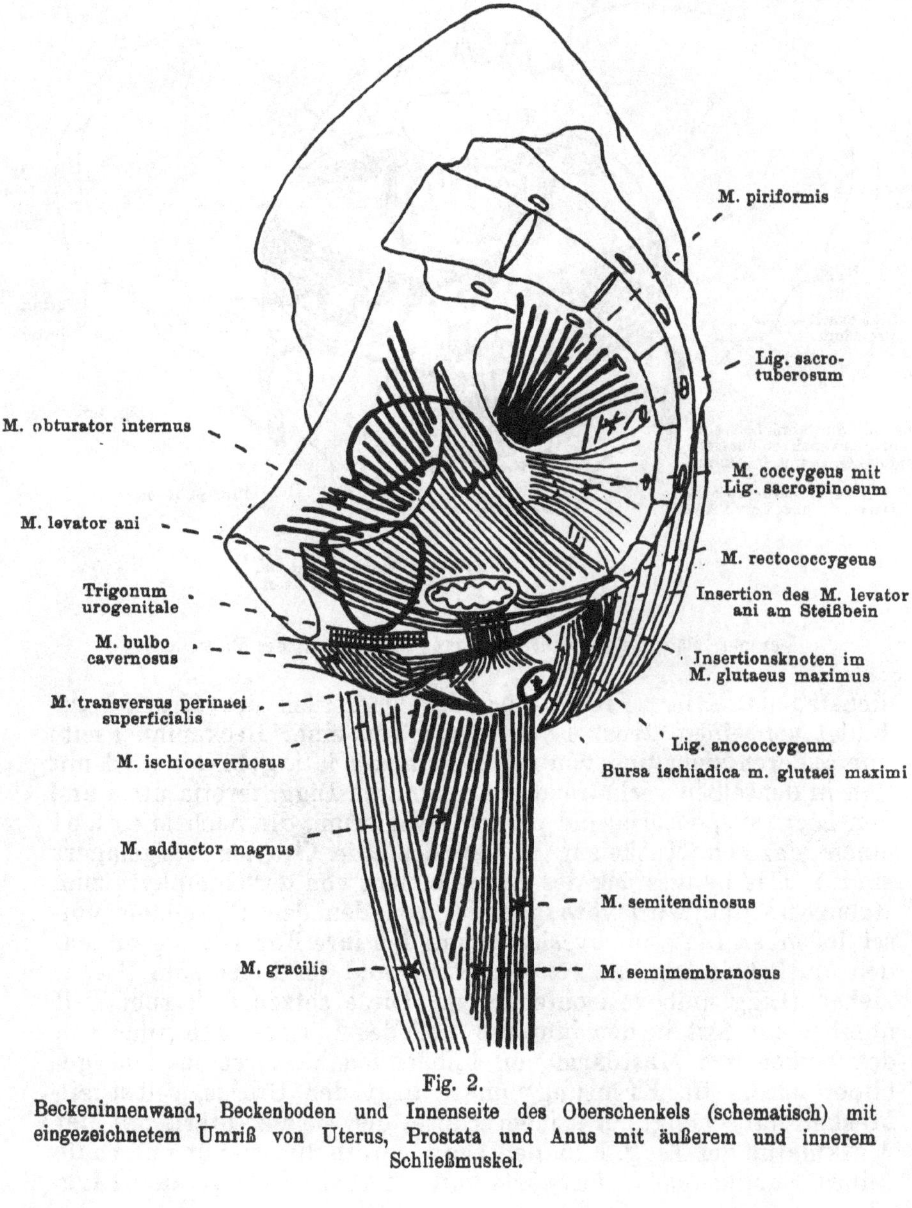

Fig. 2.
Beckeninnenwand, Beckenboden und Innenseite des Oberschenkels (schematisch) mit eingezeichnetem Umriß von Uterus, Prostata und Anus mit äußerem und innerem Schließmuskel.

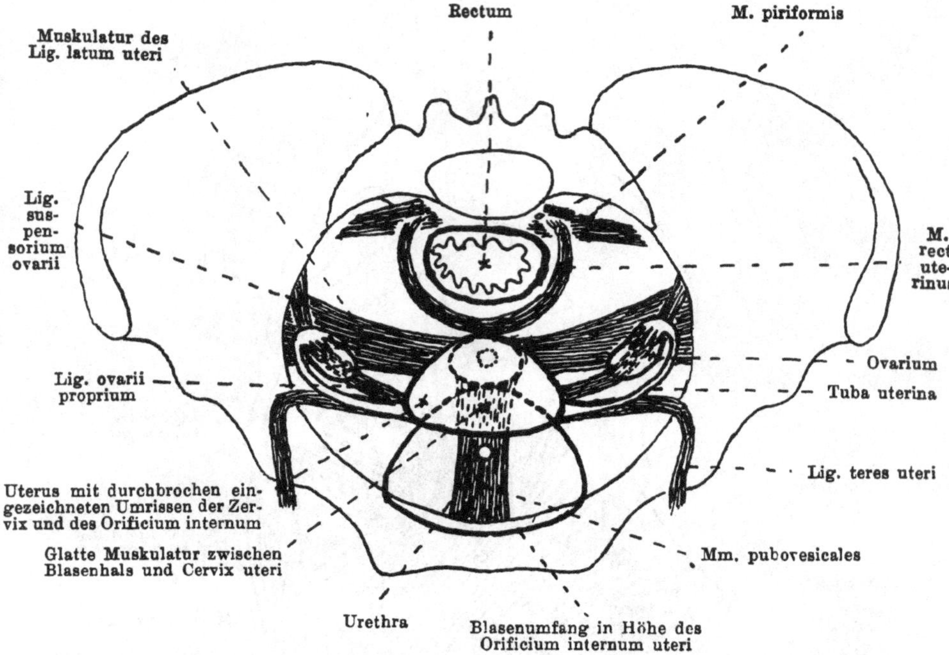

Fig. 3.
Der muskuläre Halteapparat des Uterus in schematischer Darstellung.

lichsten ist. Hier (Fig. 3) wird das Querstück des Kreuzes gebildet von einem Muskelsystem, das von einer Beckeninnenseite zur anderen zieht und von den Ligamenta lata gebildet wird mit den in denselben verlaufenden muskulären Ligg. teretia uteri und den Ligg. suspensoria und propria ovariorum, die nach Merkel einen einzigen Muskelzug bilden, dem die Ovarien aufgelagert sind [1]). Das Längsstück des Kreuzes zieht von der Symphyse zum Kreuzbein und wird vorn gebildet von den den Blasenhals umschließenden Ligg. pubovesicalia und den ihre Fortsetzung bildenden Muskelbündeln, die von der Rückwand der Blase zum Uterus ziehen (Ligg. pubovesicouterina) [2]). Diese setzen sich zum Teil unmittelbar fort in den hinteren Teil des Längsstückes, das von den beiden den Mastdarm umschließenden Mm. rectouterini gebildet wird. Im Kreuzungspunkte liegt der Uterus, selbst ein Muskel, aufgehängt an seinem Halse, der Cervix uteri, mit der Muskulatur der Ligg. lata, den Ligg. cardinalia, wenig unterhalb seines Fundus nach rückwärts mit dem Muskelzuge der Ligg.

[1]) Merkel, III, S. 354.
[2]) Merkel, III, S. 294.

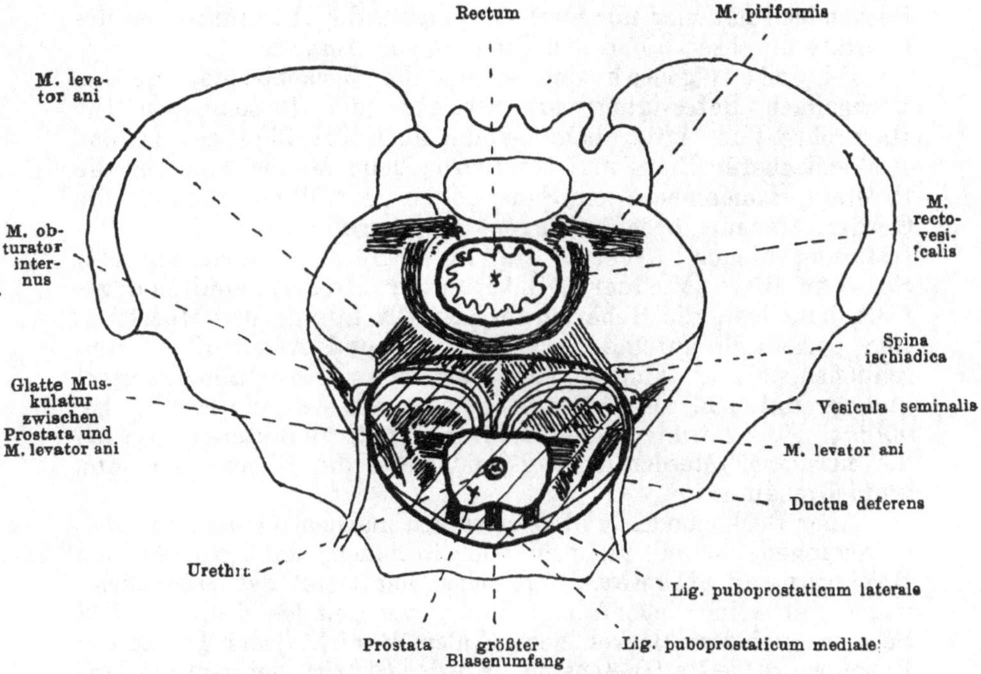

Fig. 4.
Der muskuläre Halteapparat der Prostata in schematischer Darstellung.

propria und suspensoria ovariorum, nach vorwärts mit den Ligg. teretia. Im vorderen Kreuzarm ist die Blase am Blasenhals aufgehängt, im hinteren Kreuzarm der Mastdarm am Eingang zur Ampulle, in den Querarmen liegen die Ovarien mit den Tuben dem Muskelzuge der Ligg. suspensoria und propria ovariorum auf. Oberhalb des Beckendaches befindet sich die Blase, das Corpus uteri mit seinen Anhängen und der Mastdarm. Das Beckendach enthält drei Öffnungen, die Harnröhre, den Zervikalkanal und den Eingang vom Mastdarm zur Ampulle.

Beim M a n n e (Fig. 4) befindet sich das dem Uterus topographisch entsprechende Organ, die Prostata, und damit der Schnittpunkt des Kreuzes, näher an der Symphyse. Der Querstrang wird hier durch Muskelbündel gebildet, die von den Seitenwänden der Prostata zu den Mm. levatores ani ziehen[1]) — man könnte sie als Mm. suspensorii prostatae bezeichnen —, der Längsstrang vorn von den Ligg. puboprostatica, hinten von den Ligg. rectovesicalia. Im Kreuzungspunkt liegt die Prostata, die selbst teils Muskel, teils Drüse ist und eine starke Stütze des Daches bildet. Das

[1]) M e r k e l, III, S. 218 f.

Beckendach hat hier nur zwei Öffnungen, die Harnröhre, die die Prostata durchsetzt, und den Eingang zur Ampulle.

Physiologisch sind sowohl der Beckenboden, wie das Beckendach Befestigungsvorrichtungen: der Beckenboden für Harnröhre und After, beim Weibe auch für die Scheide, das Beckendach für Blase und Mastdarm, beim Manne auch für die Prostata, Samenblasen und Samenleiter, beim Weibe auch für die Gebärmutter mit ihren Anhängen. Alle Organe, denen sie zur Befestigung dienen, wechseln ständig in ihrer Ausdehnung und Schwere: Blase, Mastdarm, Gebärmutter, Prostata sind bald gefüllt, bald leer, die Gebärmutter schwillt infolge der Menstruation periodisch an und ab, Harnröhre und After öffnen und schließen sich, der Eingang vom Mastdarm zur Ampulle erweitert und verengt sich. Der After hebt und senkt sich und berührt bei völliger Erschlaffung seiner Levatoren und Sphinkteren, also bei der normalen Stuhlentleerung beiderseits die Ränder der Mm. glutaei maximi.

Aber Beckenboden und Beckendach machen nicht nur Eigenbewegungen, sie sind vielmehr auch in hohem Maße passiven Bewegungen ausgesetzt. Von oben her lastet das Dünndarmpaket mit seiner ebenfalls ständig wechselnden Füllung und Schwere auf dem Beckendach. Zudem bewirkt jeder Druck der Bauchpresse, jeder Hustenstoß, ja jeder Schritt, bei dem die vordere Bauchwand vor- und rückwärts wippt, Schwankungen und Erschütterungen in Beckendach und Beckenboden. Vielleicht die stärksten passiven Bewegungen aber bewirken die sexuellen Funktionen. Beim Manne befindet sich bei der Kohabitation das erigierte Membrum in fast starrer Verbindung mit der Prostata. Die ungeregelten Stoßbewegungen des Membrum in coitu werden also durch Hebelwirkung mit dem Lig. suspensorium penis als Stützpunkt unmittelbar auf die Prostata übertragen, etwas abgemildert, aber keineswegs aufgehoben durch das elastische Zwischenpolster des Trigonum urogenitale. Beim Weibe ist das erigierte Membrum in vagina gegen das Beckendach und die Portio gerichtet und dehnt, da es in erectione beträchtlich länger ist als die Vagina im gewöhnlichen Zustande, diese ad maximum aus und hebt den Uterus weit über seine gewöhnliche Lage nach oben. Die stärksten Ansprüche an die passive Beweglichkeit des Uterus und seiner Anhänge, aber auch der Blase, Harnröhre und des Afters werden durch die Schwangerschaft und die Geburt gestellt. Die Befestigungen aller dieser Organe dürfen also nicht unnachgiebig sein, wie die Bänder der Gelenke, sie müssen vielmehr allen diesen Ansprüchen auf Dehnung ohne weiteres nachgeben können. Aber auch bei starker Dehnungsbeanspruchung müssen sie die befestigten Organe sicher wieder in ihre normale Lage zurückbringen. Diese Anforderungen sind der Grund, warum alle diese Befestigungen Muskeln sind und nicht Bänder, denn nur der Muskel ist diesen hohen Anforderungen auf Dehnung und Zusammenziehung gewachsen. Die weiten Exkursionen, die infolge der wechselnden Ausdehnung der einzelnen Organe jedes derselben ständig macht, müssen außerdem schmerzlos vor sich gehen. Alle diese muskulären Halteapparate dürfen also nicht schmerzempfindlich sein. Sie müssen sich weit ausdehnen und stark zusammenziehen, sich mehr oder weniger stark verschieben können, ohne daß hierbei Schmerz entsteht. Infolgedessen ist die ganze Beckenhöhle in der Norm vollkommen unempfindlich: sobald man bei der Untersuchung von der Scheide aus die Vulva, vom Mastdarm aus den After passiert hat, hört jede Berührungs- und Schmerzempfindung auf.

Alles dies gilt nun nur für die Norm. Die Erfahrung lehrt täglich, daß die Beckenhöhle sehr häufig mehr oder weniger schmerzempfindlich ist, auch ohne daß irgendeine organische Erkrankung der Beckenorgane vorhanden ist. Die Ursache für diese Schmerzempfindlichkeit ist der Hypertonus der Beckenmuskulatur, der überaus häufig vorkommt als Teilerscheinung einer Hartspannerkrankung. In diesen Fällen pflegt schon das Eindringen des Fingers in den After, von wo aus auch beim Weibe am zweckmäßigsten die Untersuchung vorgenommen wird, nicht ganz leicht, manchmal auch schmerzhaft zu sein, weil seine Ringmuskulatur infolge ihres Hypertonus krampfhaft zusammengezogen ist. Faßt man sie zwischen Daumen und Zeigefinger und läßt ihre Faserung durch die Finger gleiten (M 4, W 4), so fühlt man härtere Fasern, auch einzelne Knötchen, vielleicht mit Gerinnseln gefüllte Erweiterungen des Adergeflechts des Afters, die auf Druck stark schmerzhaft sind. Neben dem After, in Höhe des inneren Schließmuskels fühlt man jederseits die häufig sehr scharf gespannte Leiste des M. levator ani, dessen Steißbeininsertion nicht selten mit feinen äußerst schmerzhaften Faserverhärtungen durchsetzt ist.

Tastet man weiter aufwärts, so fallen zweierlei Schmerzbereiche auf. Einerseits ist das Knochengerüst des Beckens stark druckschmerzhaft, besonders die Vorderfläche des Kreuzbeins, und zwar am stärksten gegen das Promontorium zu, und die Rückfläche der Schambeinfuge — diese Schmerzfelder sind in den Fig. 5 und 6 durch eine unterbrochene Linie gekennzeichnet —, nicht selten auch die unteren Schambeinäste. Andererseits ist die Muskulatur stark druckschmerzhaft und hypertonisch, und zwar die Mm. piriformes und ganz besonders der muskuläre Halteapparat der Beckenorgane, das Beckendach: beim Manne die Mm. rectovesicales, und die die Prostata seitlich mit den Mm. levatores

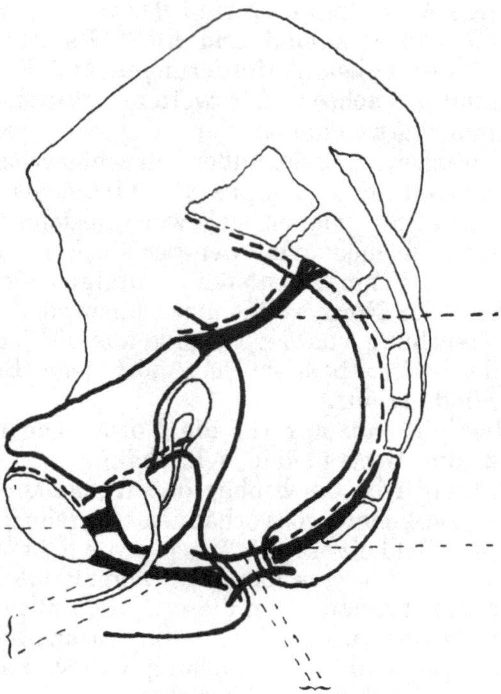

Fig. 5.
Muskelboden und -dach des männlichen Beckens im Längsdurchschnitt, schematisch dargestellt. Die durchbrochene Linie bezeichnet die typischen Tastschmerzfelder.

ani verbindenden Muskeln (Mm. suspensorii prostatae), beim Weibe die Mm. rectouterini, die Ligg. cardinalia, der Muskelzug der Ligg. propria und suspensoria ovariorum. Das muskuläre Beckendach bietet in diesen Fällen dem tastenden Finger den Eindruck eines quer durch das Becken in Höhe der Mm. piriformes ausgespannten druckschmerzhaften Netzes, dessen Spannung und Druckschmerz dem Grade des Hypertonus entspricht. Innerhalb dieses Netzes sind Druckschmerz und Hypertonus gewöhnlich nicht gleichmäßig verteilt. Zumeist ist der hintere Arm desselben, den die Mm. rectovesicales (rectouterini) bilden, am stärksten hypertonisch, dann ist beim Manne die hintere Wand der Prostata besonders mit ihrem oberen Rande, beim Weibe die Cervix uteri mehr oder weniger stark gegen das Kreuzbein verzogen, und der Höhepunkt des Druckschmerzes befindet sich dann beim Manne an der vorderen Verbindungsstelle der Mm. rectovesicales, dem Torus vesicalis, und der Basis prostatae, beim Weibe an der vorderen Verbindungsstelle der Mm. rectouterini, dem Torus

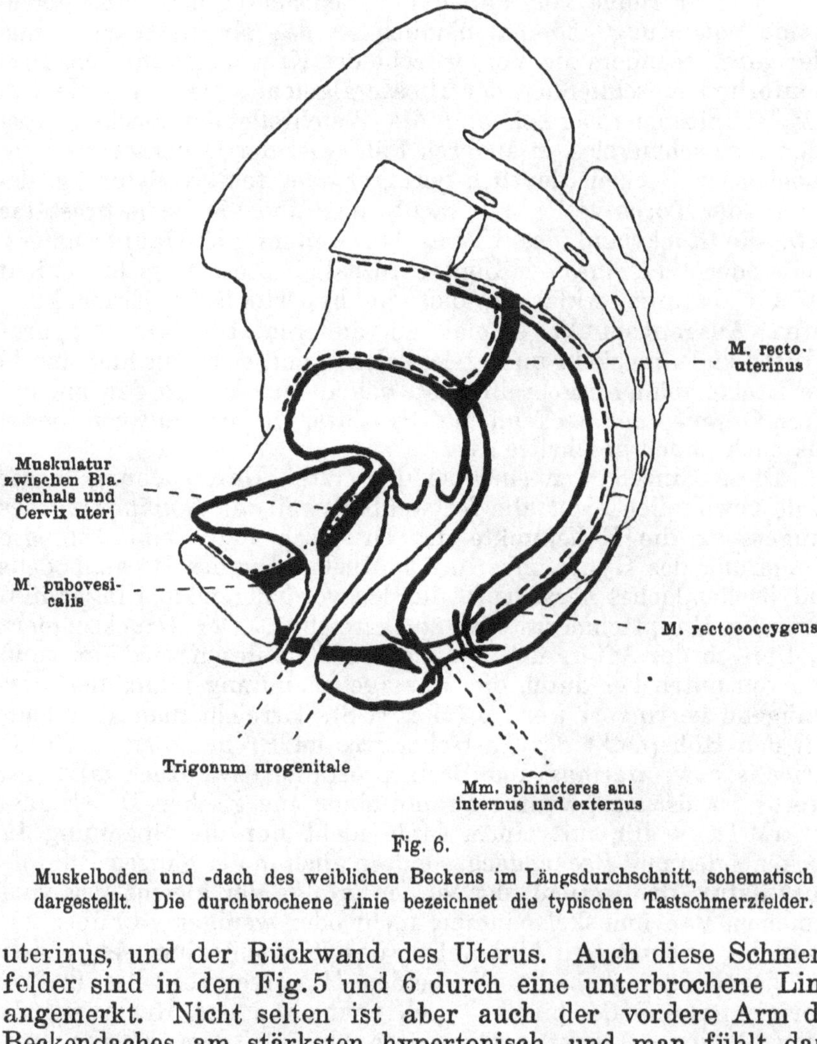

Fig. 6.

Muskelboden und -dach des weiblichen Beckens im Längsdurchschnitt, schematisch dargestellt. Die durchbrochene Linie bezeichnet die typischen Tastschmerzfelder.

uterinus, und der Rückwand des Uterus. Auch diese Schmerzfelder sind in den Fig. 5 und 6 durch eine unterbrochene Linie angemerkt. Nicht selten ist aber auch der vordere Arm des Beckendaches am stärksten hypertonisch, und man fühlt dann beim Weibe die Mm. pubovesicouterini als dicken schmerzhaften Strang, der die Cervix mit der Symphyse verbindet. Häufig auch überwiegt der Hypertonus der Seitenarme; man fühlt dann beim Manne zwischen den beiden oberen Ecken der Prostata und den Mm. levatores ani als kurze dicke, äußerst schmerzhafte Stränge die Mm. suspensorii prostatae. Beim Weibe ist in diesem Falle der Hypertonus der Ligg. cardinalia gewöhnlich ungleichmäßig und eines derselben, meist das linke, stärker hypertonisch und kürzer, dicker und schmerzhafter als das andere.

In einer Reihe von Fällen nun beobachtet man eine eigenartige Sonderung. Einmal nämlich ist das Knochengerüst, und hier ganz besonders die Vorderfläche des Kreuzbeins bis zum Promontorium einschließlich der Iliosacralgelenke weit überwiegend der Hauptschmerzbereich und die Weichteile des Beckens fast oder ganz schmerzlos, in anderen Fällen ist der Druckschmerz des knöchernen Beckens deutlich geringer oder fehlt vollständig, dafür ist der Torus vesicalis bzw. uterinus und die Basis prostatae bzw. die Rückwand des Uterus bei weitem die Hauptschmerzstelle oder auch eines der Ligg. cardinalia. Diese Verschiedenheit ist nur dadurch erklärbar, daß die hypertonische Erkrankung ihren Ausgangspunkt einmal im äußeren Bewegungsapparat (Hüft-Lendenmuskeln und -gelenke) hat und sich von hier aus in die Beckenhöhle ausgebreitet hat, das andere Mal in den muskulären Organen der Beckenhöhle (Prostata, Uterus) und von diesen aus nach außen geschritten ist.

Diese Einzelheiten sind bei der ersten Untersuchung dieser Fälle gewöhnlich nicht alle feststellbar, weil die Annäherung des Fingers an die Höhepunkte des Druckschmerzes eine fühlbare Steigerung des Hypertonus in der Muskulatur des Beckenbodens und Beckendaches hervorruft, die den vordringenden Finger hindert, die Hauptschmerzstellen zu erreichen. Der Druckschmerz im Bereich des Afters und der Vorderfläche des Kreuzbeins muß also von unten her durch die Massagebehandlung allmählich erst genügend verringert werden (M 8, W 8). Erreicht man aber endlich den Höhepunkt des Tastschmerzes an Promontorium, Torus vesicalis bzw. uterinus und Basis prostatae bzw. Rückwand des Uterus, so löst sich, wenn man nun einen energischen Druck ausübt (M 11, W 16), mit einem Male nicht nur die Spannung in Beckenboden und Beckendach, sondern auch in der ganzen Rumpfmuskulatur; der Patient, der vorher infolge der gleichzeitig vorhandenen Bauchmuskelspannung mehr oder weniger vornüber gebeugt lag, richtet sich hintenüber, das Promontorium senkt sich und der Ringmuskel, den die beiden Mm. rectovesicales (rectouterini) miteinander bilden — ich nenne ihn den Rektovesikal-(uterin-) ring — rückt noch weiter abwärts dem Finger entgegen. Hier haben wir dieselbe Erscheinung, die die Gelenke und die Kehle bei Hartspann darbieten: Steigerung des Hypertonus bei Betastung und Lösung desselben bei Überwindung der Schmerzstelle, also den h y p e r t o n i s c h e n Abwehrreflex, jedoch ebenso wie an dem Reizzentrum der oberen Körperhälfte, der Kehle, wird von der Beckenhöhle nicht nur ein einzelner Muskel, sondern die Muskulatur der ganzen unteren Körperhälfte aufs stärkste beeinflußt. Der Bauchraum ist eben einem Druckball vergleichbar, in dem die Lenden- und Bauchmuskulatur mit dem Zwerchfell die drückende Kraft darstellen, die gegen die Öffnungen in Beckendach und Beckenboden gerichtet ist. Infolge dieses Antagonismus muß jeder Hypertonus der Beckenhöhle einen Hartspann der ganzen als Bauchpresse nur entfernt in Frage kommenden Muskulatur hervorrufen. Wir finden also bei jedem Hypertonus der Beckenhöhle auch einen Hartspann der Hüften, Lenden und des Bauches. Jedoch nicht umgekehrt. Der Hartspann der Hüften, Lenden und des Bauches kommt vielmehr sehr häufig vor, ohne daß die Beckenhöhle hypertonisch erkrankt ist. Ich schätze nach meinen Erfahrungen die Häufigkeit des Beckenhypertonus bei Hüft-Lenden-Hartspann auf etwa ein Drittel bis ein Viertel der Fälle. Der mit dem Hypertonus der Beckenhöhle verbundene Hartspann der Hüften, Lenden und des Bauches verursacht häufig Schmerzen in den Muskeln dieses Bereiches, die je nach ihrem Sitz nicht nur als „nervöse" Magen- oder Leibschmerzen, sondern auch als Magen- und besonders Duodenalgeschwür, als Blinddarm- oder Gallenblasen„reizung" und -entzündung aufgefaßt werden, auch wohl plötzlich hexenschußartig auftreten und einen „Magenkrampf", einen Gallensteinanfall oder gar eine Perforation vortäuschen und zu Operationen mit negativem Befund Anlaß geben [1]). Vor allem aber verursacht er den bei Genitalerkrankungen so häufigen Kreuzschmerz. Dieser hat also seinen Sitz nicht in der Beckenhöhle — Schmerzen, die in der Beckenhöhle entstehen, werden als Leibschmerz empfunden, wie der Schmerz bei der Menstruation beweist —, sondern, wie ich auf Grund meiner vieljährigen Erfahrung feststellen kann, in der hypertonischen Lenden- und Gesäßmuskulatur, und ist deshalb auch nur durch örtliche Behandlung dieser Muskelgruppe dauernd zu beseitigen. Die bei den Gynäkologen allgemein verbreitete Meinung, der Rückenschmerz bei Erkrankungen der weiblichen Genitalorgane sei durch diese Erkrankungen selbst verursacht, ist also ein Irrtum. Allerdings ist der Hypertonus der Beckenhöhle, wenn er beim Kreuzschmerz vorhanden ist, ein wichtiger Teil des Befundes, weil die Beckenhöhle durch den Hypertonus zum Reizzentrum wird für den ganzen hypertonischen Bereich. Der Kreuzschmerz kann deshalb in solchen Fällen ohne Mitbehandlung der Beckenhöhle nicht völlig beseitigt werden [2]).

Der Hartspann der Rumpfmuskulatur bei dem Hypertonus

[1]) Krecke, Die weibliche Asthenie und die Mania operatoria activa und passiva, Münch. med. Woch. 1925, S. 1231, und meine Bemerkungen dazu: Müller, Erfolglos operierte Leibschmerzen, ebenda, S. 1516.

[2]) Näheres in meiner Arbeit: Der muskuläre Kreuzschmerz. Zeitschr. f. klin. Med. Bd. 102, S. 537—602, auch als Buch erschienen unter dem Titel: Der Kreuzschmerz. Bonn 1926.

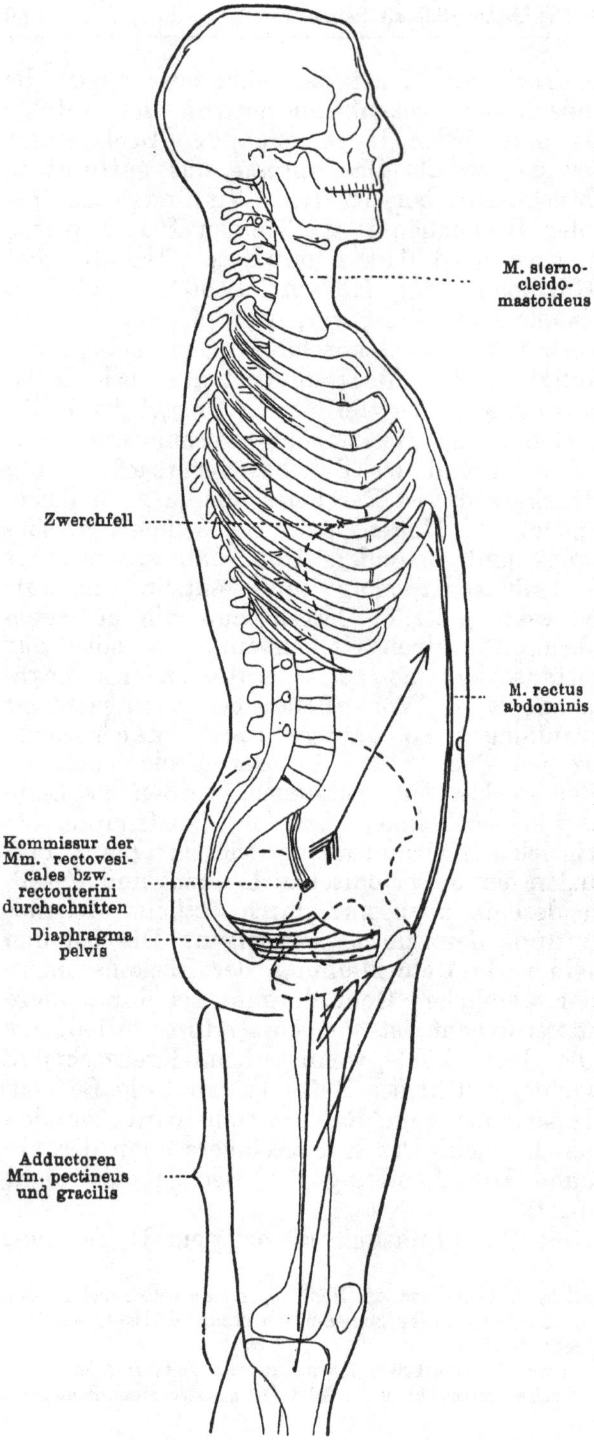

Fig. 7.
Schema zur Veranschaulichung der Entstehung von Kopfbeschwerden durch Unterleibsstörungen.

Die die Skeletteile verbindenden Linien bezeichnen Zugrichtungen hypertonischer Muskeln: Die Adduktorengruppe (Adduktoren und Mm. gracilis und pectineus), die Mm. recti abdominis und die Mm. sternocleidomastoidei bilden ein in gleicher Richtung wirkendes, nur durch die Schambeine und das Brustbein unterbrochenes Zugsystem, das vom Knie längs der Innenseite der Oberschenkel und der Vorderwand des Rumpfes und Halses bis zum Schädel wirkt. Seitlich wird es vervollständigt am Rumpf durch die seitlichen Bauchmuskeln, am Halse durch die Mm. scaleni. Dieses Zugsystem überträgt eine Spannungsvermehrung infolge von Vorgängen in der Bauchhöhle ohne weiteres bis zum Schädel. Die Kraftwirkung (⋙→) wird hierbei durch die Widerlager des Beckenbodens und Beckendaches, der Wirbelsäule und des Zwerchfells mit den kompakten an ihm befestigten großen Drüsen nach vorn gegen die vordere Bauchwand abgelenkt.

(In der Zeichnung ist die untere Hälfte des Rumpfes als Sagittalschnitt gedacht.)

der Beckenhöhle ist ein unvollkommener Versuch des Organismus, einen Schmerz in der hypertonischen Beckenhöhle zu verhüten. Auch bei noch so hochgradiger Anspannung der Rumpfmuskeln lassen sich aber, wie wir gesehen haben, Gleichgewichtsstörungen in dem aus Beckenmuskulatur und Bauchpresse bestehenden Muskelapparat nicht völlig ausschließen: jede Urin- und Stuhlentleerung, die Menstruation mit der sie begleitenden periodischen An- und Abschwellung des Uterus, von Kohabitation, Schwangerschaft und Geburt ganz zu schweigen, sind solche Gleichgewichtsstörungen und verursachen deshalb sehr häufig, besonders beim Weibe, hypertonische Beschwerden in Form der angeführten Beispiele.

Die Reizwirkung der Beckenhöhle beschränkt sich nun sehr häufig nicht auf die Muskulatur des Rumpfes, sondern wird weiter auf die in diesen Fällen häufig ebenfalls hypertonische Hals- und Kopfmuskulatur übertragen. Die Mm. sternocleidomastoidei sind die funktionelle Fortsetzung der Mm. recti abdominis; beide Muskelpaare bilden zusammen einen einzigen Muskelzug, der lediglich durch das Brustbein als Schaltknochen unterbrochen ist und nach abwärts seine Verlängerung in den Adduktoren des Oberschenkels findet (Fig. 7). Daraus geht hervor, daß Spannungssteigerungen in der hypertonischen Muskulatur, die durch Druckschwankungen im Bauchraum hervorgerufen werden, große Neigung haben müssen, sich nach aufwärts bis zum Kopfe fortzusetzen — ein Schluß, den die Erfahrung täglich bestätigt; ich erinnere an die M i g r ä n e, die sich mit Vorliebe bei der Menstruation einstellt, an den K o p f s c h m e r z bei Stuhlverstopfung, an die S c h l a f l o s i g k e i t bei Magendarmstörungen; sie werden alle, wie die Tastuntersuchung ergibt, durch einen Hypertonus der Hals- und Kopfmuskulatur verursacht, der durch den Hypertonus der Bauchmuskeln, der jene Affektionen begleitet, hervorgerufen oder gesteigert wird.

Diese Zusammenhänge drängen dem Beobachter eine andere Betrachtungsweise auf, als sie der Arzt von der deskriptiven Anatomie her gewöhnt ist. Wir sahen schon, daß wir aufhören müssen, den Muskel, den Knochen, den Schleimbeutel, das Gelenk als isolierte Organe anzusehen, daß sie vielmehr nur Bestandteile von physiologischen Bewegungseinheiten sind. Aber auch diese ordnen sich, wie wir bei der Betrachtung der Kehle und der Beckenhöhle als Reizzentren sehen, als unselbständige Teile in ein großes Ganzes, ein größeres Organ, ein, das Bewegungsorgan, und dieses Organ ist nicht nur das größte Organ des menschlichen Körpers — es stellt über 65 Proz. des Körpergewichtes dar —, sondern auch das funktionell wichtigste, denn dieses Organ besorgt die eigentliche physiologische Aufgabe des Menschen, seine Betätigung in der Außenwelt, während die inneren Organe lediglich die Hilfsorgane dieses Hauptorganes sind.

In dem gesunden Bewegungsorgan nun gehorcht jeder einzelne Muskel allein den Nervenreizen, die vom Gehirn und Rückenmark an ihn ergehen. Durch die hypertonische Erkrankung aber wird das Bewegungsorgan zu einem System von Spannungen, das die Tätigkeit jedes einzelnen Muskels und Gelenks hemmt, das in die Spannung einbezogen ist. Diese Spannungen sind also an und für sich schon für die Auswirkung des Nervenreizes ein Hindernis und wirken schwächend auf den Willensantrieb. Zudem ist dieses System übererregbar, „reizbar", und spricht auf viel geringere Reize an als im gesunden Zustande, seine überlebhaften Aktionen auf normale Willensreize und „unwillkürliche" Reflexe rufen deshalb den Eindruck der Erregbarkeit hervor, der „Nervosität". In den Haupteigenschaften des hypertonischen Bewegungsorgans, der Reizbarkeit und Schwäche, finden wir also die alten Kennzeichen des Krankheitsbildes der Neurasthenie wieder. Die Übererregbarkeit besteht aber hier auch für die physiologischen Muskelreize der Kälte (Zugluft), der atmosphärischen Elektrizität (Gewitter) und der Irradiation (seelischen Erregung), die im gesunden Bewegungsorgan nur eine innere, nicht äußerlich sicht- oder fühlbare Muskelaktion hervorrufen und deshalb unbemerkt bleiben, auch sie wirken in dem hypertonischen Bewegungsorgan übermäßig und rufen Schmerzanfälle und Bewegungsstörungen hervor in Form rheumatischer und „Nervenschmerz"-Anfälle. Schließlich ist das Spannungssystem durchsetzt mit Reizstellen, von denen ständig eigene Antriebe ausgehen. So treten im hypertonischen Bewegungsorgan andauernd fremde Antriebe dem normalen Nervenreiz hindernd in den Weg und stören das freie Spiel der Muskeln und Gelenke. Verursachen diese Störungen keine Schmerzanfälle, so erscheinen sie dem Beobachter, der ihre muskuläre Natur ignoriert, als Koordinationsstörungen wie beim Schreibkrampf, oder, um einen Ausdruck O. Rosenbachs[1]) zu gebrauchen, als „perverse" oder „paradoxe Innervation". Diese Störungen haben nun entsprechend dem Grade der Spannung des Systems, ständig die Neigung wie in einem Spinnwebennetze immer weiter zu greifen, sich auszubreiten, zu „wandern". So entsteht denn ein außerordentlich vielgestaltiges, wechselndes Bild, das nur derjenige durchschaut, der die Spannung, den Hypertonus, als das Wesen der Erkrankung erkannt hat und seine Ausbreitungsgesetze und den Sitz und inneren Zusammenhang der Spannungen im Einzelfalle kennt.

[1]) O. Rosenbach, Nervöse Zustände und ihre psychische Behandlung, 2. Aufl., S. IV, 56f., 148ff., Berlin 1909.

7.
Der Schmerz beim Hartspann

Der Hartspann äußert sich vor allem als Schmerz. Der Schmerz kann von dem Kranken gewöhnlich nicht genau lokalisiert werden. Trotzdem ist er immer an ganz bestimmte Gewebsteile gebunden, und zwar ergibt die Tastuntersuchung bei der Massage, daß es so gut wie immer der hypertonische Muskel ist, der den Schmerz verursacht. Ganz ausnahmsweise kommt es vor, daß beim Hartspann der Schmerz ganz oder teilweise im Gelenk entsteht. Für gewöhnlich nämlich genügt die Bewegungseinschränkung, die durch die Zusammenarbeit der hypertonischen Muskeln in der Bewegungseinheit bewirkt wird (siehe oben S. 30), um die Schmerzstellen im Gelenk vor Reibung zu schützen. Manchmal indessen reicht diese nicht aus, und es kommt dann infolge unvermuteter Reibung solcher Stellen zu blitzartigen Schmerzanfällen, die besonders gern infolge der natürlichen Verringerung der Muskelspannung im Schlafe die Ruhe der Nacht stören, oder es kommt, falls das Gelenk überhaupt keine Ruhelage mehr findet, zu einem ständigen Schmerzzustand, der Ruhigstellung des Gelenks erheischen kann. Diese beiden Fälle sind indessen im Vergleich zu der Überzahl hypertonischer Schmerzen große Ausnahmen. Nur selten also ist das Gelenk der Sitz des spontanen Schmerzes beim Hartspann. Daß noch andere der am Hartspann beteiligten Gebilde der Sitz des Schmerzes sind, kommt meiner Beobachtung nach nicht vor. Schleimbeutel, Sehnenscheiden, Periost, Fettkörper, Schilddrüse, innere Geschlechtsorgane wirken also beim Hartspann, soweit der Schmerz in Frage kommt, lediglich auslösend für Muskelschmerzen; sie sind eben „Reizstellen". Der hypertonische Schmerz ist also durchweg ein Muskelschmerz.

Dieser Schmerz nun ist so eigenartig, daß allein aus dieser Eigenart der Laie schon selbst die Diagnose auf „Rheumatismus" zu stellen pflegt. Der Hartspannschmerz nämlich tritt besonders bei Kälteeinwirkung auf, deshalb spürt der Rheumatiker den leisesten Luftzug, den der Gesunde nicht empfindet. Deshalb fühlt er auch jeden Wetterumschlag voraus, denn das Sinken des Barometerdrucks, das dem Wetterumschlag vorausgeht, vermehrt den Feuchtigkeitsgehalt der Luft, und diese wirkt deshalb stärker kühlend. Der gewöhnliche Hartspannschmerz ist also ein Kälteschmerz.

Seltener äußert er sich gerade bei Erwärmung. So zeichnen sich manche Fälle von Schulterrheumatismus und Ischias dadurch aus, daß die Schmerzen sich steigern, sobald der Patient im Bett warm wird. Auch der muskuläre Kopfschmerz ist in manchen Fällen am stärksten in der Hitze des Hochsommers. Der Hartspann äußert sich also auch als Wärmeschmerz.

Sehr häufig äußert sich der Hartspann bei Bewegung. Der an rückfälliger Lumbago Leidende bekommt mit Vorliebe seinen „Hexenschuß", wenn er sich anstrengt. Die Anstrengung braucht durchaus nicht übermäßig, keine Überanstrengung zu sein. Die Hexenschußkranken heben nicht selten hervor, daß sie den Anfall bekommen haben bei einer Anstrengung, die sie oft genug völlig beschwerdelos gemacht haben. Es ist also die Bewegung an sich, die Arbeit des Muskels, die den Schmerz in diesem Falle hervorruft. Der Hartspann äußert sich also auch als Arbeitsschmerz.

In anderen Fällen ist es nicht die aktive, sondern die passive Bewegung des Muskels, die Dehnung, die schmerzt. Beim Hexenschußkranken verursacht das Bücken, bei dem an Schulterrheumatismus Leidenden das Rückwärtsführen oder Heben des Armes, beim Ischiaskranken die Hüftbeugung des gestreckten Beines Schmerz (Laséguesches Zeichen). Dieser Schmerz ist ein Dehnungsschmerz.

Im Gegensatz zur Bewegung verursacht in manchen Fällen gerade die Ruhe den Schmerz. Der Ischiaskranke z. B. kann vielleicht noch leidlich gehen, aber sobald er sich setzt, bekommt er einen Schmerzanfall und springt auf. Der an Schulterrheumatismus Leidende hat während der Arbeit keinen Schmerz, aber sobald der Arm abends im Bett ruhig liegt, fängt er an zu schmerzen und läßt den Patienten nicht schlafen. Im Gegensatz zum Bewegungsschmerz haben wir also auch einen Ruheschmerz.

Besonders bemerkenswert ist nun, daß manche Hartspannkranke auf die atmosphärische Elektrizität reagieren und bei Gewitter Schmerzanfälle bekommen. Das ist besonders bei muskulärem Kopfschmerz der Fall. Einer meiner Patienten bekam bei jedem Gewitter Kopfschmerzen, und jeder Blitz verband sich für ihn mit einem Stich in den Kopf. Wir haben also auch einen Elektrizitätsschmerz bei Hartspann.

Vielen Hartspannkranken verursacht auch seelische Erregung

einen Schmerzanfall. So bekam einer meiner Patienten jedesmal bei Durchlesen eines unangenehmen Geschäftsbriefes einen leichten Hexenschuß. Andere Hartspannkranke bekommen, wenn sie sich ärgern, ihren Magen- oder Kopfschmerzanfall. Wir haben also schließlich bei Hartspann noch den Erregungsschmerz. Hier ist offenbar die Ausstrahlung des Nervenreizes das Wirksame, die Irradiation, die mit der seelischen Erregung verbunden ist.

Kälte und Wärme, Bewegung und Ruhe, Elektrizität und Ausstrahlung (Irradiation) sind nun die Reize, auf die der Muskel schon in der Norm reagiert. Die Reize, die den Hartspannschmerz hervorrufen, sind also die normalen Muskelreize. Diese bewirken beim normalen Muskel entweder innere oder äußere Arbeit ohne irgendwelche Empfindung. Bei Hartspann bewirken sie Schmerz ohne genügende Arbeit. Die Ursache hierfür ist offenbar die Übererregbarkeit des Hartspannmuskels bei gleichzeitiger Herabsetzung seiner Leistungsfähigkeit. Auch hier sehen wir also wieder die Reizbarkeit und die Schwäche, die sowohl den hypertonischen Muskel wie das Krankheitsbild der Neurasthenie kennzeichnen.

Die Eigenart des „rheumatischen“ Schmerzes ist gegeben durch die Eigenart der Reaktion des hypertonischen Muskels auf die für ihn spezifischen Reize, also durch die hypertonische Reaktion des Muskels. Da kein anderes Organ des Körpers auf diese Reize reagiert, so kann ein Schmerz, der als Reaktion auf die Muskelreize auftritt, nur ein Muskelschmerz sein. Wir können also umgekehrt schließen: jeder Schmerz, der als Kälte- (Wetter-) oder Wärmeschmerz, als Bewegungs- oder Ruheschmerz, als Elektrizitäts- oder Erregungsschmerz auftritt, kann nur ein Muskelschmerz sein und beweist, da erst der Hypertonus den Muskel schmerzhaft macht, das Vorhandensein eines Hartspanns. Diese Schmerzarten sind also pathognomonisch für den Hartspann.

Der gewöhnliche Hartspannschmerz ist ein schleichender, mehr oder weniger ständiger Schmerz von ziehender, bohrender Art. Seltener tritt er plötzlich auf als Hartspannanfall nach Art des Hexenschusses, wie wir ihn beim plötzlichen Nacken- oder Kreuzschmerzanfall sehen. Die Urform dieses Hartspannanfalls ist der Muskelkrampf (S. 21). Der Muskelkrampf stellt sich entweder bei Untätigkeit des Muskels als Ruhekrampf oder bei Überanstrengung des Muskels als Überanstrengungskrampf ein. Der Ruhekrampf weckt den zum Krampf Neigenden gewöhnlich mitten in der Nacht; er befällt am häufigsten den M. gastrocnemius als Wadenkrampf und den M. abductor hallucis als Fußkrampf, seltener die Beugemuskulatur an der Rückseite des Oberschenkels. Überanstrengungskrämpfe können sich bei ungewohnten Bewegungen in allen möglichen Muskeln oder Muskelgruppen zeigen. So treten Waden-, Fuß- und Oberschenkelkrampf bei dazu neigenden Personen auch bei plötzlichen, ungewohnten oder besonders heftigen Fuß- und Beinbewegungen auf, bei Sportsleuten z. B. während des Wettkampfes. Übrigens hat Marwedel[1]) mit Recht darauf aufmerksam gemacht, daß der nächtliche Wadenkrampf gewöhnlich durch unbewußtes Recken im Schlafe hervorgerufen wird, also ebenfalls durch eine besonders heftige Bewegung. Bekannt ist auch der nicht seltene Gähnkrampf, der anscheinend im M. digastricus seinen Sitz hat. Manchmal ruft auch die Kälte den Krampfanfall hervor, so beim Schwimmer im kalten Wasser. Wir haben also auch einen Kältekrampf. Betätigung des Muskels durch schnelle Bewegung, z. B. Umhergehen, beseitigt den Krampf. In manchen Fällen äußert sich der schlummernde Hartspann lediglich in der Neigung zum Muskelkrampf bei jeder ungewohnten Bewegung.

Muskelkrämpfe sind bisher nur von den Gliedmaßen, besonders den Beinen bekannt. Das liegt daran, daß die am Rumpfe und Halse auftretenden Muskelkrämpfe nicht als solche aufgefaßt, häufig überhaupt nicht als muskulär erkannt werden. So ist der Kreuzschmerzanfall ein Krampfanfall der Lendenmuskulatur, besonders des M. sacrospinalis[2]), der Nackenschmerzanfall ein Krampfanfall der Nackenmuskulatur, besonders der Mm. semispinalis und levator scapulae. Auch am Bauche kommen Schmerzanfälle heftigster Art vor, die als „Magenkrämpfe" aufgefaßt werden, oder an Gallen- und Nierensteinanfälle erinnern, auch eine Magen- oder Darmperforation vortäuschen und den Chirurgen zu sofortiger Operation veranlassen können, bei der aber die Organe normal befunden werden. Sie sind nichts anderes als Krämpfe der Bauchmuskeln. Am After kommen Schmerzanfälle sehr heftiger Art vor, die lediglich auf einem Krampf des M. levator ani beruhen. Ferner beobachte ich an mir selbst von Zeit zu Zeit einen urplötzlich einsetzenden, schießenden, von der Schulter zur Kopfseite ziehenden Schmerz von größter Heftigkeit; derselbe dauert nur Sekunden, um dann wieder völlig zu verschwinden. Dieser Schmerz macht also ganz den Eindruck einer Neuralgie, entspricht aber seinem Sitze nach überhaupt nicht dem Verlauf eines Nerven; er beruht, wie die

[1]) Marwedel, Nächtliche Wadenkrämpfe und ihre Verhütung. Münch. med. Woch. 1921, S. 1112.

[2]) Vgl. meine Arbeit über den Untersuchungsbefund am rheumatisch erkrankten Muskel. Zeitschr. f. klin. Med. Bd. 74, S. 68.

Tastuntersuchung im Anfall bei mir zweifelsfrei ergibt, auf einem Krampfe der Randfasern des M. trapezius. So mögen noch manche „Neuralgien" weiter nichts sein als Krämpfe kleiner Muskeln oder einzelner Muskelfasern; Rose z. B.[1]) erwähnt einen Fall von Butler, wo eine Erkrankung der Wangenmuskeln, die durch Massage beseitigt wurde, eine Trigeminusneuralgie hervorgerufen und den Vorschlag zur Entfernung des Ganglion Gasseri veranlaßt hatte. Auch Peritz[2]) führte in der Aussprache über die Berichte von Schultze und Schlösser über Neuralgien und ihre Behandlung auf dem XXIV. Kongreß für innere Medizin auf Grund seiner Erfahrungen des näheren aus, daß die Diagnose Neuralgie häufig ganz unsicher ist, und daß es sich in den einschlägigen Fällen sehr oft tatsächlich nicht um Neuralgien, sondern um Myalgien handelt.

Kennzeichnend für den Hartspannschmerz ist auch seine Neigung zum Wandern. Dieser Neigung verdankt der Hartspann die Bezeichnung Rheumatismus (rheuma = Fluß). Man kann dreierlei Arten des Wanderns unterscheiden. Entweder zieht der rheumatische Schmerz innerhalb des befallenen Körperteils hin und her: der an Schulterrheumatismus Leidende hat heute den Schmerz im Schulterblatt, morgen in der vorderen Deltoidesgegend, übermorgen auf der Außenseite des Oberarms, den Kopfschmerzkranken schmerzt bald die Stirn, bald der Scheitel, bald der Hinterkopf. Oder der Schmerz zieht von einer Seite zur andern, so daß dem Hartspannkranken einmal die rechte, ein zweites Mal die linke Schulter schmerzt, er einmal in der rechten, ein andermal in der linken Schläfe Kopfschmerz hat. Oder der Schmerz wandert in vertikaler Richtung, so daß er heute in der Lende (Lumbago), morgen in Hüfte und Bein (Ischias) sitzt, bald als Kreuz-, bald als Kopfschmerz auftritt. Wir haben also ein Wandern innerhalb der Bewegungseinheit, ein Wandern in horizontaler und ein Wandern in vertikaler Richtung. Wenn wir bedenken, daß der Hartspannschmerz durch eine Steigerung des Hypertonus, beim Hartspannanfall durch einen Tetanus des Muskels verursacht ist, und daß die ganze Muskulatur bei Hartspann ein einheitliches von den Reizstellen und Reizzentren beherrschtes hypertonisches System bildet, so erklärt sich das Wandern ohne weiteres durch den bei der Tastuntersuchung sich ergebenden Wechsel der Stärke des Hypertonus von einem Muskel zum andern. Beim Wandern innerhalb der Bewegungseinheit geht die größte Stärke des Hypertonus sozusagen unter der Leitung der in derselben befindlichen Reizstellen von dem ursprüng-

[1]) Rose, La céphalée musculaire. Semaine médicale 1911, 29. März.
[2]) Zitiert nach dem Referat des Zentralbl. f. innere Med. 1907, S. 516.

lich erkrankten auf einen Synergisten oder Antagonisten über, z. B. an der Schulter vom M. levator scapulae auf den M. trapezius oder supraspinatus. Beim horizontalen Wandern geht der Hypertonus unter Leitung der hypertonischen Kehle oder Beckenhöhle auf die symmetrische Bewegungseinheit über, ein rechtsseitiger Schulterrheumatismus z. B. oder eine rechtsseitige Ischias bessert sich, dafür tritt auf der linken Seite in den gleichen Muskelgruppen ein Schulterrheumatismus oder eine Ischias auf. Beim vertikalen Wandern greift der Hartspann entweder unter Leitung der örtlichen Reizstellen auf Synergisten oder Antagonisten über, die auch an einer höher oder tiefer gelegenen Bewegungseinheit beteiligt sind, wie bei der zu einer Lumbago hinzutretenden Ischias oder bei dem zu einem Schulterrheumatismus hinzutretenden Hypertonus des Caput laterale M. tricipitis brachii und des M. brachioradialis, oder der Hartspann verlegt unter dem Einfluß der Wechselwirkung zwischen der hypertonischen Kehle und Beckenhöhle seinen Hauptsitz in die homologe Bewegungseinheit, so bei dem zu einer abklingenden Ischias hinzutretenden Schulterrheumatismus.

So erklären die Gesetze der Mit- und Gegenwirkung, der Beiderseitigkeit und der Gleichartigkeit, nach denen der Hartspann den Bewegungsapparat ergreift, auch das bisher völlig rätselhafte Wandern des Rheumatismus, ohne daß es der Theorie der Schmerzausstrahlung in der grauen Substanz der nervösen Zentralorgane (Goldscheider, Ad. Schmidt) bedarf.

8.
Wandelformen des Schmerzgefühls beim Hartspann

Ich hob schon bei Beginn unserer Betrachtungen hervor, daß in jedem Falle von Hartspann die Schmerzzustände, die ihn begleiten, nur Höhepunkten des Hypertonus entsprechen, daß dieser immer viel weiter ausgebreitet ist, als dem subjektiv empfundenen Schmerzbereiche entspricht. Die Schmerzanfälle sind also plötzliche Verschlimmerungen des Schlummerzustandes des Hartspanns. Dieser Schlummerzustand verbleibt nach Abklingen des Schmerzanfalls, wie man jederzeit bei jedem „Rheumatiker" nachweisen kann, er ist außerordentlich häufig, viel häufiger noch, als der Hartspannschmerz.

Der Schlummerzustand des Hartspanns verrät sich nicht selten durch eine Reihe von Empfindungen, die ebenso wie der Schmerz, ja vielleicht in noch höherem Grade, kennzeichnend für den Hartspann sind und nicht selten anstatt des Schmerzes auftreten. Man kann sie deshalb als Wandelformen (Äquivalente) des Schmerzes bezeichnen. Eine solche Wandelform ist der Kitzel. Dem massierenden Arzt kommen eine ganze Anzahl Patienten vor, die bei der Massage kitzlig sind. Sehr viele, doch bei weitem nicht alle Menschen — wenn ich nach meinen Beobachtungen bei der Massage urteilen darf, etwa ein Viertel — sind an den Fußsohlen kitzlig. Ein noch geringerer Prozentsatz ist in den Achselhöhlen kitzlig. Einzelne sind in der Kehle, in den Lenden, an den Oberschenkeln, ganz vereinzelte sogar am ganzen Körper kitzlig.

Der Kitzel wird erst bei Berührung empfunden, er ist also eine Wandelform nicht des spontanen, sondern des Druckschmerzes. Es sind nun nur solche Körpergegenden kitzlig, an denen die Muskulatur besonders stark hypertonisch ist. Bei Berührung entsteht zugleich mit dem Kitzelgefühl eine häufig weithin ausstrahlende reflektorische Anspannung der hypertonischen Muskulatur — nicht selten, besonders am Rumpfe, mit regellosen reflektorischen Bewegungen und Lachen verbunden. Gelingt es, die hypertonische Muskulatur genügend zu drücken, so entsteht Schmerz.

und der Kitzel verschwindet. Wird dies öfter wiederholt und die Muskulatur durch Massage weniger schmerzhaft und ihr Hypertonus geringer, so verschwindet der Kitzel überhaupt. Der Patient ist also dann nicht mehr kitzlig. Der Kitzel ist also — das geht aus diesen Beobachtungen, die ausnahmslos in jedem derartigen Falle zu erheben sind, hervor — ein Abwehrmittel, das die Natur, freilich bei weitem nicht in jedem Falle, vorgesehen hat, um die hypertonische Muskulatur vor unvermutetem Druck, der Schmerz verursachen würde, zu schützen. Der Kitzel ist deshalb an den Hartspann gebunden und verschwindet mit diesem.

Der Kitzel ist als Schmerzverwandlung zwar eine sehr interessante Erscheinung, aber nicht von erheblicher praktischer Bedeutung. Um so mehr sind das die anderen Wandelformen, vor allem die Müdigkeit. Die Müdigkeit, Mattigkeit oder Erschöpfung kann sowohl über den ganzen Körper verbreitet, als auch örtlich, im Rücken, im Nacken, in den Beinen, in den Armen usw. empfunden werden. Ist die Müdigkeit örtlich begrenzt, so entspricht der Ort der größten Müdigkeit dem Ort des stärksten Hypertonus. Man kann nicht selten beobachten, daß die Empfindung der Müdigkeit sich bei Steigerung des Hypertonus in Schmerz verwandelt und umgekehrt: bei Abklingen des Hypertonus mildert sich der Schmerz zu einem örtlichen Müdigkeitsgefühl. Die Müdigkeit ist also der Vorläufer des Schmerzes, somit, ebenso wie dieser, eine durch den Hartspann verursachte subjektive Empfindung. Auch die normale Müdigkeit nach starken Muskelanstrengungen ist durch den Hypertonus der überanstrengten Muskulatur verursacht, und deshalb durch Mittel, die diesen Hypertonus aufheben, z. B. durch ein warmes Bad oder durch Massage, in nicht zu schweren Fällen sofort zu beseitigen. Die krankhafte Müdigkeit, wie sie in akuter Form als Teilerscheinung besonders der Influenza, in chronischer als Teilerscheinung der Neurasthenie bekannt ist, ist durch einen krankhaften Hartspann verursacht, der entweder nur in einzelnen Körpergegenden seinen Sitz hat und dann als örtliches Müdigkeitsgefühl empfunden wird oder den ganzen Körper befällt und als allgemeine Mattigkeit zum Bewußtsein kommt. Diese krankhafte Mattigkeit hat in ihrer chronischen Form die besondere Eigentümlichkeit, daß sie morgens nach dem Aufstehen am stärksten ist und abends mehr oder weniger vollständig verschwindet — ein Verhalten, das für die neurasthenische Müdigkeit geradezu pathognomonisch ist. Diese Eigentümlichkeit erklärt sich, wie ich schon an anderm Orte[1]) dargetan habe, dadurch, daß der hypertonische

[1]) Müller, Der muskuläre Kopfschmerz, S. 36, Leipzig 1911. — Müller, Der Untersuchungsbefund usw. Zeitschr. f. klin. Med. Bd. 74, S. 70.

Muskel durch die Bewegung seiner Antagonisten gedehnt und dadurch sein Hypertonus verringert wird. Der Verringerung des Hypertonus entsprechend verringert sich dann das durch ihn hervorgerufene Müdigkeitsgefühl. Selbstverständlich kann man diese Verringerung des Hypertonus und damit die Beseitigung der neurasthenischen Müdigkeit auch durch Massage herbeiführen. Die neurasthenische Müdigkeit steht mit der Eigentümlichkeit, daß sie durch Muskelarbeit geringer wird, in bemerkenswertem Gegensatz zur normalen Ermüdung, die durch Muskelarbeit natürlich nur gesteigert werden kann. Der durch Muskelerkrankung hervorgerufene Hypertonus reagiert also auf Muskelarbeit anders als der durch Überanstrengung des Muskels hervorgerufene. Dieser Unterschied ist geeignet, die erfrischende Wirkung mäßig betriebener Turnübungen zu erklären.

Die Unterscheidung, ob das Müdigkeitsgefühl durch wirkliche Ermüdung hervorgerufen oder nur eine durch latenten Hartspann verursachte Empfindung ist, ist nicht immer leicht. Bei einer einmaligen Überanstrengung ist die Ursache allerdings ohne weiteres klar, zudem kann die Müdigkeit nach einmaliger Überanstrengung durch eine Massage gewöhnlich sofort behoben werden. Anders ist das bei chronischer Überanstrengung, da versagt dieser Versuch, im Gegenteil, man hat hier bei Beginn der Massagebehandlung sogar gewöhnlich noch eine Steigerung des Müdigkeitsgefühls zu erwarten. Und doch ist die Unterscheidung der einfachen hypertonischen Müdigkeit von der Anstrengungsübermüdung von großer Wichtigkeit. Zwar wird die Massagebehandlung dadurch nicht beeinflußt, sie würde in beiden Fällen die gleiche sein. Wohl aber die Frage, ob Ruhe oder Bewegung anzuordnen ist. Denn nur der Übermüdete bedarf der Ruhe, nicht der Hypertoniker, dessen Müdigkeit nur die Empfindung seines Hartspanns ist, für ihn ist gerade zielbewußt gesteigerte Bewegung neben der Massage ein sehr wichtiges Heilmittel. Mir scheint, daß das Müdigkeitsgefühl des Hartspann-„Neurasthenikers“ heute noch viel zu oft als Indikation für Bettruhe angesehen wird und dadurch der Anlaß zur Züchtung konstitutioneller Neurastheniker wird. Der Arzt muß also durch genaue Erhebung der Vorgeschichte, durch Beobachtung der seelischen Verfassung des über Müdigkeit Klagenden und, wenn nötig, durch vorsichtige Übungen das Ergebnis der Hartspannuntersuchung zu ergänzen suchen und, sobald er klar sieht, zielbewußt handeln.

Eine andere Wandelform des Schmerzes bei Hartspann ist das Steifigkeits- und Spannungsgefühl, bei dem der Hypertonus der befallenen Muskeln den Kranken als Bewegungshemmung zum Bewußtsein kommt. Bekannt ist das Gefühl der Steifigkeit in den Gliedern nach Überanstrengung, nach Durchkältung. An den Gliedmaßen, am Halse und am Rücken wird dieses Gefühl als Muskelsteifigkeit empfunden. An Brust und Bauch aber wird es gewöhnlich auf die inneren Organe bezogen. So wird die Spannung der Bauchmuskeln als Völle und Aufgetriebenheit des Magens oder Leibes empfunden. Gesellt sich zu ihr noch eine Spannung der Brustmuskeln, besonders der seitlichen, so kommt es zu dem Gefühl der Kurzatmigkeit und Beklemmung. Dieses Gefühl kann so stark werden, daß, besonders wenn es in anfallsweisen Steigerungen auftritt, asthmaartige Zustände auftreten, die den Patienten unfähig machen, die Beschäftigung, den Spaziergang, auf dem er sich gerade befindet, fortzusetzen — ein wahres muskuläres Asthma.

Ist besonders die Muskulatur der vorderen Brustwand und des Epigastriums von dem Hypertonus ergriffen, so wird die vordere Rumpfwand in mehr oder weniger großer Ausdehnung in eine starre Platte verwandelt. Diese Platte wird durch den Herzstoß, der im normalen Zustande nur eine auf seinen Ort beschränkte Erschütterung hervorruft, in mehr oder weniger ausgedehnte Erschütterung versetzt, dadurch kommt der Herzstoß dem Patienten zum Bewußtsein, ebenso wie man, worauf O. Rosenbach hinweist[1]), „beim Anlehnen gegen feste Gegenstände heftigeres Schlagen des Herzens und sehr starkes Pulsieren fühlt". Befördert wird dies durch die Ruhe in der Nacht, die die Aufmerksamkeit frei macht für derartige Empfindungen und bei Frauen durch die Schwere der in Rückenlage auf der vorderen Brustwand lagernden Brüste. Dem sog. nervösen Herzklopfen liegt immer ein derartiger Muskelbefund zugrunde. Es handelt sich hierbei also nicht eigentlich um ein „nervöses", sondern ein muskuläres Herzklopfen.

Das Spannungsgefühl, das der Hypertonus des Epigastriums verursacht, wird nicht selten in eigenartiger Weise im Unterbewußtsein sozusagen symbolisch umgedeutet und als Depression oder Angst empfunden. Ich habe unter zahlreichen Neurasthenikern und Melancholikern, die ich zu untersuchen Gelegenheit hatte, nie einen Fall von Depression oder Angst gesehen, bei dem nicht ein ausgesprochener, gewöhnlich sehr schmerzhafter Hartspann in der Magengegend vorhanden gewesen wäre. Gelang es durch die Massage diesen Hartspann zum Schwinden zu bringen, so hob sich auch die Depression und Angst. Ich bin deshalb geneigt, hier einen ursächlichen Zusammenhang anzunehmen. Ich erkläre mir diesen Zusammenhang als eine im Unterbewußtsein vor sich gehende Übertragung der Atembehinderung, die der

[1]) O. Rosenbach, Nervöse Zustände, 2. Aufl. 1905, S. 121.

Hartspann der Magengegend verursacht, in die Psyche, die dieselbe als Lebenshemmung empfindet.

Muskuläres Asthma, muskuläres Herzklopfen, muskuläre Depression und Angst haben nun das Gemeinsame, daß der ihnen zugrunde liegende Hartspann immer sekundär ist. Die auslösende Ursache desselben liegt immer in der Beckenhöhle, wo die Muskulatur, vor allem die Mm. rectovesicales bzw. rectouterini stark hypertonisch, außerdem die Knochen, besonders die Vorderfläche des Kreuzbeins und die Rückfläche der Symphyse, sowie die Basis prostatae bzw. die Rückwand des Uterus hochgradig druckschmerzhaft sind.

Meine Beobachtungen stimmen also darin mit den Feststellungen der Vertreter der Psychoanalyse überein, daß sie sowohl wie ich die letzte Ursache dieser Gefühle in die Geschlechtsgegend verlegen. Doch sind nach meinen Beobachtungen diese Gefühle einfache Reflexempfindungen, ausgelöst von der überempfindlichen Beckenhöhle aus in der übererregbaren Hartspannmuskulatur der Brust und des Bauches. Die von den Psychoanalytikern als Ursache angesehene Unterdrückung geschlechtlicher Wünsche kann nach meinen Beobachtungen schon deshalb, weil sie nicht immer vorhanden ist, nicht Ursache sein, sondern nur eine ebenfalls von der überempfindlichen Beckenhöhle aus ausgelöste seelische Begleiterscheinung. An der Entstehung des Asthmas ist zudem die hierbei immer im höchsten Grade druckschmerzhafte Schilddrüse ausschlaggebend mitbeteiligt.

Die letzte Wandelform des Schmerzes bei Hartspann ist die Erregtheit. In ihr prägt sich die mit dem Hypertonus verbundene Steigerung der Reizbarkeit der Muskulatur unmittelbar aus. Die Patienten haben das Gefühl innerer Unruhe, inneren Zitterns und Vibrierens. Nicht selten äußert sich dieses Zittern auch äußerlich an dem feinschlägigen Fingerzittern mancher Neurastheniker. Auch die häufige Klage von Ischiaskranken, daß sie das kranke Bein nicht ruhig halten können, ist ein Zeichen dieser hypertonischen Muskelerregtheit.

Eine Folge dieser Muskelerregtheit ist der Muskelkrampf. Die Erregtheit des Muskels zeigt sich hier in seiner Neigung, in eine krankhafte tonische Kontraktion, in Krampf, zu verfallen.

Die Muskelkrämpfe zeichnen sich gewöhnlich durch ihre große Schmerzhaftigkeit aus, die den davon ergriffenen, wie beim Wadenkrampf, zwingen, aus tiefem Schlaf sofort aus dem Bett zu springen. In einem nicht geringen Prozentsatz der Fälle ist aber die Schmerzhaftigkeit des Muskelkrampfes recht gering, ja ich habe nicht selten während der Massage Waden- und Fußkrämpfe beobachtet, die absolut keinen Schmerz verursachten. Es gibt also schmerzlose Muskelkrämpfe.

Ist der durch Hypertonus übererregbare Muskel ermüdet oder durch chronische Überanstrengung geschwächt, so kann schon die normale Bewegung als Überanstrengung wirken und einen Krampf auslösen. Das ist der Fall bei den sogenannten Beschäftigungsneurosen, die die obere Extremität ergreifen und die tatsächlich Beschäftigungskrämpfe sind. Dieselben sind an bestimmte Beschäftigungen, Klavierspielen, Schreiben, Nähen usw., gebunden, weil bei diesen Beschäftigungen gerade diejenigen Muskeln besonders stark beansprucht werden, die durch die betreffende Beschäftigung überanstrengt und deshalb krank geworden sind und zum Krampf neigen. Auch diese Gruppe der Überanstrengungskrämpfe kann schmerzlos auftreten und wirkt dann lediglich als Bewegungs- oder Koordinationsstörung; die Schmerzlosigkeit des Krampfes ist sogar hier der gewöhnliche Fall. Nicht selten aber sind die Beschäftigungskrämpfe auch mit Schmerzen verbunden, die aber, soweit ich beobachtet habe, niemals die Heftigkeit des gewöhnlichen Wadenkrampfes erreichen. Diese letzteren Fälle werden bisher als „neuralgische Form“ des Schreibkrampfes bezeichnet.

9.
Reiz- und Hemmungswirkungen des Hartspanns

Mit dem hypertonischen Schmerz und seinen Wandelformen ist das Erscheinungsbild des Hartspanns nicht erschöpft. Vielmehr übt der Hartspann nicht selten eigenartige Wirkungen auf die in seinem Bereich gelegenen inneren Organe aus. Diese Wirkungen sind sämtlich Reiz- oder Hemmungswirkungen. Daß sie Folgen des örtlichen Hartspanns sind, folgt daraus, daß sie verschwinden, sobald dieser beseitigt ist. Häufig genügt hierzu schon eine gewisse Verminderung des Hypertonus, und nicht selten erlebt man dann im weiteren Verlaufe der Beobachtung, daß eine durch irgendwelche Momente hervorgerufene Steigerung des Hypertonus die Reizwirkung wieder auslöst. Diese Reizwirkungen sind je nach den Organen sehr verschieden.

Das Gehirn reagiert auf den Hartspann besonders des Halses und der Schultern mit sensorieller Hyperästhesie. Diese äußert sich sowohl auf körperlichem Gebiete als Überempfindlichkeit gegenüber Sinneseindrücken, besonders gegenüber Geräuschen, als auch auf psychischem Gebiete in abnorm leichter psychischer Erregbarkeit.

Die Hyperästhesie erschwert ferner den Schlaf, stört seine Tiefe, was sich in lebhaften Träumen äußert, und kürzt ihn vorzeitig ab, ja sie kann das Einschlafen völlig verhindern und damit zu Schlaflosigkeit führen. Diese Erscheinungen beruhen zum Teil auf unmittelbarer Rückwirkung der hypertonischen Erregtheit auf das Sensorium, die als Muskelunruhe, ohne als Sinnesempfindung zum Bewußtsein zu kommen, das Sensorium nicht zur Ruhe kommen läßt; das ist z. B. der Fall bei der nicht seltenen akuten Schlaflosigkeit nach körperlichen Überanstrengungen. Zum Teil ist sie eine Folge der Blut- und Lymphstauung im Schädel, die der Hypertonus der Halsmuskulatur sehr häufig mit sich führt. Dieser letztere Zusammenhang ist sicher sehr häufig, wie man aus dem nicht seltenen „blühenden“, d. h. kongestionierten Aussehen der Patienten schließen kann. Die muskuläre Schlaflosigkeit findet sich deshalb auch so gut wie regelmäßig, wenn der Hypertonus der Hals- und Schultermuskeln zu den weiter unten noch abzuhandelnden Haltungsanomalien des Kopfes geführt hat. In allen diesen Fällen nun ist der Hypertonus der Halsmuskulatur begleitet von einer hochgradigen Druckempfindlichkeit der Schilddrüse, und zwar ist diese um so schmerzempfindlicher schon bei bloßer Berührung, je stärker die muskuläre Erregtheit ist, so daß ich mich des Eindrucks nicht erwehren kann, daß hier ein ursächlicher Zusammenhang vorliegt, der ja auch durch den bekannten Einfluß der Epithelkörperchen auf die Entstehung der Tetanie und Spasmophilie nahegelegt wird.

Die Hemmungswirkung des Hals- und Schulterhartspanns auf das Gehirn kann sich ferner zeigen als direkte Gehirninsuffizienz. Diese Insuffizienz des Gehirns äußert sich in Gefühlen von Arbeitsunlust und -unfähigkeit, von Erschwerung der Merkfähigkeit und Gedankenkonzentration, von Gedächtnisschwäche, die soweit geht, daß der Schüler das am Vorabend in stundenlanger Arbeit mühevoll Gelernte am Morgen wieder vergessen hat. Auch die Gehirninsuffizienz findet sich mit Vorliebe, wenn der Hartspann zu Haltungsanomalien an Hals und Kopf geführt hat. Auch hier sehe ich deshalb als das Bindeglied die venöse und Lymphstauung im Schädel an, die das Gehirn teilweise funktionsunfähig macht, wie wir das ja auch bei anderen unter Stauung stehenden Organen sehen; ich erinnere an die Stauungsleber, die Stauungsniere, den Stauungsmagen bei Herzfehlern im Stadium der gestörten Kompensation.

Erregtheit, sensorielle Hyperästhesie, Schlaflosigkeit, Gehirninsuffizienz als Reiz- und Hemmungswirkungen des Hartspanns, überhaupt als sekundär aufzufassen, fällt dem heutigen Arzte, der gewohnt ist, in diesen Erscheinungen die klassischen Symptome der zerebralen Neurasthenie zu sehen, gewiß schwer. Demgegenüber kann ich nur sagen, daß ich erst durch den Erfolg der Massage auf diese Zusammenhänge aufmerksam geworden bin. Man findet tatsächlich diese Zustände nie ohne Hartspann des Halses und der Schulter, und in demselben Maße, wie dieser sich vermindert, verschwinden jene Symptome.

Die Reizwirkung des Hartspanns an Hals und Brust äußert sich bisweilen als Husten. Massage an Hals und Brust löst nicht selten Husten aus, besonders ist das der Fall bei den Griffen B 209, 210 und 211. Der Hauptsitz dieses Hustenreizes ist die Schilddrüse. Am nächsten läge die Annahme, daß der Druck auf die Schilddrüse durch diese hindurch auf die Luftröhre übertragen wird und dort den Husten auslöst. Doch widerspricht dem die Tatsache, daß Druck auf die Luftröhre oberhalb der Schilddrüse gewöhnlich keinen Husten auslöst. Druck auf die Seitenränder des Schildknorpels (B 211) löst häufig auch Würgen und Beklemmung aus, letztere ohne daß der Schildknorpel zusammengedrückt wird, also durch bloße Berührung mit den Fingerspitzen; diese Gefühle werden manchmal auch durch Druck auf die Schilddrüse hervorgerufen. Hustenreiz wird zuweilen auch von der weiteren Umgebung der Schilddrüse aus ausgelöst. In einem Falle beobachtete ich regelmäßig während einer längeren Massagebehandlung bei einem Rheumatiker, daß die Massage der ganzen vorderen Brustwand Husten auslöste. Ich bin bisher nicht in die Lage gekommen, diese zweifellos sehr interessanten Beobachtungen therapeutisch zu verwerten, halte es aber für wahrscheinlich, daß mancher sogenannte „nervöse" Husten, für den sich in den Atemorganen keine Ursache findet, sich auf diese Weise erklärt und durch Massage der ihn verursachenden Reizstellen beseitigt werden kann. Daß periphere Reize Husten auslösen können, geht z. B. auch aus der Eigentümlichkeit mancher Katarrhe hervor, gerade beim Zubettgehen — offenbar durch den Reiz der Kälte des Bettes — zu besonders lästigem Husten zu reizen.

Der Hartspann der vorderen Brust- und Bauchwand führt zuweilen zu einer Beeinflussung der Herztätigkeit, und zwar kann diese sich entweder in einer abnormen Lebhaftigkeit zeigen bei normaler Frequenz, so daß der Spitzenstoß hebend und weithin fühlbar wird, auch die Herztöne ungewöhnlich laut sind, oder aber in einer abnormen Pulsbeschleunigung. Diese letztere, die Tachykardie, kann einfach Reizwirkung sein; sie ist dann nicht mit einer Störung des Allgemeinbefindens verbunden, insbesondere nicht mit Kurzatmigkeit bei Anstrengungen. Nicht selten aber ist außerdem Kurzatmigkeit vorhanden; wir haben dann keine reine Reizwirkung mehr, sondern ein Versagen der muskulären Hilfskräfte des Kreislaufs infolge des Hartspanns und damit eine Erschwerung des Kreislaufs, die durch vermehrte Herzarbeit, nämlich die Beschleunigung der Herztätigkeit, ausgeglichen wird. Die Tachykardie der Nervösen entsteht in der übergroßen Mehrzahl der Fälle auf diese Weise; das ergibt sich daraus, daß sie beim Zurückgehen des Hypertonismus geringer wird und schließlich verschwindet.

Der Hartspann der Rumpfwand beeinflußt außerordentlich häufig den Verdauungsapparat, und zwar zeigt sich dieser Einfluß fast ausschließlich als Hemmung. Als eine solche Hemmung ist die Appetitlosigkeit aufzufassen, die man besonders bei Kindern nicht selten bei Hartspann des Epigastriums findet, gewöhnlich mit besonders starkem Druckschmerz und Hypertonus verbunden.

Die bedeutungsvollste Hemmungswirkung des Hartspanns am Rumpfe aber ist die Stuhlverstopfung. Es ist bekannt, daß die Massage des Bauches bei Stuhlverstopften den Stuhlgang zu fördern geeignet ist. Man hat sich bisher diese Wirkung der Massage erklärt als eine direkte Reizung des Darmes, besonders des Kolon zu peristaltischen Bewegungen durch die Handgriffe der Massage. Nachdem Holzknecht[1]) mit Hilfe des Röntgenverfahrens gezeigt hat, daß „manuelles Kneten, Tapotement und Effleurage nie eine Lokomotion des Inhaltes (des Kolon) hervorrief, weder im Sinne des mechanischen Weiterschiebens, noch in dem der Anregung normaler Peristaltik“, ist diese Erklärung der Massagewirkung unzulässig.

Die Massage wirkt denn auch tatsächlich auf anderem Wege. Mir ist es seit Jahren aufgefallen, daß bei jedem Stuhlverstopften die Bauchmuskulatur sich in starker Spannung befindet, hypertonisch ist[2]); regelmäßig ist ferner im Einklang hiermit die Bauchmuskulatur druckschmerzhaft, vor allem im Epigastrium und in der Linea alba, undeutlicher in den Lenden. Diese Beobachtungen legten die Annahme nahe, daß der Hypertonus der Bauchmuskulatur in irgendwelchen Beziehungen zur Stuhlverstopfung stehen müsse. Daß die Muskulatur für die Bewegungen des Darmes besonders des Kolon eine ganz besondere Bedeutung haben muß, geht zudem aus der Anordnung des Dickdarms im Bauchraum hervor. „Auf einem Querschnitte durch den Bauch einer gefrorenen Leiche sieht man, daß das Colon ascendens in einer muskulösen Nische oder Rinne liegt“[3]). Das gleiche gilt für das Colon descendens, während das Colon transversum im oberen Teile des Bauches der vorderen Bauchwand anliegt. Beide Lenden und oberer Bauchraum haben nun das Gemeinsame, daß an diesen Stellen beim Ausschreiten die vordere Bauchwand die ausgiebigsten Bewegungen macht, der Darm also den stärksten Quetschungen ausgesetzt ist — vorausgesetzt, daß die Haltung aufrecht und die vordere Bauchwand schlaff ist. Ist sie gespannt, wie beim Hypertonus, so hört diese Wirkung mehr oder weniger auf. Nach diesen Erwägungen schien mir, daß der Hartspann des Bauches die Ursache der habituellen Obstipation sein müsse, und ich habe deshalb seit Jahren die übliche Massage des Darmes aufgegeben und habe die Stuhlverstopfung mit Massage der Muskulatur behandelt und habe hierdurch wesentlich bessere Erfolge erzielt, als ich sie jemals früher hatte. Vor allem erziele ich mit dieser Massage regelmäßig einen Dauererfolg, der durch die übliche Massagemethode, wenn überhaupt, so jedenfalls viel langsamer und seltener gelingt.

[1]) Holzknecht, Die normale Peristaltik des Kolon. Münch. med. Woch. 1909, S. 2402.

[2]) Ich erinnere an die sehr charakteristische populäre Bezeichnung „Hartleibigkeit“.

[3]) Merkel, Handbuch der topographischen Anatomie, 2. Bd., 1899, S. 590. — Braune, Topogr.-anat. Atlas, 1875, Tab. XVI.

Sehr wichtig ist hierbei auch der Hypertonus der Beckenhöhle. Die Muskulatur des Beckenbodens ist nämlich sehr gewöhnlich bei der chronischen Stuhlverstopfung ebenfalls stark hypertonisch; sie ist infolgedessen unfähig, bei der Stuhlentleerung genügend zu erschlaffen, oder krampft sich wohl gar hierbei direkt zusammen; dies letztere empfindet der Patient nicht selten selbst als Hindernis bei der Darmentleerung. Dieser Zustand ist selbstverständlich an und für sich schon ausreichend, eine chronische Stuhlverstopfung hervorzurufen. Die Beckenhöhle nun enthält drei übereinander angeordnete Schließmuskeln. Der unterste dieser Schließmuskeln ist der M. sphincter ani externus, darüber befindet sich der M. sphincter ani internus; diese beiden verschließen den Ausgang der Ampullla recti. Oberhalb der Ampulla recti nun befindet sich als dritter Schließmuskel der Rektovesikal- (uterin-) ring. Er schließt die Flexura sigmoidea gegen die Ampulla recti ab. Er bildet allerdings keinen völligen Abschluß, ist im Gegenteil normalerweise anscheinend ganz erschlafft; gerade bei der Stuhlverstopfung aber ist er gewöhnlich sehr eng zusammengezogen und bildet dann ein starkes Hindernis für die Fortbewegung des Kotes. Jeder dieser Schließmuskeln kann nun der Sitz des stärksten Hypertonus sein. Das muß durch die Diagnose festgestellt und dementsprechend bei der Massage der Beckenhöhle vorgegangen werden.

Der Hypertonus des muskulären Verschließapparates der Beckenhöhle nun und der Hypertonus der Rumpfmuskulatur wirken in gleichem Sinne, nämlich hemmend auf die Darmbewegungen, ein. Von dem Hypertonus des Verschließapparates ist das ohne weiteres klar; außerdem beweisen es die Beobachtungen, die man ganz gewöhnlich bei der Beckenhöhlenmassage macht. Die Ampulla recti ist nämlich normalerweise leer, weil Füllung derselben beim Gesunden sofort Stuhldrang auslöst. Nur bei Hypertonus des M. sphincter ani internus findet man sie mehr oder weniger mit meist harten Kotknollen gefüllt, ohne daß Stuhldrang vorhanden ist. Ferner ist bei Hypertonus des Rektovesikal- (uterin-) ringes die Ampulle leer; läßt aber während der Beckenhöhlenmassage der Hypertonus des Rektovesikal- (uterin-) ringes nach, so tritt sofort Darminhalt in die Ampulle ein.

Was die Rumpfmuskulatur angeht, so meint Merkel an der vorhin angeführten Stelle, daß die Lagerung des Kolon geeignet ist, die Fortbewegung des Darminhaltes zu unterstützen. Das ist aber nach der oben angeführten Arbeit Holzknechts ausgeschlossen. Dieser Autor hat vielmehr festgestellt, daß die Fortbewegung des Darminhalts in den einzelnen Abschnitten des Kolon nicht durch peristaltische Bewegungen, sondern in einzelnen seltenen Schüben erfolgt, die durch mechanische Einwirkungen nicht ausgelöst werden können, und daß in den stundenlangen Pausen zwischen diesen Schüben das Kolon eng um seinen Inhalt kontrahiert mit scharf ausgeprägter haustraler Segmentation ruhig und bewegungslos daliegt. Hieraus folgt, daß die Anordnung des Kolon zur Bauchmuskulatur nur den Zweck haben kann, den Inhalt des Kolon zu durchkneten. Fällt nun diese Durchknetung weg oder ist sie vermindert, so verlangsamt sich die Auslaugung des Koloninhaltes, und damit verzögert sich der physiologische Reiz zur Entleerung des Kolon, und diese Verzögerung ist eben Stuhlverstopfung. Als weitere Ursache mag vielleicht eine direkte Hemmung durch den Hartspann hinzukommen. Wenigstens legen das Versuche von Hotz[1]) nahe, der zeigen konnte, daß bei Kaninchen von ferngelegenen Punkten, z. B. durch eine Bauchwandverletzung, Stillstand der Peristaltik erzielt werden kann. Der Hartspann nämlich macht die Bauchwand schmerzempfindlich. Sie ist das natürlich nicht nur auf der Außenseite gegen das Vorüberstreichen der Fingerspitzen bei der Massage, sondern selbstverständlich auch auf der Innenseite gegen das Vorüberstreichen des in Bewegung befindlichen Darms. Zudem ist ja die bedeutende Schmerzempfindlichkeit des Peritoneum parietale, also der inneren Bauchwand, aus den Forschungen über die Sensibilität in der Bauchhöhle zur Genüge bekannt. Ebenso wie die Hautempfindlichkeit durch den Hypertonus der unterliegenden Muskeln nicht selten so stark gesteigert wird, daß schon leichtes Streichen mit den Fingerspitzen lebhaft schmerzt, so muß der Hypertonus der Bauchmuskeln auch die Schmerzempfindlichkeit des Peritoneums erheblich steigern. Die Schubbewegungen des Kolon laufen nun nach Holzknecht normalerweise sehr schnell ab. Sie sind also sicher leicht imstande, bei Steigerung der Schmerzempfindlichkeit der inneren Bauchwand, wenn sie normal verlaufen, Schmerzen zu verursachen. Es ist ja zum Überfluß auch bekannt, daß bei Durchfall, sei er nun spontan oder auf Abführmittel eingetreten, die energischer ablaufenden peristaltischen Bewegungen tatsächlich häufig mit Schmerzen verbunden sind, den bekannten Kolikschmerzen. Diese sind also nicht im Darm selbst lokalisiert, können dort überhaupt nicht lokalisiert sein, weil nach den Forschungen über die Sensibilität in der Bauchhöhle der Darm ebenso wie die übrigen Bauchorgane ohne Schmerzempfindung ist. *Die Kolikschmerzen können vielmehr nur in der durch muskulären Hypertonus überempfindlichen Bauchwand ihren Sitz*

[1]) Hotz, Beiträge zur Pathologie der Darmbewegungen. Mitteil. a. d. Grenzgeb. d. Med. u. Chir. Bd. 20, H. 2. Zitiert nach dem Referat im Zentralbl. f. innere Med. 1910, S. 38.

haben. Ich halte es nun für sehr wahrscheinlich, daß der Organismus, um solche Kolikschmerzen zu verhüten, die Schubbewegungen des Kolon nach Möglichkeit hemmt und verzögert, was dann als Stuhlverstopfung in die Erscheinung tritt. Jedenfalls habe ich bei der Massagebehandlung von über 200 Fällen von chronischer Stuhlverstopfung die Tatsache ausnahmslos bestätigt gefunden, daß mit dem Nachlaß des Hypertonus in der Rumpfmuskulatur die Besserung des Stuhlganges Hand in Hand ging.

Der Hartspann der Beckenhöhle führt schließlich zu sehr bemerkenswerten Reizerscheinungen im Bereiche der Beckenorgane. Hierher gehören viele Fälle von Enuresis. Diesem Symptom, das weitüberwiegend dem Kindesalter zukommt, scheint mir zu entsprechen die Neigung zu gehäuften Pollutionen beim Manne und die Dysmenorrhöe beim Weibe. Bei allen dreien ist die Hauptreizstelle die vordere Kommissur der Mm. rectovesicales bzw. rectouterini, sie entspricht dem Höhepunkt des Druckschmerzes.

Hierzu gesellt sich beim Manne häufig noch eine vermehrte Neigung zu Erektionen, die übrigens schon im frühen Kindesalter nicht selten beobachtet wird, und eine starke Steigerung der Libido sexualis. Inwiefern diese Symptome beim Weibe vorhanden sind, ist naturgemäß schwer festzustellen. Diese Reizerscheinungen führen gewöhnlich zur Onanie. Denselben entspricht eine sehr starke Schmerzempfindlichkeit der inneren Seite der unteren Schambeinäste, die ihren Höhepunkt gewöhnlich hat in einem Insertionsknötchen des M. transversus perinaei profundus, das dem Ansatzpunkte des Corpus cavernosum penis unmittelbar benachbart liegt.

Diese sexuellen Reizerscheinungen sind durch die Massage der Beckenhöhle mit absoluter Regelmäßigkeit zu beseitigen, wie ich auf Grund jahrelanger Erfahrungen sagen kann.

10.

Veränderungen der Körperform als Folge des Hartspanns

Der Hartspann führt nicht selten auch zu Veränderungen der Körperform. Auf die schon erwähnten Haltungsanomalien des Kopfes bei Hartspann des Halses werde ich weiter unten eingehen.

Hasebroek[1]) hat in mehreren Arbeiten auf Haltungsanomalien des Schultergürtels hingewiesen, die runden Rücken oder sogar Skoliosen vortäuschen, ferner auf schlechte Beinhaltungen und schlechten Gang, die durch kontrakturähnliche Zustände in den Muskeln verursacht sind, die er „infantile Muskelspannungen" nennt. Diese „infantilen Muskelspannungen" sind nichts anderes als Hartspann.

Eine weitere Veränderung der Körperform durch den Hartspann ist die Skoliose bei Ischias und Lumbago[2]).

Eine besonders schwere Veränderung der Körperform ist der angeborene Schiefhals, der bekanntermaßen auf einer Myositis in erster Linie des M. sternocleidomastoideus beruht.

Alle diese Formveränderungen des Körpers gehen spontan zurück, wenn der Hypertonus der erkrankten Muskeln nachläßt. Das gilt ohne weiteres für die Skoliose bei Ischias und Lumbago. Auch für die Haltungsanomalien der Schultern und der Beine hat Hasebroek darauf hingewiesen, daß diese zurückgehen, sobald die abnorme Muskelspannung nachläßt. Dasselbe gilt für die Haltungsanomalien des Kopfes. Doch gilt das unbedingt nur für den heranwachsenden Körper. Beim Erwachsenen hängt die Rückbildung der

---

[1]) Hasebroek, Die Vorwärtslagerung des Schultergürtels als Haltungsanomalie und in Beziehung zum runden Rücken. Zeitschrift für orthopädische Chirurgie, Bd. 12, 1904. Über infantile Muskelspannung und ihre phylogenetische Bedeutung für die spastischen Kontrakturen. D. Arch. f. klin. Med. Bd. 97. — Über schlechte Haltung und schlechten Gang der Kinder im Lichte der Abstammungslehre. Zeitschrift für orthopädische Chirurgie, Bd. 26. — Über die Bedeutung des Schultergürtels für die Haltungsanomalien und Rückgratsverkrümmungen. Münch. med. Woch. 1912, Nr. 18.

[2]) A. Müller, Der muskuläre Kreuzschmerz. Zeitschr. f. klin. Med. Bd. 102, S. 537 bis 602, als Buch erschienen unter dem Titel: „Der Kreuzschmerz". Bonn 1926.

Haltungsanomalie davon ab, ob diese zu einer Umgestaltung des Skeletts geführt hat oder ob aus der hypertonischen Muskelverkürzung eine organische, also eine wirkliche Muskelkontraktur geworden ist. In diesen Fällen genügt der Nachlaß der Muskelspannung nicht, um die normale Körperform wieder herzustellen. Dasselbe ist der Fall beim Schiefhals. Die ihm zugrunde liegende Muskelerkrankung unterscheidet sich im Anfang für das Tastgefühl durchaus nicht von einem schweren Hartspann, und diese Muskelerkrankung und mit ihr die Haltungsanomalie ist, wie schon Hoffa[1]) sagt, in diesem Stadium ausnahmslos durch konservative Behandlung zu beseitigen. Erst wenn dieses akute Stadium zu einer narbigen Kontraktur der beteiligten Muskeln geführt hat, ist die Beseitigung der Haltungsanomalie nur noch auf chirurgischem Wege zu erreichen.

In den angeführten Fällen ist es zweifellos der mit dem Hartspann verbundene abnorme Muskelzug, der die Haltungsanomalie hervorruft. Diese Haltungsanomalien aber beruhen auf Veränderungen des Skeletts. Diese brauchen sich nicht, wie bei der Scoliosis ischiadica und den Haltungsanomalien der Schultern, der Beine und des Kopfes, auf Lageveränderungen der einzelnen Knochen zu einander zu beschränken, sondern sie können auch zu Umformungen der Knochen selbst führen. Wie hochgradig diese Veränderungen werden können, das zeigt der angeborene Schiefhals, bei dem der Zug des verkürzten M. sternocleidomastoideus nicht selten den ganzen Schädel in weitestgehendem Maße umformt.

Jede Veränderung der Körperform nun ist mit einem ebenso hochgradigen Hartspann verbunden wie die oben angeführten. Das gilt für alle rachitischen Verkrümmungen, das gilt für den runden Rücken, die Kyphose und Skoliose, das gilt für das Genu valgum und den Pes valgus, um nur die gewöhnlichen Fälle herauszugreifen. In allen diesen Fällen findet man einen hochgradigen Hartspann, dessen Hauptzugrichtung im Sinne der Verkürzung wirkt, so z. B. bei dem Genu valgum in den Adduktoren, beim runden Rücken und der Kyphose in den vorderen und seitlichen Bauchmuskeln, bei der Skoliose in den gleichen Muskeln und in den Mm. latissimi dorsi, doch beiderseits ungleich stark, bei der rachitischen Säbelform des Ober- und Unterschenkels in der Beugemuskulatur am Oberschenkel und den Wadenmuskeln.

Man ist gewöhnt, diese Muskelveränderungen, soweit sie bekannt sind, als sekundär und als Verkürzungen infolge der Ver-

[1]) Hoffa, Lehrbuch der orthopädischen Chirurgie, 1891, S. 212.

änderungen des Skeletts anzusehen. Die Skelettveränderungen sieht man durchweg als Belastungsdeformitäten an. Man richtet sein Augenmerk lediglich — ich erinnere an den runden Rücken — auf die abgemagerten Muskeln der konvexen Seite und sieht deren Schwäche als die Ursache an, die die Schwerkraft als formverändernde Kraft zu Geltung kommen läßt. Schon Hoffa[1]) indessen zieht zur Erklärung der rachitischen Beindeformitäten auch den Muskelzug heran, für die Erklärung der durchaus analogen rachitischen Armdeformitäten ist eine andere Erklärung überhaupt nicht möglich. Für den runden Rücken und die Skoliose stelle ich fest, daß leichte Fälle regelmäßig spontan, d. h. ohne Gymnastik und ohne Redressement zurückgehen, wenn es gelingt, den abnormen Muskelzug, also den Hartspann durch Massage rückgängig zu machen. Daß dies nicht ohne weiteres zu erwarten ist, wenn das Skelett sich unter der Wirkung des Muskelzugs umgeformt hat, liegt nach den Erfahrungen beim Schiefhals auf der Hand. Daß aber während der Wachstumsperiode selbst Knochendeformitäten spontan — offenbar infolge Aufhörens des abnormen Muskelzuges — rückgängig werden können, zeigen die täglichen Erfahrungen bei der Rachitis.

Infolge aller dieser Beobachtungen halte ich es für im höchsten Grade wahrscheinlich, daß die eigentliche Ursache aller unkomplizierten Verkrümmungen der Hartspann ist, daß also die bisher als Folge angesehenen „Muskelkontrakturen" tatsächlich die Ursache und die Verkrümmung ebenso wie die Muskelabmagerung der konvexen Seite ihre Folge sind; der runde Rücken z. B. ist also nicht durch „schlaffe", sondern durch kontrakte Haltung verursacht. Zweifellos spielt auch die Belastung eine Rolle, wie man schon aus der Tatsache ersehen kann, daß bei der Rachitis Beindeformitäten viel häufiger und hochgradiger sind als solche der Arme. Aber die Belastung kommt überhaupt erst zur Wirkung, wenn der Zug des Hartspanns den Knochen schon widerstandsunfähig gemacht hat. Die Belastung kommt also zu der Wirkung des abnormen Muskelzuges hinzu. Die Addition des abnormen Muskelzuges zur Last des Körpergewichtes erklärt es auch, warum man nicht selten durchaus muskelkräftige Patienten mit Kyphose und Skoliose sieht; zeichnen sich doch nicht selten gerade hervorragende Turner und Athleten durch eine vornübergebeugte Haltung aus; auch Hasebroek weist hierauf hin und führt den unter den Turnern gebräuchlichen Ausdruck „Barrenbuckel" an. Selbt die kräftigste Muskulatur kann eben auf die Dauer dem unaufhörlichen abnorm starken Zuge der Antagonisten nicht Widerstand leisten. Es ist

[1]) Hoffa, a. a. O. S. 626.

also gegenstandslos, wenn Nyrop[1]) die Tatsache als Beweis gegen den muskulären Ursprung der Skoliose anführt, daß es Skoliotische mit kräftiger Rückenmuskulatur gibt, die sogar ihre Skoliose ganz bedeutend aktiv korrigieren und sich längere Zeit in der korrigierten Stellung aufrechterhalten können. Selbst die kräftigste Muskulatur erlahmt eben auf die Dauer unter dem abnorm starken unaufhörlichen Zuge der hypertonischen Antagonisten.

Nur bei einer Deformität, dem Plattfuß, trägt an der Umformung des Skeletts die Belastung vielleicht die Hauptschuld. Hier entsteht nämlich die Abplattung des Fußgewölbes dadurch, daß die in ihrer Arbeitsfähigkeit durch die hypertonische Erkrankung geschwächten Sohlenmuskeln unter dem Drucke des auf ihnen im Stehen lastenden Körpergewichtes nachgeben; die größere Gewalt des Körpergewichtes wirkt also beim Plattfuß der Neigung der erkrankten Muskeln zur Verkürzung entgegen und überwiegt diese, während bei den anderen Deformitäten das Körpergewicht in gleichem Sinne wirkt wie der abnorme Muskelzug. Auch beim Plattfuß ist indessen zu bedenken, daß die immer stark hypertonische Wadenmuskulatur in ihrer Neigung zur Verkürzung dem Zuge der Sohlenmuskeln ebenfalls entgegenwirkt. Jedenfalls ist auch beim Plattfuß das Primäre der Hartspann.

Diese Tatsachen müssen natürlich bei der Behandlung der Deformitäten die Massage ganz anders als bisher in den Vordergrund rücken. Besonders die Schmerzen, die so häufig mit denselben verbunden sind, können endgültig nur mit Massage beseitigt werden, viel sicherer als mit Einlagen, Halteapparaten, Korsetts u. dgl., denn sie sind lediglich ein Ausdruck des begleitenden Hartspanns und haben, gleichviel ob es sich um einen Plattfuß, eine Skoliose, einen runden Rücken oder einen sonstigen Formfehler handelt, immer in den hypertonischen Muskeln oder den erkrankten Gelenken ihren Sitz, nicht, wie so häufig vermutet wird, in den durch die Verkrümmung abnormem Druck ausgesetzten Nerven. Ich habe zahlreiche solcher Fälle ohne Zuhilfenahme eines derartigen Hilfsmittels schmerzfrei gemacht und verfüge z. B. über Fälle von Plattfuß, bei denen trotz Fortsetzung der gewohnten schweren Arbeit die Schmerzfreiheit seit Jahren anhält, ohne daß Einlagen getragen werden, während vor meiner Behandlung nicht nur Einlagen, sondern alle möglichen therapeutischen Maßnahmen keine Schmerzfreiheit erzielten.

Durch diese Tatsachen wird aber auch weiter noch die Technik der Massage beeinflußt. Denn auch bei den Deformitäten muß

---

[1]) Nyrop, Behandlungsmethoden der Deformitäten der Wirbelsäule. Zeitschr. f. orthop. Chir. 1912, Bd. 30, S. 234.

die Massage eine Massage des diese begleitenden Hartspanns sein. Sie muß deshalb bei Erkrankungen der unteren Gliedmaßen immer beide Beine vom Fuß bis zur Hüfte aufwärts umfassen. Die Massage bei Rückgratverkrümmungen und Haltungsanomalien darf sich nie, wie das heute üblich ist, auf den Rücken beschränken. Eine bloße Rückenmassage ist vielmehr völlig zwecklos, weil nach meinen obigen Ausführungen die Schwäche der Rückenmuskeln gar nicht die Ursache dieser Formfehler ist. Die Massage in diesen Fällen muß vielmehr außer dem Rumpf die Schultern, den Hals, die Hüften und die Beckenhöhle, vielfach auch noch die Oberschenkel umfassen.

11.
Muskulatur und Zirkulation in der Norm und bei Hartspann

Das Herz ist die Druckpumpe, die das Blut in den Arterien vorwärtsbewegt. Die Beschleunigung, die dem Blute hierdurch gegeben worden ist, ist im Kapillarnetz erschöpft. Beim Austritt aus dem Kapillarnetz hat das Blut einen neuen Antrieb nötig, der es zum Herzen zurückbringt. Dieser Antrieb geht nicht vom Herzen aus, denn das Herz ist keine Saugpumpe.

Die Ansaugung des Blutes zum Herzen geschieht zum geringen Teil durch die Elastizität der Wand der Herzkammern, die sich während der Diastole zu erweitern streben. In der Hauptsache geschieht sie durch den Unterdruck im Brustraum, und dieser wieder ist die Wirkung des Muskelzuges der Inspiratoren, die von allen Seiten her den Brustraum zu erweitern streben. Bei der Einatmung wird der Brustkorb um die Rippengelenke als Angel schräg vorwärts aufwärts gehoben; diese Bewegung ist naturgemäß am ausgiebigsten am vorderen unteren Ende des Brustkorbes. Die Saugwirkung der Inspiratoren ist also hier am ausgiebigsten. Deshalb liegt hier das Herz. Die Saugwirkung der Inspiratoren ist am stärksten auf der Höhe der Einatmung, diese ist deshalb bis zur Vena femoralis hin als negative Druckschwankung nachweisbar.

Die Saugpumpe, die hiernach der Brustkorb für die Zirkulation darstellt, hängt in ihrer Wirkung ab von der Ausgiebigkeit der Atmung. Je tiefer die Einatmung und je vollständiger die Ausatmung ist, desto schneller strömt das Venenblut zum Herzen hin und desto größer ist die Blutmenge, die in der Zeiteinheit sich in das Herz entleert. Desto schneller ist also der Umtrieb der ganzen Blutmasse durch den großen und kleinen Kreislauf und desto vollständiger der Gaswechsel in den Lungen. Da hiervon auch der Gaswechsel in den Geweben abhängt, ist es klar, daß der ganze Stoffwechsel stark von der Tiefe und Ausgiebigkeit der Atmung beeinflußt wird.

Die Tiefe und Ausgiebigkeit der Atmung ihrerseits ist aber die Wirkung des Muskelspiels der Einatmer und ihrer Antagonisten. Nur wenn die Einatmer sich kräftig und vollständig zusammenziehen und ihre Antagonisten hierbei vollständig erschlaffen und sich genügend dehnen, wird die volle normale Ausgiebigkeit und Tiefe der Atmung erreicht. Das ist aber nur möglich, wenn diese Muskelgruppen völlig normal sind.

Vergegenwärtigen wir uns, um welche Muskelgruppen es sich hier handelt. Einatmer sind, abgesehen vom Zwerchfell, die Mm. scaleni, die Mm. intercostales; in zweiter Linie der M. serratus post. sup., die Mm. levatores costarum, der M. serratus anterior und der M. pectoralis minor. Ihnen wirken entgegen die Muskeln, die den Rippenbogen abwärts ziehen, also die geraden und schrägen Bauchmuskeln, der M. quadratus lumborum, der M. serratus post inf. Es ist also für den Umlauf des Blutes von großer Wichtigkeit, daß die erstere Gruppe vollkommen leistungsfähig, die zweite vollkommen nachgiebig ist.

Das gilt besonders für den Blutumlauf im Pfortaderkreislauf. Das Blut des Pfortaderkreislaufs passiert zwei hintereinander geschaltete Kapillarnetze. Die Triebkraft des Herzens ist in den Magen-, Darm-, Milzkapillaren erschöpft. Eine Ansaugung durch die rechte Herzhälfte kann höchstens bis zu den Leberkapillaren wirken. Somit scheidet für die Fortbewegung des Blutes in der Pfortader die Arbeit des Herzens ganz bestimmt aus. Es ist ganz ausgeschlossen, daß hierfür andere Kräfte als die Atembewegung wirksam sind. Der Blutumlauf der Pfortader, also des größten Teils des Adersystems des Bauches, ist also ausschließlich auf die Triebkraft der Atembewegungen angewiesen.

Dasselbe gilt für den Lymphkreislauf, für den ja eine etwaige Saugkraft des Herzens vollkommen wegfällt. Wie sehr auch für ihn die Arbeit der Atemmuskulatur ausgenutzt wird, zeigt die Lage der Cisterna chyli. Dieselbe befindet sich dicht unter dem Hiatus aorticus des Zwerchfells zwischen Aorta und rechtem Zwerchfellschenkel, sie wird also bei jeder Einatmung zusammengedrückt und ausgepreßt.

Somit ist also die Muskulatur des Brustkorbes und des Bauches nicht nur das Organ der Rumpfbewegung, sondern ein außerordentlich wichtiges Hilfsorgan des Herzens für den Kreislauf im Venen- und Lymphgefäßnetze.

In dieser Aufgabe wird die Muskulatur des Rumpfes ganz wesentlich ergänzt durch die Muskulatur der Gliedmaßen. An den Gliedmaßen, zu denen wir hier auch Hals und Kopf rechnen müssen, ist die Blutbewegung in den Venen besonderen Schwierigkeiten ausgesetzt. Die großen Venenstämme verlaufen durchweg zwischen den Muskeln, die sich in ständiger Bewegung befinden. Sie sind infolgedessen ständig Quetschungen und Verschiebungen ausgesetzt, die ihre Lichtung zu verschließen und den Blutablauf zu hemmen drohen. Diese Gefahr nun ist durch sinnreiche Anordnungen derart vermieden, daß gerade die Muskelbewegung, die geeignet ist, den Blutabfluß zu hemmen, zur Beförderung desselben ausgenutzt wird. Das zeigt sich besonders an bestimmten, besonders gefährdeten Stellen, die man als Engpässe für den Venenblutstrom bezeichnen kann. Diese Engpässe sind durch eine entsprechende Anordnung in Pumpanlagen für das Venenblut verwandelt.

Für Kopf und Hals habe ich das schon im einzelnen in meinem Buche über den muskulären Kopfschmerz gezeigt[1]).

Das Venenblut des Kopfes und Halses sammelt sich im wesentlichen in der Vena jugularis interna, dem Abfuhrweg für das Blut des Schädelinnern, der Vena vertebralis, dem Abfuhrweg für das Blut der Halswirbelsäule, und der Vena jugularis externa, dem Abfuhrweg für das Blut der Oberfläche des Schädels, Gesichtes und Halses.

Die Vena jugularis interna entsteht in der Tiefe der Unterohrgrube (Fossa retromandibularis) an der Schädelbasis aus dem queren Blutleiter, der das Blut aus den in drei Etagen übereinander nach rückwärts ziehenden Längsblutleitern sammelt. Gleich an ihrem Ursprung weist sie eine Erweiterung, den Bulbus superior, auf, dessen Dasein schon darauf schließen läßt, daß herzwärts von ihr ein Stromhindernis vorhanden sein muß.

Die Vena jugularis interna ist den Querfortsätzen der Halswirbel, hier des Atlas, vorgelagert[2]). Nach außen (lateral) lagert sich ihr an der Processus styloideus mit den von ihm ausgehenden Muskeln, der M. digastricus und die Ohrspeicheldrüse. Nach einwärts (medial) von ihr liegen die Muskelbäuche der Mm. rectus capitis anterior und longus colli, die Carotis interna und die Schlundmuskulatur (Mm. mylo- und buccopharyngeus). Hieran anschließend legt sich vor sie der M. pterygoideus internus und der aufsteigende Unterkieferast, an dessen Rückfläche lateralwärts wieder die Ohrspeicheldrüse gelagert ist. Die Vena jugularis interna ist also hier in einen Kanal eingeschlossen, der rückwärts und teilweise auch vorn von Knochen, sonst mit Ausnahme der Ohrspeicheldrüse von Muskeln gebildet wird. Auch die Ohrspeicheldrüse muß als ein sehr unnachgiebiges Gebilde angesehen werden, da sie von einer fibrösen Kapsel umgeben ist, die gerade in der Unterohrgrube sich durch Derbheit auszeichnet

[1]) A. Müller, Der muskuläre Kopfschmerz. Leipzig 1911. S. 42 ff.

[2]) Braune, Topographisch-anatomischer Altas. Leipzig 1875. Tabula V, Fig. 1. — Henke, Topographische Anatomie des Menschen. Berlin 1879. Atlas, Tafel XIII, Fig. 1. — Merkel, Handbuch der topogr. Anatomie. Braunschweig 1885—90. Bd. 1, S. 447 ff.

und nach hinten fest mit dem Warzenfortsatz verwachsen ist; besonders deren unterer Rand ist so kräftig, daß man ihn bei geeigneter Kopfstellung auch am Lebenden wie einen festen Strang durchfühlen kann (Merkel). Der M. digastricus nun und der Processus styloideus mit den an ihm inserierenden Muskeln schlingen sich „vor-, ab- und einwärts" (Henke) vor die Vene und ich habe den Eindruck, daß die hierdurch bedingte Einschnürung die Entstehungsursache des oberen Bulbus der Vene ist; wahrscheinlich ist der Zweck des Processus styloideus der, durch Verlegung der Insertionsstelle dieser Muskeln weiter ab- und vorwärts die Vene vor völliger Kompression zu schützen. Diese Gefahr ist durch die Anordnung der Muskulatur überwunden. Die Mm. digastricus und pterygoideus internus ebenso wie die Schlundmuskeln und die vom Griffelfortsatz entspringenden Muskeln ziehen sich zusammen und erschlaffen ständig beim Sprechen und Kauen, sind also sehr häufig in rhythmischer Bewegung, wirken also abwechselnd saugend und pressend auf die Drosselvene ein. Selbstverständlich kann diese Anordnung nur bei normaler Lage und Arbeit aller Teile genügen.

Schon der Raum in der Unterohrgrube wechselt stark; bei Lordose der Halswirbelsäule verengert er sich stark, wie schon die Betastung von außen ergibt. Henke sagt, daß die Spitze des Processus styloideus „bei starker Senkung des Kopfes in seiner Verbindung mit dem Atlas sich vor dem Querfortsatze des letzteren anlegt"; das ist aber ohne Kompression der Vena jugularis interna kaum denkbar. Die Stellung des Kopfes zur oberen Halswirbelsäule und zum Atlas bei Lordose der Halswirbelsäule ist aber dieselbe wie bei Senkung des Kopfes. Besonders ungünstig wirken die hier so häufigen Schwellungszustände. Einmal schwellen der M. digastricus und die Muskeln des Processus styloideus bei Hartspann sehr häufig an. Hinzu kommen die ebenfalls sehr häufigen Schwellungen des lymphatischen Apparates, der Lymphoglandulae jugulares superiores, aber auch der Rachen- und Gaumenmandeln. Ein Blick in die anatomischen Querschnitte dieser Gegend lehrt, daß diese Ereignisse besonders in Verbindung mit Muskelschwellungen die Vena jugularis interna stark beengen müssen, denn sie ist hier das einzige zusammendrückbare Gebilde — in der Carotis herrscht ein viel zu hoher Druck —, sie kann zudem nach keiner Seite ausweichen. Folge dieser Venenkompression ist aber Blutstauung in der Schädelhöhle und im Gehirn. Daß diese bei längerem Bestehen die Arbeit des Gehirns stark beeinträchtigen muß, ist klar. Hierdurch erklärt sich ohne weiteres der verderbliche Einfluß, den z. B. Vergrößerungen der Rachenmandeln erfahrungsgemäß auf die geistige Leistungsfähigkeit ausüben.

Ein zweiter Engpaß für den Blutstrom in der Vena jugularis interna liegt an der mittleren Halswirbelsäule dort, wo diese vom M. sternocleidomastoideus gekreuzt wird. Dort befindet sich nämlich der Gefäßstrang des Halses zwischen den Querfortsätzen der Halswirbel und dem M. sternocleidomastoideus (Braune, Tab. V, Fig. II), und zwar liegen die Gefäße in der Weise eingeklemmt zwischen Muskel und Knochen, daß schon normalerweise hier leicht eine Kompression derselben eintreten kann, die natürlich nur auf die Vene wirkt, da die Arterie wegen des in ihr herrschenden Druckes nicht ohne weiteres zusammendrückbar ist. Verstärkt wird diese Einklemmung durch die Lordose der Halswirbelsäule. Ist diese nämlich nach vorn eingebogen, so schieben sich die mittleren Halswirbel wie ein Keil zwischen die nach unten konvergierenden Mm. sternocleidomastoidei, und die Abtastung ergibt ohne weiteres die Engigkeit des Zwischenraumes an dieser Stelle, der häufig auch noch durch Strangbildungen zwischen Muskel und Wirbelsäule, die man nur als pathologische Verwachsungen deuten kann, verlegt wird. Dieser Sachverhalt muß außer einer Stauung im Schädelinnern auch eine solche im Gesicht und der Kopfhaut hervorrufen, da die Vena jugularis externa wohl kaum bei plötzlicher Beanspruchung sofort dieses ganze Stromgebiet aufnehmen kann. So erklärt sich am leichtesten die so häufig zu beobachtende Kongestion des Gesichts und der Ohren, sowohl die chronische, wie die akute bei Erregungen, Anstrengungen und anderen den Hartspann der Muskulatur des Halses steigernden Ursachen.

Auch hier ist der Nachteil ausgenutzt zur Beförderung des Venenblutstroms. Der M. sternocleidomastoideus, der hinten der Halsfaszie anliegt, wird vorn von einem dünnen Blatt derselben überzogen, nimmt sie also bei seinen Bewegungen mit. Mit ihr hängt rückwärts die Vena jugularis interna zusammen. Jede Zusammenziehung des M. sternocleidomastoideus wirkt also erweiternd auf die Vene und damit ansaugend auf das in ihr enthaltene Blut. Jede Kopfbeugung wirkt in dieser Weise auf beide innere Jugularvenen, jede Kopfdrehung auf die Vene der Seite, zu der hin der Kopf gedreht wird. Dieser Saugapparat wirkt selbstverständlich um so besser, je größer der Spalt zwischen dem Kopfnicker und der Halswirbelsäule, je gerader diese also ist. Bei einer Einbiegung derselben nach vorn, einer Lordose, wird die Wirkung schwächer und hört schließlich bei einer gewissen Stärke derselben ganz auf, so daß dann, wie schon bemerkt, der Saugapparat zum Hindernis für den Venenblutstrom wird.

Die dritte Schwierigkeit für den Venenblutstrom am Halse besteht vor dem Eingang in die obere Brustkorböffnung. Hier sind die Blutgefäße beiderseits eingelassen in einen pyramidenförmigen Hohlraum[1]), der nach rückwärts von dem Querfortsatz des siebenten Halswirbels, dem Hals der ersten Rippe und der Lungenspitze, nach außen von den Mm. scalenus medius und anterior und dem Bogen der ersten Rippe, auf der sie ansetzen, nach vorn von einer Muskelplatte, gebildet durch die Mm. sternothyreoideus, omo- und sternohyoideus und sternocleidomastoideus, medialwärts von der Luft- und Speiseröhre und der Schilddrüse gebildet wird. In diesen Hohlraum, der sich nach unten in den Brustkorb öffnet, münden von oben her die Gefäße, vorn die Vena jugularis interna, seitlich zwischen den Mm. scalenus medius und anterior gehen aus ihm hinaus das Armnervengeflecht und die Arteria subclavia, und münden in ihn zwischen dem M. scalenus anterior und der vorderen Muskelplatte die Vena subclavia, die sich hier mit der Vena jugularis interna zur Vena anonyma vereinigt. Die beiden Venen bilden hier den Pirogoffschen „Venenwinkel"; derselbe nimmt „sehr häufig die Vena jugularis externa auf, auch der Arcus venosus juguli kann daselbst münden, die Vena vertebralis pflegt nicht weit von demselben die großen Venen zu erreichen, dort münden die großen Lymphstämme, links Ductus thoracicus, rechts Truncus lymphaticus dexter. Außerdem sind sämtliche Venen, welche hier zusammenkommen, in der letzten Strecke ihres Verlaufs mit der Umgebung fester verbunden" (Merkel). Die Vena subclavia liegt hier hinter dem Handgriff des Brustbeins (Manubrium sterni), die Drosselvene (Vena jugularis interna) hinter der Platte der Zungenbein - Kehlkopf - Brustbeinmuskeln. Sie müssen also jede Atembewegung dieser Muskeln und des Brustbeins mitmachen.

Die unteren Zungenbeinmuskeln spielen hierbei noch, worauf Merkel (Handbuch II, S. 26f. und 146) aufmerksam macht, eine besondere Rolle. Der M. omohyoideus nämlich ist mit seiner Zwischensehne so in den oberen Rand der Halsaponeurose eingeschaltet, daß er diese bei seiner Kontraktion spannt; im gleichen Sinne wirkt der M. sternohyoideus. Die Vena jugularis interna aber hängt mit der Halsaponeurose unmittelbar zusammen, so daß also die Aktion der Mm. omohyoideus und sternohyoideus eine Erweiterung der Venenlichtung bewirkt. Diese Muskeln nun ziehen sich bei jeder Einatmung zusammen, indem sie den Kehlkopf abwärts ziehen; bei jeder Einatmung also findet eine Erweiterung der Vena jugularis interna statt, die auf den Venenblutstrom des Kopfes ansaugend wirkt. Diese höchst sinnreiche Anordnung zeigt, daß die Verhältnisse für den Venenabfluß hier schon normalerweise nicht günstig sind; ein weiterer Beweis hierfür ist das

[1]) Henke, Lehrbuch, S. 178ff.

Dasein des hier gelegenen Bulbus und der oberhalb desselben gelegenen Venenklappen. Nach Merkel (II, S. 27) bildet hier „besonders der M. sternocleidomastoideus eine gewisse Gefahr, indem er sich bei manchen Bewegungen wulstet und dann das Venenlumen zudrücken würde, wenn nicht der M. omohyoideus und die Aponeurose durch ihren Zug an ihr entgegenwirkten". Diese Schwierigkeit wird überwunden durch die Anordnung, die ihr zu begegnen bestimmt ist. Doch hat die Leistungsfähigkeit dieser Anordnung ihre Grenzen.

Der Hartspann der Halsmuskulatur vergrößert nämlich die Gefahr dieses Endpasses stark. Schon allein die ganz gewöhnlich mit diesem verbundene Muskelschwellung kann, wie ein Blick auf einen Durchschnitt dieser Gegend (Spalteholz II, S. 261, Fig. 307, Merkel II, S. 26, Braune Tab. VII und VIII) lehrt, gerade die Vene stark verengen. Aber der Hartspann an sich bedeutet schon eine Stromerschwerung; denn er verringert, wie ich oben hervorgehoben habe, die Exkursionsbreite gerade der Mm. omo- und sternohyodei, indem er die Atembewegungen des Kehlkopfes hemmt und schließlich stillstellt; damit wird die Pumpbewegung an der Vene in ihrer Ausgiebigkeit verringert und schließlich eingestellt. Eine zweite Wirkung des Hartspanns, die sich besonders mit der Lordose der Halswirbelsäule verbindet, ist die Herabziehung der Halsorgane in den Brustkorbeingang. Damit nämlich steigt die Schilddrüse aus ihrer Leichenstellung oberhalb des Brustkorbeinganges herab und stellt sich in diesen hinein, ein Befund, der, wie ich oben ausgeführt habe, sehr häufig ist. Diese Stellung der Schilddrüse aber bedeutet eine starke Verengerung des Gefäßspaltes, die naturgemäß gerade die Vena jugularis in erster Linie treffen muß. Der Hartspann der Hals- und Nackenmuskulatur bedeutet also auch an dieser Stelle ein starkes Hindernis für den Venenblutstrom, und damit eine Stauungsursache für das ganze Gefäßgebiet des Kopfes. Gerade an dieser Stelle zeigt sich häufig, daß dieses Hindernis nicht etwa nur theoretisch konstruiert ist; man sieht nämlich gerade bei ausgesprochener Halslordose häufig die Vena jugularis externa, die an dieser Stelle in die Vena subclavia oder den Venenwinkel (Merkel II, S. 133) einmündet, als kleinfingerdicken, also überfüllten (überfüllt auch wegen der Abflußbehinderung in der inneren Jugularvene) Strang vom Schlüsselbein nach oben ziehen, der nur bei tiefen Inspirationen auf Augenblicke einsinkt.

Diese drei Stromhindernisse gelten nun nicht nur für den Venenblutstrom, sondern, wie ich schon oben angedeutet habe, auch für den Lymphstrom, da auch im Lymphgefäßsystem kein positiver Druck herrscht und seine Anordnung hier dem Venensystem entspricht: die Lymphgefäße des Kopfes und oberen

Halses sammeln sich in dem Plexus lymphaticus jugularis, der die Vena jugularis interna begleitet, und dieser, mit den Lymphgefäßen des unteren Halses vereinigt, setzt sich fort in den Truncus lymphaticus jugularis, der sich „links mit dem Ductus thoracicus vereinigt, rechts entweder selbständig in den Winkel mündet, in welchem Vena subclavia und jugularis interna zusammentreffen, oder auch in dem Truncus lymphaticus communis endigt" (Merkel II, S. 131 f.). Für den Lymphstrom bestehen also die gleichen Abflußschwierigkeiten in der Mitte der Halswirbelsäule und am Jugulum, wie für den Venenblutstrom. Sie werden normalerweise allerdings in derselben Weise wie beim Venenblutstrom überwunden. Aber auch hier hat das seine Grenzen. Man findet infolgedessen sehr häufig bei Hartspann der Halsmuskulatur mehr oder weniger zahlreiche Lymphknoten von Erbs- bis Haselnußgröße und größer, die sich offenbar infolge der Lymphstauung vergrößert haben. An der Gruppierung dieser Lymphknoten kann man den Sitz des Stromhindernisses häufig mit aller Deutlichkeit erkennen, indem man im einen Fall nur unterm Ohr einen vereinzelten Knoten findet, im andern Falle eine Gruppe von Knoten zwischen der oberen Hälfte des M. sternocleidomastoideus und dem Unterkiefer und eine Vergrößerung der Gaumen- und Rachenmandeln, in einem dritten Falle außerdem noch Knoten zwischen Clavicula und M. sternocleidomastoideus, so daß im ersten Fall sich das oberste, im zweiten Fall das mittlere, im dritten Fall das untere Stromhindernis als das wichtigste kennzeichnet. Häufig auch zeigt sich der verschiedene Grad der Stromhinderung an der verschiedenen Größe der Knoten.

Bei stärkerer Entwicklung der Lymphknotenschwellung entsteht das Bild des lymphatischen Habitus, und ich bin der Überzeugung, daß der Hartspann von Hals, Nacken, Schultern, den ich in den von mir untersuchten Fällen von lymphatischem Habitus immer in schärfster Weise ausgesprochen fand, die eigentliche Ursache dieses Zustandes ist.

Diese Beziehungen zwischen Blut- und Lymphstrom einerseits und Muskulatur andererseits sind auch die eigentliche Ursache dafür, daß der Hartspann von Hals und Nacken so selten an seinem eigentlichen Sitze, vielmehr fast immer als Kopfschmerz empfunden wird. Fast immer nämlich verbindet sich mit ihm eine Stauung der Blut- oder Lymphströmung im Kopfe und damit eine Erhöhung des Druckes der Zerebrospinalflüssigkeit, deren Abflußwege das Lymphgefäßsystem und besonders die venösen Sinus der Schädelhöhle (Merkel I, S. 79), also die Vena jugularis interna sind. Daß aber Erhöhung des Druckes der Zerebrospinalflüssigkeit Kopfschmerz verursacht, haben die mit der Lumbalpunktion gemachten Erfahrungen experimentell erwiesen: Offergeld[1]), Chaput[2]) und Pollak[3]) konstatierten, daß der nach Lumbalanästhesie auftretende, häufig langdauernde Kopfschmerz nach nochmaliger Vornahme der Lumbalpunktion, bei der sich erhöhter Druck im Duralsack bzw. in den Hirnventrikeln (Pollak) ergab, prompt verschwand.

Die Annahme, daß der Kopfschmerz bei dem muskulären Hypertonus teilweise durch eine Drucksteigerung in der Zerebrospinalflüssigkeit verursacht ist, erklärt die Tatsache, daß Massage der am Schädel selbst befindlichen kranken Muskeln nur so unsichere Resultate gibt, während die sachgemäße Behandlung der Hals- und Nackenmuskeln allein auch bei gänzlicher Vernachlässigung der Schädelmuskeln fast immer vollen und schnellen Erfolg erzielt.

Die Drucksteigerung im Schädel ist ein weiterer Erklärungsgrund dafür, daß der muskuläre Kopfschmerz so selten allein vorhanden, vielmehr fast immer mit anderweitigen vorwiegend neurasthenischen Symptomen verbunden ist. Die Verbindung von Reizbarkeit und Schwäche, die die Neurasthenie charakterisiert, ist nämlich das Kennzeichen der Funktion eines Organes, das unter dem Einflusse der Blutstauung steht. Man vergegenwärtige sich nur die Eigenart des Stauungskatarrhs des Magens bei unkompensiertem Herzfehler; sein Symptomenbild setzt sich zusammen aus abnormer Reizbarkeit gegenüber der eingeführten Nahrung und Schwäche bei Verarbeitung derselben, ebenso wie das Symptomenbild der Neurasthenie. Die Störung des Blut- und Lymphumlaufs kommt also zu der Reiz- und Hemmungswirkung des Hartspanns (S. 69) und der Hemmung der Schilddrüsenwirkung durch den Halshartspann (S. 41), die wir schon kennen gelernt haben, hinzu; alle drei wirken auf das Gehirn in gleichem Sinne.

Der Pirogoffsche Venenwinkel und die mit ihm organisch verbundene muskuläre Saugvorrichtung wirkt nicht nur auf den Venenblutstrom des Kopfes, sondern durch die Vena subclavia auch auf den des Armes. Die Vena subclavia ist zudem weiter lateral an die Rückseite des Schlüsselbeins und des M. subclavius fest angeheftet, wodurch sie gezwungen ist, deren Bewegung stets zu folgen. Auch die Schulterbewegungen werden also für den Blutabfluß in der Vena subclavia ausgenutzt. Daß dieser Druck- und Saugmechanismus tatsächlich funktioniert nicht nur für die Vena subclavia und jugularis interna, sondern auch für

[1]) Zentralblatt f. Gynäkologie 1907, Nr. 10, S. 290.

[2]) Bull. et mém. de la soc. de chir. de Paris, XXXII, p. 131, referiert im Zentralblatt für Chirurgie 1906, Nr. 26, S. 739.

[3]) Pollak, Mitteilungen a. d. Grenzgeb. d. Med. u. Chir., XVIII, Heft 1, referiert im Zentralblatt für innere Medizin 1908, Nr. 21, S. 555.

den Ductus thoracicus, also den Lymphstrom, hat W. Herzog[1]) experimentell nachgewiesen.

Diese Saugvorrichtung wird ergänzt durch eine Reihe von kleineren Vorrichtungen ähnlicher Art, die über den ganzen Arm verteilt sind. Schon an der Hohlhandseite der Fingerwurzel stellt das Lig. palmare transversum subcutaneum[2]) einen solchen Apparat dar. Dasselbe spannt sich nach Braune bei jeder Spreizung der Finger an und hebt sich so ab, daß der Zwischenraum zwischen den Köpfchen der Mittelhandknochen wesentlich vergrößert wird und somit saugend wirkt.

Eine viel größere und ausgiebigere Anlage gleicher Art ist die Aponeurose der Hohlhand. Wie man leicht an sich selbst feststellen kann, hebt diese sich sowohl bei Beugung wie bei Streckung der Finger erheblich von den unterliegenden Mittelhandknochen und Beugesehnen ab. Der ganze unterliegende Raum wird also bedeutend vergrößert und übt dadurch eine erhebliche Saugwirkung auf die die beiden Hohlhandbogen begleitenden Venen aus. Durch Fortsätze der Aponeurose bis zu den Fingern wird die Saugwirkung auch auf diese übertragen. Bei Streckung der Finger spannen sich diese Fortsätze an und legen sich auf die Köpfchen der Mittelhandknochen, wobei diese und die Finger blaß, ihre Venen also zusammengedrückt werden. So ist also auch hier Druck- und Saugwirkung aneinandergekuppelt; die physiologische Wichtigkeit dieser Druck- und Saugpumpe zeigt sich auch daran, daß zu ihrer Betätigung ein eigener Muskel, der M. palmaris longus, vorgesehen ist.

Am Lig. carpi transversum ist unabhängig vom Canalis carpi, der infolge seiner unnachgiebigen Wandungen einen ausgesprochenen Engpaß darstellt, für die Gefäße und Nerven neben diesem ein besonderer dreiseitiger Kanal ausgespart, welcher durch die Bindegewebsblätter des Lig. carpi volare und transversum gebildet wird, die sich auseinanderweichend an das Erbsenbein anheften[3]). Auch dieser Kanal hat seine besondere Druck- und Saugpumpe in dem M. palmaris brevis, der das Ende des Kanals bedeckt und mit der Hohlhandaponeurose, an der er ansetzt, zusammen arbeitet, also bei Hand- und Fingerstreckung gedehnt wird und die Venen- und Lymphgefäße auspreßt, bei Hand- und Fingerbeugung sich zusammenzieht, von der Unterlage abhebt und dadurch saugend auf sie wirkt.

Unmittelbar an den Gefäßkanal der Handwurzel schließt sich am Unterarm eine sehr energisch wirkende Pumpvorrichtung, die in dem Verhältnis der Beugesehnen oberhalb der Handwurzel

[1]) D. Zeitschr. f. Chir. 1882, Bd. 16, S. 1.
[2]) Merkel III, S. 607 f.
[3]) Merkel III, S. 593.

zu den Unterarmknochen, denen sie aufliegen, gegeben ist. Diese Sehnen heben sich nämlich ebenso wie die Hohlhandaponeurose bei der Hand- und Fingerbeugung, besonders beim Faustballen, von den Unterarmknochen ab, wie ohne weiteres aufs deutlichste am Lebenden gefühlt werden kann. Da sie zudem die die ganze Unterarmmuskulatur umhüllende Faszie mit abheben, so wird hierdurch eine kräftige Saugwirkung auf die Venen- und Lymphgefäße der Beugeseite oberhalb des Handgelenkes ausgeübt, die mit einer Pressung bei der Überstreckung des Handgelenks abwechselt. Durch diese Pressung wird der Inhalt der Gefäße teils zum Herzen hin, teils durch die reichlich vorhandenen Verbindungsgefäße in die Venen der Streckseite des Unterarms befördert.

Die nächst höhergelegene Saugvorrichtung ist der Lacertus fibrosus. Derselbe zweigt von der Sehne des M. biceps brachii nach der Ellenseite des Unterarms ab und verbindet sich mit der Faszie des Unterarmes. Unter ihm durch verläuft die Arteria brachialis mit den beiden Armvenen, die aus dem Unterarm herkommen. Jede Zusammenziehung des M. biceps hebt den Lacertus und wirkt dadurch kräftig saugend auf die Armvenen und zugleich infolge des Zuges an der Unterarmfaszie pressend auf die ganze Unterarmmuskulatur. Die Saugwirkung des Lacertus fibrosus wird durch die Vena perforans, die neben der Außenseite desselben aus der Tiefe kommt und die tiefen Armvenen mit dem Venensystem der Armoberfläche (Vv. cephalica und basilica) verbindet[1]), auf die letzteren übertragen. Der Saugapparat des Lacertus fibrosus erstreckt also seine Wirkung auf den größten Teil des Venensystems des Armes. Auch hier verwandelt sich bei Streckung des Ellbogens die Saugung in Pressung.

Der Saugapparat des Lacertus fibrosus setzt sich weiter aufwärts fort in die Sauganlage, die am Oberarm in der Verbindung der Oberarmfaszie mit dem M. biceps brachii gegeben ist. Dieser Muskel nämlich setzt mit seinem einen Ende am Schulterblatt, mit dem anderen an der Speiche an, er überbrückt also den Oberarmknochen und hebt sich infolgedessen, wenn er sich zusammenzieht, von diesem ab. Dadurch wirkt er kräftig saugend auf die in derselben Faszienhülle mit ihm verlaufenden Armvenen. Auch hier verwandelt sich die Saugung in Pressung bei der Armstreckung, bei der sich der M. biceps wieder fest auf seine Unterlage auflegt. An der Innenseite des Oberarms entsteht aus den beiden von den Mm. biceps und triceps herkommenden Blättern des Septum intermusculare mediale ein Kanal, in dem die Vena basilica verläuft. Dieser Kanal wird von einem Faszienblatt über-

[1]) Merkel III, S. 518.

brückt. Dieses überträgt die Wirkung des M. biceps auch auf die Vena basilica und damit auf das ganze Venensystem des Armes.

Die beiden Armvenen vereinigen sich am unteren Rande des großen Brustmuskels zur Achselvene (Vena axillaris). Diese ist mit der Fascia coracoclavicularis[1]), verwachsen, einem von der Achselfaszie (Fascia axillaris) abgehenden Blatt, das die Rückseite des großen und kleinen Brustmuskels bedeckt und am Schlüsselbein, dem M. coracobrachialis und dem kurzen Bizepskopfe angeheftet ist. Die Achselvene muß infolgedessen die Bewegungen dieser Muskeln, vor allem des kleinen Brustmuskels, dem sie unmittelbar anliegt, mitmachen. Bei der Abduktion des Armes spannt sich, wie Merkel festgestellt hat, diese Faszie, was durch besondere Faserzüge der Sehne des großen Brustmuskels, die sich in sie verlieren, noch verstärkt wird. Auch durch den Langerschen muskulären Achselbogen, Muskelbündel, die vom M. pectoralis major zum M. latissimus dorsi durch die Achselhöhle ziehen, wird die Muskelarbeit zur Spannung der Achselfaszie, die den unteren Abschluß der Achselhöhle bildet, ausgenutzt. Jede Hebung des Armes nach vorn und seitwärts wirkt also saugend auf die Achselvene, jede Rückwärtsführung preßt sie zu. Beim Gehen also, bei dem die Arme vor- und rückwärts schwingen, wirkt diese Anordnung abwechselnd als Druck- und Saugpumpe.

Auch weiter aufwärts noch werden, worauf ich schon hinwies, die Schulterbewegungen zur Beförderung des Venenblutes ausgenutzt. Die Vena subclavia nämlich, die Fortsetzung der Achselvene, ist an die Rückseite des Schlüsselbeins und den M. subclavius einerseits, die Sehne des M. scalenus anterior und die erste Rippe andererseits angeheftet. Infolgedessen verengert und erweitert sie sich ebenfalls bei den Bewegungen des Schultergürtels[2]).

Am ganzen Arme ist es die Beugemuskulatur, deren Tätigkeit zur Beförderung des Venenblutes ausgenuzt wird, und zwar wird der Umstand, daß die Muskeln und Sehnen von ihrer Unterlage bei der Muskelarbeit sich abheben, hierbei benutzt. Diese Wirkung ist am ganzen Arme noch dadurch verstärkt, daß sämtliche Knochen des Armes von den Phalangen angefangen bis zum Oberarmknochen nach der Streckseite konvex, nach der Beugeseite konkav gestaltet sind. Demselben Grundgesetz entsprechend ist auch das Schlüsselbein nach oben, auf der der Muskulatur der Achselhöhle abgewandten Seite, konvex, ihr zugewandt konkav,

[1]) Merkel III, S. 473f.

[2]) Merkel II, S. 147 — Herzog, a. a. O.

und die Gelenkverbindung Schultergürtel-Oberarm ist ebenfalls mit ihrer offenen Seite der Gruppe der Brust- und Achselhöhlenmuskeln zugewandt. Dadurch ist der Saugraum, der sich bei der Arbeit der Beugemuskeln an Fingern, Hand, Unter- und Oberarm, der Achselhöhlenmuskeln in der Achselhöhle bildet, von vornherein so groß wie möglich angelegt. Es ist also klar, daß die Saugwirkung der Beugemuskulatur am Arme nicht zufällige Nebenwirkung ist, sondern sozusagen Absicht ist und von vornherein zu den Funktionen gehört, zu denen sie da ist.

Diese Saugwirkung nun ist gebunden an die normale Tätigkeit der Muskulatur. Einschränkung des Spielraumes dieser Tätigkeit vermindert sie, Stillstand hebt sie auf. Das sehen wir täglich an der Schwellung, Blaufärbung und Kälte der Gliedenden bei Lähmungen der Gliedmaßen. Geringe Grade von Zirkulationsstörungen entstehen aber schon bei Einschränkung des Bewegungsspielraums, der besonders an der Schulter bei Hartspann sehr häufig ist dadurch, daß der M. pectoralis minor in Kontraktur gerät. Zum Zirkulationshindernis werden aber alle diese Saugvorrichtungen, wenn Schwellung bei Hartspann eintritt. An der Hand sehen wir das häufig bei Schwellung der Zwischenknochenmuskeln, die besonders im ersten und zweiten Zwischenknochenraum bei Schreibkrampf nicht selten ist. Am Unterarm sehen wir nicht selten die Beugemuskulatur und den M. pronator quadratus, besonders aber den unmittelbar unter dem Lacertus fibrosus liegenden M. pronator teres geschwollen. Am Oberarm schwillt sehr gern bei rheumatischen Erkrankungen und Verletzungen der M. brachialis an, an der Schulter bei Schulterrheumatismus die vordere Portion des M. deltoideus und der M. coracobrachialis. Durch alle diese Vorgänge wird gerade an den entscheidenden Stellen der Raum stark beengt, was um so stärker wirkt, als infolge der Faszienumhüllung der vorhandene Raum nicht erweiterungsfähig ist. Dadurch verwandeln sich denn die Saugpumpen in Engpässe für den Blut- und Lymphstrom.

Am Fuße hat die Aponeurose der Fußsohle dieselbe Aufgabe, wie die Aponeurose der Hohlhand an der Hand. Bei jedem Auftreten des Fußes spannt sich die Aponeurose, unterstützt noch durch den von ihr bedeckten M. flexor digitorum brevis. Sie wirkt dadurch ansaugend auf den Raum zwischen ihr und dem Knochengerüst des Fußes und dadurch auf die tiefen Venen und Lymphgefäße der Fußsohle. Diese Ansaugung wird dadurch noch wirksamer, daß die Venen mit den Arterien und Nerven zwischen besonderen von der Plantaraponeurose zu beiden Seiten des M. flexor digitorum brevis in die Tiefe gehenden Faszienblättern verlaufen (Merkel III, S. 795).

An diese Saugvorrichtung schließt sich weiter aufwärts an das Lig. laciniatum. Dieses Band bedeckt außer der Arteria tibialis post. und dem Nervus tibialis auch die Venae tibiales, in denen sich das Venenblut der Fußsohle sammelt. Das Band dient dem M. abductor hallucis zum Ansatz. Infolgedessen spannt es sich ebenfalls bei jeder Zusammenziehung dieses Muskels, also bei jedem Auftreten des Fußes, hebt sich hierbei von der Unterlage ab und saugt dadurch das Venenblut und die Lymphe an.

Die nächste Saugvorrichtung wird durch die Fersensehne gebildet. Diese ist derart in ein Fach der Unterschenkelfaszie eingelassen, daß deren oberflächliches Blatt über sie, deren tiefes Blatt unter ihr wegzieht. Bei jeder Fersenhebung, also bei jedem Abheben des Fußes vom Boden, hebt sie sich und damit auch die Faszienblätter von der Tibia ab, und wirkt dadurch ansaugend auf den Raum zwischen ihr und dem Fersenbein, dem Knöchelgelenk und dem Schienbein und damit auf die in diesem Raume verlaufenden Venen und Lymphgefäße. Da der in der Fascia plantaris und dem Lig. laciniatum arbeitende Saugapparat beim Auftreten des Fußes auf dem Boden, die Fersensehne aber beim Abheben der Ferse vom Boden arbeitet, so arbeiten beide Saugvorrichtungen nicht zugleich, sondern abwechselnd.

Weiter aufwärts geht der Gefäß- und Nervenstrang unter dem Sehnenbogen des M. soleus durch; es liegt also hier wieder der gleiche Fall vor wie am Lig. laciniatum. Bei der Fersenhebung, bei der die Mm. gastrocnemius und soleus arbeiten, wird also durch die Kontraktion des M. soleus dessen Sehnenbogen von der Unterlage abgehoben. Dadurch ist dafür gesorgt, daß die mit der Fersenhebung verbundene Saugwirkung sich von der Ferse bis zum oberen Ansatz des M. soleus fortsetzt.

Von hier verläuft der Gefäß- und Nervenstrang zwischen den Mm. popliteus und plantaris durch. Die Vene wird also bei jeder Kniebeugung, bei der sich der M. popliteus zusammenzieht, zugequetscht. Da die Fersenhebung, bei der sich auch der M. plantaris zusammenzieht, beim Gehen mit gleichzeitiger Kniebeugung anfängt, so fällt also die Ansaugung von Blut und Lymphe durch die Wadenmuskulatur mit einer Abklemmung zwischen den Mm. popliteus und plantaris zusammen. Es arbeitet also hier eine abwärts gelegene Saugpumpe mit einer aufwärts gelegenen Druckpumpe zusammen.

In der Kniekehle spannt sich das untere Ende der Faszia lata besonders verstärkt von der Sehne des M. semitendinosus zur Sehne des M. biceps femoris hinüber. Diese beiden Sehnen sind vom Planum popliteum möglichst weit nach rückwärts verlagert. Infolgedessen ist der von der Faszie bedeckte Hohlraum möglichst tief, und die Tiefe desselben nimmt bei jeder Kniebeugung um ein Mehrfaches zu. Deshalb wirkt jede Kniebeugung stark ansaugend auf das Innere der Kniekehle und damit auf die Vena poplitea, die zudem möglichst nahe an die Faszie herangelagert ist. Diese Saugwirkung wird zudem für die Vena saphena parva, die das Blut eines großen Teils der Oberfläche des Unterschenkels sammelt, ausgenutzt dadurch, daß diese in der Kniekehle in die Vena poplitea einmündet. Die Kniekehle stellt also eine mächtige Saugpumpe für das Venenblut des größten Teils des Unterschenkels dar. Bei der Kniestreckung verwandelt sich diese Saugpumpe in eine Druckpumpe dadurch, daß der Muskelbauch des M. semimembranosus sich auf die Vene legt und sie zwingt, ihr Blut nach aufwärts zu entleeren.

Hier gelangt das Venenblut durch den Schlitz des M. adductor magnus in den Adduktorenkanal (Canalis adductorius Hunteri), dessen Dach von der Sehnenplatte gebildet wird, die vom M. adductor magnus zum M. vastus medialis hinüberzieht. Diese Sehnenplatte hebt sich im Gehen bei jeder Kniestreckung mit Aufstellen des Fußes, weil diese beiden Muskeln sich hierbei zusammenziehen, also ihre Muskelbäuche vorwölben. Die Kniestreckung, die die Vene in der Kniekehle zudrückt, saugt also das Venenblut gleichzeitig in den Adduktorenkanal hinein, um bei der Kniebeugung, bei der jene Muskeln erschlaffen und außerdem der über die Sehnenplatte verlaufende M. sartorius sich zusammenzieht, dieselbe also eindrückt, wieder ausgepreßt zu werden.

Das Venenblut gelangt nun in die Fossa iliopectinea. In deren vordere Bedeckung ist der M. sartorius eingeschaltet; diese wird also bei jeder Hüftbeugung, bei der dieser Muskel arbeitet, beim Gehen also bei jeder Vorwärtshebung des Beins, gehoben und damit das Venenblut angesogen. Da Hüft- und Kniebeugung bei den physiologischen Bewegungen zusammenfallen, so fällt also die Auspressung des Blutes aus dem Adduktorenkanal mit der Ansaugung in die Fossa iliopectinea zusammen. Umgekehrt legt sich bei der Streckung des Knies, die normalerweise beim Gehen mit einer Hüftstreckung zusammenfällt, der M. sartorius wieder an die unterliegenden Muskeln an; es fällt also die Ansaugung in den Adduktorenkanal mit einer Auspressung aus der Fossa iliopectinea zusammen. Auch hier also wechseln sich die beiden Saugvorrichtungen ab. Die Saugwirkung des M. sartorius wird dadurch besonders stark, daß dessen obere Insertion möglichst weit nach vorn verlegt ist an den vordersten überhaupt möglichen Punkt, nämlich den vorderen oberen Darmbeinstachel (Spina iliaca ant. sup.). Die Vene hingegen liegt an der tiefsten Stelle der Fossa iliopectinea und kreuzt auch weiter aufwärts den Beckenkamm an seiner tiefsten

Stelle, dort nämlich, wo der Beckenkamm von dem Leistenbande, das das Tuberculum pubicum und den vorderen oberen Darmbeinstachel verbindet, am weitesten entfernt ist. Die starke Saugwirkung, die hierdurch entsteht, wird denn auch weithin ausgenutzt dadurch, daß die vordere Bedeckung der Fossa iliopectinea eine Öffnung, die Fossa ovalis, hat, durch die die Vena saphena magna, die unteren Bauchvenen und die Venen der Schamgegend in die Vena femoralis einmünden. Die Saugkraft des M. sartorius wird also für den Venenblutstrom des ganzen Beines, der Schamgegend und des Unterbauches ausgenutzt. Dasselbe gilt für den Lymphstrom; auch dieser findet für diese Körperteile hier seine Eingangspforte.

Beim Durchtritt durch die Schenkelpforte liegt die Vene, wie gesagt, an der tiefsten Stelle. Sie ist allseitig mit der Umgebung verwachsen und durch das Poupartsche Band gegen Druck geschützt, so daß sie stets offen bleiben muß [1]). Sie liegt zudem an der Grenze zwischen den Mm. iliopsoas und pectineus [2]), so daß sie durch deren Bewegungen nicht gestört wird. Es ist also dafür gesorgt, daß der Blutstrom hier ungehindert durchfließen kann. Von hier ab aber macht sich die Saugwirkung des Brustkorbs geltend; bei mageren Leuten kann man selbst bis zur Vena saphena magna ein deutliches mit den Atembewegungen einhergehendes An- und Abschwellen beobachten [3]). Die Muskulatur des Beins wird also, wie Braune zuerst nachgewiesen hat, in weitgehendem Maße für die Beförderung des Venenblutes und der Lymphe ausgenutzt, und zwar saugen bei der naturgemäßen Bewegung des Beins, nämlich beim Gehen, die verschiedenen Saugapparate abwechselnd: beim Aufstellen des Fußes, das mit der Knie- und Hüftstreckung verbunden ist, die Plantaraponeurose, das Lig. laciniatum und der Adduktorenkanal unter gleichzeitigem Ventilschluß in der Kniekehle, beim Heben des Fußes, das mit Knie- und Hüftbeugung verbunden ist, die Fersensehne bis zum Sehnenbogen des M. soleus, die Kniekehle und die Fossa iliopectinea unter gleichzeitiger Abklemmung durch den M. popliteus und den M. sartorius am Adduktorenkanal. Die ganze Beinmuskulatur stellt also für den venösen Kreislauf ein System von Saugpumpen mit zwischengeschalteten Ventilen dar.

Dieses System wird noch wirksamer gemacht durch die starke Entwicklung der Faszien am Bein. Diese befinden sich sowohl am Ober- wie am Unterschenkel unter so starker Spannung, daß beim Einschneiden das Muskelfleisch hernienartig vorquillt [1]).

---

[1]) Merkel II, S. 469, III, S. 828.

[2]) Spalteholz, II, S. 325.

[3]) Merkel III, S. 828.

[4]) Merkel III, S. 676.

Diese Spannung ist teilweise die Wirkung des Tonus, der von den Faszien umschlossenen Muskeln; am Oberschenkel aber wird die Wirkung des Tonus noch erheblich gesteigert durch die Muskeln, die eigens zum Spannen der Oberschenkelfaszie da sind[2]), den M. glutaeus maximus, der zum großen Teil, den M. tensor fasciae latae, der ganz am Tractus iliotibialis ansetzt, die Mm. sartorius und gracilis. Diese werden noch unterstützt durch die stark nach rückwärts vorspringenden Sehnen der Mm. semitendinosus und biceps und den stark nach vorwärts vorspringenden M. quadriceps. Die Fascia lata steht also ständig unter der Wirkung des Zuges einer Reihe von Muskeln, die stets in Bewegung und teilweise sehr kräftig sind. Infolgedessen steht die ganze von ihr umschlossene Gewebsmasse unter einem ständigen starken Druck, der naturgemäß am stärksten auf den Venen- und Lymphstrom wirkt. Durch die oben beschriebenen Saugvorrichtungen bekommt der Druck bestimmte Richtungen, und zwar in der Kniekehle von vorn nach hinten, in der Höhe des Adduktorenkanals von außen nach innen, in der Leistengegend von hinten nach vorn. Dementsprechend ist oberhalb der Kniescheibe die Hauptmasse der drückenden Muskulatur vorn, in der Höhe des Adduktorenkanals außen (M. quadriceps), in der Höhe der Leiste hinten (M. glutaeus maximus) angeordnet.

Ebenso wie an der oberen, so sind auch an der unteren Gliedmaße die *Knochen nach der der Saugvorrichtung zugewandten Seite ausgehöhlt*: die Knochen des Fußes sind zur Fußsohle hin konkav, zur Streckseite konvex, der Calcaneus ist sowohl dem Lig. laciniatum, wie der Fersensehne gegenüber konkav, das Schienbein nach hinten, der Wadenmuskulatur gegenüber leicht konkav, nach vorn leicht konvex, der Oberschenkelknochen nach vorn und außen konvex, am Schenkelhalse nach hinten und außen eingeknickt. Zwischen den Gelenkknorren des Oberschenkelbeins ist auf der Rückseite sogar eigens eine tiefe Grube, die Fossa intercondyloidea ausgespart, um auch hier den zur möglichst ausgiebigen Wirkung der Saugkraft notwendigen Hohlraum zu schaffen. So ist ebenso wie am Arm auch am Bein der ganze Bau des Gliedes auf die Ausnutzung der Arbeit des Bewegungsapparates zur Beförderung des Venen- und Lymphstroms eingerichtet. Hieraus müssen wir schließen, daß auch hier die Beförderung des Venen- und Lymphstroms zu den eigentlichen Aufgaben der Muskulatur gehört.

Auch hier kann diese Aufgabe nur dann glatt erfüllt werden, wenn der Bewegungsapparat und vor allem die Muskulatur normal ist und normal arbeitet. *Das ist nun sehr häufig nicht*

[1]) *Merkel* III, S. 676, S. 738.

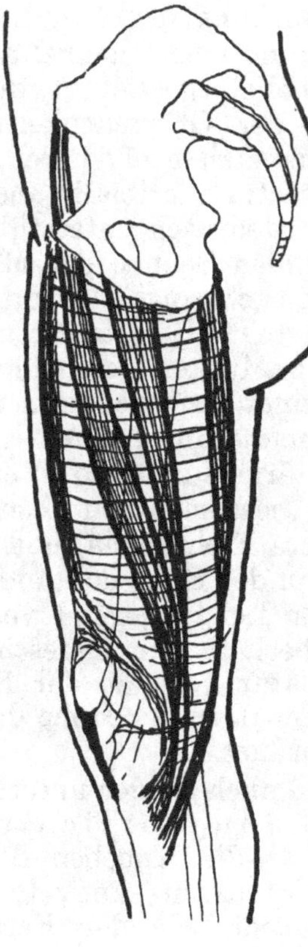

Fig. 8.

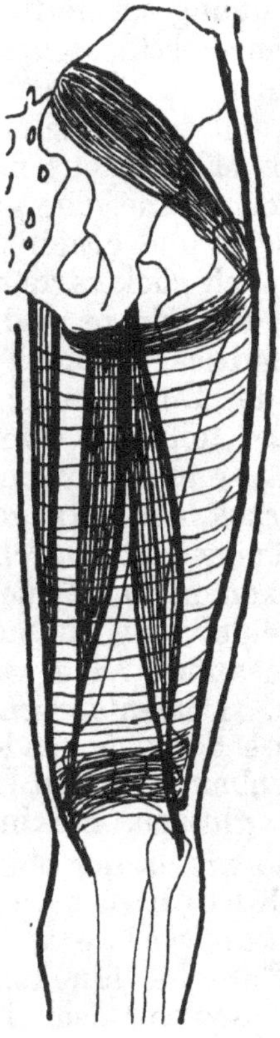

Fig. 9.

Die Spanner der Fascia lata: Darmbeinportion des M. glutaeus maximus, Mm. tensor fasciae latae, rectus femoris, sartorius, gracilis, semitendinosus, biceps femoris.

der Fall. So hat beim Plattfuß die Plantaraponeurose ihre Spannung verloren, der M. flexor dig. brevis arbeitet nicht und der Raum zwischen der Plantaraponeurose und dem Fußwurzel- und Mittelfußskelett ist stark verringert. Damit ist die Saugarbeit der Fußsohle aufgehoben. Durch das Vortreten des Kahnbeins beim Plattfuß wird auch die Tätigkeit des M. abductor hallucis eingestellt und damit hört auch die Saugarbeit des Lig. laciniatum auf. Als Folgen der Einstellung dieser beiden Saugvorrichtungen und damit fast regelmäßige Begleiterscheinungen des Plattfußes beobachten wir bläuliche Verfärbung des Fußes, also venöse Stauung, mehr oder weniger starke Schwellung und Schweißfuß. Eine regelmäßige Teilerscheinung nicht nur des Plattfußes, sondern aller Fußbeschwerden und schwereren Fußverletzungen ist der Hartspann der Wade. Dieser Zustand setzt

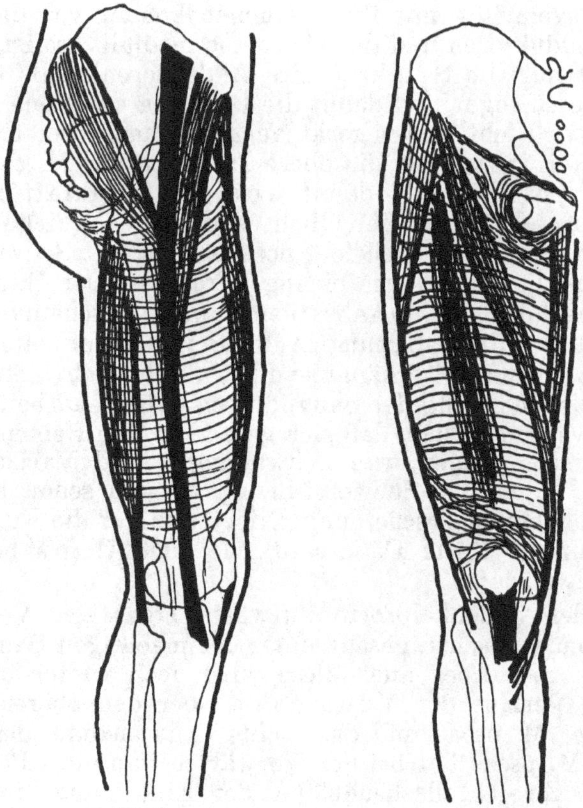

Fig. 10. Fig. 11.

Die Spanner der Fascia lata: Darmbeinportion des M. glutaeus maximus, Mm. tensor fasciae latae, rectus femoris, sartorius, gracilis, semitendinosus, biceps femoris.

den Spielraum des Knöchelgelenks mehr oder weniger stark herab und damit auch die Saugkraft der Fersensehne. Wichtiger aber noch sind die häufig damit verbundenen Schwellungszustände der Bursa tendinis calcanei, die den Raum zwischen Fersensehne und Calcaneus stark beschränken und damit die Venae tibiales post. geradezu zuklemmen kann. Weiter aufwärts ist sehr häufig eine Schwellung des M. flexor hallucis longus besonders an seinem unteren Ende und des Bauches des M. soleus an der Stelle, wo die beiden Bäuche des M. gastrocnemius zusammenstoßen. Die Folge ist hier ebenso die Schwächung der Saugkraft der Muskelbewegung.

Eine besonders häufige Schwellung ist weiter die des medialen Kopfes des M. gastrocnemius in der Kniekehle, die für die Kniekehlenvene unmittelbar raumbeengend wirkt. Gleich häufig und fast regelmäßig mit ihr zusammen kommt vor die Schwellung der Adduktoren und des M. vastus medialis; es ist klar, daß diese nicht nur die Saugkraft des Adduktorenkanals lahm legt, sondern diesen sogar und damit die Lichtung der Vene stark verengen kann. Nicht selten gerät auch besonders bei chronischen Hüftgelenkerkrankungen die obere Insertion des M. sartorius in starken Hypertonus und damit wird die Saugkraft der Fossa ovalis ausgeschaltet. Schließlich kommen Verdickungen des Leistenbandes vor, die vielleicht noch vereint mit Schwellung des M. iliopsoas die Vena iliaca einengen können. Der Hartspann in seinen verschiedenen Lokalisationen und Erscheinungsformen verwandelt also die Saugpumpen des Beines nicht selten in Engpässe. Das ist um so verhängnisvoller, als die Schwerkraft ohnehin schon der Wirkung der Saugpumpen entgegenarbeitet. Es ist also nicht verwunderlich, daß sich gerade an den Beinen so häufig Stauungserscheinungen, wie Schwellungen und Varizenbildung, entwickeln. Auch der Schweißfuß ist, wie ich schon hervorhob, eine solche Stauungserscheinung. Nicht weniger die Fußkälte der Neurastheniker. Kalte Füße sind, wie auch Unna hervorhebt, leichte Schweißfüße.

Von der Schenkelpforte aufwärts steht der Venen- und Lymphstrom, wie schon gesagt, unter der mächtigen Saugwirkung des Brustkorbs. Aber auch diese wird noch weiter unterstützt durch den Verlauf der Vena cava über den oberen Teil des Bauches des M. psoas und das rechte Crus mediale des Zwerchfells. Der M. psoas übt bei der Vorwärtshebung des Beines beim Gehen, der Zwerchfellschenkel bei der Einatmung einen Druck auf die Hohlvene aus, die vorn zuerst durch das elastische Dünndarmpaket, dessen Druck durch die muskuläre Bauchwand noch verstärkt wird, weiter aufwärts durch das unnachgiebige Pankreas und die ebenso unnachgiebige Leber am Ausweichen verhindert wird. So vereinigt sich auch hier noch mit der rhythmischen Saugpumpe des Brustkorbs eine teils mit den Gehbewegungen, teils mit den Atembewegungen zusammenarbeitende Druckpumpe. Es ist nun bemerkenswert, daß der Zufluß zum Herzen am Beine während der Ausatmung, am Arme während der Einatmung überwiegt[1]). Während der Ausatmung nämlich steigt das Zwerchfell in die Höhe und saugt damit den Bauchraum an, das Dünndarmpaket aber sinkt seiner Schwere entsprechend abwärts, zieht dadurch an der Hohlvene und hält diese offen, die Saugwirkung des Zwerchfells wirkt infolgedessen bis zur Vena iliaca, während auf die Vena subclavia unmittelbar die Saugkraft des Brustkorbs wirkt, die bei der Ein-

[1]) Merkel III, S. 828.

atmung am größten ist. Die Tatsache, daß die Ansaugung in der unteren und oberen Hohlvene einander abwechseln, bewirkt selbstverständlich ein viel gleichmäßigeres Einströmen des Blutes in den rechten Vorhof, als es die gleichzeitige Ansaugung in beiden Hohlvenen tun würde.

So steht der ganze Bewegungsapparat im Dienste des Venen- und Lymphstromes. Diese Tatsache zwingt uns zu dem Schluß, daß die zirkulationsbefördernde Wirkung der Körperbewegung nicht etwa nur eine zufällige Nebenwirkung, sondern Zweck ist, ein Zweck, völlig ebenbürtig dem mehr in die Augen fallenden Zweck der Ortsveränderung. Bisher ist diese Funktion des Bewegungsapparates nur von den Anatomen, besonders von Braune, eingehender studiert worden. Die Wichtigkeit dieser Funktion macht es wünschenswert, daß die Physiologen, zu deren Aufgabe dies gehört, dieselbe zum Gegenstand eingehender Forschungen machen. Eine besondere Aufgabe bei der Zirkulationsbeförderung durch die Körperbewegungen haben, wie wir wiederholt gesehen haben, die Faszien. Es scheint, daß der Körper sich regelmäßig der Faszien zur Vermittlung der Beförderung des Blutstroms bedient, und daß dies der eigentliche Zweck der Faszien ist.

Die zirkulationsbefördernde Wirkung des Zusammenspiels der Muskulatur wird ergänzt durch die Verbindung, die zwischen der Zusammenziehung des einzelnen Muskels und seinem Gefäßsystem besteht. Jede Zusammenziehung eines Muskels bewirkt infolge gleichzeitiger Reizung seiner gefäßerweiternden Nerven eine Erweiterung seiner Gefäße und damit eine Vermehrung des Blutzuflusses zu ihm. Dieselbe Muskelzusammenziehung bewirkt aber gleichzeitig eine Zunahme der aus seiner Vene strömenden Blutmenge, also eine Vermehrung des Abflusses[1]), anscheinend durch Druck der sich zusammenziehenden Muskelbäuche auf die zwischen ihnen verlaufenden Venen. Bei der Erschlaffung des Muskels verengern sich seine Gefäße und entleeren ihr Blut in die sich wieder erweiternden Venen. So wirkt jeder Muskel für sein Gefäßsystem noch besonders als Saug- und Druckpumpe.

Bis in jeden einzelnen Muskel hinein ist also die Muskulatur Hilfsorgan des Venen- und Lymphstroms. Wir haben hier also außer den beiden allgemein bekannten Funktionen, der willkürlichen Bewegung und der Wärmebildung, noch eine dritte Funktion der Muskulatur vor uns; sie ist zugleich die Haupttriebkraft des venösen und Lymphkreislaufs.

[1]) Tigerstedt, Lehrb. d. Physiologie, 6. Auflage, I, S. 292.

Diese Funktion ist geknüpft an das Wechselspiel von Kontraktion und Erschlaffung. Dieses wirkt bei normaler Muskulatur als Saugpumpe. Der Hartspann verhindert die völlige Erschlaffung des Muskels und verringert damit die Ausgiebigkeit des Wechselspiels dem Grade des muskulären Hypertonus entsprechend. Damit wird die Wirkung der Saugpumpe mehr oder weniger unvollständig. Ist der Hartspann noch mit Schwellung der befallenen Muskeln verbunden, so verwandeln sich die mangelhaft funktionierenden Saugpumpen in Engpässe, und es kommt zu Schwellung in den endwärts gelegenen Körperteilen. Diese Schwellung tritt regelmäßig auf als Folge von Knochenbrüchen, Verrenkungen, schweren Quetschungen. Bei einem Oberschenkelbruch z. B. gerät dann nicht nur an der Bruchstelle die Muskulatur infolge Quetschung durch die zertrümmernde Gewalt und Anspießung durch die scharfen Knochenbruchstücke in sehr starken Hartspann mit starker Schwellung, sondern auch Unterschenkel und Fuß schwellen mehr oder weniger an infolge des Wegfalls der Saugarbeit der geschädigten Oberschenkelmuskulatur. Aus demselben Grunde schwillt bei einer Schulterluxation oder einem Oberarmbruch nicht nur die Muskulatur am Orte der Verletzung, sondern auch an Unterarm und Hand an. Leichtere Grade von Schwellung infolge Ausfalls der muskulären Saugwirkung sehen wir in vielen Fällen von Gelenkrheumatismus, bei Halbseitenlähmungen und spinaler Kinderlähmung besonders an den Unterschenkeln und Füßen.

Auch ohne daß offensichtliche Krankheitszustände solcher Art vorliegen, sehen wir sehr häufig örtliche Störungen des Kreislaufs infolge schlechter Arbeit der muskulären Saugpumpen. Dieselben äußern sich in leichtester Form als erhöhte Schmerzempfindlichkeit und Kälte der Hände und Füße, sodann durch Schwitzen derselben, in höherem Grade in leichter abendlicher Schwellung der Unterschenkel und Füße, besonders häufig unter dem Bilde mangelnder Lebenskraft der Gewebe, die sich zeigen in dem Nichtheilen kleiner Verletzungen, die sich am Unterschenkel leicht zu Ekzemen oder Beingeschwüren ausbilden, auch an dem Ausbleiben der Rückbildung von reaktiven Schwellungszuständen nach Knochen- und Weichteilverletzungen. Am Kopfe äußert sich die muskuläre Kreislaufstörung mit Vorliebe in auffallender Rötung (Zyanose), dem sog. Blutandrang zum Kopfe, ferner in chronischer Schwellung und Blutüberfüllung der Schleimhäute des Rachens, der Nase und der Augenbindehäute, den sog. chronischen Katarrhen derselben. Gerade wegen der diesen Katarrhen zugrunde liegenden venösen und lymphatischen Stauung ist deren örtliche Behandlung erfahrungsgemäß so wenig dankbar, während sie sehr häufig bei Massagebehandlung des Halses und der Schultern als deren Nebenwirkung von selbst zurückgehen. Auch bei den Ekzemen des Gesichtes und des Kopfes, der Seborrhoea capitis, spielt die muskulär verursachte Stauung eine wesentliche Rolle. Schließlich ist der gewöhnliche Kopfschmerz, soweit er nicht unmittelbarer Muskelschmerz ist, muskulär bedingter Stauungsschmerz, wie ich das schon oben ausgeführt habe.

12.
Gruppenbildungen im Hartspann

Die Schmerz-, Reiz- und Hemmungserscheinungen, seltener auch Fehlhaltungen und Fehlformen verbinden sich nun bei Hartspann in mannigfaltigster Weise. Aus der unerschöpflichen Vielgestaltigkeit der Krankheitsbilder treten aber immer wieder bestimmte Typen hervor, die durch ihr besonders häufiges Vorkommen sich sozusagen als die Regelform des Krankheitsbildes erweisen, dem andere als mehr oder weniger starke Abweichungen angegliedert werden können.

Bei diesen typischen Krankheitsbildern ist nun entsprechend der Wirkung der vier Gesetze der Ausbreitung des Hypertonus immer die ganze Muskulatur des von Hartspann befallenen Körperteils erkrankt. Theoretisch müßte man nun ein gleichmäßiges Befallensein erwarten. Das trifft aber nur ausnahmsweise zu.

In der Mehrzahl der Fälle sehen wir vielmehr, daß der mehr oder weniger allgemeine Hypertonus durchsetzt wird von einer besonders stark hypertonischen Gruppe von Muskeln, die sich in unsere vier Gesetze nicht einfügt. So sehen wir z. B. in einem Falle von Ischias besonders stark hypertonisch die Mm. glutaeus maximus, adductor magnus, gastrocnemius, in einem Falle von Schulterrheumatismus die Mm. trapezius, deltoideus und coracobrachialis, in einem Falle von Kopfschmerz die Mm. trapezius, sternocleidomastoideus, corrugator und frontalis. Es ist klar, daß auf solche Gruppierungen unsere vier Gesetze, wenn überhaupt, so nur teilweise und mit einem gewissen Zwang angewandt werden können. *Derartige Gruppierungen nun bilden im Einzelfalle sozusagen das Gerippe des hypertonischen Zustandes.* Von diesem Gerippe besonders stark und in Reizzustand befindlicher hypertonischer Muskeln und Gelenke klingt erst der Hypertonus der übrigen Muskulatur gemäß der vier Ausbreitungsgesetze nach allen Seiten ab. Es ist also für die Diagnose eines hypertonischen Zustandes unerläßlich, sie ist erst dann vollständig gestellt, wenn dieses Gerippe gefunden ist.

Die Erfahrung lehrt nun, daß den typischen hypertonischen Krankheitsbildern typische Muskel- und Gelenkgruppierungen entsprechen, und wir werden im folgenden für die einzelnen Krankheitsbilder die für sie charakteristischen Gruppierungen darzustellen versuchen. Diese Gruppierungen sind indessen nicht in dem Maße typisch, daß sie in jedem Falle genau in der gleichen Weise wiederkehren, wie man sie in einem Falle gefunden hat. Im Gegenteil, diese Gruppierungen wechseln, wenn auch in verhältnismäßig geringer Breite bei demselben Krankheitsbilde von Fall zu Fall. So ist z. B., um bei unserem Beispiele der Ischias zu bleiben, in einem zweiten Falle statt des M. glutaeus maximus der M. glutaeus medius, statt des M. adductor magnus der M. biceps oder der M. vastus lateralis an der Gruppierung beteiligt. Beim Schulterrheumatismus kann an die Stelle der oben angeführten Gruppierung die Gruppe Mm. trapezius, infraspinatus, teres minor, caput longum M. tricipitis treten. Der Kopfschmerz kann in der Gruppe Mm. levator scapulae, splenius, rectus capitis posterior minor, occipitalis seinen Hauptsitz haben. Die Gruppierung kann auch noch anders sein. Der Spielraum für den Wechsel ist hier groß. Man darf also nicht mit der vorgefaßten Meinung an die Untersuchung gehen, diese oder jene Gruppierung finden zu müssen, sondern man muß die besondere Gruppierung, die dem gerade vorliegenden Falle eigen ist, festzustellen suchen.

Bei demselben Menschen allerdings — das ist eine weitere Eigenart der Gruppierungen des Hartspanns — pflegt sich die Gruppierung immer in der gleichen Form zu wiederholen. Erkrankt der Rheumatiker, der vor Jahren an einer Ischias mit der Gruppe Mm. glutaeus maximus, adductor magnus, gastrocnemius litt, wieder an Ischias, so ist wieder die gleiche Gruppe der Hauptsitz der hypertonischen Erkrankung. Jeder Mensch hat also hierin seine Eigenart, die er für sein ganzes Leben beibehält, ja die er sogar vererbt: ich habe nicht selten bei Mutter und Tochter die gleiche Gruppierung eines Rücken- oder Schulterschmerzes feststellen können.

Bei der Massagebehandlung muß selbstverständlich die Muskelgruppe, in der der Hypertonus seinen Hauptsitz hat, besonders berücksichtigt werden. Der Unbeteiligte könnte glauben, daß sie auf diese Gruppe beschränkt werden kann in der Erwartung, daß dann der sekundäre, erst durch Wirkung der Ausbreitungsgesetze entstandene Hypertonus von selbst abklingt. Ich will nicht bestreiten, daß das in günstigen Fällen gelingen kann. Ich habe aber sehr häufig erlebt, wenn ich mich zu sehr bei der

Massage auf den Hauptsitz der Erkrankung beschränkte, daß nach kurzer Besserung des Zustandes mit Verringerung des Hypertonus in der Hauptgruppe plötzlich an anderer Stelle neue heftige Beschwerden auftraten durch Verlagerung des Sitzes des stärksten Hypertonus an diese Stelle. Daß auch andere diese Erlebnisse gehabt haben, geht aus der Schilderung von Cornelius[1]) hervor, für den diese „Reaktionen", wie er sie nennt, normale Begleiterscheinungen seiner Behandlung sind, auf die er seine Patienten vorbereitet. Ich kann nur feststellen, daß diese „Reaktionen" durchaus vermeidbar sind dadurch, daß die ganze, also sowohl die primär wie die sekundär hypertonische Muskulatur ausreichend massiert wird. Mich hat die Wirkung der Massage erst seit der Zeit voll befriedigt, da ich es gelernt hatte, diese „Reaktionen" zu vermeiden. Aber auch ohne daß neu auftretende Beschwerden darauf hinweisen, muß man ständig darauf vorbereitet sein, daß während und wohl infolge der Behandlung der Sitz des stärksten Hypertonus wechselt, die Gruppierung also sich verändert. Unbedingt beständig ist also auch bei einem und demselben Menschen die Gruppierung nicht.

Trotz dieses vorübergehenden Wechsels ist die Beständigkeit der hypertonischen Gruppierung bei einem und demselben Menschen sehr bemerkenswert. Sie ist auf körperlichem Gebiete ein Kennzeichen seiner Persönlichkeit, denn ob der Hartspann bei ihm entsteht durch Witterungseinfluß, durch Überanstrengung oder durch Verletzung, immer entsteht die ihm eigentümliche hypertonische Gruppierung in dem befallenen Körperteil.

Wissenschaftlich ist diese Gruppenbildung in der hypertonischen Muskulatur von höchstem Interesse, aber vorläufig völlig unerklärbar. Die sonst für die Zusammenhänge in der Körpermuskulatur bekannten Gesetzmäßigkeiten, die ich in die vier Ausbreitungsgesetze gefaßt habe, versagen hier, wie ich schon hervorhob. Auch durch die Gemeinsamkeit der Innervation sind diese Zusammenhänge nicht erklärbar, da es sich meist, wie z. B. bei den oben angeführten Gruppen Mm. glutaeus maximus — adductor magnus — gastrocnemius (Nn. glutaeus inferior — obturatorius — tibialis), Mm. trapezius — deltoideus — coracobrachialis (Nn. accessorius — axillaris — musculocutaneus), Mm. trapezius — sternocleidomastoideus — corrugator — frontalis (Nn. accessorius — facialis) um im einzelnen ganz verschieden innervierte Muskeln handelt. Man ist versucht, wenigstens für eine Reihe von Fällen an eine unmittelbare Übertragung des Zuges von Muskel zu Muskel nach Art der Reizübertragung in der Herzmuskulatur oder durch Vermittlung des Knochens, zu denken, z. B. bei

[1]) Cornelius, Nervenpunktlehre Bd. 1, S. 25ff. — Nervenpunkte, 2. Aufl., S. 32ff.

der Verbindung Mm. adductor magnus — gastrocnemius (durch den Femur hindurch), Mm. trapezius — deltoideus — coracobrachialis (durch das Schlüsselbein und Lig. coracoclaviculare hindurch), Mm. sternocleidomastoideus — corrugator — frontalis (durch den Schädel hindurch). Jedenfalls scheint mir das hier vorliegende Problem interessant genug, daß es auch die Anatomen und Physiologen, die hier zuständig sind, beschäftigen kann.

13.
Der Hartspann der Schulter

Der Hartspann der Schulter tritt spontan unter dem Bilde des Schulterrheumatismus auf, der besonders von den Nervenärzten gewöhnlich als Neuralgie aufgefaßt wird und Brachialgie oder Brachialneuralgie genannt wird. Fast immer fühlt man bei passiven Bewegungen im Schultergelenk mehr oder weniger starkes, meist feines, manchmal aber auch grobes Reiben, woraus man auf eine chronische Arthritis schließen muß. Nicht selten besteht eine mehr oder weniger starke Bewegungseinschränkung, die sich bis zu ausgesprochener, jede Gelenkbewegung hemmender Kontraktur steigern kann. Diese Kontraktur wird auch als „Periarthritis humeroscapularis" beschrieben [1]). Meist aber wird sie irrtümlich auf Schrumpfung der Gelenkkapsel zurückgeführt und dann als „Omarthritis" bezeichnet. Trotz Reiben und Kontraktur pflegt das Röntgenbild normale Verhältnisse zu ergeben bis auf eine Verschiebung des Gelenkkopfes in der Pfanne nach oben, auf die ich schon früher [2]) aufmerksam gemacht habe. Diese Verstellung des Gelenkkopfes und die mit ihr verbundene Inkongruenz der Gelenkflächen, die man regelmäßig auch bei der deformierenden Entzündung des Schultergelenks findet, ist offenbar die Vorstufe und Vorbedingung zur Entwicklung dieser Erkrankung aus der einfachen Kontraktur, welch letztere immer mit der Deformation des Gelenkes verbunden ist.

Der Hartspann der Schulter tritt in verschiedener Gruppierung auf. Am häufigsten ist wohl die N a c k e n f o r m (Fig. 12 und 13); bei ihr sind primär befallen die Mm. trapezius, besonders dessen Schulterblattansatz, levator scapulae, rhomboidei und die Rippeninsertionen des M. iliocostalis. Die letzteren sind gewöhnlich infolge des Hypertonus der Mm. trapezius und rhomboidei

---

[1]) F r a n k e, Über Periarthritis humeroscapularis. Münch. med. Woch. 1924, Nr. 2, S. 39.

[2]) A. M ü l l e r, Über myogene Schmerzen und Versteifungen der Schulter. Münch. med. Woch. 1924, S. 936.

vom Schulterblattrand bedeckt, aber für die Entstehung und Fortdauer sehr wichtig, da sie (s. S. 31) als Reizstelle wirken. Sie müssen also bei der Behandlung besonders berücksichtigt werden. Da die Nackenform des Schulterhartspanns nicht mit Bewegungsstörung verbunden ist, wird gerade sie gewöhnlich als Neuralgie des Plexus brachialis aufgefaßt.

Bei der Schulterblattform (Fig. 14 u. 15) sind primär befallen die Mm. infraspinatus, teres minor, weniger major, der lange Kopf des M. triceps brachii und der hintere Anteil des M. deltoideus. Am meisten schmerzhaft pflegt der M. teres minor zu sein. Diese Muskeln sind gewöhnlich nicht nur sehr stark hypertonisch, sondern auch stark verhärtet. Die Verhärtung ist häufig mit einem Dauerkrampf, einer Kontraktur, verbunden, die zu einer Hemmung der Abduktion und der Einwärtsdrehung führt.

Bei der Schlüsselbeinform (Fig. 16) sind primär befallen der Schlüsselbeinansatz des M. trapezius, das Lig. coracoclaviculare und der M. coracobrachialis, häufig auch der M. pectoralis major. Bei dieser Form pflegt besonders das Lig. coracoclaviculare und der untere Rand des Schlüsselbeins der Hauptsitz des Schmerzes zu sein; der Schmerz ist wohl nicht durch das Band selbst, sondern durch den demselben aufliegenden Schleimbeutel, die Bursa lig. coracoclavicularis, verursacht. Auch diese Form ist häufig mit einer Kontraktur verbunden, durch die neben der Abduktion die Auswärtsdrehung des Oberarms gehemmt wird.

Der Hartspann der Schulter tritt ferner auf als Sehnenscheidenentzündung des langen Bizepskopfes (Fig. 17), auf die schon Goldflam[1]) aufmerksam gemacht hat. Bei ihr ist primär befallen die Vagina mucosa intertubercularis, der sie bedeckende vordere Anteil des M. deltoideus und der M. pectoralis major, häufig auch der von der Insertion des letzteren bedeckte M. coracobrachialis. Der vordere Anteil des M. deltoideus ist gewöhnlich nicht nur fühlbar, sondern auch sichtbar geschwollen. Infolge der lähmungsartigen Schwäche des M. deltoideus und des starken Schmerzes, der mit jeder Bewegung des Muskels verbunden ist, ist gewöhnlich die Elevation des Oberarms, also die Erhebung nach vorn, stärker eingeschränkt als die Abspreizung und gewöhnlich völlig unmöglich.

Sehr wichtig ist schließlich noch die akromiale Form (Fig. 18) des Schulterhartspanns, bei der hauptsächlich befallen sind der Schlüsselbeinansatz des M. trapezius, das Akromioklavikulargelenk und die mittlere Portion des M. deltoideus. Das Akromioklavikulargelenk ist in diesen Fällen der Hauptsitz des

---

[1]) Goldflam, Über Tendovaginitis capitis longi bicipitis. Münch. med. Woch. 1900, Nr. 52.

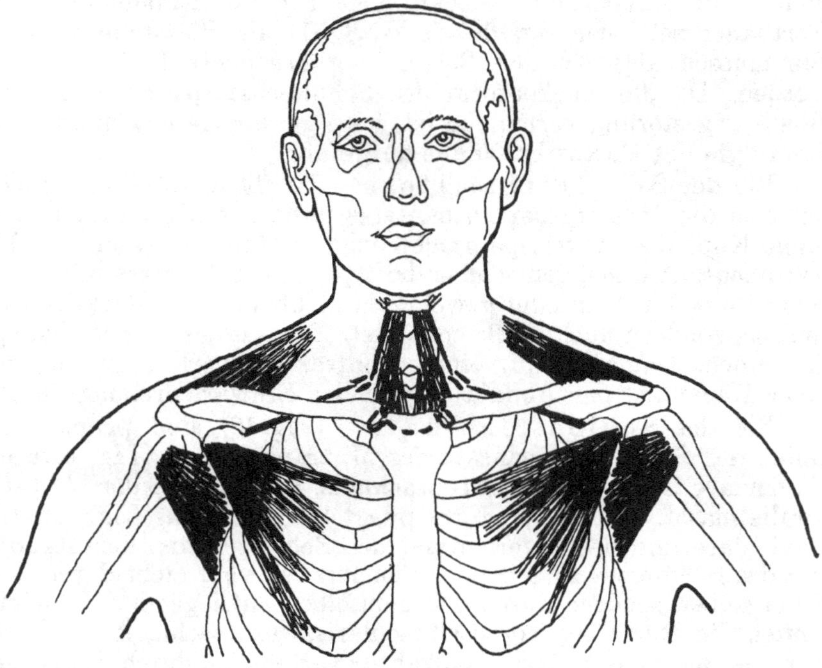

Fig. 12.
Nackenform des Schulterhartspanns (bei Schulterrheumatismus und „Brachialneuralgie") mit Reizsystem (Vorderseite).

Ergriffen sind der Schlüsselbeinansatz der Mm. trapezii, die Mm. levatores scapp., rhomboidei majj. und minn. — Reizsystem (bei allen Formen des Schulterhartspanns), bestehend aus dem Hypertonus 1. der Kehle: Sternoclaviculargelenke, Schilddrüse, überdeckt von den Mm. sternothyreoidei und sternohyoidei, Mm. omohyoidei, 2. der Achselhöhle: Mm. pectorales minn. und subscapulares, 3. (Fig. 13) der Rippeninsertionen der Mm. iliocostales.

Schmerzes. Es ist das besonders bemerkenswert, weil dieses Gelenk wegen seiner fast nur linienförmigen Oberfläche zwischen den Enden des Schlüsselbeins und der Schulterblattgräte der Aufmerksamkeit sehr leicht entgeht. Da das Gelenk durch jede Bewegung des mittleren Anteils des M. deltoideus gezerrt und durch das Anstemmen des Tuberculum majus bei der Abduktion des Armes gedrückt wird, so ist dieser Teil des Muskels lähmungsartig geschwächt und dadurch die Abduktion fast völlig aufgehoben, obgleich eine eigentliche Kontraktur nicht besteht oder vielleicht nur gering ist. Gewöhnlich greift bei der akromialen Form der Hartspann weiter auf die Insertion des lateralen Kopfes des M. triceps und des M. brachialis am Septum intermusculare laterale, die dann sehr hart sind, und auf den M. brachioradialis.

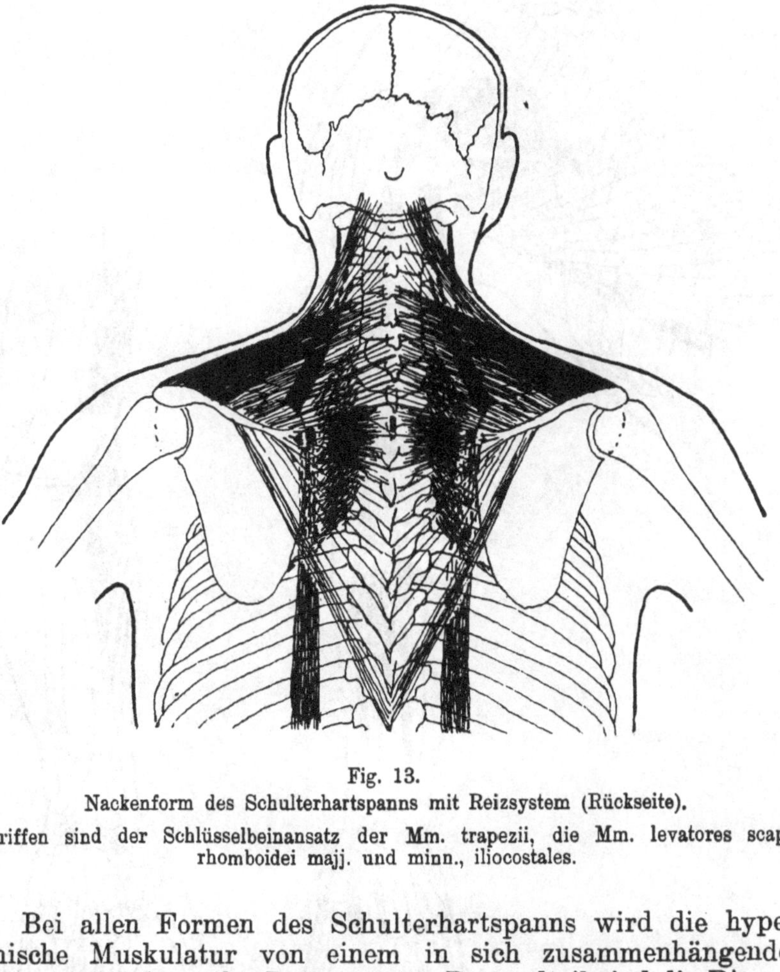

Fig. 13.
Nackenform des Schulterhartspanns mit Reizsystem (Rückseite).
Ergriffen sind der Schlüsselbeinansatz der Mm. trapezii, die Mm. levatores scapp., rhomboidei majj. und minn., iliocostales.

Bei allen Formen des Schulterhartspanns wird die hypertonische Muskulatur von einem in sich zusammenhängenden Reizsystem beherrscht. Dessen erster Bestandteil sind die Rippeninsertionen des M. iliocostalis (siehe S. 31). Dieselben sind gewöhnlich infolge der Adduktion der Schulter vom Schulterblattrand bedeckt und können nur durch Zug am Arme des liegenden Kranken dem Fingerdruck zugänglich gemacht werden. Der zweite Bestandteil des Reizsystems ist die Achselhöhle; in derselben fühlt man die außerordentlich stark hypertonischen Mm. subscapularis und pectoralis minor, die gewöhnlich die tastenden Finger nicht weiter nach aufwärts dringen lassen. Erst wenn dieselben genügend nachgeben, kann man an die Thoraxseite des Schultergelenks und in den Ausgang der Achselhöhle zur Oberschlüsselbeingrube kommen. Man fühlt dann bei

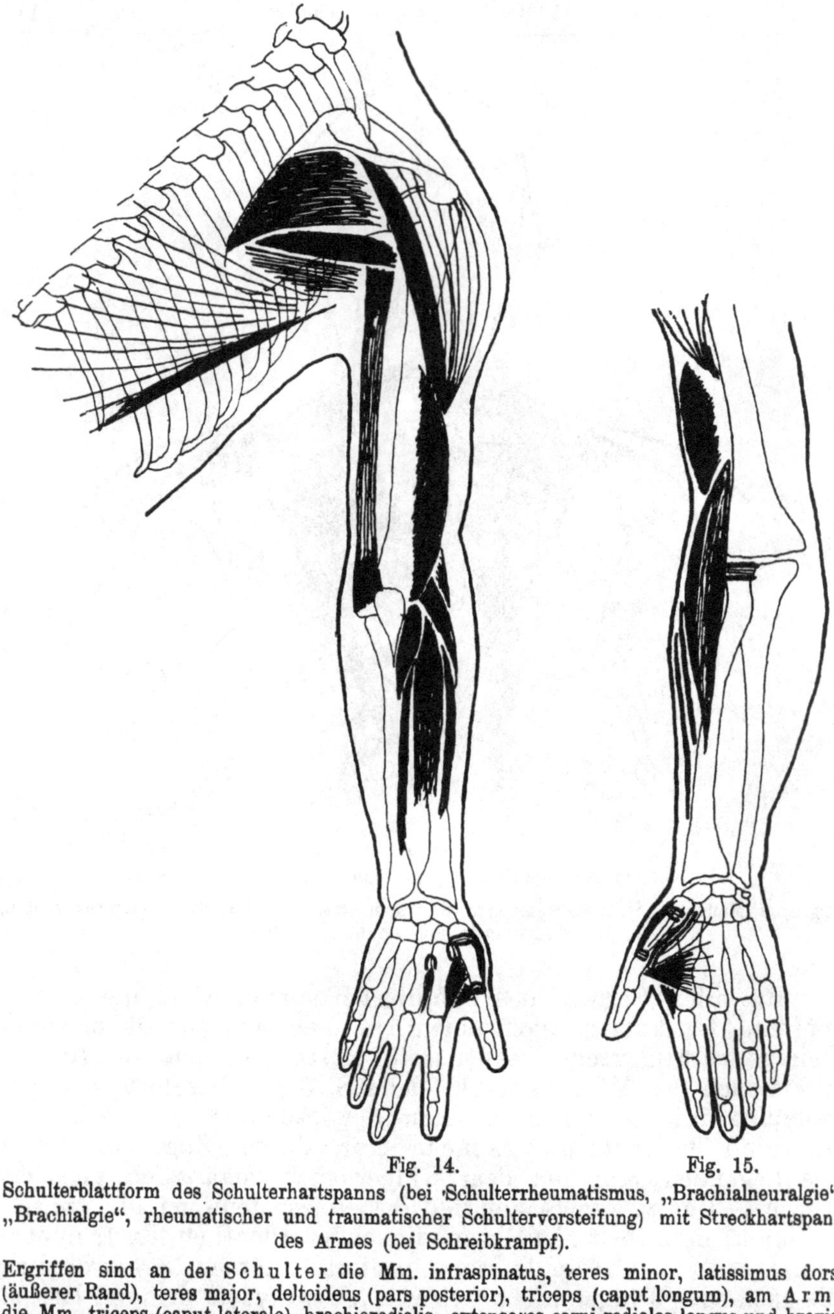

Fig. 14. Fig. 15.

Schulterblattform des Schulterhartspanns (bei Schulterrheumatismus, „Brachialneuralgie", „Brachialgie", rheumatischer und traumatischer Schulterversteifung) mit Streckhartspann des Armes (bei Schreibkrampf).

Ergriffen sind an der Schulter die Mm. infraspinatus, teres minor, latissimus dorsi (äußerer Rand), teres major, deltoideus (pars posterior), triceps (caput longum), am Arme die Mm. triceps (caput laterale), brachioradialis, extensores carpi radiales longus und brevis, extensor digitorum communis, anconaeus, extensor carpi ulnaris, abductor brevis und adductor pollicis, interossei dorsales I und II. — Reizstellen: Artt. radioulnaris proximalis, carpometacarpea und metacarpophalangea pollicis, carpometacarpea, intermetacarpea I, Sehnenscheide des M. flexor pollicis longus. — Zu ergänzen ist das Reizsystem der Schulter (Fig. 12 u. 13).

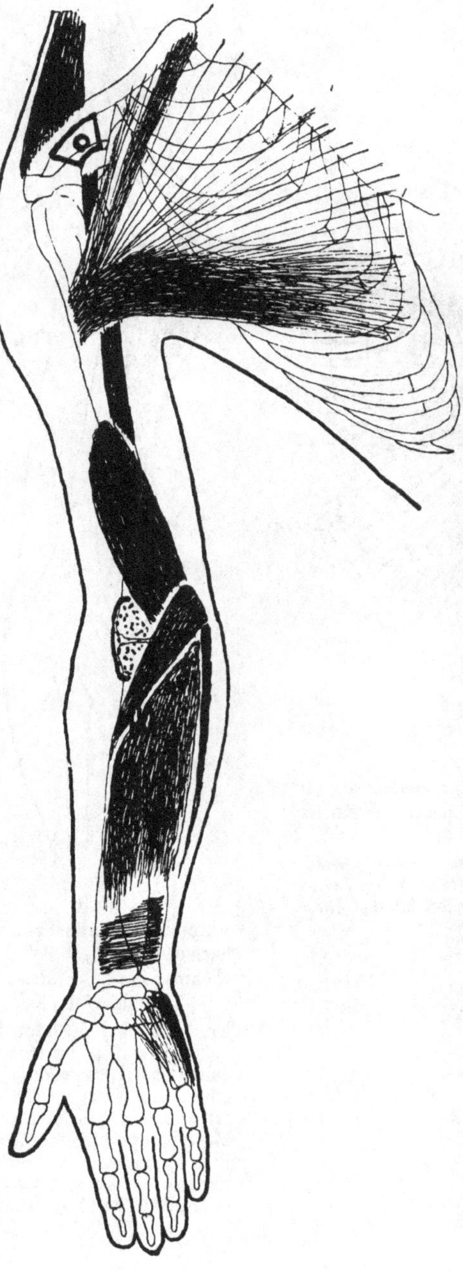

Fig. 16.
Schlüsselbeinform des Schulterhartspanns (bei Schulterrheumatismus, „Brachialneuralgie“, rheumatischer und traumatischer Schulterversteifung) und Beugehartspann des Armes (bei Beugeversteifung des Ellbogens).

Ergriffen sind an der Schulter der M. trapezius (Schlüsselbeinansatz), das Lig. coracoclaviculare, die Mm. coracobrachialis und pectoralis major, am Arme die Mm. brachialis, pronator teres und quadratus, die Beugergruppe (in derselben mehrere Insertionsknötchen), die Mm. flexor carpi ulnaris, abductor und flexor brevis digiti V. — Reizstellen: Bb. lig. coracoclavicularis, bicipitoradialis, cubitalis interossea, Artt. cubiti und ossis pisiformis. — Zu ergänzen ist das Reizsystem (Fig. 12 und 13).

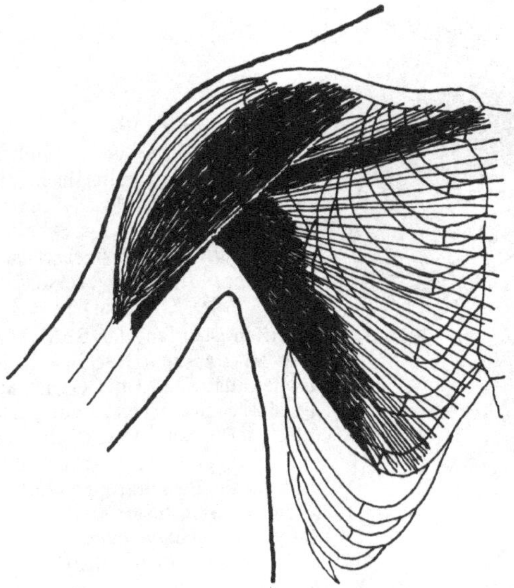

Fig. 17.
Schulterhartspann bei Entzündung der Sehnenscheide des langen Bizepskopfes (Vagina mucosa intertubercularis).

Ergriffen sind die Mm. deltoideus (pars anterior), pectoralis major und coracobrachialis. — Reizstelle: Vagina mucosa intertubercularis. — Zu ergänzen ist das Reizsystem (Fig. 12 und 13).

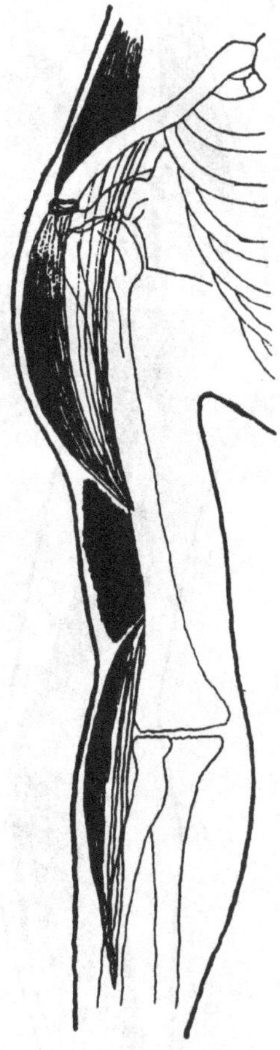

Fig. 18.
Akromiale Form des Schulterhartspanns (bei Schulterrheumatismus, „Brachialneuralgie" u. ä.)

Ergriffen sind die Mm. trapezius (Schlüsselbeinansatz), deltoideus (pars media), das Septum intermusculare laterale mit den Ansätzen der Mm. triceps (caput laterale) und brachialis, der M. brachioradialis. — Zu ergänzen ist das Reizsystem (Fig. 12 u. 13).

Gegendruck von hier her einen feinen stark schmerzhaften Strang, den M. omohyoideus. Sowohl Druck auf den Gelenkkopf wie auf den Muskel ergibt den hypertonischen Abwehrreflex. Der dritte Bestandteil des Systems ist die Kehle; dieselbe ist immer stark hypertonisch und schmerzhaft, ganz besonders das Sternoklavikulargelenk, das außerdem starr zu sein pflegt. Bemerkenswert ist, daß die Kehle durch die Mm. omohyoidei unmittelbar mit beiden Schultern in Verbindung steht. Durch diese Verbindung werden die drei Reizstellen zu einem einheitlichen System, das beide Schultern umfaßt, weil die beiden Mm. omohyoidei durch den Kehlkopf aneinander gekuppelt und, ob gesund oder krank, zu ständiger Zusammenarbeit gezwungen sind. Die Kehle wirkt deshalb nicht nur auslösend und unterhaltend auf den Hartspann der kranken Schulter, sondern sie überträgt auch den Hartspann auf die andere Schulter, wo dieser als symmetrischer Hartspann immer vorhanden ist. Derselbe verursacht allerdings gewöhnlich keine Beschwerden. Aber er führt häufig zu W a n d e r u n g s e r s c h e i n u n g e n, die ganz plötzlich auftreten können, so daß die Schmerzen in der zuerst kranken Schulter sich verringern oder ganz verschwinden und dafür plötzlich in der anderen Schulter sich einstellen. Der Wechsel des Hypertonus, der diese Wanderung veranlaßt, wird von dem Reizzentrum der Kehle aus geleitet. Es ist also für die Behandlung jedes Hartspanns der Schulter von maßgebender Wichtigkeit, dieses Reizsystem und den symmetrischen Hartspann nicht unbeachtet zu lassen, sondern in die Behandlung einzubeziehen. Nur dadurch vermeidet man die von C o r n e l i u s als „Reaktionen" bezeichneten, für Arzt und Patient gleicherweise unangenehmen Zwischenfälle.

Die einzelnen Formen des Schulterhartspanns treten nicht immer ganz rein auf, sondern verbinden sich nicht selten; diese Verbindungen entstehen besonders bei längerem Bestehen durch die Neigung des Hartspanns zum Weitergreifen. Sehr häufig verbindet sich die Schulterblatt- mit der Schlüsselbeinform; dann ist sowohl die Einwärts- wie die Auswärtsdrehung des Oberarms aufgehoben, und das Schultergelenk völlig fixiert. Diese Fixation ist anfangs rein muskulär. Das ergibt sich daraus, daß in frischen Fällen eine oder wenige Massagen genügen, um die Versteifung zu lockern und die Bewegung mehr oder weniger vollständig wiederherzustellen. Bei längerer Dauer der Feststellung aber pflegt sich ein Reizzustand des Schultergelenks einzustellen, offenbar infolge der durch die extreme Adduktion bewirkten Verschiebung des Kopfes auf der Pfanne nach aufwärts, die ich oben schon erwähnte, und diese führt dann zur Drucknekrose mit folgender Deformierung des Gelenks. In den schwersten Fällen, besonders bei monatelangem Bestehen des Leidens finden sich alle

Formen des Schulterhartspanns vereinigt unter schwerster Versteifung.

Der Hartspann der Schulter pflegt sehr schmerzhaft zu sein. Der Schmerz beim Schulterhartspann entwickelt sich entweder allmählich, schleichend, oder er setzt plötzlich ein. Das letztere ist die Regel bei den Fällen, die mit Versteifung verbunden sind. Nur selten ist der Schmerz auf die Bewegung beschränkt. Zumeist ist er ständig vorhanden, nicht selten in Ruhe und besonders bei Nacht stärker als bei Tage während der Bewegung, die Patienten geben häufig geradezu an, daß er beim Warmwerden im Bette stärker wird. Umgekehrt indessen steigert nicht selten ständige Bewegung den Schmerz. So gibt der arbeitende Schulterrheumatiker an, daß die Schmerzen morgens erträglich sind, gegen Schluß der Arbeit aber immer stärker werden, auch nach Beendigung derselben noch anhalten und erst im Laufe der Nacht allmählich abklingen. In solchen Fällen handelt es sich offenbar um einen mehr oder weniger reinen Überanstrengungsschmerz.

Die Behandlung muß in erster Linie in Massage bestehen, und zwar muß dieselbe beide Schultern und die Kehle umfassen. In frischen Fällen pflegt die Schmerzlosigkeit und die Lösung der vielleicht vorhandenen Versteifung schon nach wenigen (1 bis 3 bis 6) Massagen erreicht zu sein. Chronische Fälle erfordern längere Behandlung. Doch ist auch dann bei sachgemäßer Ausführung der Massage der Erfolg sicher. Unsicher wird der Erfolg erst, wenn das Gelenk deformiert ist. Nicht selten ist man genötigt, zu antirheumatischen, antineuralgischen, Schlaf- und Betäubungsmitteln zu greifen. Man braucht hier vor dreisten Gaben nicht zurückzuschrecken, weil man darauf rechnen kann, daß dieselben bald entbehrlich sein werden. In leichten Fällen kann man den Kranken die Arbeit fortsetzen lassen. In irgendwie schweren aber und besonders, wenn die Arbeit den Schmerz steigert, ist Arbeitseinstellung notwendig.

14.

Der Hartspann des Halses und Kopfes

Der Hartspann der Schulter greift sehr häufig auf Hals und Kopf über und äußert sich dann in Form von Schmerzen, die nur ausnahmsweise am Halse empfunden werden. In diesem Falle tritt der Schmerz gewöhnlich als plötzlich einsetzender Anfall auf, der in der Nackenmuskulatur einer Seite seinen Sitz hat und mit starker Störung der Kopfbewegung verbunden ist; der Kopf kann nicht nach der kranken Seite gedreht und geneigt werden, aber auch nach allen anderen Richtungen ist die Kopfbewegung stark eingeschränkt. Wir haben dann das Krankheitsbild des rheumatischen Schiefhalses (Torticollis rheumatica). Derselbe wird hervorgerufen durch einen Krampf der hypertonischen Mm. semispinalis und levator scapulae der schmerzenden Seite inmitten eines mehr oder weniger starken Hartspanns der Schultern und des Halses.

Der Hartspann des Halses kann auch an anderen Stellen noch örtliche Schmerzen hervorrufen. So wies Halle[1]) darauf hin, daß auch der Ohrenschmerz nicht selten muskulär ist. In den vereinzelten Fällen dieser Art, die ich beobachtet habe, war der Sitz des Schmerzes entweder der Ansatz des M. sternocleidomastoideus oder splenius am Warzenfortsatz oder das verdickte und druckschmerzhafte Kiefergelenk neben dem Tragus oder die Ohrmuskeln, besonders der M. auricularis posterior.

Zumeist indessen wird der Schmerz bei Hartspann des Halses im Kopfe empfunden. Jeder nicht durch eine Krankheit eines inneren Organs bedingte Kopfschmerz ist durch einen Hartspann hervorgerufen, ist also muskulär, mag er als gewöhnlicher habitueller Kopfschmerz, als Migräne, als neurasthenischer Kopfschmerz oder Kopfdruck, als Schulkopfweh oder wie sonst erscheinen, ja auch der das Fieber und akute Infektionen begleitende Kopfschmerz ist nach meinen Beobachtungen mindestens sehr häufig, vielleicht immer, muskulär.

---

[1]) Halle, Myalgien in der Ohrenheilkunde. Monatsschr. f. Ohrenheilk. u. Laryngo-Rhinologie, 45. Jahrg. 1911, S. 768.

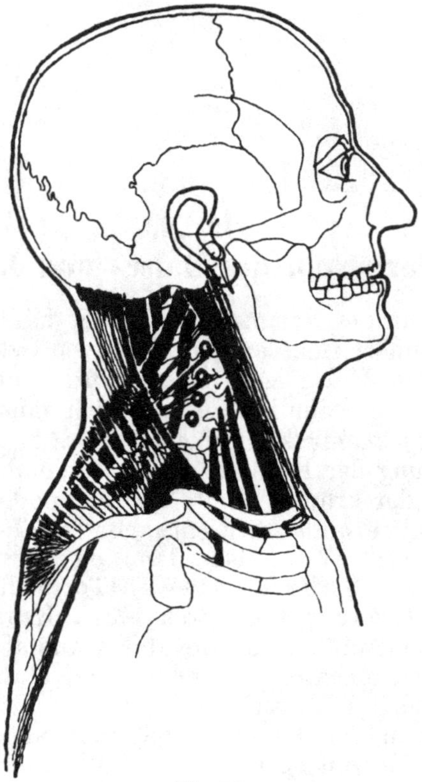

Fig. 19.
Hartspann des Halses bei chronischem Kopfschmerz.

Ergriffen sind die Mm. trapezius (zumeist der Schlüsselbein-, weniger der Schädelansatz) semispinalis, rectus capitis posterior major und minor, splenius und longissimus capitis, levator scapulae, sternocleidomastoideus, scaleni. — Reizstellen: Halswirbelgelenke, Sternoclaviculargelenk. — Zu ergänzen ist das Reizsystem des Schulterhartspanns (Fig. 12 u. 13, S. 110 f.).

Der Hartspann des Halses (Fig. 19) schließt sich regelmäßig an die Nackenform des Schulterhartspanns an. Von den bei dieser Form hypertonischen Mm. trapezius und levator scapulae greift der Hartspann über auf die Mm. scaleni und sternocleidomastoideus. Die Mm. scaleni sind immer sehr hart und mehr oder weniger stark verkürzt. Von dem M. sternocleidomastoideus ist der Schlüsselbeinanteil ebenfalls sehr hart, während der Brustbeinanteil weicher zu sein pflegt. Der ganze Muskel ist gewöhnlich stark verdickt, außerordentlich stark schmerzhaft; wegen des sehr starken Hypertonus und Druckschmerzes gelingt es sehr häufig nicht, ihn vollständig zu umfassen; läßt man ihn durch die Finger gleiten, so gibt der Patient, wie häufig auch bei Knetung

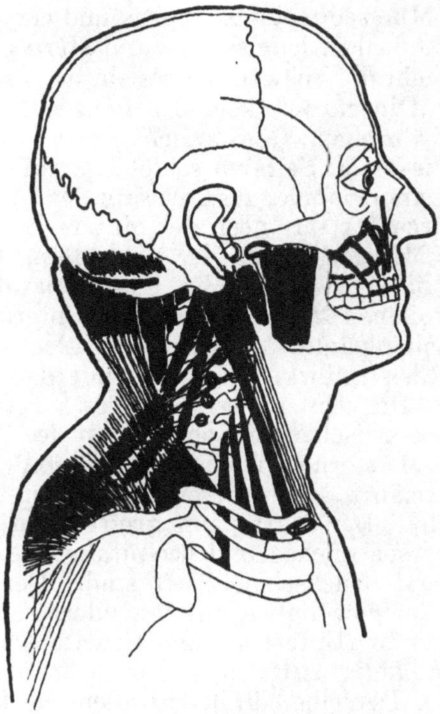

Fig. 20.
Hartspann des Schädelgrundes bei chronischem Kopfschmerz.
Ergriffen sind die Schädelansätze der Mm. trapezius (von diesem Muskel auch der Schlüsselbeinansatz und der an der Vertebra prominens und den obersten Brustwirbeln ansetzende Teil), semispinalis, rectus capitis posterior major und minor, splenius, levator scapulae, longissimus, sternocleidomastoideus, digastricus, ferner der M. masseter, weniger die Mm. zygomaticus und quadratus labii superioris; am Schädel die Mm. transversus nuchae und occipitalis, am Halse die Mm. scaleni. — Reizstellen: Die Halswirbelgelenke, das Kiefergelenk und der Fettpfropf der Wange. — Zu ergänzen ist das Reizsystem des Schulterhartspanns (Fig. 12 u. 13).

des Schulterwulstes des M. trapezius und des M. levator scapulae, ausstrahlende Schmerzen in Schläfe oder Scheitel an. Nicht selten greift der Hartspann auch auf die Mm. splenius und semispinalis capitis und cervicis und longissimus capitis über, die dann gleichfalls in harte, äußerst schmerzhafte, verkürzte Stränge verwandelt sind; sehr stark hypertonisch und hart pflegen auch die Mm. recti capitis posteriores zu sein.

Von dem Halshartspann kann man als besondere Form unterscheiden den Hartspann des Schädelgrundes (Fig. 20). Bei ihm sind sämtliche Muskelansätze an der Schädelbasis nicht nur stark hypertonisch, sondern auch geschwollen und stark verhärtet, hinten beginnend mit den Mm. trapezius, rectus capitis posterior minor und major, obliquus capitis superior, über die Schädelinsertionen der Mm. semispinalis capitis und cervicis weg zu dem Paket der Mm. splenius, longissimus und sternocleidomastoideus. Man fühlt und sieht die Schwellung als ein bis zwei Finger dicken Wulst, die sog. „Dinerfalte", über den ganzen Nacken von einem Ohr zum anderen ziehen. Gewöhnlich greift er unter dem Ohrläppchen weg, dieses zur Seite vorschiebend, auf die Wange über; in diesem Falle nimmt außer dem Ansatz des M. sternocleidomastoideus am Warzenfortsatz noch der hintere Bauch des M. digastricus und der M. masseter an der Schwellung teil; dieselbe ist hier besonders hart, weil sich die Fascia parotideomasseterica über die geschwollenen Muskeln weg vom Unterkiefer zum Warzenfortsatz hinüberspannt. Abwärts schneidet die Schwellung scharf in Höhe des Unterkieferwinkels mit dem unteren Rande der Faszie ab. Die Unterohrgrube (Fossa retromandibularis), die normalerweise zwischen dem oberen Ast des Unterkiefers und dem Wulst des M. sternocleidomastoideus von der Ohrmuschel nach abwärts verläuft, ist in diesen Fällen durch die „Hamsterbacke" ausgefüllt. Der Hartspann greift nicht selten hier auf die Mm. transversus nuchae und occipitalis über, die dann verdickt und äußerst druckschmerzhaft sind. Der Hartspann des Schädelgrundes ist gewöhnlich mit besonders schwerem, dauerndem Kopfschmerz in Hinterkopf und Scheitel verbunden.

Nicht allzu häufig trifft man den Hartspann des Gesichts (Fig. 21). Derselbe befällt vor allem die Mm. triangularis menti, zygomaticus, quadratus labii superioris, corrugator, frontalis, weniger den M. temporalis. Hier ist gewöhnlich auch die Galea aponeurotica stark druckschmerzhaft, besonders in einer von dem einen M. temporalis zum anderen quer über den Schädel verlaufenden, etwa der Lage der Kronennaht entsprechenden Linie, die gewöhnlich als Furche auf dem knöchernen Schädel fühlbar ist. An dem Gesichtshartspann nimmt regelmäßig teil die Trochlea m. obliqui oculi superioris; dieselbe ist mehr oder weniger stark verdickt und ganz besonders druckschmerzhaft; Cornelius benutzt sie zur Prüfung der subjektiven Schmerzempfindlichkeit seiner Patienten. Häufig ist auch der Fettkörper der Wange, der vom M. zygomaticus und quadratus labii superioris bedeckt ist, stark druckschmerzhaft. Sehr häufig ist schließlich das Kiefergelenk nicht nur stark druckschmerzhaft, sondern auch verdickt, manchmal bei den Kaubewegungen schmerzhaft, und diese sind dann mehr oder weniger stark eingeschränkt. Gewöhnlich wird der vom Kiefergelenk ausgehende Schmerz örtlich empfunden. Ich beobachtete indessen einen Fall, in dem eine schleichende Arthritis des Kiefergelenks sich als die Ursache von Schmerzanfällen erwies, die das typische Bild der Trigeminus-

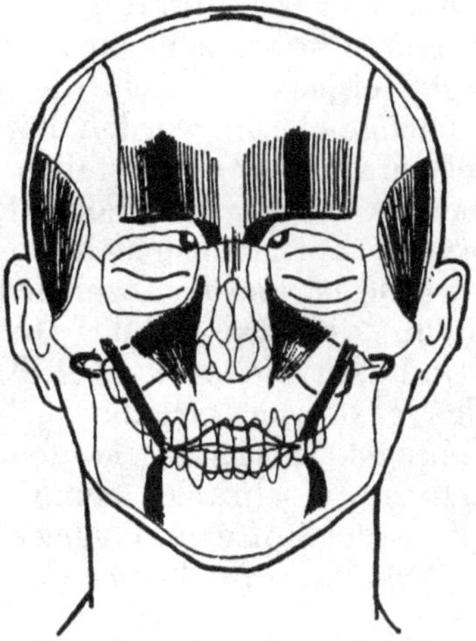

Fig. 21.
Hartspann des Gesichts bei chronischem Kopf- und Gesichtsschmerz.
Ergriffen sind die Mm. temporales, frontales, corrugatores, quadrati labii superioris, zygomatici, triangulares menti. — Reizstellen: Trochlea m. obliqui oculi sup., Art. mandibularis, Corpus adiposum buccae beiderseits. — Die Augenbraue ist linienförmig verhärtet, die Galea aponeurotica an den Rändern und in der Mitte auf der Höhe des Scheitels leicht verdickt und stark druckschmerzhaft. — Zu ergänzen ist das Reizsystem des Schulterhartspanns (Fig. 12 und 13, S. 110f.).

neuralgie darstellten und mit der Beseitigung der Arthritis verschwanden. Auch der Fettkörper der Wange und der Hypertonus des M. quadratus labii superioris sind nicht selten die Ursache von Gesichtsschmerzen, die mit dem durch die Mm. corrugator, frontalis und temporalis verursachten Stirn- und Schläfenschmerz abwechseln können.

Daß auch der Nacken- und Schädelhartspann als Kopfschmerz empfunden wird, hat, wie ich schon oben (S. 85) auseinandersetzte, seine Ursache in der durch den Halshartspann verursachten Blut- und Lymphstauung im Kopfe. Stets verbunden ist nämlich, ebenso wie mit dem Schulterhartspann, so auch mit allen Formen des Hals- und Kopfhartspanns der Hypertonus der Kehle, der nicht nur als Reizzentrum wirkt, sondern auch die Zirkulation im Kopfe mehr oder weniger stark beeinträchtigt. Der Kopfschmerz bei Hartspann ist also ein Stauungsschmerz, soweit er nicht örtlicher Muskelschmerz ist. Im Einzelfalle ist der Schmerz gewöhnlich aus beiden Bestandteilen zusammengesetzt.

Die durch den Hartspann des Halses und der Kehle verursachte Stauung im Kopfe hat außer dem Schmerz noch weitere Folgen. Nicht selten führt sie zu Gesichtsrötung, dem Blutandrang zum Kopfe; daß diese nicht arteriell, sondern venös ist, zeigt ihre dunkle, manchmal blaurote Färbung. Besonders Erregungen, Anstrengungen und Hustenstöße bewirken durch die mit ihnen verbundene plötzliche Steigerung des Hypertonus solche Anfälle von Blauröte des Kopfes.

Der Kopfschmerz bei Halshartspann ist, wie ebenfalls oben (S. 86) schon erwähnt, nur selten die einzige Beschwerde. Meist klagen die Kopfschmerzkranken auch über Denkunfähigkeit, Zerstreutheit, Vergeßlichkeit — Symptome, die bei dem an Schulkopfweh leidenden Kinde häufig objektiv durch die Verschlechterung der Schulzeugnisse nachgewiesen werden können. Diesen Ermüdungs- und Schwächeerscheinungen stehen abnorme Reizerscheinungen gegenüber in Form von Schlaflosigkeit, Weinerlichkeit und Neigung zu Zornausbrüchen. Diese Mischung von Reizbarkeit und Schwäche ist das Kennzeichen der Neurasthenie. Auch sie müssen wir auf die Stauung des Gehirns zurückführen. Denn Reizbarkeit und Schwäche ist das Kennzeichen der Funktionsstörung jedes gestauten Organs; ich erinnere nur an die Eigenart des Stauungskatarrhs des Magens bei unkompensiertem Herzfehler: auch er beschränkt seine Verdauung auf geringste Mengen leichtester Stoffe und verweigert bei größeren Anforderungen die Annahme in Form des Erbrechens.

Der Hartspann des Halses ist häufig mit einer mehr oder weniger starken Verkürzung der Muskulatur verbunden, und diese Verkürzung führt zu ebenso theoretisch interessanten wie praktisch wichtigen Haltungsanomalien der Halswirbelsäule, auf die ich schon an anderer Stelle[1]) aufmerksam gemacht habe. Verkürzen sich nämlich (Fig. 22) die Mm. scaleni, so neigt sich der untere Teil der Halswirbelsäule nach unten und vorn. Verkürzen sich nun gleichzeitig die Mm. sternocleidomastoidei, so macht der obere Teil der Halswirbelsäule diese Neigung nach vorn und unten mit. Der Kopf erscheint dann vorgeschoben, der Vorderhals verkürzt, der obere Rücken leicht gewölbt, rund; die ganze Körperhaltung erscheint vornübergebeugt (vgl. auch Fig. 20). Beispiele dieser Haltungsveränderungen sind die Fig.24, 27 und 28.

Verkürzen sich indessen außerdem die Mm. splenii und semispinales, so wird der obere Teil der Halswirbelsäule nach rückwärts gezogen; es entsteht eine Einbiegung derselben nach vorn, eine Lordose, deren Höhepunkt gewöhnlich am vierten Halswirbel liegt und häufig als scharfer Knick fühlbar ist (B 202). Je mehr nun der obere Teil der Halswirbelsäule in die schräg nach unten und vorn gehende Zugrichtung der Mm. sternocleidomastoidei gerät, desto mehr verstärken diese die Knickung der Halswirbelsäule und die Biegungsstelle schiebt sich wie ein Keil zwischen die harten, unnachgiebigen — denn die Mm. sternocleidomastoidei sind in diesen Fällen ausnahmslos sehr hart, stark gespannt und geschwollen — Schenkel des spitzen, nach vorn und unten ge-

[1]) A. Müller, Der muskuläre Kopfschmerz, Leipzig 1911, F. C. Vogel, S. 17. — Nochmals: Der muskuläre Kopfschmerz. D. Zeitschr. f. Nervenheilk., Bd. 44, S. 326 ff. (Letzterer Arbeit sind die Fig. 23 bis 34 entnommen.)

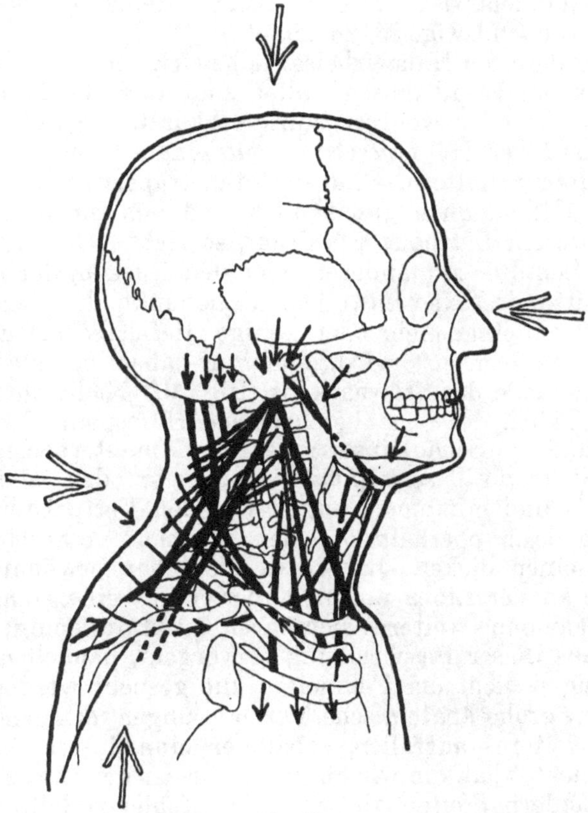

Fig. 22.
Mechanismus der Halswirbelsäulenlordose bei chronischem Kopfschmerz infolge Hartspann des Halses.

↓ = hypertonische Muskeln als Zugkräfte
am Hinterhaupt angreifend: Mm. trapezius, semispinalis, rectus capitis posterior major und minor,
am Warzenfortsatz angreifend: Mm. splenius und longissimus capitis, sternocleidomastoideus,
an Schädelbasis und Unterkiefer angreifend: Mm. digastricus und stylohyoideus, sich fortsetzend in die Gruppe der äußeren Kehlkopfmuskeln, die den Kehlkopf in den Zug einbegreifen: Mm. thyreohyoideus und sternothyreoideus, omohyoideus, sternohyoideus,
an der Wirbelsäule angreifend: Mm. scaleni und levator scapulae,
am Schultergürtel angreifend: Mm. levator scapulae, omohyoideus, trapezius, sternocleidomastoideus.

Die Zugkräfte setzen sich um in zwei vertikale Resultanten (↓), die den Schädel mit Kehlkopf und Schilddrüse abwärts, den Schultergürtel aufwärts ziehen, und in zwei horizontale, die die obere Halswirbelsäule rückwärts, die untere vorwärts ziehen; ihre Wirkung ist die Lordose der Halswirbelsäule.

richteten Winkels, den diese Muskeln miteinander bilden. Beispiele hierfür sind Fig. 25, 26, 29, 30.

Die Lordose der Halswirbelsäule bewirkt eine Verkürzung des Halses. In all diesen Fällen sind auch die Mm. levatores scapulae mehr oder weniger stark verkürzt, die Schultern also gehoben, und der Kopf erscheint wie eingesunken zwischen die hohen breiten Schultern. Sind die Mm. trapezii, wie gewöhnlich in diesen Fällen, auch geschwollen und von einem mehr oder weniger starken Fettpolster bedeckt, so zieht sich ein Querwulst von einer Schulter zur anderen über den Rücken, der oben etwa in der Mitte des Nackens, dem Höhepunkt der Lordose entsprechend, von einer mehr oder weniger tiefen, scharf ausgeprägten Querfalte begrenzt wird, und wir haben bei starker Ausprägung das Bild des Stiernackens (Fig. 20). Nicht selten besteht in diesen Fällen der oben beschriebene Hartspann des Schädelgrundes, und die Schädelinsertionen der Mm. sternocleidomastoidei, splenii, trapezii, semispinales sind mehr oder weniger stark geschwollen und mit einem entsprechenden Fettpolster bedeckt; wir haben dann oberhalb der den Stiernacken abschließenden Querfalte einen dicken Querwulst, die schon erwähnte „Dinerfalte", die an der Linea nuchae superior mit einer scharfen, bei kurzem Haar ohne weiteres sichtbaren Querfalte endigt (Fig. 29).

Wie aus dieser Beschreibung hervorgeht, handelt es sich bei diesen Dingen nicht um Feinheiten, die gesucht werden müssen, sondern um grobe anatomische Veränderungen, die dem Betrachter ohne weiteres auffallen, sobald er einmal sein Augenmerk darauf gerichtet hat, die wir allerdings bisher gewöhnt sind, lediglich für Sonderbarkeiten oder Schönheitsfehler zu halten. Ebenso auffallend sind die Veränderungen, die sich dem Tastgefühl darbieten, vor allem das scharfe Vorspringen der Querfortsätze des vierten Halswirbels nach vorn, die sich so stark zwischen die Mm. sternocleidomastoidei klemmen, daß es schon der hochgradigen Schmerzempfindlichkeit dieser Stellen wegen ganz unmöglich ist, sie genauer abzutasten. Die Verkürzung der Mm. sternocleidomastoidei beträgt nicht selten ein Drittel bis die Hälfte ihrer normalen Länge.

Daß die Verkürzung des Halses auf einer Einbiegung der Halswirbelsäule nach vorn, einer Lordose beruht, zeigen die Röntgenbilder von Fig. 27, 28 und 29, die auf Seite 128 in Fig. 32, 33 und 34 wiedergegeben sind. Ich wies oben schon auf die Starre der Sternoklavikulargelenke und die Feststellung der Schlüsselbeine hin. Diese ist verbunden mit einem Hypertonus der ganzen an den Schlüsselbeinen und weiterhin am Schulterblatt ansetzenden Muskulatur. Die Schlüsselbeine stehen hierbei regelmäßig mit ihrem akromialen Ende etwas nach vorwärts, und damit sind die Schultern etwas nach vorn gelagert. Diese Stellungsanomalie der Schultern, die besonders auf den Fig. 26 und 27 sichtbar ist, kommt zu der Haltungsanomalie des Kopfes hinzu und bildet regelmäßig einen wesentlichen Bestandteil des sog. „runden Rückens". Diese Verhältnisse erklären die so häufige Verbindung von schlechter Haltung mit Kopf- und Schulterschmerz. Es ist bemerkenswert, daß hierbei mit der Schwere der Haltungsanomalie auch die Beschwerden zunehmen, wie sich aus den Erläuterungen zu Fig. 23 bis 34 ergibt.

Um die Haltungsanomalie deutlicher zu machen, habe ich in Fig. 23 die normale Kopfhaltung beigefügt, wie sie ein antikes Grabrelief zeigt; der Hals hat hier die Form eines senkrecht stehenden Zylinders, auf dem der Kopf mühelos balanziert. Daß normalerweise die Wirbelsäule vollkommen gerade ist, zeigt die Röntgenaufnahme Fig. 31[1]). Dieselbe ist in stärkster Rückwärtsbeugung des Kopfes aufgenommen und zeigt trotzdem keine Lordose.

Erläuterungen zu den Abbildungen Fig. 23 bis 30.

Figur 23. Ausschnitt aus einem Grabrelief aus Salamis aus der zweiten Hälfte des 5. Jahrh. v. Chr. *Normale Kopf- und Halshaltung.* (Aus dem Klassischen Skulpturenschatz. München, Bruckmann.)

Figur 24. Fall 1. Schulkopfweh (akuter Ausbruch). Leichte Vorwärtsneigung des Kopfes.

13jähriger Untertertianer: Beginn vor 8 Tagen; andauernder Kopfschmerz während der geistigen Arbeit. Zugleich leichte habituelle Skoliose. Als Kind Rachitis und fünfmal Lungenentzündung. — Hartspann des Rumpfes (besonders Sacrospinales, Obliqui und Recti abd.), der Schultern (besonders Trapezii und Levatores scapp.) und des Halses (besonders Sternocleidomastoidei und Schädelinsertionen am Hinterkopf). — Behandlung: 10 Massagen des Rumpfes, einschl. Schultern und Hals, in 5 Wochen. Kopfschmerzen nach erster Massage fort, traten nur nach 5. Massage vorübergehend wieder auf, um nach Abnahme des zu engen Kragens wieder zu verschwinden (Stauungswirkung!).

Figur 25. Fall 2. Habitueller Kopfschmerz. Leichte Vorwärtsneigung des Kopfes mit leichter Halsverkürzung.

47jähriger Packer, arbeitet meist halb gebückt. Seit 5 bis 6 Jahren häufig Anfälle von Kopfschmerz, andauernd schlechter Schlaf. Zugleich Ulcus ventriculi. — Hartspann des Rumpfes (bes. Glutaei, Sacrospinales, Obliqui und Recti abd.), der Schultern (bes. Trapezii) und des Halses (bes. Sternocleidomastoidei und Semispinales). — Behandlung: 26 Massagen von Rumpf, Schultern und Hals in einem halben Jahre. Kopfschmerzen wurden nach 11. Massage geringer und seltener, blieben jedoch bis zum Schluß der Behandlung, die vom Patienten abgebrochen wurde, nicht ganz fort.

Figur 26. Fall 3. Schulneurasthenie. Stärkere Vorwärtsneigung des Kopfes mit geringer Halsverkürzung.

16jähriger Untertertianer: Seit Jahren häufig Kopfschmerz mit leichter Ermüdbarkeit bei geistiger Arbeit, Weinerlichkeit, häufigen Aufregungszuständen mit Verlust der Selbstbeherrschung. Zugleich leichte Skoliose. — Hartspann des ganzen Körpers mit starker Verhärtung, vorwiegend an den Hüften (Glutäen), Schultern (Trapezii, Levatores

[1]) Ich verdanke dieselbe der Firma Reiniger, Gebbert & Schall in Erlangen.

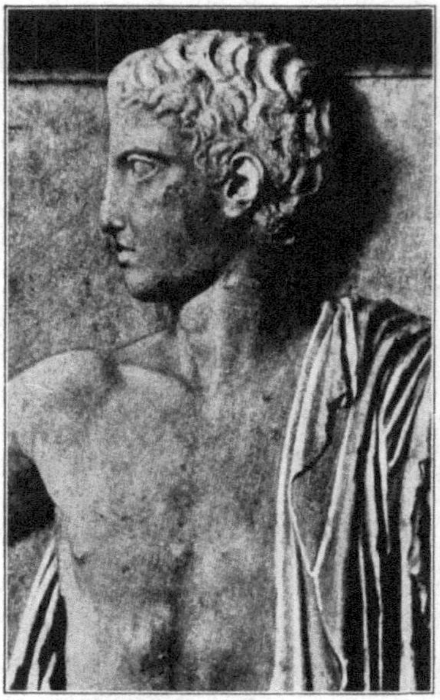

Fig. 23.

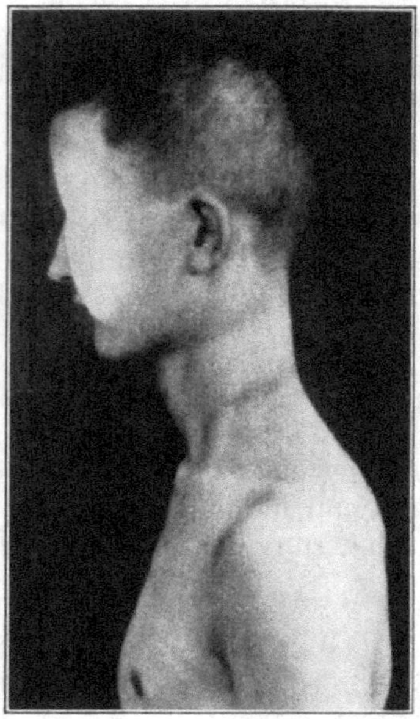

Fig. 24.

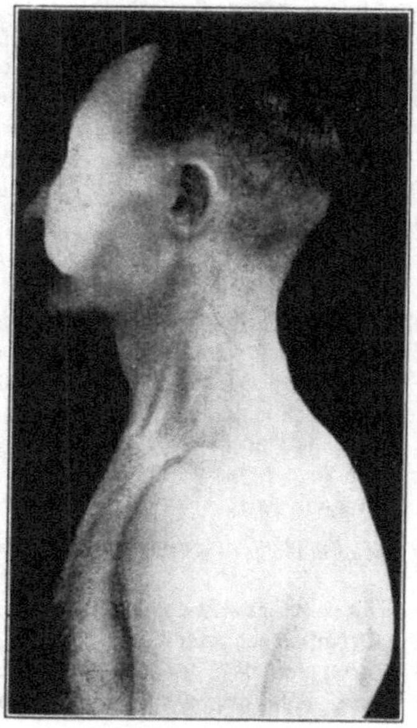

Fig. 25.

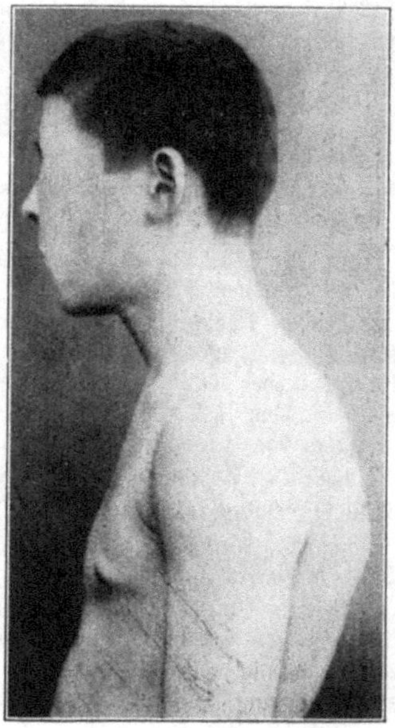

Fig. 26.

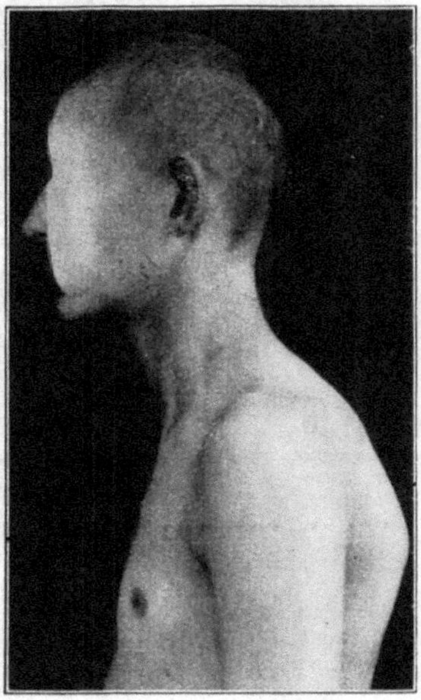

Fig. 27.

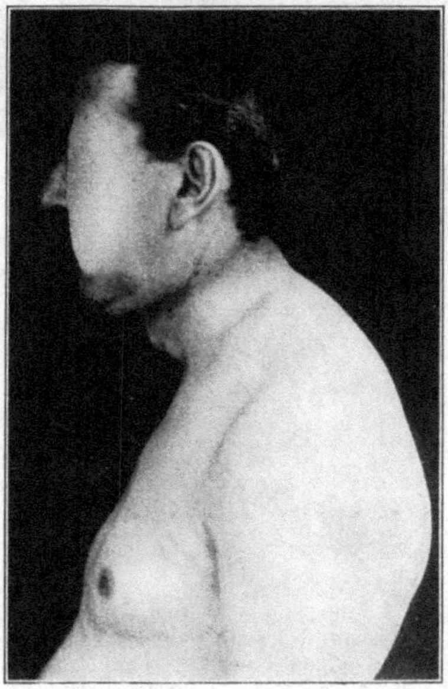

Fig. 28.

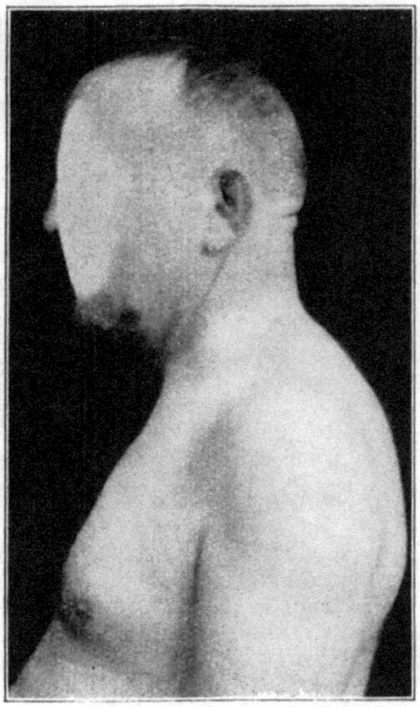

Fig. 29.

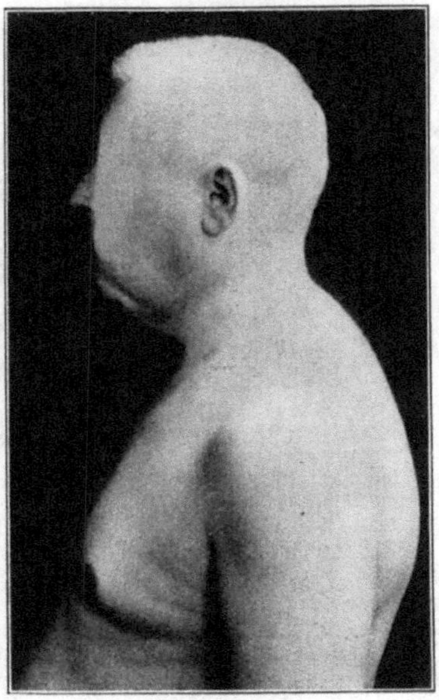

Fig. 30.

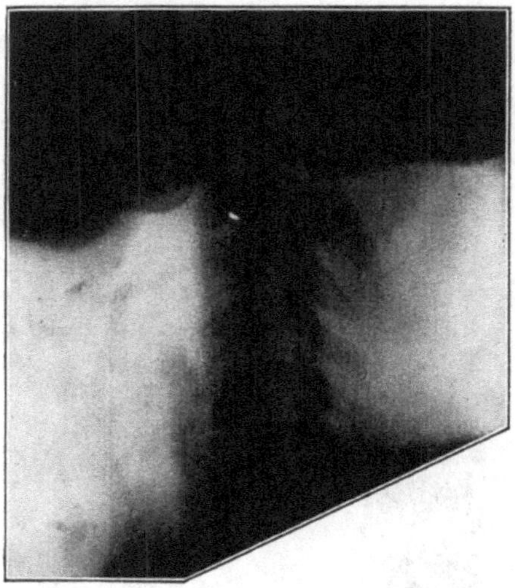

Fig. 31. Röntgenbild einer normalen Halswirbelsäule, bei starker Rückwärtsbeugung des Kopfes aufgenommen (Ausschnitt aus einer größeren Aufnahme). Halswirbelsäule vollkommen gradlinig. Die Rückwärtsbeugung des Kopfes geschieht nur im Atlantooccipitalgelenk; der Winkel zwischen Vorderfläche der Halswirbelsäule und Unterfläche der Hinterhauptschuppe mißt 87°.

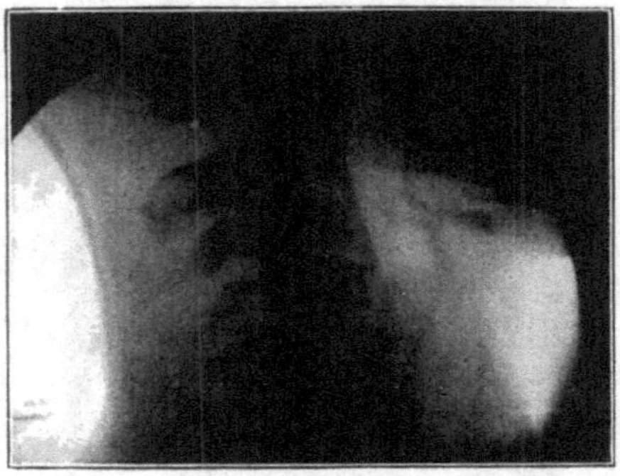

Fig. 32. Röntgenbild von Fig. 27, in der Kopfhaltung von Fig. 27 aufgenommen. Lordose geringen Grades mit dem Höhepunkt am 5.—6. Halswirbel. Patient schob während der Aufnahme den Unterkiefer vor, damit die Umrisse auch der obersten Halswirbel sichtbar würden.

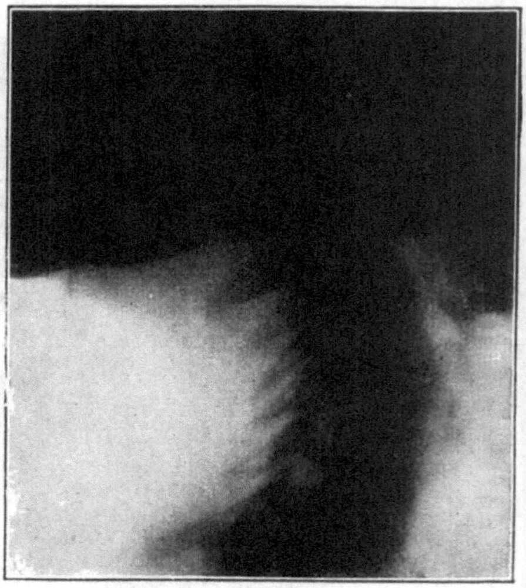

Fig. 33. Röntgenbild von Fig. 28, in der Kopfhaltung von Fig. 28 aufgenommen. Starke Lordose der Halswirbelsäule mit dem Höhepunkt am 5. Halswirbel bei Spondylitis deformans; Zwischenwirbelscheiben und Gelenklinien größtenteils geschwunden. Bewegung des Halses und Kopfes frei. Der Unterkiefer wurde nicht vorgeschoben.

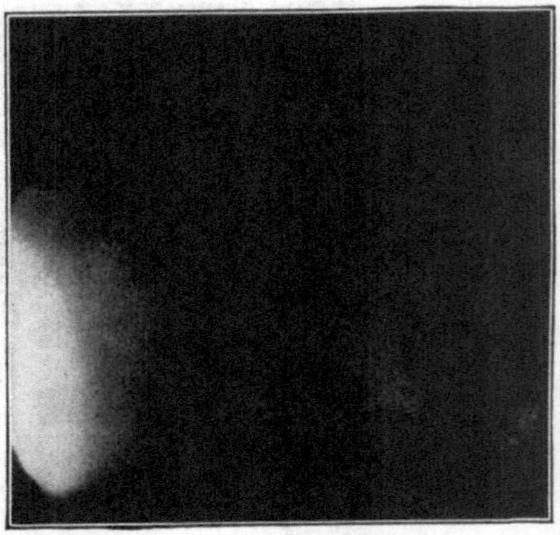

Fig. 34. Röntgenbild von Fig. 29, in der Kopfhaltung der Fig. 29 aufgenommen. Extreme Streckkontraktur des Kopfes mit Vorwärtsbeugung der leicht kyphotischen Halswirbelsäule im ganzen; der Winkel zwischen Vorderfläche der Halswirbelsäule und Unterfläche der Hinterhauptschuppen mißt etwa 75°. Patient schob während der Aufnahme den Unterkiefer vor.

scapp., Rhomboidei), Hals (Sternocleidomastoidei, Scaleni, Kehle). — Behandlung: 93 Massagen des ganzen Körpers vom 12. IX. 1910 bis 9. IV. 1912: erst nach der 70. Massage Kopfschmerzen wesentlich seltener und geringer. Am 29. IX. 1914 waren seit Schluß der Behandlung keine Kopfschmerzen mehr dagewesen, die Skoliose verschwunden, die Kopfhaltung unverändert.

Figur 27. Fall 4. Traumatische Schulneurasthenie. Stärkere Vorwärtsneigung des Kopfes.

15jähriger Obertertianer: Als Kind häufig rezidivierendes universelles Ekzem. Vor $7^1/_2$ Jahren Kopfverletzung mit leichter Gehirnerschütterung, daran anschließend häufig Kopfschmerz und Schwindel, Konzentrationsunfähigkeit und Zerstreutheit. — Hartspann des ganzen Körpers, zumeist der Hüften (Glutaei maximi), Lenden (Sacrospinales), Schultern (Trapezii, Rhomboidei, Levatores scapp.), Brust (Pectorales majj.). Hals (Scaleni, Sternocleidomastoidei, äußere Kehlkopfmuskeln; Schilddrüse sub jugulo, stark reizbar). — Behandlung: 101 Massagen des ganzen Körpers vom 27. VIII. 1903 bis zum 15. 12. 1911; infolge der großen Unregelmäßigkeit der Behandlung erst nach der 75. Massage Kopfschmerzanfälle wesentlich seltener und kürzer. Seit Schluß der Behandlung keine Kopfschmerzen mehr. — Kopf noch vorgeneigt. — Röntgenaufnahme des Halses: Figur 32.

Figur 28. Fall 5. Neurasthenie, früher auch chronischer Alkoholismus. Stärkste Vorwärtsneigung des Kopfes.

48jähriger Privatbeamter: Vor 19 Jahren geschäftlicher Zusammenbruch, daran anschließend sehr heftige andauernde Kopfschmerzen von wechselnder Stärke, mit folgendem Potatorium und Unfähigkeit zur Berufsarbeit. Alkoholabstinenz seit Anfang 1905, ohne Einfluß auf die Beschwerden und Arbeitsfähigkeit. Wiederholte Anstalts-, Sanatoriums-, hydrotherapeutische Behandlung erfolglos. — Hartspann des Rumpfes einschl. Schultern und Hals, zumeist Hüften (Glutaei med.), Lenden (Quadrati lumb.), Schultern (Trapezii, Rhomboidei, Levatores scapp.), Hals (Splenii, Scaleni, äußere Kehlkopfmuskeln, Unterohrgruben eng, durch dicke Schwellung ausgefüllt). — Behandlung: 59 Massagen von Rumpf, Schultern, Hals vom 11. VII. 1904 bis zum 3. VII. 1905; nach der 25. Massage Kopfschmerzen wesentlich seltener und geringer, nach der 47. war die Erregbarkeit nach Aussage der Ehefrau so gering wie seit 7 Jahren nicht. 4 Monate nach Abbruch der Behandlung wieder Schmerzen im Rücken und Kopf, schlechter Schlaf, Appetitmangel, Müdigkeit. Wiederaufnahme der Behandlung 13. II. 1906: 65 Massagen bis 1. IV. 1907: Nach der 21. Massage Kopfschmerzen wieder selten und gering. Gewichtszunahme im letzten Halbjahre 6 kg. Ende Mai 1906 nach der 27. Massage zum ersten Male seit 1898 Wiederaufnahme der Berufsarbeit, zuerst halbe Tage, vom 27. VII. 1906 ganz, nach der 47. Massage Mitte Nov. 1906 trat er dieselbe Stellung wieder an, die er bei Beginn seiner Erkrankung inne hatte. Er hat diese Jahre lang ausgefüllt, seine Pensionierung wurde rückgängig gemacht, und er leistete nach Angabe seiner Vorgesetzten mehr als früher, von nervösen Beschwerden, bes. Kopfschmerzen, war er frei. — Röntgenaufnahme des Halses: Figur 33.

Figur 29. Fall 6. Traumatische Neurasthenie. Starke Vorwärtsneigung des Kopfes mit ziemlich starker Halsverkürzung.

49jähriger Schulrektor a. D.: Vor $2^1/_2$ Jahren Automobilunfall. Weichteilverletzungen, hauptsächlich am Damm und im Gesicht mit schwerer Gehirnerschütterung; daran anschließend andauernder Kopf- und Rückenschmerz mit Schlaflosigkeit, Unfähigkeit zu geistiger Arbeit, hochgradiger psychischer Ermüdbarkeit; infolgedessen Pensionierung. Hartspann des ganzen Körpers, zumeist der Hüften (Glutaei maximi, besonders Steißbeinansätze), Lenden (Sacrospinales und Quadrati lumb.), Schultern (Trapezii, Levatores scapp., Pectorales majj. und minn.), des Halses (Sternocleidomastoidei, Scaleni, Schädelinsertionen stark verdickt, Schilddrüse im Brustkorbeingang, leicht vergrößert, stark druckschmerzhaft. — Behandlung (erschwert durch die gleichzeitigen Entschädigungsverhandlungen): 137 Massagen des ganzen Körpers vom 9. XI. 1909 bis zum 30. XII. 1912. Besserung sehr langsam, wiederholt unterbrochen durch Verschlechterungen. Nach 68. Massage (19. XII. 1910) Schlaf durchschnittlich 5 Stunden, Kopfschmerz seltener und geringer, Kreuzschmerz nur nach einstündigem Gehen gering. Nach 90. Massage (3. VII. 1911) wesentliche Besserung. Nach 108. Massage (28. XI. 1911) Wohlbefinden, nur ausnahmsweise nach starken körperlichen Anstrengungen und Festlichkeiten vereinzelt Kopfschmerz und Schlaflosigkeit. — Röntgenaufnahme des Halses: Figur 34.

Figur 30. Fall 7. Echte Migräne. Starke Vorwärtsneigung des Kopfes mit starker Halsverkürzung.

47jähriger Arzt: Ererbter, in der Kindheit ab und zu, seit einer Kopfverletzung (Schmiß auf der linken Stirnseite mit Knochenverletzung) häufiger und stärker auftretender halbseitiger Kopfschmerz, bald rechts, bald links, bis vor einigen Jahren mit Übelkeit. Zugleich Schreibkrampf. Sehr starker Hartspann der Schultern (Trapezii, Levatores scapp.), Halses (Scaleni, Sternocleidomastoidei), Gesichts (Trochleae, Corrugatores, Frontales) und des rechten Armes (Beuge- und Streckhartspann) — auf Wunsch des Patienten wurde der übrige Körper nicht untersucht und behandelt. — Behandlung: 29 Massagen von Schultern, Hals, Kopf und rechtem Arm vom 12. XII. 1911 bis 10. V. 1912: Während der Behandlung Häufung der Kopfschmerzanfälle, während einer deswegen eingeschobenen fünfwöchigen Pause Kopfschmerzanfälle wesentlich seltener und kürzer als früher. Abbruch der Behandlung wegen Wegzugs des Patienten.

15.

Der Hartspann des Armes und der Hand

Der Hartspann der Schulter setzt sich nicht selten auf den Arm fort. Die Kranken klagen dann über Schmerzen im Ellbogen, meist auf der Außenseite; manchmal wird geradezu der laterale Epicondylus humeri als der Sitz des Schmerzes bezeichnet. In anderen Fällen wird der Schmerz in die Ellbeuge oder auf die Streckseite des Ellbogens verlegt. Zuweilen klagt der Kranke auch über Prickeln, Kriebeln und Taubheit in Unterarm und Hand, das anfallsweise auftreten kann, zuweilen bei Liegen auf der kranken Seite, so daß man genötigt ist, an eine Druckerscheinung von seiten eines der Armnerven zu denken. Die Lokalisation der Empfindung entspricht gewöhnlich dem Hautgebiete des N. radialis, kann aber auch auf den N. medianus übergreifen; der N. ulnaris scheint nur selten beteiligt zu sein, doch ist die genaue Abgrenzung der Zonen sehr schwierig, weil der Patient sich vielfach selbst nicht ganz klar über seine Empfindungen ist und in seinen Angaben wechselt. Die angeführten Reizerscheinungen können mit einer deutlichen Herabsetzung der Tastempfindung verbunden sein.

Der Hartspann des Armes ergreift Muskulatur und Gelenke entweder auf der Beugeseite oder auf der Streckseite. Der Beugehartspann (Fig. 16, Seite 113) schließt sich gewöhnlich an die Schlüsselbeinform des Schulterhartspanns an und greift über den M. brachialis, der gewöhnlich im Gegensatz zum M. biceps stark verhärtet ist, auf die Mm. pronator teres, flexor digitorum sublimis und profundus, die gewöhnlich rein hypertonisch und geschwollen sind, aber unterhalb der Ellbeuge äußerst schmerzhafte harte Insertionsknötchen enthalten, auf den M. flexor carpi ulnaris, der im Ganzen verhärtet ist. Auch der Kleinfingerballen ist gewöhnlich verdickt und in ihm der M. abductor digiti V wieder verhärtet, die Mm. flexor brevis und opponens digiti V rein hypertonisch und geschwollen. Nicht selten ist auch der M. pronator quadratus hypertonisch und geschwollen. Das Ellbogengelenk unter dem M. pronator teres und die Art. ossis pisiformis sind stark druckschmerzhaft. Häufig sind auch die Schleimbeutel unterhalb der Ellbeuge, die Bb. bicipitoradialis und cubitalis interossea, an der Erkrankung beteiligt und dann als stark schmerzhafte elastische Schwellungen in der Tiefe der Muskulatur fühlbar.

Der Streckhartspann des Armes (Fig. 14 und 15, Seite 112) schließt sich an die Schulterblattform des Schulterhartspanns an, greift von dem Caput longum auf das Caput laterale M. tricipitis und das Septum intermusculare laterale über und setzt sich fort in den M. brachioradialis und die Streckergruppe am Unterarm. Diese Muskeln pflegen sämtlich nicht nur äußerst stark hypertonisch, sondern auch im ganzen verhärtet zu sein, am härtesten ist gewöhnlich das Caput laterale m. tricipitis und die Mm. extensores carpi. An der Hand ist immer die gesamte kurze Daumenmuskulatur ergriffen; der ganze Daumenballen ist nicht nur, besonders bei tiefer Durchtastung, äußerst schmerzhaft, sondern auch geschwollen; in der allgemeinen Schwellung fällt der dem Metacarpus anliegende M. abductor pollicis brevis durch sehr starke Härte auf. Durchtastet man die ganze Tiefe des Daumenballens bis auf die Beugeseite des Metacarpus, so fühlt man hier als den Höhepunkt des Druckschmerzes die verdickte Sehnenscheide des M. flexor pollicis longus. In demselben Grade wie der Daumenballen ist die gesamte Muskulatur des ersten Zwischenknochenraumes vom Hartspann ergriffen; hier fällt der M. adductor pollicis durch meist umschriebene Schwellung, der M. interosseus dorsalis I durch starke Verhärtung, beide durch sehr starken Hypertonus und Druckschmerz auf. Nicht selten ist auch der M. interosseus dorsalis II hypertonisch und enthält dann besonders in seiner der Art. intermetacarpea aufliegenden Insertion eine weiche, äußerst schmerzhafte Schwellung.

Alle im Bereiche der hypertonischen Muskulatur liegenden Gelenke sind immer in mehr oder weniger starkem Reizzustande. Zuerst das proximale Radioulnargelenk; dasselbe ist bei der Abtastung sehr stark druckschmerzhaft, am stärksten im Bereiche des Lig. annulare radii; zuweilen ist hier auch Reiben bei passiven Bewegungen fühlbar. Am stärksten ergriffen ist die Art. carpometacarpea des Daumens; das Gelenk ist immer, manchmal sichtbar, verdickt, außerordentlich druckschmerzhaft; bei passiven Bewegungen ist gewöhnlich mehr oder weniger grobes Reiben fühlbar; es liegt hier also eine ausgesprochene chronische Arthritis vor. Weniger ergriffen ist die Art. metarpophalangea; doch ist auch sie regelmäßig leicht verdickt und druckschmerzhaft. Die Art. interphalangea ist meist nur auf der Streckseite druckschmerzhaft und leicht verdickt. Zuweilen sind auch das Gelenk zwischen Os multangulum majus und der Basis des zweiten Metakarpus, das Gelenk zwischen der Basis des zweiten und dritten Metakarpus und die Art. intercarpea zwischen Os capitatum und Os naviculare beteiligt; man sieht und fühlt dann kleine, nicht über linsengroße, bei umschriebenem Druck starke schmerzhafte Schwellungen an diesen Stellen. Seltener ist die Art. radiocarpea beteiligt; man sieht und fühlt dann an der Daumenkante des Gelenks eine umschriebene stark schmerzhafte Verdickung, und die Adduktion der Hand ist mehr oder weniger stark gehemmt.

Der Streckhartspann des Armes ist die Grundlage des Arbeits- (Beschäftigungs-) Krampfes, wie er als Schreib-, Klavierspieler-, Näh- usw. Krampf zur Beobachtung kommt. Auch der sog. Tennisarm ist eine Form des Beschäftigungskrampfes. Bei all diesen Formen ist es die Überanstrengung, die den Hartspann herbeigeführt hat, und zwar regelmäßig auf Grund einer hypertonischen Veranlagung, wie der Vergleich mit dem nicht vom Krampf ergriffenen anderen Arm und die Untersuchung der übrigen Muskulatur ergibt. Es ist sehr bemerkenswert, daß in all diesen Fällen nicht, wie man erwarten sollte, die Beuger, sondern die scheinbar weniger bei der Arbeit gebrauchten Strecker durch die Überanstrengung erkranken. Das kann nur darin seine Ursache haben, daß sie an Masse und demgemäß an Leistungsfähigkeit weit hinter den Beugern zurückstehen und deshalb schneller erlahmen. Der Arbeitskrampf äußert sich entweder in Schmerzen sofort oder einige Zeit nach Beginn der Arbeit — mit Eintritt des Schmerzes erlahmen dann die Muskeln — oder die Erlahmung tritt allmählich ohne Schmerz ein. Oder die Schwäche der hypertonischen Muskeln zeigt sich sofort bei Beginn der Arbeit daran, daß in dem Parallelogramm der Kräfte, das hierbei in Wirkung tritt, ihre Mitarbeit ausfällt oder zu schwach ist, was als Koordinationsstörung erscheint und z. B. die Schrift in ungewollter Weise verändert. Sehr häufig geraten die hypertonischen Muskeln hierbei ins Zittern, das an den Schriftzügen zur Erscheinung kommt. Zuweilen auch geraten in dem Augenblicke, in dem die Hand sich zur Arbeit anschickt, einzelne Muskelgruppen in Krampf, besonders gern die Mm. adductor pollicis und interosseus dorsalis I, so daß der Federhalter in eine ungewollte Stellung gerät; es können aber auch andere Muskelgruppen sein, so in einem Falle, den ich beobachtete, die Mm. trapezius und deltoideus, so daß der Arm in die Höhe flog, sobald die Hand zum Schreiben angesetzt wurde. Der Krampf braucht nicht schmerzhaft zu sein; er macht selbstverständlich die Arbeit völlig unmöglich.

Die Neurologen halten den Arbeitskrampf für eine psychogene Störung. Und tatsächlich fällt wohl bei keiner Form des

Hartspanns der Einfluß von Gemütserregungen auf die Stärke und den Eintritt der Störung so sehr in die Augen wie beim Arbeitskrampf. Das erklärt sich durch die schon mehrfach hervorgehobene starke Wirkung der Irradiation auf den hypertonischen Muskel. Jedenfalls kann angesichts des Tastbefundes und der mit der Verringerung des Hartspanns vollständig gleichlaufenden Besserung der Arbeitsstörung die Vermutung der psychogenen Grundlage nicht mehr aufrecht erhalten werden.

Am Unterarm kommen bei Hartspann akute Schwellungen der Mm. abductor pollicis longus und extensor pollicis brevis vor an der Stelle, wo die Bäuche dieser Muskeln der Kante des Radius aufliegen. Die Muskelbäuche sind dann sichtbar geschwollen, sehr stark druckschmerzhaft, und bei entsprechenden Bewegungen des Daumens und des Handgelenkes fühlt man Reiben; diese Bewegungen sind bei aktiver Ausführung stark schmerzhaft. Diese akuten Schwellungen gehen unter der Bezeichnung „Tendovaginitis". Es kann sich aber, wie schon Küttner[1]) und v. Frisch[2]) nachgewiesen haben, nicht um eine Sehnenscheidenentzündung handeln, weil hier keine Sehnenscheiden, ja nicht einmal Sehnen vorhanden sind; die Sehnen treten vielmehr weiter abwärts erst aus den beiden Muskeln hervor. Es handelt sich vielmehr um eine akute Muskelschwellung bei Hartspann des Armes, welch letzterer immer als schon vorher bestehender Zustand nachweisbar ist, vergleichbar etwa einem akuten Kreuzschmerzanfall bei latentem schon vorher bestehendem Lendenhartspann.

[1]) Küttner, Zur Kenntnis der normalen Sehnenscheidenanatomie und der Tendovaginitis crepitans. Chirurgenkongreß 1907.

[2]) v. Frisch, Über Tendovaginitis crepitans. v. Langenbecks Archiv, Bd. 89, Heft 3.

16.
Der Hartspann der Brust

Der Hartspann der Brust äußert sich als Schmerz, gewöhnlich in einer Seite der Brust. Dieser Schmerz kann dauernd vorhanden sein, und sich bei der Arbeit verschlimmern, oder auch vorübergehend bei Witterungswechsel oder Erregung auftreten. Er wird gewöhnlich auf die Lungen oder, wenn er links empfunden wird, auf das Herz bezogen und als Lungen- oder Herzschmerz gedeutet. Zuweilen tritt er plötzlich mit großer Heftigkeit in Form eines Anfalls auf und mit stärkster Atembeklemmung verbunden. Schon O. Rosenbach[1]) hat auf diese Anfälle hingewiesen und sie als „myogene Pseudostenocardie" bezeichnet. Sie unterscheiden sich von der echten Angina pectoris dadurch, daß Lungen und Herz normalen Befund aufweisen und vor allem die Pulsfrequenz nicht erhöht ist. Die Erscheinungen sind gewöhnlich so alarmierend, daß es im Anfall kaum möglich ist, Lungen und Herz zu untersuchen. Mit diesen heftigen Erscheinungen kontrastiert merkwürdig der vollkommen ruhige, nicht beschleunigte Puls. Hinzu kommt der Muskelbefund.

Dieser (Fig. 12, S. 110) besteht vor allem in einem starken Hypertonus und Druckschmerz des M. pectoralis minor. Der Hypertonus greift nicht selten auch auf den M. serratus anterior, besonders dessen Rippeninsertionen über, manchmal sind auch die Mm. intercostales, besonders des 4. bis 6. Zwischenrippenraums in der Mamillarlinie beteiligt. Immer ist auch die Kehle stark hypertonisch. Der pseudostenocardische Anfall beruht auf einem Krampf des M. pectoralis minor, der natürlich die Bewegung des Brustkorbs stillstellt; die Stillstellung überträgt sich durch das Schulterblatt, an dessen Rabenschnabel der kleine Brustmuskel ansetzt, und den M. omohyoideus auf die Kehle, und so begreift sich die starke Atembeklemmung.

---

[1]) O. Rosenbach, Über myogene Pseudostenocardie. Ther. d. Gegenw. 1902.

Reizstellen sind die Artt. sternocostales (Fig. 87, S. 377), die gewöhnlich äußerst stark druckschmerzhaft sind, ferner die Art. sternoclavicularis und die Schilddrüse.

Schmerzen in der Brustmuskulatur und besonders pseudostenocardische Anfälle sind verhältnismäßig selten; jedenfalls viel seltener, als der Hartspann dieser Muskelgruppe. Dieser äußert sich viel häufiger noch als in Form von Schmerzen in Form eines Haltungsfehlers, der besonders im Schulalter sehr häufig vorkommt. In diesem Falle ergreift der Hartspann außer dem kleinen und großen Brustmuskel noch die Mm. trapezius, rhomboidei und levator scapulae beiderseits (Fig. 12 und 13, S. 110 f.). Die Brustmuskeln ziehen die Schultern nach vorn. Infolge des Gegenzuges der Mm. trapezii, rhomboidei und levatores scapulae, die das Schulterblatt nach hinten und oben ziehen, rückt die Schulter auf dem nach oben sich verjüngenden Brustkorb aufwärts, und es entsteht ein beiderseitiger Hochstand mit Vorlagerung der Schultern und flacher schmaler Brust (siehe Fig. 26 und 27, S. 126 f.). Da der Hartspann der Brustmuskulatur immer mit einem Hartspann der Kehle verbunden ist, so tritt hierzu eine Verkürzung der Vorderhalsmuskulatur und damit die schon beschriebene Vorschiebung des Kopfes, wie wir an den Abbildungen sehen. Hasebroek hat, wie ich schon (S. 76) erwähnte, diesen Zustand als „infantile Muskelspannungen“ beschrieben.

17.
Der Hartspann des Bauches

Der Hartspann des Bauches äußert sich in erster Linie als Schmerz. Der Schmerz ist meist schleichend, ziehend, bohrend, kann aber auch in Form eines Anfalls plötzlich und mit großer Heftigkeit auftreten. Schmerzanfälle infolge Bauchhartspann sind sehr häufig und von großer praktischer Wichtigkeit, weil sie bei der heutigen Einstellung des Arztes und demgemäß auch der Laien immer auf innere Organe bezogen werden. Je nach ihrem Sitze täuschen sie ein Magen- oder Duodenalgeschwür, eine Gallensteinerkrankung oder Gallenblasenentzündung, eine Blinddarmreizung oder chronische Appendizitis oder eine Adnexerkrankung vor; die Fälle von Bauchmuskelkrampf können sogar den Verdacht einer Magen- oder Darmperforation erwecken. Bei der großen Angst, mit der alle diese Erkrankungen den Laien erfüllen, und dem heutigen Stande der Bauchchirurgie, wird dann meist zur Operation geschritten, die einen negativen Bauchbefund ergibt. Verbleiben die Schmerzen nach der Operation oder kehren sie wieder, so werden gewöhnlich Verwachsungen vermutet, und zur Lösung derselben von neuem operiert. Die Operation wirkt auf den Hartspann als Verletzung und steigert ihn und damit die Schmerzen; die Folge ist, daß der Patient immer neue Operationen zur Beseitigung seiner Schmerzen verlangt. Auf diesen Circulus vitiosus hat Krecke[1]) neuerdings aufmerksam gemacht.

Der Bauchhartspann tritt auf in zwei Gruppen. Entweder befällt er den Oberbauch (Fig. 35) und es sind ergriffen die Mm. obliqui abd. interni, die oberen Fasern der Mm. transversi und die oberen Segmente der Mm. recti. Die Rippeninsertionen dieser Muskeln sind geschwollen, in denselben finden sich stark schmerzhafte Insertionsknötchen, besonders auch in den Insertionen des M. transversus unter dem Rippenbogen (auf Fig. 87,

[1]) Krecke, Die weibliche Asthenie und die Mania operatoria activa und passiva. Münch. med. Woch. 1925, S. 1231.

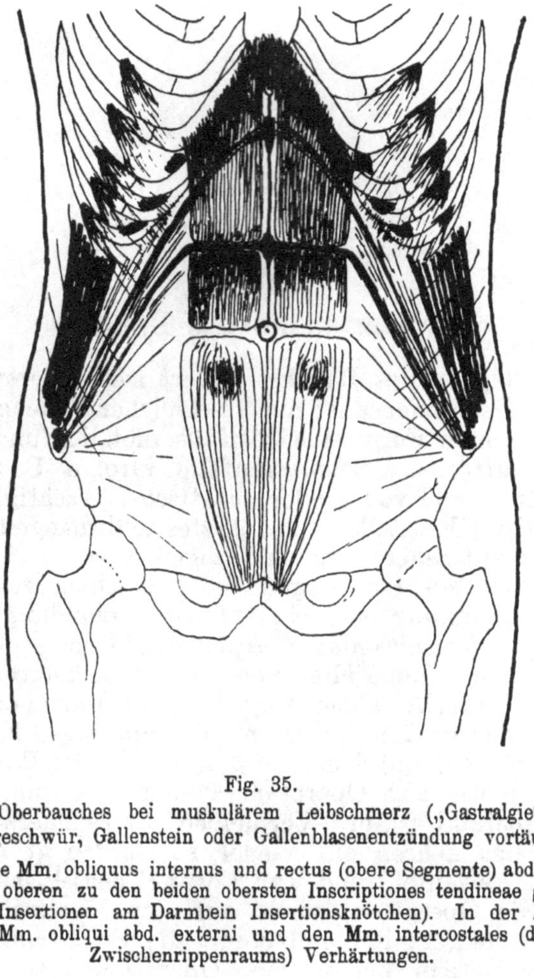

Fig. 35.
Hartspann des Oberbauches bei muskulärem Leibschmerz („Gastralgie", Magen- oder Duodenalgeschwür, Gallenstein oder Gallenblasenentzündung vortäuschend).

Ergriffen sind die Mm. obliquus internus und rectus (obere Segmente) abd., vom M. transversus abd. die oberen zu den beiden obersten Inscriptiones tendineae gehenden Faserzüge (in deren Insertionen am Darmbein Insertionsknötchen). In der Linea alba, den Insertionen der Mm. obliqui abd. externi und den Mm. intercostales (des 7., 8. und 9. Zwischenrippenraums) Verhärtungen.

S. 377 dargestellt). Die Inscriptiones tendineae der Mm. recti sind hart, verdickt, stark druckschmerzhaft; an ihrem Zusammentreffen in der Linea alba fühlt man harte, stark druckschmerzhafte Verdickungen. Infolge der starken Spannung der hypertonischen Muskulatur ist das Epigastrium eingezogen, nicht selten sind die oberen Segmente der Mm. recti geschwollen, dieselben zeichnen sich dann sichtbar ab, und das ganze Epigastrium ist in eine harte, stark druckschmerzhafte Platte verwandelt, bei der man zweifelhaft sein kann, ob es sich um verhärtete Muskulatur oder um einen hinter dieser gelegenen Tumor handelt.

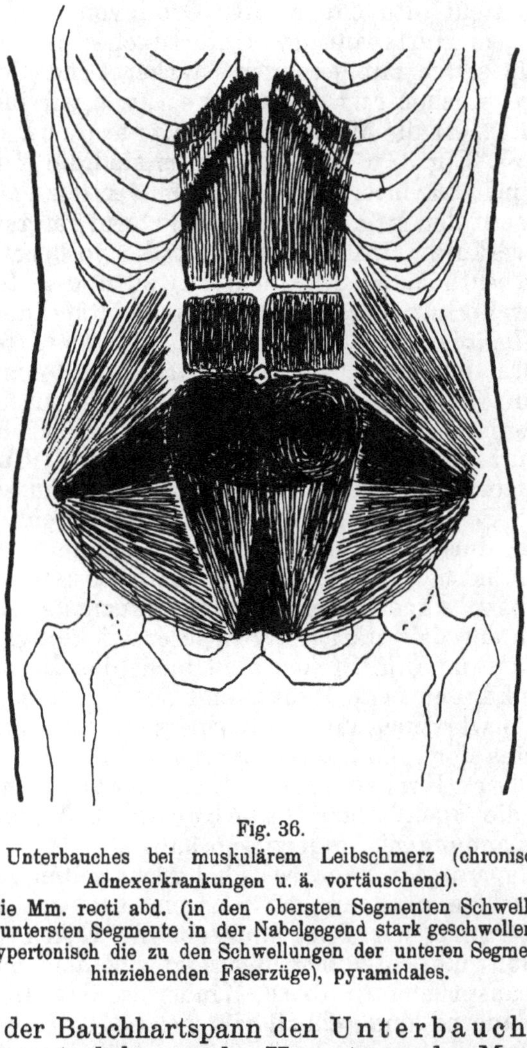

Fig. 36.
Hartspann des Unterbauches bei muskulärem Leibschmerz (chronische Appendizitis, Adnexerkrankungen u. ä. vortäuschend).
Ergriffen sind die Mm. recti abd. (in den obersten Segmenten Schwellung der Rippeninsertionen, die untersten Segmente in der Nabelgegend stark geschwollen), transversi abd. (am stärksten hypertonisch die zu den Schwellungen der unteren Segmente der Mm. recti hinziehenden Faserzüge), pyramidales.

Befällt der Bauchhartspann den Unterbauch (Fig. 36), so tritt besonders stark hervor der Hypertonus der Mm. obliqui abd. externi, der unteren und mittleren Fasern der Mm. transversi und der unteren Segmente der Mm. recti. Die letzteren sind gewöhnlich geschwollen, besonders neben dem Nabel knotig verdickt, der Unterbauch vorgewölbt.

Manchmal verbinden sich beide Formen und die eingezogene Magengrube kontrastiert eigenartig mit dem vorgewölbten Unterbauch.

Beim Oberbauchhartspann ist die Körperhaltung infolge des Zuges der hypertonischen Mm. obliqui und recti leicht vornübergeneigt; es besteht also ein leichter Grad von rundem Rücken. während bei dem Hartspann des Unterbauches die Haltung aufrecht ist, nicht selten mit besonders starker Lendenlordose.

Der ausgesprochen runde Rücken, wie wir ihn im Schulalter beobachten, ist die Wirkung des Hartspanns des ganzen Bauches (Fig. 37 u. 38). Bei diesem sind die Mm. recti abd., die Mm. obliqui abd. interni und die von der letzten Rippe ausgehenden Fasern der Mm. obliqui abd. externi im ganzen hypertonisch und verkürzt. Infolgedessen ist die vordere Bauchwand im ganzen wesentlich, bis zu einem Drittel und mehr, verkürzt, straff. Dieser Verkürzung muß das Brustbein und der Brustkorb folgen. Regelmäßig setzt sich der Zug nach abwärts durch die Mm. adductores longi, die ebenfalls stark hypertonisch und verkürzt sind, auf die Oberschenkel, nach aufwärts durch die ebenso stark hypertonischen und verkürzten Mm. sternocleidomastoidei und scaleni auf Halswirbelsäule und Kopf fort. Und so haben wir die hypertonische Fixierung des sitzenden und schreibenden oder lesenden Schulkindes, stark unterstützt, wenn auch nicht hervorgerufen, durch das sechs- bis achtstündige tägliche Sitzen in der Schule und bei der Hausarbeit vom sechsten bis zum vierzehnten und beim Akademiker bis zum zwanzigsten Lebensjahre, also gerade in der Zeit stärkster Körperentwicklung: eine wahre Sitzkontraktur. Im Stehen sind nicht das Becken, sondern die Oberschenkel der feste Punkt, und der Zug der Adduktoren steigert die Vorwärtsneigung des Körpers. Beim Gehen zeigt sich der Hypertonus der Adduktoren an der häßlichen Einwärtsstellung der Kniee und Einwärtsdrehung der Füße, auf die auch schon Hasebroek als Wirkung „infantiler Muskelspannungen" hingewiesen hat.

Der Hartspann des Bauches führt nicht selten zu Reiz- und Hemmungserscheinungen an den inneren Organen. Es ist klar, daß der Hypertonus der Bauchmuskeln die Einatmung behindern muß; diese Behinderung zeigt sich aber meist nur bei abnormer Beanspruchung: diese Kinder sind z. B. im Laufen nicht so ausdauernd und schnell wie gesunde. Häufig ist auch die Klage über Herzklopfen: das stark gespannte, nicht selten verhärtete Epigastrium wird durch den Schlag des hinter ihm liegenden Herzens weithin erschüttert, und so der Herzschlag zur Empfindung gebracht. Es scheint auch, daß in manchen Fällen und zeitweise die Starre des Brustkorbes und der Muskulatur das anliegende Herz reizt und den Herzschlag stärker macht oder seine Häufigkeit steigert.

Häufiger und auffallender ist der Einfluß des Bauchhartspanns auf den Verdauungsapparat. Die Kinder leiden nicht selten an hartnäckiger Appetitlosigkeit: die starre Muskelplatte im Epigastrium hindert den Magen sich auszudehnen, und dieser antwortet hierauf mit der Verweigerung der Nahrungsaufnahme. Häufig besteht der Appetitmangel nur für die ersten Morgenstunden: die Kinder haben nach dem Aufstehen morgens keinen Appetit und essen erst gegen 10 Uhr: die Muskelstarre des Epigastriums, die sich durch die Nachtruhe gesteigert hat, lockert sich allmählich wieder durch die Körperbewegung, und damit stellt sich der Appetit ein.

Zuweilen reagiert der Magen auf den Hartspann des Epigastriums mit Erbrechen. Das ist regelmäßig der Fall bei der Migräne, dem, nicht selten einseitigen, Kopfschmerz mit Erbrechen. Der Befund der Migräne (Fig. 39) setzt sich zusammen aus dem Hals- und Kopfhartspann, in dem als für die Migräne charakteristisch der Reizzustand der Trochlea auffällt, dem Hartspann des Epigastriums und dem Hypertonus der Beckenhöhle, hier besonders des Rectovesical- (-uterin-) rings. Beim Migräneanfall gerät durch irgendeinen Reiz, gewöhnlich in der Beckenhöhle, bei Frauen besonders durch die mit der Menstruation verbundene Schwellung und Steigerung des Hypertonus, dieses Spannungssystem auf dem in Fig. 7 (S. 54) angedeuteten Wege plötzlich in erhöhte Spannung, die sich im Epigastrium durch Erbrechen, in der Hals- und Kopfmuskulatur durch Kopfschmerz, an der Trochlea durch Flimmerskotom und Lichtscheu äußert infolge Zerrung am Augapfel durch den die Trochlea durchsetzenden hypertonischen M. obliquus oculi superior.

Am Darm zeigt sich die Hemmung durch den Hartspann als Stuhlträgheit. Dieselbe ist besonders mit dem Hartspann des Oberbauches verbunden. Bei diesem entspricht der Bereich stärksten Hypertonus dem Verlaufe des Dickdarms von der Iliozökalgrube über Colon ascendens, transversum und descendens. Der Dickdarm liegt also in seinem ganzen Verlaufe hinter einer stark hypertonischen Muskelwand; der auf- und absteigende Dickdarm ist sogar auf drei Vierteln seines Umfangs von stark hypertonischer Muskulatur umgeben; denn in diesen Fällen ist immer auch die Lendenmuskulatur mehr oder weniger stark hypertonisch. Die Schubbewegungen des Dickdarms, die die Weiterbeförderung des Darminhalts besorgen, werden offenbar durch die unnachgiebige und schmerzempfindliche Muskelwand behindert, und würden in dieser, wenn sie ungehindert abliefen, Schmerzen hervorrufen gleicher Art, wie der von außen wirkende Fingerdruck. Sie werden deshalb reflektorisch stillgestellt, oder vielmehr verlangsamt und seltener gemacht. Das Ergebnis dieser Wirkung ist die Stuhlverstopfung. Demgemäß ist ein geradezu pathognomisches Zeichen bestehender Stuhlverstopfung der Druckschmerz und die Resistenz

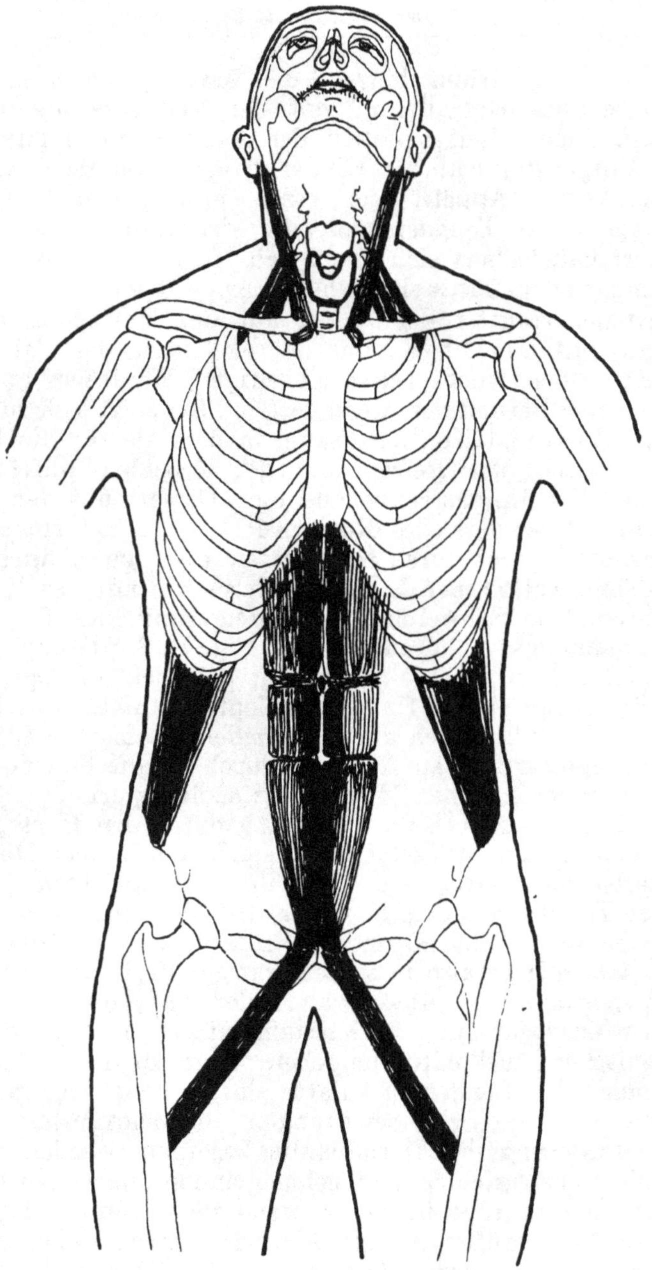

Fig. 37.

Hartspann des Bauches, Halses und der Oberschenkel bei rundem Rücken.

Ergriffen sind die Mm. sternocleidomastoidei, scaleni, recti und obliqui interni abd., pyramidales, adductores longi. — Reizstellen: Schilddrüse, Artt. sternoclaviculares, Beckenhöhle (letztere nicht gezeichnet).

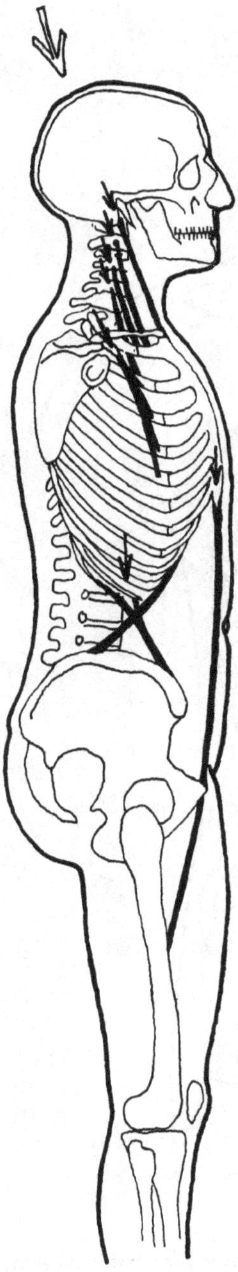

Fig. 38.
Entstehung des runden Rückens.

↓ = **hypertonische Muskeln als Zugkräfte:**

am vordersten Vorsprung des Beckens ansetzend: M. adductor longus, zieht das Becken abwärts und stellt es fest;

am oberen Beckenrande ansetzend: Mm. rectus und obliquus abd. internus und hinterste Fasern des M. obliquus abd. externus, ziehen den Brustkorb abwärts und bewirken dadurch Beugung der Brustwirbelsäule;

am oberen Rande des Brustkorbs ansetzend: Mm. sternocleidomastoideus und scaleni, ziehen Kopf und Halswirbelsäule vor- und abwärts;

am Brustkorb ansetzend: M. pectoralis minor, zieht die Schulter vorwärts.

Die Resultante (⇓) dieser Kräfte ist eine Krümmung der Wirbelsäule, Vor- und Abwärtsneigung des Kopfes und Vorlagerung der Schulter.

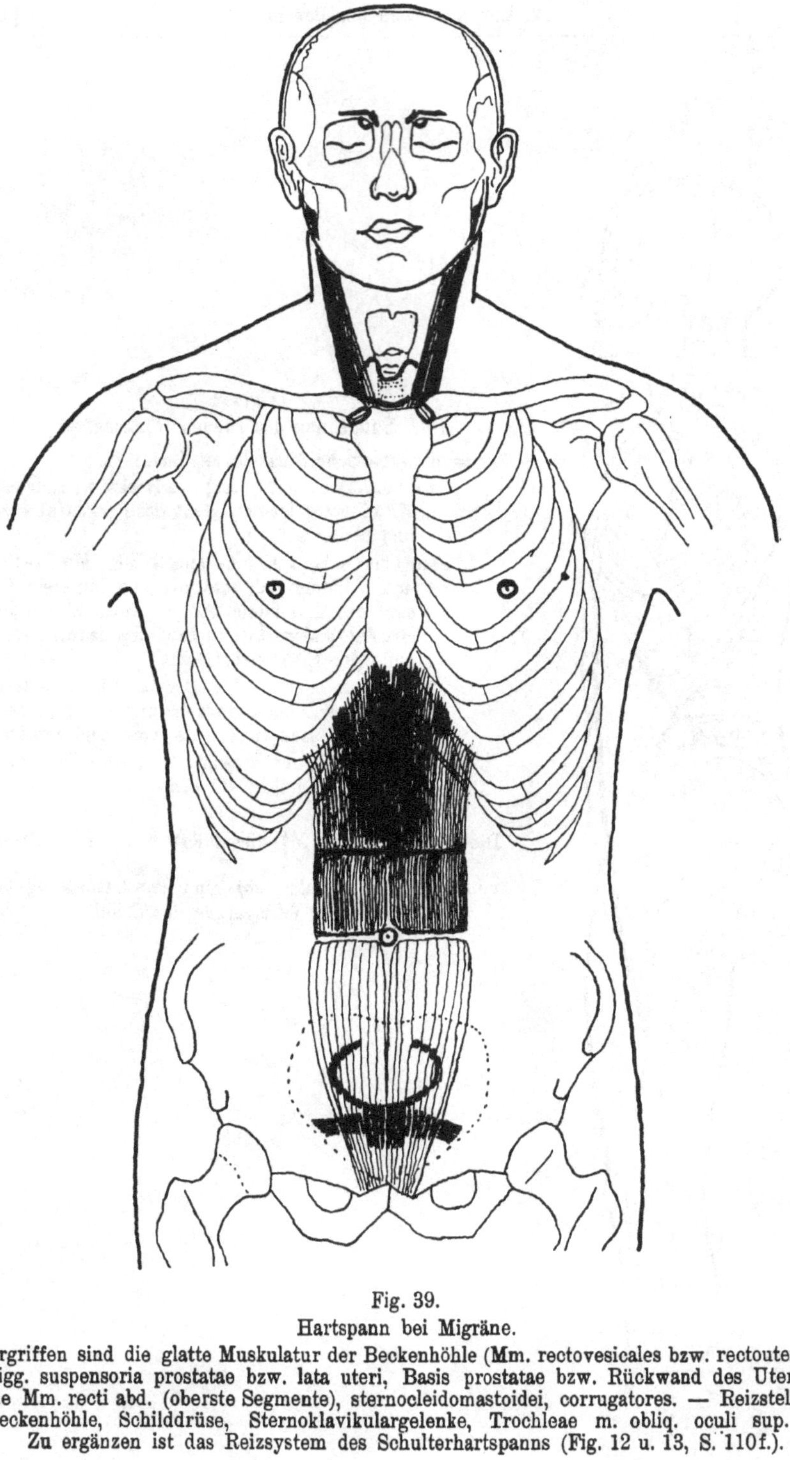

Fig. 39.

Hartspann bei Migräne.

Ergriffen sind die glatte Muskulatur der Beckenhöhle (Mm. rectovesicales bzw. rectouterini, Ligg. suspensoria prostatae bzw. lata uteri, Basis prostatae bzw. Rückwand des Uterus), die Mm. recti abd. (oberste Segmente), sternocleidomastoidei, corrugatores. — Reizstellen: Beckenhöhle, Schilddrüse, Sternoklavikulargelenke, Trochleae m. obliq. oculi sup. — Zu ergänzen ist das Reizsystem des Schulterhartspanns (Fig. 12 u. 13, S. 110f.).

des Epigastriums, die beide durch den Hartspann des Oberbauches bewirkt werden (vgl. S. 71 ff.).

Der Hartspann des Bauches ist so gut wie immer mit einem Hypertonus der Beckenhöhle verbunden, und bei der Entstehung sowohl der Schmerzen wie der Reiz- und Hemmungserscheinungen und der Haltungsfehler, die durch ihn verursacht werden, sind beide Hartspanngruppen gleich stark beteiligt; besonders stark ist der Einfluß des Beckenhypertonus auf den Hartspann des Oberbauchs. Infolgedessen ist für den Erfolg der Behandlung des Bauchhartspanns die Mitbehandlung des Beckenhypertonus unerläßlich.

18.

Der Hartspann der Lenden

Der Hartspann der Lenden tritt gewöhnlich anfallsweise auf als Kreuzschmerzanfall (Lumbago, Hexenschuß) gewöhnlich bei oder nach einer Anstrengung — dieselbe braucht nicht übermäßig zu sein — seltener nach Erregung oder Kälteeinwirkung. Es bleibt kaum jemals bei nur einem Anfall. So gut wie immer wiederholt sich der Anfall in Zwischenräumen von Wochen, Monaten oder Jahren. Der Anfall läuft gewöhnlich in einigen bis zu 14 Tagen ab, nicht selten aber dauert er Wochen bis Monate lang. Und in einer Reihe von Fällen entwickelt sich ein Dauerzustand, aus dem sich einzelne Verschlimmerungen, besonders im Anschluß an Arbeiten in gebückter Stellung herausheben. Diese Fälle bilden den Übergang zu denjenigen, in denen der Lendenhartspann von vornherein als dauernder Kreuzschmerz beginnt. Als solcher kann der Lendenhartspann Monate und Jahre dauern. In diesen Fällen sind die Kranken weder bei Tage noch bei Nacht schmerzfrei, ständig müde und in ihrem Allgemeinbefinden und ihrer Arbeitsfähigkeit schwer beeinträchtigt.

Der Lendenhartspann (Fig. 40 und 41) befällt vor allem die Mm. sacrospinalis und quadratus lumborum und klingt von hier aus über die schräge und grade Bauchmuskulatur allmählich ab. Die Muskeln sind gewöhnlich geschwollen, vor allem der M. sacrospinalis, zumeist in Höhe des 2. bis 3. Lendenwirbels, weniger und seltener der M. quadratus lumborum und die an der 12. Rippe ansetzende Zacke des M. obliquus externus abd. Die Schwellung tritt manchmal sichtbar hervor. Meist ist eine Lende stärker ergriffen als die andere. Regelmäßig greift der Hartspann auf die Gesäßmuskulatur, vor allem den Darmbeinansatz des großen Gesäßmuskels über. Sehr häufig beschränkt sich der Hartspann nicht auf die Muskulatur, sondern verbindet sich mit einem Reizzustand der Iliosakral- und Wirbelgelenke. Die Iliosakralgelenke fühlt man dann zwischen Spina iliaca post. sup. und Kreuzbein als flache, etwas über bohnengroße elastische, auf Druck äußerst schmerzhafte Schwellungen. Die Lendenwirbelgelenke sind erst nach Abklingen des Hypertonus tastbar; man fühlt sie dann als flache, elastische, seitlich den Lendenwirbeln aufsitzende Schwellungen (auf der linken Seite von Fig. 40 sichtbar), die der Kranke bei Druck gewöhnlich als den Sitz des Schmerzes bezeichnet.

Häufig ist der Lendenhartspann mit Verkrümmungen der Wirbelsäule verbunden, und zwar kommen alle Formen vor. In vielen Fällen bleibt die normale Lordose, die sich im gesunden Zustande beim Bücken in eine Kyphose mit Vortreten der Dornfortsätze der Wirbelsäule verwandelt, beim Bücken nach vorn bestehen. Die stark hypertonischen Mm. sacrospinales springen dann sichtbar vor. Wir haben dann eines der Symptome, die Schanz als bezeichnend für das von ihm aufgestellte Krankheitsbild der Wirbelsäuleninsuffizienz[1]) anführt. Da von den anderen von ihm angeführten Symptomen der Klopfschmerz der Darmfortsatzlinie regelmäßig und das Stützbedürfnis der Wirbelsäule, in gleicher Weise wie bei der Spondylitis sich äußernd, sehr häufig, auch Wanderschmerzen in den Hüften, Beinen, Schultern, Bauch und Brust nicht selten vorhanden sind, so kann man sagen, daß das von Schanz als Insufficientia vertebrae bezeichnete Krankheitsbild der chronische Lendenhartspann mit Lordose ist. Diese Feststellung ist sehr wichtig, weil sie die Aufmerksamkeit des Arztes auf den Sitz des Leidens lenkt, nämlich die Muskulatur. Nach der Schanzschen Bezeichnung müßte man das Skelett als den Sitz der Krankheit vermuten; da dies ein Irrtum sein würde, ist diese Bezeichnung unzweckmäßig.

Auch die Kyphose der Lendenwirbelsäule kommt bei Lendenhartspann vor, wenn die Lendenmuskulatur beiderseits gleichmäßig befallen ist.

Häufiger aber als Kyphose und Lordose ist die Skoliose, und zwar kommt dieselbe vor sowohl mit Ausbiegung nach der schmerzenden Seite, also als gleichseitige homologe, wie nach der schmerzlosen, also als kreuzseitige, heterologe Skoliose. Die gleichseitige Skoliose bei Lendenhartspann ist nur erklärbar als Folge einer Schwellung eines Lendenwirbelgelenks; der Erguß ins Gelenk hebelt in diesem Falle die beiden beteiligten Wirbel auseinander (siehe Fig. 49) und verkrümmt auf diese Weise die Lendenwirbelsäule nach der schmerzenden Seite. Die kreuzseitige Skoliose erklärt sich als Wirkung des Zuges der auf der schmerzenden Seite stärker hypertonischen Muskeln (siehe Fig. 48, S. 158 f.).

[1]) Schanz, Zur Kasuistik der Insufficientia vertebrae. Zeitschr. f. orthop. Chir. Bd. 41, S. 442.

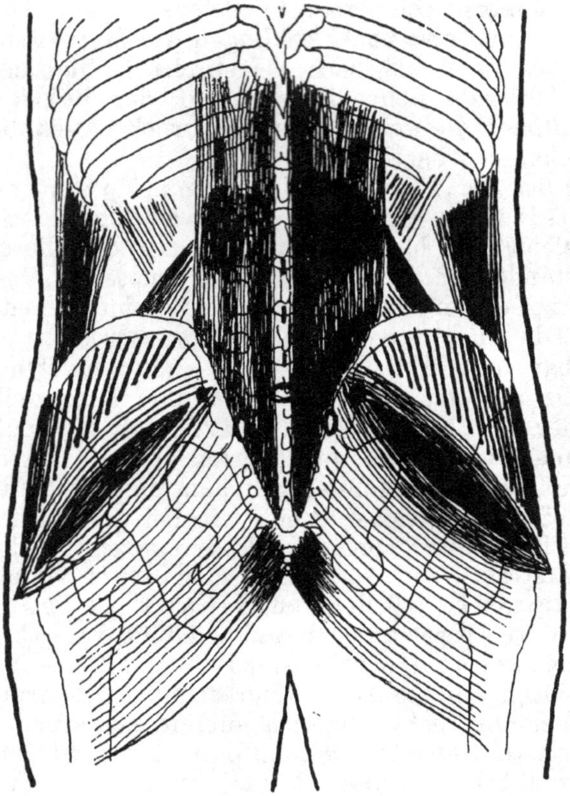

Fig. 40.
Hartspann der Lenden bei Hexenschuß (Lumbago) und dauerndem Kreuzschmerz der rechten Seite (Rückseite).

Ergriffen sind die Mm. sacrospinalis (mit Schwellung in Höhe des zweiten Lendenwirbels, Insertionsknötchen auf der letzten Rippe, Verhärtung der Insertionen am Kreuzbein und den Lendenwirbeldornfortsätzen), quadratus lumborum, obliquus abd. externus, weniger die Mm. serratus post. inf., glutaeus maximus (in der Darmbeinportion ein Insertionsknötchen und eine Faserverhärtung), glutaeus medius; auf der linken Seite sind dieselben Muskeln weniger stark hypertonisch. — Reizstellen: Artt. sacroiliacae und intervertebrales lumbales I/II.

Sehr häufig ist die Wirbelsäule bei Lendenhartspann versteift. Diese Versteifung kann nur auf einer gleichzeitigen Entzündung der Lendenwirbelgelenke beruhen, da ein anderer Ort, von dem aus die Lendenwirbelsäule stillgestellt werden könnte, nicht vorhanden ist. Die Versteifung ist deshalb am sichersten nachweisbar bei Seitenbeugung des Rumpfes[1]). Hierbei biegt sich normalerweise auch bei der kleinsten Bewegung

[1]) Erben, Diagnose der Simulation nervöser Symptome. 2. Aufl. Wien 1920, S. 97.

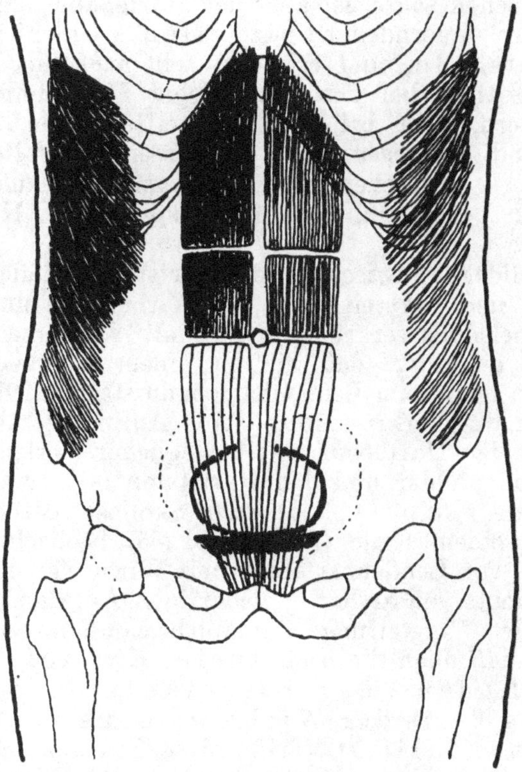

Fig. 41.
Hartspann der Lenden bei rechtsseitigem Hexenschuß (Lumbago) und dauerndem Kreuzschmerz der rechten Seite.

Ergriffen sind die Mm. obliquus externus und rectus abd., von letzterem, nach unten allmählich abnehmend, die beiden oberen Segmente. — Reizstellen: Mm. rectovesicales (rectouterini), Mm. suspensorii prostatae (Ligg. cardinalia), Basis prostatae (Rückwand des Uterus).

die Lendenwirbelsäule. Ist die Wirbelsäule versteift, so bleibt sie hierbei starr. Die Versteifung reicht verschieden weit; manchmal sind nur die untersten Lendenwirbel, manchmal die ganze Lendenwirbelsäule, manchmal auch noch ein mehr oder weniger großer Teil der Brustwirbelsäule versteift. Nicht selten ist die Wirbelsäule nur nach einer Seite versteift, nach der anderen frei beweglich. Die Lendenwirbelsäule kann in normaler Haltung oder auch in jeder Art von Verkrümmung versteift sein.

Daß Verkrümmung sowohl wie Versteifung Wirkung des Hartspanns sind, zeigt sich daran, daß beide mit dem Hartspann wieder verschwinden; das geschieht häufig so prompt, daß sie vor der Massage vorhanden, nach der Massage verschwunden sind.

Wie ich schon sagte, ist aber der Hartspann auch ein steter Begleiter aller dauernden habituellen Verkrümmungen der Wirbelsäule, und er verursacht auch hier nicht selten Schmerzen, sowohl bei den beweglichen Verkrümmungen, den Haltungsfehlern, wie bei den versteiften, den eigentlichen Kyphosen und Skoliosen. Die Schmerzen, die alte Kyphosen und Skoliosen verursachen, sind also immer muskulär und deshalb ebenso zu behandeln, wie der Hartspann ohne Kyphose oder Skoliose.

Die Ähnlichkeit zwischen den Hartspannanfällen mit Verkrümmungen und Versteifungen der Wirbelsäule und den habituellen Wirbelsäulenverkrümmungen mit schmerzendem Hartspann ist so auffällig, daß sie zu einem Vergleich geradezu zwingt. Wenn man beim Lendenhartspann statt auf den Schmerz vielmehr auf die Verkrümmung seine Aufmerksamkeit richtet, so kann man den Hartspann mit beweglicher Verkrümmung als akuten Haltungsfehler und den Hartspann mit versteifter Verkrümmung als akute Kyphose oder Skoliose bezeichnen. Ich habe nun in einem Falle (Fall 24, S. 233) beobachtet, daß ein akuter Anfall von Lendenhartspann mit Wirbelsäulenversteifung, der sich in nichts von andern gleichartigen Anfällen unterschied, mit dauernder Versteifung der Wirbelsäule ausging, und so schließe ich, daß auch die habituelle Kyphose und Skoliose der Endausgang eines akuten mit Entzündung eines Teils der Wirbelgelenke verbundenen Hartspannanfalls ist. Trifft diese Erkrankung den rachitischen Körper, so verkrümmt sich unter der Wirkung der die Gelenkerkrankung begleitenden Muskelkontraktur die Wirbelsäule, und bei längerer Dauer der Kontraktur formen sich die weichen Wirbel der Verkrümmung entsprechend um. Beschränkt sich die Entzündung der Wirbelgelenke auf eine Seite, so entsteht eine einseitige Einbiegung, die Skoliose, erkranken die Wirbelgelenke auf beiden Seiten in gleicher Höhe, so entsteht eine doppelseitige Einbiegung, die Kyphose.

Der chronische Haltungsfehler aber, vielfach auch als bewegliche Skoliose oder labile oder unsichere Haltung bezeichnet, ist weiter nichts als ein chronischer Hartspann der Rumpfmuskulatur, der durch ungleichen Zug die Wirbelsäule verbiegt.

Sehr häufig, etwa in einem Viertel bis Drittel der Fälle, ist bei Lendenhartspann die Beckenhöhle hypertonisch, worauf ich schon oben hinwies. Auch in diesen Fällen ist die Beckenhöhle, wie die Tastuntersuchung völlig zweifellos ergibt, nicht der Sitz der von dem Kranken empfundenen Schmerzen, wie heute noch vielfach, besonders von gynäkologischer Seite, angenommen wird. Das ist auch schon deswegen ausgeschlossen, weil in den Fällen von Lendenhartspann der Beckenhypertonus beim Manne durchaus ebenso häufig ist wie bei der Frau. Beim Manne ist es aber noch niemandem eingefallen, den Kreuzschmerz durch Behandlung von Prostata und Samenblasen zu behandeln. So bietet nach meiner Erfahrung auch bei der Frau die örtliche Behandlung der inneren Genitalien allein sehr wenig Aussicht, den Kreuzschmerz dauernd zu beseitigen. Trotzdem ist sowohl beim Manne wie bei der Frau die Berücksichtigung des Beckenhypertonus bei der Behandlung wichtig, weil er als Reizzentrum auf die hypertonische Lenden- und Bauchmuskulatur wirkt, also die Beschwerden des Lendenhartspanns unterhält; diese sind also auf die Dauer nur zu beseitigen durch Mitbehandlung der Beckenhöhle.

19.

Der Hartspann der Hüfte und Außenseite des Beines

Der Hartspann der Hüften äußert sich gewöhnlich als Kreuzschmerz. Der Schmerz unterscheidet sich weder in seiner Art noch in dem vom Kranken empfundenen Sitz von dem Schmerz, den der Hartspann der Lenden verursacht. Auch der Hüfthartspann tritt anfallsweise als Hexenschuß im Kreuz mit der Neigung zur Wiederholung und als dauernder Kreuzschmerz auf, welch letzterer besonders bei Frauen sehr häufig seinen Sitz in den Hüften hat. Wir müssen also eine Lendenform und eine Gesäßform des Kreuzschmerzes unterscheiden. Diese beiden Formen können nur durch die Feststellung des Muskelbefundes voneinander unterschieden werden.

Der Hüfthartspann (Fig. 42 und 43) befällt in erster Linie die Gesäßmuskulatur, und zwar sind bald die großen, bald die mittleren und kleinen Gesäßmuskeln der Hauptsitz. Die Gesäßmuskeln sind gewöhnlich geschwollen, so daß ihre Darmbeinportionen nicht so stark wie bei dem Lendenhartspann durch ihre Härte, sondern durch ihre stärkere Schwellung auffallen. Sehr häufig ist das Insertionsknötchen im Darmbeinansatz des großen Gesäßmuskels ein Hauptsitz des Schmerzes. Auch die Iliosakralgelenke sind gewöhnlich beteiligt, und nicht selten greift die Schwellung in Höhe der Darmbeininsertionen der großen Gesäßmuskeln über das Kreuzbein weg von einer Seite zur andern, so daß dieses von einer weichen elastischen Schwellung bedeckt ist, die besonders bei Frauen häufig der Sitz des Kreuzschmerzes ist. Diese Schwellung greift auch auf die Dornfortsatzlinie, besonders der unteren Lendenwirbel, über, und hier sind gerade die Zwischenräume zwischen den Dornfortsätzen besonders schmerzhaft, weniger diese selbst, am meisten schmerzhaft pflegt der Spalt zwischen dem letzten Lendenwirbeldornfortsatz und dem Kreuzbein zu sein, den man den Hiatus lumbosacralis nennen kann. Diese Gruppierung des Druckschmerzes nötigt zu dem Schlusse, daß es sich hier um die Mm. interspinalis handelt.

Von den Gesäßmuskeln greift der Hypertonus über auf den M. tensor fasciae latae und den oberen Ansatz des M. sartorius, ferner den M. adductor longus. Die Lenden- und Bauchmuskulatur ist meist wesentlich weniger hypertonisch, nur der M. quadratus lumborum pflegt etwas stärker hypertonisch zu sein.

Der Hartspann der Hüften hat eine große Neigung auf die Beine überzugreifen. Nur selten auf beide zugleich, meist nur auf eins. Er bevorzugt dann die Außenseite der Beinmuskulatur. Und zwar kann man folgende Gruppenbildungen unterscheiden: 1. es erkranken (Fig. 44 und 45) hauptsächlich Mm. glutaeus medius, vastus lateralis, caput laterale m. gastrocnemii — laterale Form. Auch der Tractus iliotibialis pflegt in diesem Falle infolge des starken Zuges seiner beiden Spanner, der Mm. glutaeus maximus und tensor fasciae latae äußerst stark gespannt zu sein, so daß der unter ihm liegende M. vastus lateralis für den Fingerdruck kaum erreichbar ist. Man fühlt ihn dann als fast knochenharten Strang auf der Außenseite des Oberschenkels vom Darmbeinkamm zum Knie ziehend und mit feinen hirsekorn- bis linsengroßen körnchenartigen stark schmerzhaften Verdikkungen besät (in Fig. 44 angedeutet). Oder es sind 2. hauptsächlich erkrankt (Fig. 46) die Mm. glutaeus maximus, biceps femoris, caput laterale M. gastrocnemii — dorsale Form. Bei beiden Formen greift der Hypertonus nicht selten auf die Mm. peronaei und tibialis anterior über; die Sehnenscheide der Mm. peronaei am Außenknöchel und die des M. peronaeus longus in der Fußsohle sind in diesem Falle nicht selten stark druckschmerzhaft und Sitz spontanen Schmerzes. Zuweilen nimmt auch der M. abductor digiti V an dem Hartspann teil und der äußere Fußrand ist dann schmerzhaft. Seltener erkrankt 3. die Gruppe (Fig. 47): Mm. glutaeus maximus, adductor magnus, caput laterale m. gastrocnemii — mediale Form. In diesem Falle greift der Hypertonus nicht selten auch auf den medialen Kopf des M. gastrocnemius und den M. soleus über.

Alle drei Formen ergeben das typische Bild der Ischias. Diese ist eben, wie ich der allgemeinen Meinung entgegen in Übereinstimmung mit Kleen[1]), Edinger[2]), Petrén[3]) u. a. feststellen muß, keine Nerven-, sondern eine Muskelerkrankung. Daß die Meinung, die Ischias sei eine Nervenerkrankung, entstehen konnte, hat seine Ursache in der Lage der schmerzenden Muskeln, die bei allen drei Formen annähernd dem Verlaufe des N. ischiadicus entspricht. Allerdings kommen, indessen nur in

[1]) Kleen, Handbuch der Massage. Übers. von Schütz. Berlin 1890. S. 98.

[2]) Penzoldt und Stintzings Handbuch der gesamten Therapie, 4. Aufl. Jena 1910. IV, S. 411.

[3]) Petrén, Till Frågan om Ischias patogenes och etiologi. Bibl. f. Laeger. 1920.

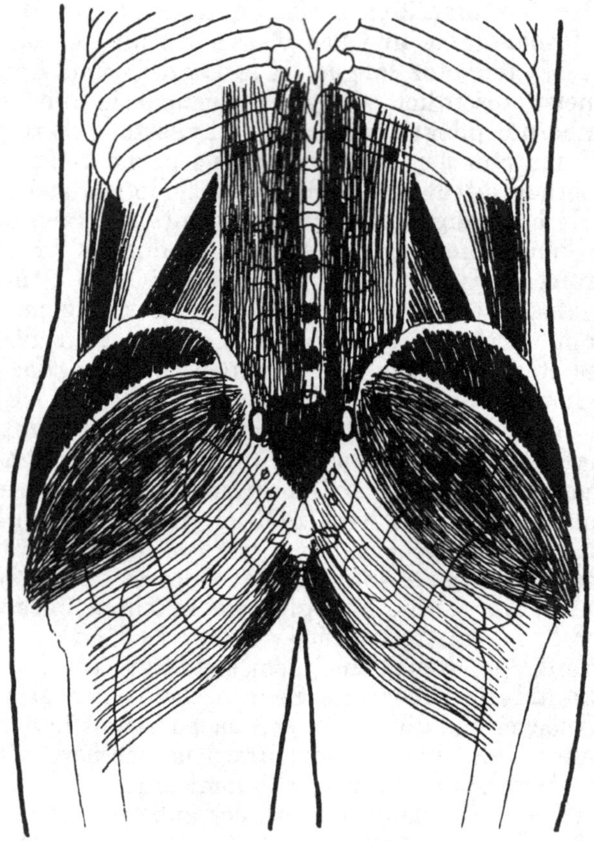

Fig. 42.
Hartspann der Hüften bei Hexenschuß und dauerndem Kreuzschmerz (Rückseite). Ergriffen sind die Mm. glutaei maximi (Darmbeinportionen stark geschwollen, an der Spina illiaca post sup. beiderseits je ein Insertionsknötchen), glutaei medii, interspinales (auf der Rückseite des Kreuzbeins stark geschwollen), weniger obliqui abd. interni und quadrati lumborum, am wenigsten sacrospinales (auf der letzten Rippe je ein Insertionsknötchen). — Reizstellen: Artt. sacroiliacae, intervertebrales lumbales I/II.

einer Minderzahl von Fällen, Symptome vor, die nur auf den Nerven bezogen werden können: Gefühle von Taubheit, Kriebeln und Herabsetzung der Tastempfindung im Gebiete des Wadenbeinnerven, die häufig auch noch nach Ausheilung der Erkrankung übrig bleiben. Dieselben erklären sich leicht durch Druck auf den Nerven, der ja fast in seinem ganzen Verlaufe dem Druck der hauptsächlich erkrankten, nicht selten stark geschwollenen Muskeln ausgesetzt ist. Das Lasèguesche Zeichen, das regelmäßig bei der dorsalen und medialen Form des Hüftenhartspanns vorhanden ist, ist Wirkung der durch den Hypertonus

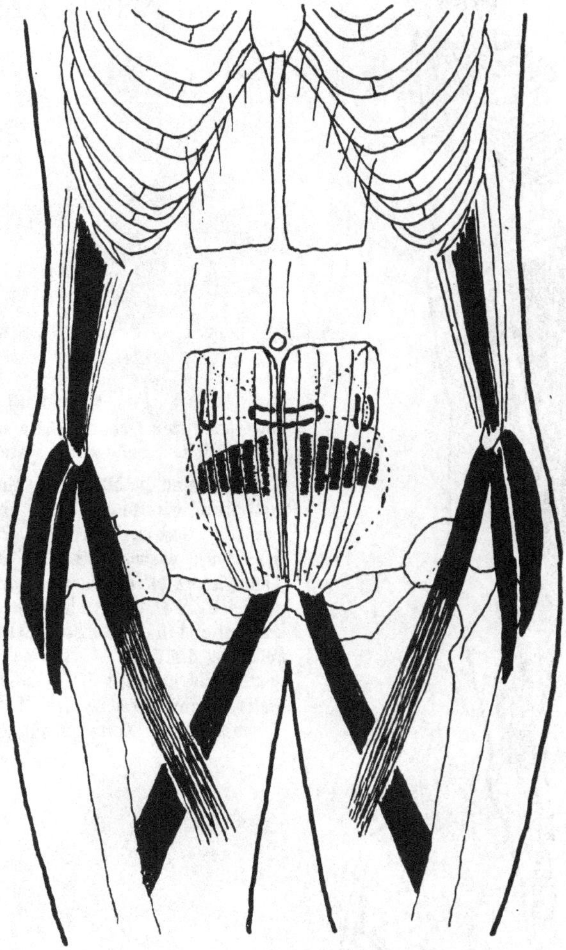

Fig. 43.
Hartspann der Hüften bei Hexenschuß und dauerndem Kreuzschmerz (Vorderseite).
Ergriffen sind: Mm. glutaei medii, tensores fasciae latae, sartorii (Darmbeininsertion), adductores longi, weniger obliqui abd. interni, ganz wenig untere Segmente der Mm. recti abd. — Reizstellen: Artt. sacroiliacae, Promontorium, Mm. piriformes.

verkürzten Mm. glutaeus maximus, biceps femoris oder adductor magnus; manchmal auch des M. gastrocnemius. Zuweilen wirken alle genannten Muskeln bei seinem Zustandekommen zusammen und man sieht und fühlt dann, besonders an dem Wadenmuskel, den bei der Hüftbeugung des im Knie gestreckten Beins sofort einsetzenden Krampf. Die Beugefähigkeit des Rumpfes ist in demselben Grade eingeschränkt, in dem das Lasèguesche Zeichen

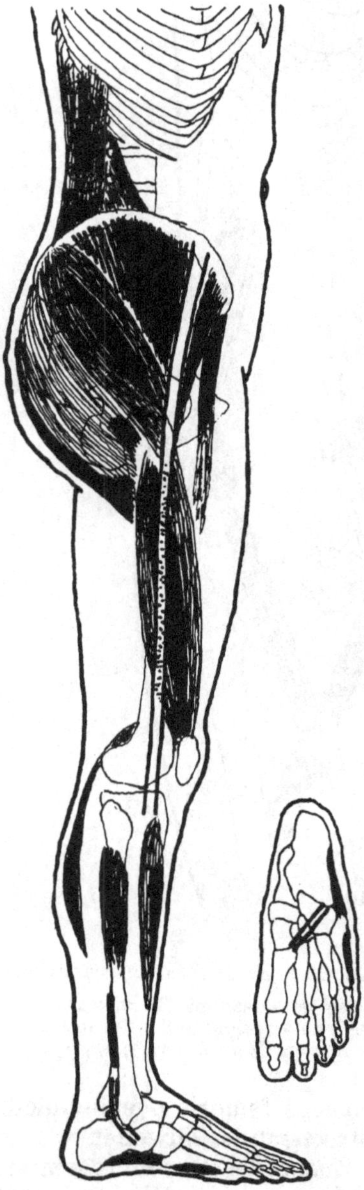

Fig. 44. Fig. 45.

Fig. 44 und 45.
Hartspann der Lende, Hüfte und Außenseite des Beines bei Ischias (laterale Form).

Ergriffen sind die Mm. sacrospinalis, quadratus lumborum, **glutaeus medius** und m a x i m u s , t e n s o r f a s c i a e l a t a e , s a r t o r i u s (obere Insertion), **vastus lateralis, gastrocnemius** (caput laterale), peronaeus longus und brevis **mit den** S e h n e n s c h e i d e n am Außenknöchel und in der Fußsohle, **tibialis anterior,** abductor digiti V. — Reizstellen: Art. intervertebralis lumbalis I/II. Der Tractus iliotibialis ist im Bereiche des M. vastus lateralis mit schmerzhaften Knötchen besetzt.

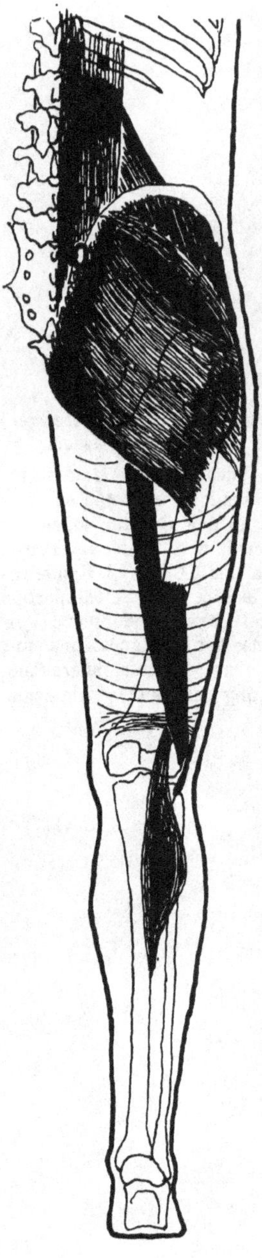

Fig. 46.

Fig. 46.
Hartspann der Lende, Hüfte und Beinrückseite bei Ischias (dorsale Form).

Ergriffen sind die Mm. glutaeus maximus (in der Darmbeinportion ein Insertionsknötchen und eine Faserverhärtung), biceps femoris (durch die Fascia lata etwas verdeckt), M. gastrocnemius (caput laterale), weniger Mm. glutaeus medius, quadratus lumborum und sacrospinalis.

Reizstellen: Art. sacroiliaca, Bb. trochanterica m. glutaei maximi, glutaeofemorales.

Fig. 47.
Hartspann der Lende, Hüfte und Beininnenseite bei Ischias (mediale Form).

Ergriffen sind die Mm. sacrospinalis, g l u t a e u s m a x i m u s, a d d u c t o r m a g n u s, g a s t r o c n e m i u s (caput laterale).

Reizstelle: Art. sacroiliaca.

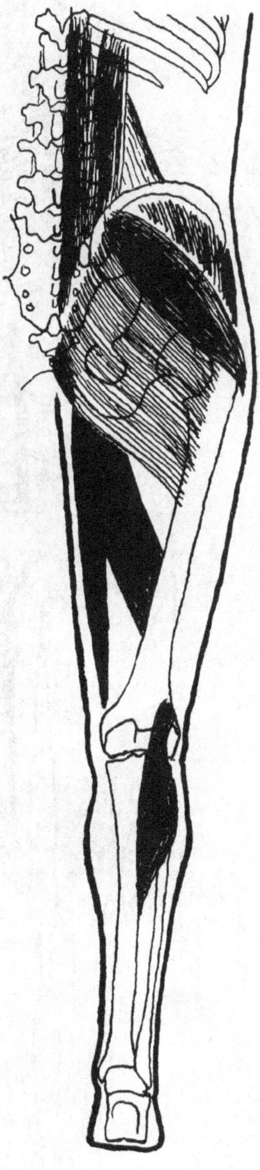

Fig. 47.

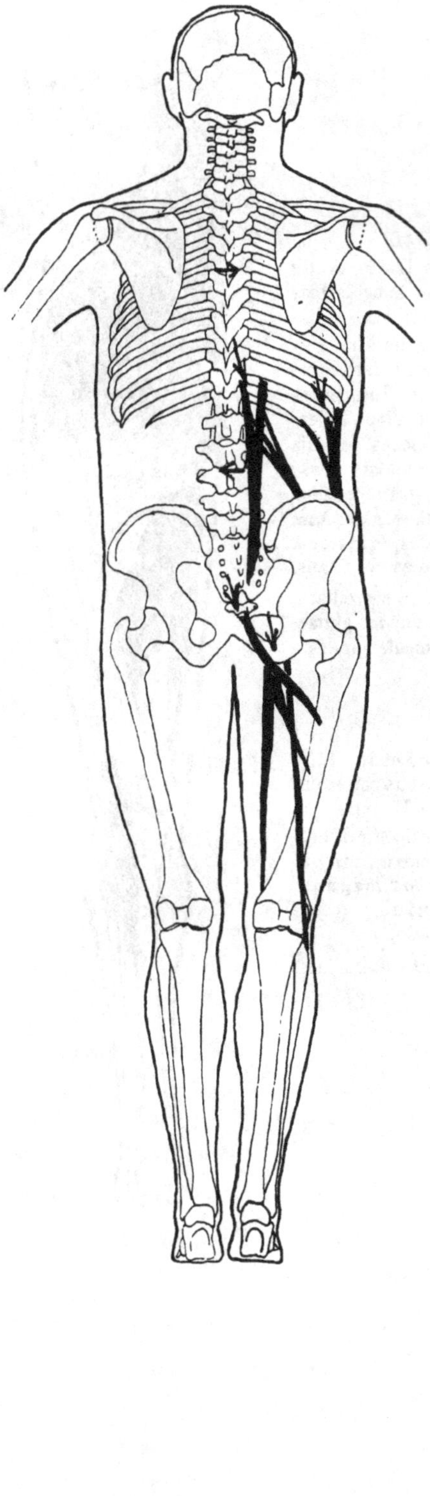

Fig. 48.
Entstehung der kreuzseitigen (heterologen) Skoliose bei Lumbago und Ischias.

Bei Lumbago bewirken die Mm. sacrospinalis, quadratus lumborum und obliquus abd. externus, an den Querfortsätzen der oberen Lenden- und unteren Brustwirbel bzw. an der 10. bis 12. Rippe angreifend, bei Ischias die Steißbeinportion des M. glutaeus maximus oder der M. biceps femoris oder der M. adductor magnus, am Steißbein bzw. Sitzbein angreifend, die Umkrümmung der Lendenwirbelsäule.

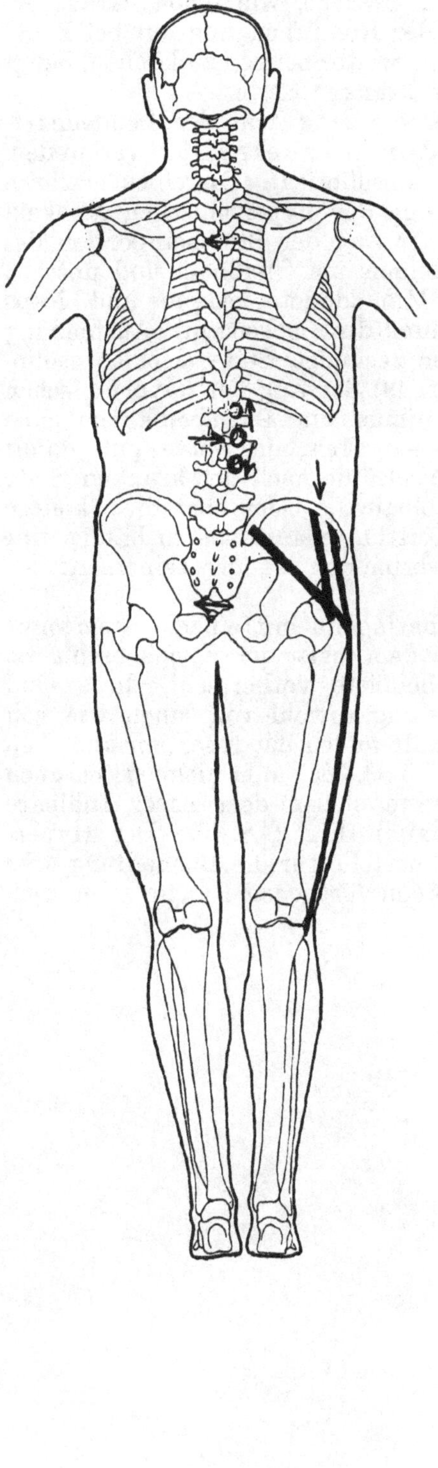

Fig. 49.
Entstehung der gleichseitigen (homologen) Skoliose bei Lumbago und Ischias.

Bei Lumbago hebelt der Erguß in den Wirbelgelenken die Lendenwirbel auf der erkrankten Seite auseinander. Bei Ischias zieht der M. glutaeus medius und die Darmbeinportion des M. glutaeus maximus, teilweise am Tractus iliotibialis angreifend, den Beckenkamm nach abwärts und krümmt dadurch die Lendenwirbelsäule nach der erkrankten Seite um.

vorhanden ist, aus der gleichen Ursache, wie schon daraus erkennbar ist, daß die Hemmung der Rumpfbeugung nur bei Kniestreckung besteht; um den Rumpf weiter beugen zu können, beugt der Ischiaskranke das Knie der kranken Seite.

Der Hüfthartspann ist ebenso häufig wie der Lendenhartspann mit Verbiegungen der Wirbelsäule verbunden, vor allem nach der Seite (Ischias scoliotica). Dieselben erklären sich entweder (Fig. 48) durch Zug der hypertonischen Muskeln am Becken, und zwar bewirkt der Zug der Steißbeinportion des hypertonischen M. glutaeus maximus am Steißbein und unteren Kreuzbeinende wie der Zug der Mm. adductor magnus und biceps am Tuber ischii eine Schiefstellung des Beckens mit Ausbiegung der Lendenwirbelsäule nach der gesunden Seite (Ischias scoliotica heterologica), während (Fig. 49) der Zug der hypertonischen Mm. glutaeus medius und minimus am Darmbeinkamm eine Schiefstellung des Beckens in umgekehrtem Sinne und damit eine Ausbiegung der Lendenwirbelsäule nach der kranken Seite bewirkt (Ischias scoliotica homologica). Oder aber die Skoliose erklärt sich dadurch, daß der Hüfthartspann, wie so häufig, mit einem Hartspann der Lenden verbunden ist, der seinerseits die Skoliose verursacht.

Nicht selten ist der Hüfthartspann mit einem Hypertonus der Beckenhöhle verbunden, bei dem meist der Knochenschmerz, besonders der unteren Schambeinäste vorherrscht, diese sind dann gewöhnlich bei der Betastung sowohl von innen wie von außen schmerzhaft; besonders fällt außen ein Insertionsknötchen im Ansatz des M. gracilis (Fig. 95, S. 385) auf; nicht selten auch die stark schmerzhafte, verdickte, neben dem After fühlbare Bursa ischiadica m. glutaei maximi (Fig. 2, S. 45). Der Hypertonus der Beckenhöhle ist als Reizstelle für die Behandlung sehr wichtig, auch wenn derselbe keine örtlichen Beschwerden verursacht.

20.

Der Hartspann der Leiste

Der Hartspann der Leiste ist verhältnismäßig selten. Er tritt auf als Schmerzanfall. Wiederholt habe ich ihn bei Sportsleuten gesehen, wo er plötzlich während des Laufens bei Fußballspielern und Läufern auftrat (vgl. Fall 13, S. 205 und Fall 5, S. 227). Ferner kommt er vor bei Leuten, die berufsmäßig viel stehen müssen (vgl. Fall 17, S. 228). Hier entwickelt er sich meist allmählich als ständiger Schmerzzustand. Von großer praktischer Wichtigkeit ist die Tatsache, daß der Leistenschmerz sofort mit einer Störung der Hüftbewegung einsetzt. Das hat seine Ursache in dem Muskelbefund.

Der Hartspann ergreift nämlich (Fig. 50 und 51) außer dem M. adductor longus alle tiefen Muskeln der Leiste, also die Mm. pectineus, adductor brevis, minimus und magnus. Der M. adductor longus springt vor, ist sehr stark hypertonisch und druckschmerzhaft, häufig auch geschwollen. Die Schwellung ist manchmal deutlich sichtbar. Unter ihm fühlt man bei der zweihändigen Tastung (B 81) die Masse der tiefen Muskeln als ein dickes, hartes, stark druckschmerzhaftes Paket. Außer den Leistenmuskeln ist immer auch der M. glutaeus medius ergriffen.

Höchst bemerkenswert und praktisch außerordentlich wichtig ist nun die durch den Hartspann bewirkte Bewegungsstörung. Es ist nämlich die Hüftdrehung vollständig aufgehoben und die Abspreizung stark gehemmt; es besteht also eine Kontraktur in Adduktion und leichter Einwärtsdrehung. Sie erklärt sich durch die Wirkung der im Krampf befindlichen Adduktoren, die zugleich Einwärtsdreher sind. Durch die Kontraktur ist das Gehen nicht nur stark schmerzhaft, sondern auch behindert und es besteht starkes Hinken.

Erfahrungsgemäß löst sich der Krampf und damit die Kontraktur von selbst nicht. Dieselbe bleibt also monatelang bestehen. Es ist selbstverständlich, daß durch die abnorme Beanspruchung, der das Hüftgelenk beim Gehen ausgesetzt ist, sich ein Reizzustand in diesem entwickelt, der seinerseits nun wieder den Krampf steigert. Der Zug der krampfhaft zusammen-

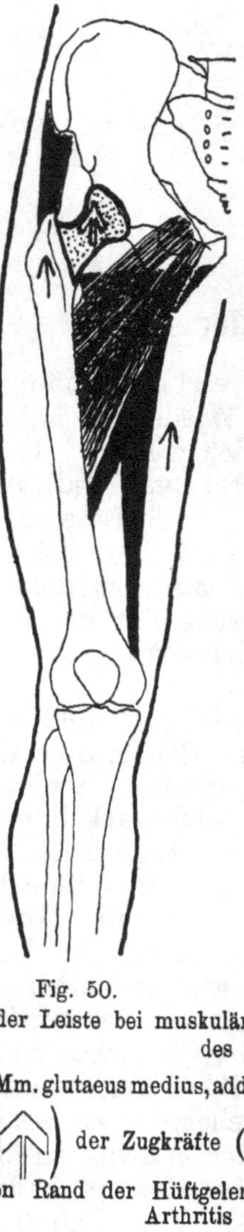

Fig. 50.

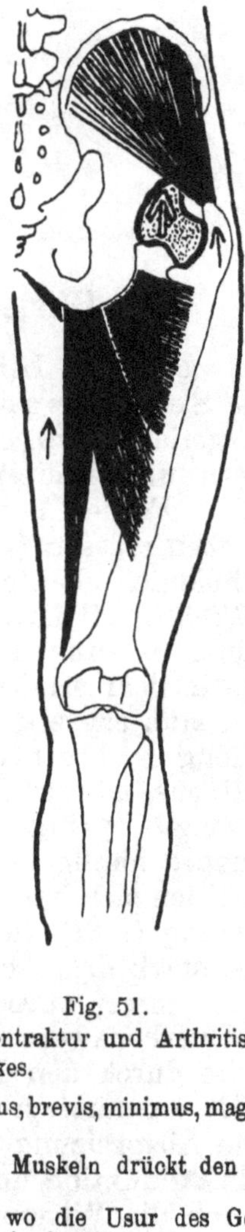

Fig. 51.

Hartspann der Leiste bei muskulärer Hüftkontraktur und Arthritis deformans des Hüftgelenkes.

Ergriffen sind die Mm. glutaeus medius, adductor longus, brevis, minimus, magnus und pectineus. Die Resultante (⇧) der Zugkräfte (↑) dieser Muskeln drückt den Oberschenkelkopf gegen den oberen Rand der Hüftgelenkpfanne, wo die Usur des Gelenkknorpels bei Arthritis deformans beginnt.

gezogenen Adduktorengruppe und des hypertonischen M. glutaeus medius drückt auch in der Ruhe den Gelenkkopf des Oberschenkels gegen den oberen Rand der Hüftpfanne, dadurch wird der Gelenkknorpel durchgescheuert, und dies ist das Ereignis, mit dem bekanntlich die deformierende Entzündung des Gelenks beginnt. D e r H a r t s p a n n d e r L e i s t e i s t a l s o d i e U r s a c h e d e r D e f o r m a t i o n d e s H ü f t g e l e n k s.

Es ist deshalb von ausschlaggebender Wichtigkeit, den Hartspann der Leiste sofort sachgemäß zu behandeln, weil dadurch die Arthritis deformans der Hüfte verhütet wird. Solange das Gelenk noch nicht verändert ist, genügen selbst bei wochen-, ja monatelangem Bestehen der Versteifung wenige, in frischen Fällen häufig sogar eine Massage, um die Versteifung zu beheben. Selbstverständlich muß aber, um einen Rückfall zu verhüten, die Behandlung bis zur Beseitigung auch des Hartspanns fortgesetzt werden.

21.

Der Hartspann an Fuß und Bein

Das Übergreifen des Hartspanns der Hüfte auf die Außenseite des Beins haben wir schon kennen gelernt. Viel häufiger noch ergreift der Hartspann die Innenseite des Beins. Bemerkenswerterweise äußert er sich gewöhnlich nur in Schmerzen im Fuße, während die immer sehr stark hypertonische Muskulatur keine Empfindungen verursacht. Die Schmerzen im Fuße sind die bekannten Plattfußschmerzen. Zumeist ist auch mit dem Hartspann der Innenseite des Beins ein mehr oder weniger ausgesprochener Knickplattfuß verbunden, jedoch ist das durchaus nicht immer der Fall. Es gibt Plattfüße schwersten Grades, die keine Beschwerden verursachen. Ich habe sogar einen Fall von versteiftem Plattfuß beobachtet, der seit dem 15. Lebensjahre bestand, mit dem der 51jährige Patient seinen ständiges Stehen und Gehen erfordernden Beruf als Webmeister ununterbrochen beschwerdelos ausgeführt hatte. Andererseits gibt es Plattfüße leichtesten Grades, ja normal geformte Füße, die die stärksten Schmerzen verursachen und das Gehen unmöglich machen. Und schließlich verursacht die entgegengesetzte Fußform, der Hohlfuß, häufig die gleichen und stärkere Beschwerden als der Plattfuß. Die Plattfußbeschwerden sind also von der Form des Fußes unabhängig und keinesfalls durch die Formveränderung des Fußes bedingt. Schanz hatte also vollständig recht, wenn er von der Fußform absah, und den Begriff der Fußinsuffizienz aufstellte zur Bezeichnung der Plattfußbeschwerden. Diese Bezeichnung hat nur den Nachteil, daß sie über den eigentlichen Sitz der Fußbeschwerden und ihre Entstehung nichts besagt.

Der Hartspann der Innenseite des Beins äußert sich nicht selten auch in Muskelkrämpfen, die zumeist in der Wade, häufig auch in der Innenseite des Fußes, manchmal auch in der Rückseite des Oberschenkels ihren Sitz haben.

Eine dritte Äußerung des Beinhartspanns ist die Müdigkeit. Dieselbe wird zumeist, aber nicht immer, in den Beinen empfunden, und es kommt nicht gerade selten vor, daß der Patient nur über Müdigkeit klagt, ohne zu wissen oder zu empfinden, daß seine Beine die Ursache der Müdigkeit sind. Der Arzt sollte deshalb nicht unterlassen, wenn er eine andere Ursache für die Müdigkeit nicht findet, die Beine und Füße zu untersuchen.

Der Hartspann bei Plattfuß (Fig. 52 bis 54) ergreift primär die Mm. adductor longus und magnus, den medialen Kopf des M. gastrocnemius, die M. soleus, flexor digitorum und hallucis longus. Nicht selten sind auch die Mm. abductor hallucis und flexor digitorum und hallucis brevis beteiligt, weniger der M. tibialis posterior. Beim Hohlfuß (Fig. 55 bis 57) beschränkt sich der Hartspann an der Wade auf die Mm. gastrocnemius, von dem indessen beide Köpfe ergriffen werden, und den M. soleus, und die hypertonischen Muskeln der Fußsohle sind stark atrophisch. Die Muskeln sind bei beiden Fußformen immer sehr hart, verdickt und sehr stark druckschmerzhaft.

Außer der Muskulatur sind immer auch die Gelenke ganz wesentlich an dem Krankheitsbilde beteiligt. Schon das Knie- und Fußgelenk pflegen stark druckschmerzhaft zu sein, nicht selten findet man bei Plattfuß vor dem Außenknöchel eine leichte, stark druckschmerzhafte Schwellung. Besonders bemerkenswert aber ist der Zustand der Gelenke des Fußes. Vor allem sind die Tarsometatarsalgelenke, die das Lisfrancsche Gelenk bilden, versteift und stark druckschmerzhaft, außerdem verdickt, und zwar bei Plattfuß an der Sohlen- und Innenseite des Fußes, bei Hohlfuß auf dem Fußrücken. Infolgedessen ist beim Plattfuß der Mittelfuß an dieser Stelle etwas verbreitert und das Quergewölbe mehr oder weniger abgeflacht und unnachgiebig; man fühlt das sehr deutlich, wenn man in Bauchlage des zu Untersuchenden (Fig. 58) den schlüpfrig gemachten Fuß durch die Hand gleiten läßt (Fig. 59). Diese Versteifung und Schmerzhaftigkeit des Lisfrancschen Gelenkes (Fig. 62) habe ich regelmäßig schon im frühesten Kindesalter beim kindlichen Knickfuß als Hauptbefund festgestellt, und ich bin deshalb der Überzeugung, daß die Entzündung dieses Gelenkes, denn anders kann man diesen Befund wohl nicht auffassen, die eigentliche Ursache der Knickfußstellung ist. Das Lisfrancsche Gelenk enthält auch die Basalgelenke der Mittelfußknochen. Infolge der Versteifung desselben werden auch diese Gelenke versteift, wie man leicht feststellen kann, wenn man an dem in Bauchlage hochgestellten Fuße (Fig. 60) die Mittelfußknochen gegeneinander zu verschieben sucht. Am normalen Fuße macht das keine Schwierigkeiten; man kann hier, wenn man den Fuß an der Zehenwurzel mit der einen Hand leicht zusammendrückt, mit dem Daumen der anderen Hand die Reihe der Zehengrundgelenke in beliebiger Weise verschieben, auf- und abwärts einbiegen, ohne Widerstand zu emp-

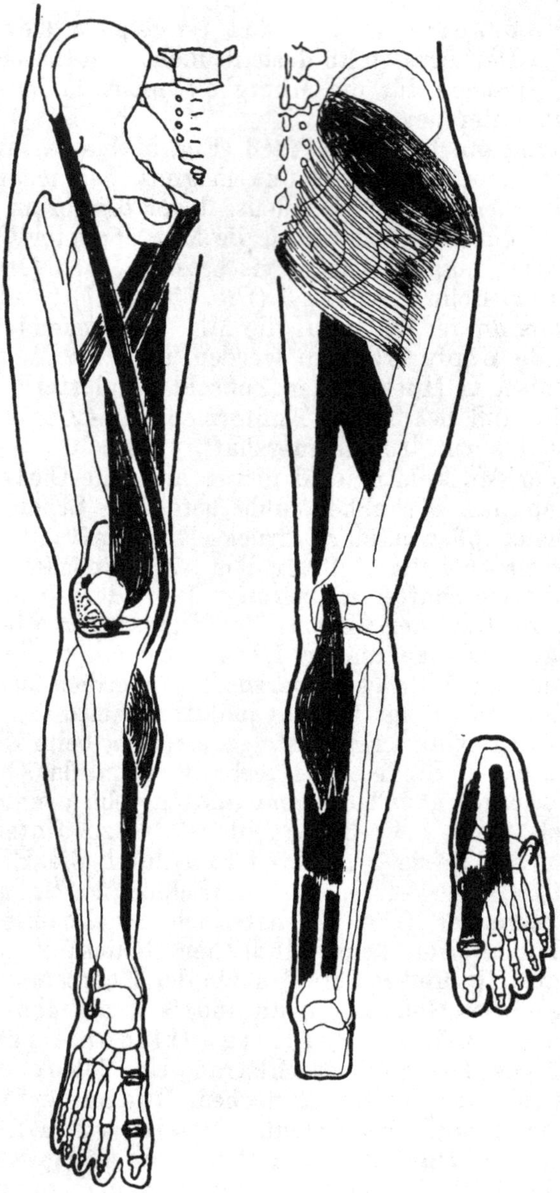

Fig. 52. Fig. 53. Fig. 54.

Hartspann der Hüfte und Innenseite des Beines bei Plattfuß.

Ergriffen sind die Mm. glutaeus maximus, **adductor longus** und **magnus**, sartorius, vastus medialis, **gastrocnemius (caput mediale)**, **soleus**, tibialis posterior, **flexor digitorum longus** und brevis, **flexor hallucis longus** und brevis, abductor hallucis. — Reizstellen: Artt. genu (Außenseite), talocruralis (Außenseite), **tarsometatarsea (Lisfranc)**, metatarsophalangea hallucis.

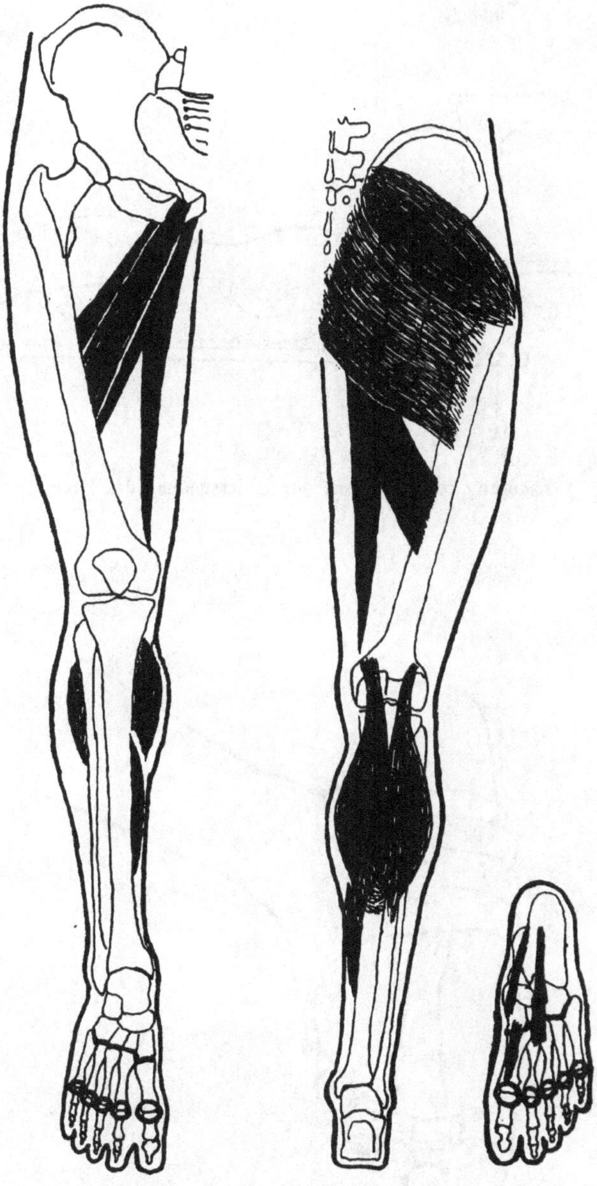

Fig. 55. Fig. 56. Fig. 57.

Hartspann der Hüfte und des Beines bei Hohlfuß.

Ergriffen sind die Mm. glutaeus maximus, adductor longus und magnus, gastrocnemius, soleus, flexor digitorum brevis, abductor und flexor brevis hallucis (letztere drei atrophisch). — Reizstellen: Artt. tarsometatarsea Lisfranc (versteift), metatarsophalangeae (geschwollen, beweglich, in Streckkontraktur).

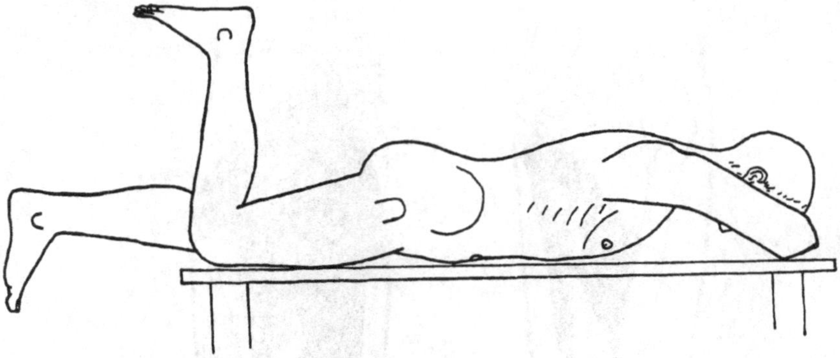

Fig. 58.
Lagerung zur Vornahme der Untersuchung des Fußes.

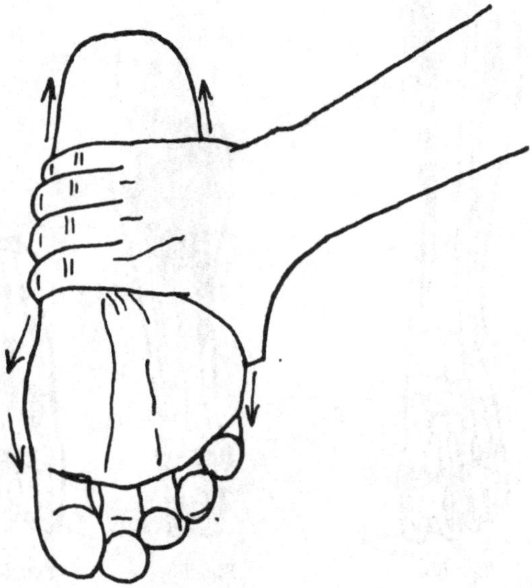

Fig. 59.
Untersuchung der Versteifung des Quergewölbes des Fußes.

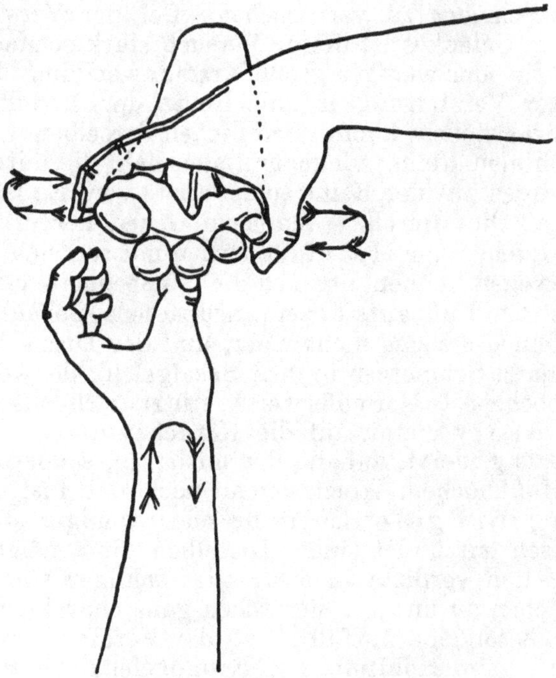

Fig. 60.
Untersuchung der Verschieblichkeit der Mittelfußknochen.

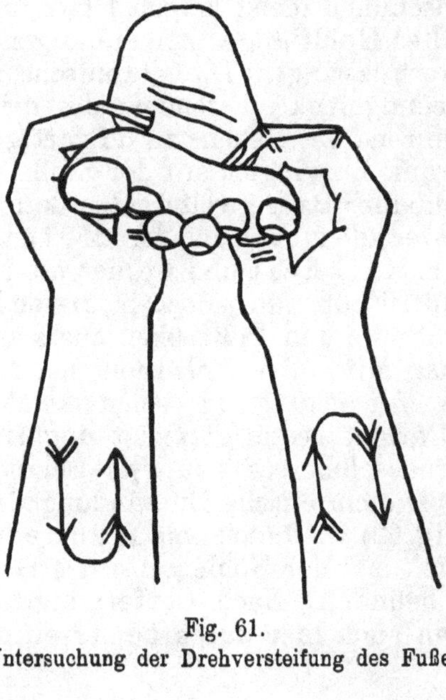

Fig. 61.
Untersuchung der Drehversteifung des Fußes.

finden oder Schmerz zu verursachen. Bei der Versteifung des Lisfrancschen Gelenkes ist dieser Versuch stark schmerzhaft und erfordert mehr oder weniger große Kraftanwendung. Bei irgendwie stärkerer Versteifung ist die Reihe der Mittelfußknochen starr, und zwar stehen dann die Köpfchen derselben nur selten in einer horizontalen Reihe; vielmehr ragen bald die mittleren, bald die endständigen aus der Reihe sohlenwärts vor. Es ist selbstverständlich, daß dies Beschwerden beim Gehen hervorrufen muß; denn die Köpfchen der Mittelfußknochen müssen sich frei gegeneinander bewegen können, um sich den Unebenheiten des Bodens, auf den sie den Fuß aufstützen, anzupassen. Sobald die Reihe starr ist, können sie das nicht mehr, und der Druck des Bodens verursacht dann Schmerzen in dem Basalgelenk des vorstehenden Mittelfußknochens. Normalerweise stützt sich also der Fuß weder, wie Beely meint, auf die Köpfchen des 1. und 5., noch wie Momburg meint, auf die der mittleren, sondern auf sämtliche Mittelfußknochen. Hinzu kommt noch, daß fast immer auch die Zehengrundgelenke mehr oder weniger stark gereizt oder chronisch entzündet sind. Dieselben sind nämlich druckschmerzhaft und verdickt in mehr oder weniger starkem Grade und verursachen an und für sich schon ganz charakteristische Beschwerden; besonders auffällig ist die Verdickung der Zehengrundgelenke beim Hohlfuß. Das Grundgelenk der großen Zehe ist häufig stark geschwollen und bildet dann den sohlenwärts vorstehenden schmerzhaften Ballen (Fig. 62), der in den gewöhnlichen Ladenschuhen meist keinen Platz findet und die Leidenden, meist sind es Hohlfüßige, zum ständigen Suchen nach geeignetem Schuhwerk zwingt. Die chronische Entzündung der mittleren Zehengrundgelenke, besonders des dritten und vierten (Fig. 62), führt während des Gehens zu blitzartigen Schmerzanfällen, die den Fußkranken zwingen, auf der Stelle stehen zu bleiben, so daß er erst nach einer Pause weitergehen kann. Diese Schmerzanfälle gehen unter dem Namen der Metatarsalgie oder Mortonschen Krankheit und werden als Neuralgie der Nn. plantares aufgefaßt. Faßt man jedoch in diesen Fällen die Zehengrundgelenke von Sohle und Fußrücken aus zwischen die Finger (B 70), so kann man mit voller Sicherheit den Druckschmerz und die umschriebene Verdickung der schmerzenden Gelenke feststellen, und der Patient bestätigt meist ungefragt die Übereinstimmung des Druckschmerzes mit dem Schmerz, den er beim Gehen empfindet. Die chronische Entzündung des fünften Zehengrundgelenkes (Fig. 62) wird meist als Hühneraugenschmerz aufgefaßt, weil sich auf der Sohlenseite des Gelenks regelmäßig ein Hühnerauge befindet. Nach Entfernung des Hühnerauges kann man indessen auch hier durch beiderseitige Betastung den

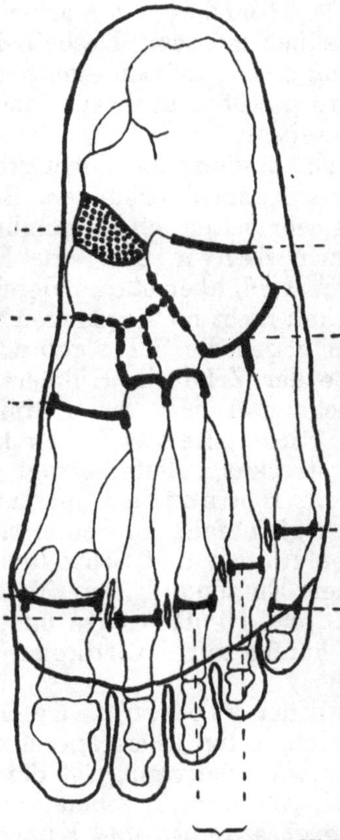

Fig. 62.
Übersicht über den Sitz der durch Gelenkreizung und -entzündung verursachten Fußbeschwerden.

Druckschmerz und die Verdickung feststellen. Auch dem Hühnerauge (Fig. 62), das dem Mittelgelenk der kleinen Zehe sehr häufig aufsitzt, liegt Verdickung und Druckschmerz dieses Gelenkes zugrunde; auch das ergibt die Betastung, wenn man das Gelenk auf der Außen- und Innenseite, wo sich kein Hühnerauge befindet, zwischen die Finger faßt (B 14). Da auf dem Großzehenballen und den Zehengrundgelenken, wenn sie nach der Sohle vorstehen, sich ebenfalls regelmäßig schmerzhafte Schwielen befinden, so schließe ich, daß die Gelenkentzündung die Ursache der Schwielenbildung ist. Jedenfalls ist sie die Ursache des Schmerzes. Allerdings wird er durch die Schwielen vermehrt, weil die harten Platten, die diese Schwielen bilden, schon bei leichtestem Druck des Stiefels einen starken Reiz auf das unterliegende Gelenk ausüben müssen. Deshalb ist für den Kranken schon die Entfernung der Schwielen eine so große Erleichterung, daß sie den Schmerz gewöhnlich, wenn auch nicht immer und nicht vollständig, beseitigt.

Die chronische Entzündung der Zehengrundgelenke ist häufig auch mit Bewegungsstörungen verbunden. So findet sich mit und ohne Plattfuß nicht sehr selten eine Hemmung der Streckung an einer der mittleren Zehen, also eine Hammerzehe, die sehr leicht übersehen wird, aber starke Beschwerden macht, weil nun die Zehe im Schuh nicht mehr genügend Platz hat. Sie wird durch das Oberleder gegen die Sohle gepreßt, und es bildet sich nun auf der Kuppe der Zehe ein Hühnerauge, das starke Beschwerden verursacht und erst die Aufmerksamkeit auf die Hammerzehe lenkt. Nicht selten ist an der kleinen Zehe eine Kontraktur in Überstreckung, dieselbe ragt dann über die Reihe der übrigen Zehen in Hochstand hinaus. Die hochstehende Zehe findet natürlich gleichfalls im Schuh schlecht Platz; zudem zeigt sie nicht selten Rötung und Schwellung infolge Aufflackerung der chronischen Entzündung des Mittelgelenks, und wird dann so schmerzhaft, daß sie das Gehen unmöglich machen kann, so daß sie schon häufig zur Exartikulation Veranlassung gegeben hat.

Am Grundgelenk der großen Zehe entwickelt sich besonders bei Plattfuß nicht selten ausgesprochene Arthritis deformans. Die Aufwärtsbewegung ist dann gehemmt, die Abwärtsbewegung frei, aber stark schmerzhaft, bei passiver Bewegung fühlt man grobes Reiben und Knarren. Die Streckhemmung verursacht nicht nur Schmerz, sondern meist auch Hinken, weil beim Ausschreiten die große Zehe des stehenden Beins sich nun nicht mehr, wie es notwendig ist, aufwärts beugen kann. Sehr häufig stellt sich die Zehe auch in Valgusstellung, aus der sie auch passiv nur unter Widerstand und unvollkommen grade gestellt werden kann. Der Zustand wird als Hallux valgus bezeichnet, doch lenkt auch diese Bezeichnung von dem Sitz des Leidens ab, das eben eine Arthritis deformans des Großzehengrundgelenks ist. Die Verstellung der großen Zehe ist nur Folge. Die mechanische Korrektur dieser Folge beseitigt weder das Leiden noch die Beschwerden.

Schließlich kommt noch eine Streckkontraktur sämtlicher Zehen vor. Alle Zehengrundgelenke sind dann stark verdickt und bilden auf der Sohlenseite einen einzigen Ballen, der in keinem Ladenschuh Platz hat. Die Strecksehnen springen auf dem Fußrücken stark vor, und die Zehengrundgelenke stehen in Streckung, die Mittelgelenke in Beugung, aus der sie auch passiv nur mit Mühe und unvollkommen gerade gerichtet werden können. Diese Klauenzehenstellung ist regelmäßig mit dem Hohlfuß verbunden, während die anderen Anomalien meist Begleiterscheinungen des Plattfußes sind.

Beim Plattfuß greift in einer Reihe von Fällen die Versteifung vom Lisfrancschen Gelenk über auf das Gelenk zwischen dem Kahnbein, den Keilbeinen und dem Würfelbein (Art. cuneonavicularis). Der Mittelfuß ist dann in eine breite, bretthart Platte verwandelt und die Sohlenmuskulatur stark atrophisch, die Fußsohle erscheint abgeflacht, der Fuß „platt".

Besonders folgenschwer ist die Entzündung des unteren Sprunggelenks, der Art. talocalcaneonavicularis (Fig. 62). Die Erkrankung, bekannt unter dem Namen des entzündlichen, kontrakten oder versteiften Plattfußes beginnt, wie es scheint, immer plötzlich unter heftigem Schmerz mit Aufhebung der Gehfähigkeit. Sie befällt sowohl den normalen wie den Plattfuß, ist also auch nicht an die Fußform gebunden. Da im unteren Sprunggelenk die Drehung des Fußes erfolgt, ist mit dem Eintritt der Entzündung die Fußdrehung aufgehoben, außerdem ist auch die Fußbeugung und -streckung immer stark eingeschränkt, manchmal gleichfalls aufgehoben, und der Fuß steht in leichter Pronation und Aufwärtsbeugung fest. Jedes Auftreten mit dem Fuß ist äußerst schmerzhaft, infolgedessen das Gehen unmöglich. Eine sichtbare Schwellung des Gelenkes habe ich in den von mir beobachteten Fällen nicht feststellen können, doch ist das Gelenk im Bereiche seines Pfannenbandes stark druckschmerzhaft (B 24). Jeder Versuch, passiv den Fuß zu drehen (Fig. 61), ist äußerst schmerzhaft. Die Muskulatur des Unterschenkels ist besonders auf der Außen- und Vorderseite äußerst stark hypertonisch, hart, stark druckschmerzhaft und die Sehnen besonders der Mm. peronaei am Außenknöchel springen sichtbar vor, diese Muskeln also, im einzelnen der laterale Kopf des M. gastrocnemius, die Mm. peronaei longus und brevis und tibialis anterior befinden sich im Krampf. Besonders bemerkenswert ist der Druckschmerz der Sehnenscheide des M. peronaeus longus in der Fußsohle: Druck auf dieselbe schmerzt sehr stark und bewirkt eine mehr oder weniger starke Erschlaffung in der verkrampften Muskulatur. Schon diese Erscheinung deutet darauf, daß wahrscheinlich der Krampf der Muskulatur die eigentliche Ursache des ganzen Krankheitsbildes ist. Den experimentellen Beweis hierfür hat Engelmann[1]) geliefert, indem er durch Novocain- und Eucain-Injektionen in die Bäuche der Mm. peronaei und tibialis anterior die Versteifung des Fußes löste. Demnach

[1]) Engelmann, Zur Therapie des spastischen Plattfußes. Wiener klin. Woch. 1924, Nr. 22.

beginnt also der sogenannte versteifte Plattfuß rein muskulär mit einem Krampfe der Mm. peronaei und tibialis anterior. Der abnorme Druck, dem durch diesen Krampf die Gelenkflächen des unteren Sprunggelenks ausgesetzt sind, bewirkt in diesem einen Reizzustand. Daß es sich anfangs um keine Entzündung handeln kann, geht auch daraus hervor, daß mir in frischen Fällen eine oder ganz wenige Massagen mit nachfolgender Redression immer genügt haben, um die Versteifung endgültig zu lösen. Sehr bald aber führt der Reizzustand zu einer Verklebung der Gelenkflächen, die anscheinend sehr schnell zur Verwachsung führt. Schon in Fällen, die nur Wochen alt waren, gelang mir die Lösung erst nach längerer Massagebehandlung und stets wiederholten Redressionsversuchen, bei denen ich deutlich die Zerreißung von Verwachsungen fühlte. Nach erzwungener stärkerer Redression pflegt auch eine stärkere Reaktion in Form von Schwellung und Blutunterlaufung am Außenknöchel einzutreten. Es ist also außerordentlich wichtig, sofort beim ersten Beginn der Erkrankung die Versteifung zu lösen entweder durch Massage des Beins mit nachfolgender Redression — ich ziehe dies vor — oder durch anästhesierende Einspritzungen in die Muskulatur nach Engelmann.

Sehr viel seltener als diese Gelenkschmerzen sind am Fuße Muskelschmerzen. Ein Muskelschmerz ist der Schmerz, der auf den sog. Kalkaneussporn bezogen wird. Die häufige Erfolglosigkeit der Operation des Kalkaneussporns hat zu der Feststellung geführt, daß dieser ein mehr oder weniger normales Gebilde ist, das häufig vorkommt, ohne Beschwerden zu machen und daß die Beschwerden, die auf ihn bezogen werden, durch die ihn umgebenden Weichteile verursacht werden[2]). Der Schmerz hat seinen Sitz vor allem in der Insertion des M. flexor digitorum brevis am Kalkaneus; daß tatsächlich der Muskel der Sitz des Schmerzes ist, ergibt die Tastuntersuchung, wenn man den Muskelbauch in seinem Verlaufe durch die Fußsohle verfolgt; man fühlt dann, daß der Druckschmerz, den der Patient als identisch mit dem von ihm empfundenen Schmerze bezeichnet, gebunden ist an eine den Muskelbauch in seiner ganzen Länge durchsetzende Faserverhärtung. Regelmäßig ist der Muskel an seinem Fersenbeinansatz mehr oder weniger stark verdickt. Sehr häufig

[1]) P. Reclus et A. Schwarz, Les exostoses du calcaneum. Revue de Chir. Bd. 29, Nr. 6. (Ref. Zentralbl. f. Chir. 1909, S. 1516.) — Sarrazin, Calcaneussporn. Niederrh. Ges. f. Natur- u. Heilk. Bonn 24. V. 1909. Ref. D. med. Woch. 1909, Nr. 46. — Fröhlich, Ätiologie und Pathogenese des Calcaneussporns. Breslauer chir. Ges. 13, VI. 1910. Ref. Zentralbl. f. Chir. 1910, S. 1041. — Franz König, Zur klinischen Geschichte der Fersenneuralgie. D. med. Woch. 1910.

sind auch die Fersenbeinansätze der Mm. abductor hallucis und abductor digiti V. und der M. quadratus plantae an der Verdickung beteiligt, so daß das ganze Muskelpaket an der Ferse für das Auge sichtbar erheblich verdickt und sehr hart ist. Zuweilen nimmt sogar das Fersenbein selbst an dem hierdurch verursachten Reizzustand teil und ist, soweit es von Muskelansätzen frei ist, stark druckschmerzhaft, so daß der Druck der Fersenkappe des Stiefels schmerzt und das Gehen behindert. Manchmal tritt sogar eine entzündliche Rötung zu diesem Zustand hinzu. Das Gelenk zwischen Fersen- und Würfelbein ist in diesem Falle versteift und passive Redression stark schmerzhaft.

Zu den vom Fuß aus verursachten Muskelschmerzen gehören auch die schon erwähnten Krampfanfälle im M. abductor hallucis, der Wade und der Beugemuskulatur am Oberschenkel sowie die Ischias bei Plattfuß.

Wie ich wiederholt hervorhob, ist die Form des Fußes von den ihr zugeschriebenen Beschwerden unabhängig, gleichviel ob es sich um einen Hohl- oder Plattfuß handelt. Trotzdem müssen diese Formfehler als Wirkungen des Hartspanns betrachtet werden. Beim Hohlfuß ist das ohne weiteres klar: man fühlt und sieht hier in der Fußsohle den außerordentlich harten stark verkürzten M. flexor digitorum brevis, dessen Zug das Fußgewölbe verkürzt und erhöht hat.

Anders beim Plattfuß. Wir haben gesehen, daß der Plattfuß beginnt mit einer Entzündung des Lisfrancschen Gelenks, besonders des medialen Teils desselben. An diesem aber inseriert auf dem Fußrücken der M. tibialis anterior, in der Fußsohle der M. tibialis posterior. An jedem entzündeten Gelenk aber werden die bewegenden Muskeln durch den Schmerz, der jede Bewegung begleitet, in ihrer Tätigkeit gehemmt und atrophieren. Infolgedessen finden wir bei Plattfuß, die Mm. tibiales atrophisch. Diese Muskeln sind aber die Geradehalter des Fußes und die Haupthalter des Fußgewölbes. Ihre Schwäche verursacht also die Valgusstellung und weiterhin das Einsinken des Fußgewölbes. Ist dieses aber einmal eingesunken, so wird die Sohlenmuskulatur stark gedehnt und unterliegt nun ebenfalls der Atrophie. Infolgedessen finden wir an der Sohle des voll ausgebildeten Plattfußes nur noch mehr oder weniger geringe Reste der ursprünglichen Muskulatur, auch die Muskulatur des Unterschenkels ist regelmäßig, wenn auch stark hypertonisch und hart, so doch ziemlich stark atrophisch und kontrastiert eigenartig mit der voll entwickelten, nicht selten geschwollenen, sehr harten, stark hypertonischen Muskulatur des Oberschenkels, besonders der Adduktoren.

Nicht so ganz selten beobachtet man bei Hartspann des Beins

eine chronische Entzündung der Bursa tendinis calcanei. Man fühlt sie dann als tauben- bis hühnereigroße elastische druckschmerzhafte Schwellung zwischen der Rückseite des oberen Sprunggelenks und der Fersensehne. Zuweilen wird diese Schwellung stark schmerzhaft und wird dann zum Hindernis für die Bewegung der Fersensehne. Diese gerät in stärkeren Hypertonus, verkürzt sich und der Fuß stellt sich in Spitzfußstellung und schwillt gleichzeitig an, infolge des Druckes, den der geschwollene Schleimbeutel auf die an seiner Innenseite verlaufenden Venen und Lymphgefäße der Fußsohle ausübt. Erfahrungsgemäß wird dieser Zustand nicht selten für Tuberkulose des Knöchelgelenks gehalten und demgemäß mit Fixation behandelt, die zur Versteifung führt, während es durch sachgemäße Massage gelingt, die volle Funktion wieder herzustellen.

An der Fersensehne kommen Sehnenentzündungen vor, die ebenfalls das Gehen stark behindern (Tendinitis calcanea). Die Fersensehne ist dann oberhalb des Calcaneus spindelförmig verdickt und an dieser Stelle stark druckschmerzhaft. Der Schmerz, den die Bewegung der Fersensehne beim Gehen verursacht, zwingt zum Hinken.

Wir sind gewohnt, die Mehrzahl der angeführten Krankheitserscheinungen als isolierte, rein örtliche Gewebserkrankungen anzusehen; ich betone deshalb nachdrücklich, daß ich sie immer nur in Begleitung und als Teilerscheinungen eines Hartspanns aufgefunden habe, der mindestens die Innenseite, häufig auch die Außenseite des ganzen Beins ergriffen hatte.

Sehr häufig sind bei Hartspann der Beininnenseite Zirkulationsstörungen. Besonders bei Frauen, die viel stehen müssen, Ladeninhaberinnen u. dgl., findet man nicht selten Fuß und Bein bis zum Knie oder der Mitte des Oberschenkels mehr oder weniger stark geschwollen. Nicht selten bilden sich mehr oder weniger starke Adererweiterungen (Varicen) mit ihren Folgezuständen, dem Beinekzem und dem Beingeschwür. Diese Zirkulationsstörungen findet man besonders dann, wenn der Hartspann der Adduktoren und Waden mit Muskelschwellung verbunden ist. Da das bei Plattfuß sehr häufig der Fall ist, sind diese Zustände so oft mit Plattfuß vereinigt. Viel häufiger noch finden wir Zirkulationsstörungen leichterer Art: Knöchelschwellung, leichte Schwellung des Fußes, daran erkennbar, daß die Strecksehnen, deren Spiel man normalerweise auf dem Fußrücken deutlich sieht, nicht sichtbar sind. Noch leichtere Formen der Stauung sind der Fußschweiß und die Fußkälte — Zustände, die einander bedingen, denn die Kälte ist eben die Folge der Verdunstung des Schweißes am Fuße und in dem mit dem Schweiß durchtränkten Strumpfe.

22.

Der Hartspann des Knies

Eine eigenartige Gruppierung des Hartspanns finden wir bei Erkrankungen des Kniegelenks. Besonders bezeichnend ist dieselbe bei dem Krankheitsbilde der Meniscusluxation (Dérangement interne). Dasselbe entsteht bekanntlich durch Drehung des Körpers bei feststehendem Fuße. Hierbei empfindet der Patient einen heftigen Schmerz im Knie des Standbeins, fühlt einen „Knacks" in demselben und ist sofort gehunfähig. Das Knie steht in halber Beugung fast vollständig fest. Nach einigen Stunden bildet sich ein Erguß und die Bewegung stellt sich teilweise wieder her, doch ist Beugung über einen rechten Winkel äußerst schmerzhaft, volle Streckung und Beugung unmöglich. Die Untersuchung ergibt außer einem geringen Erguß — die Kniescheibe tanzt etwas — einen Hartspann mit folgender Gruppierung (Fig. 63 und 64). Sehr stark hypertonisch sind auf der Vorderseite des Beins die Mm. sartorius, gracilis und vastus medialis, ganz besonders in der Höhe des Kniegelenks, auf der Rückseite der mediale Kopf des M. gastrocnemius; in der Insertion desselben fühlt man die verdickte, äußerst schmerzhafte Bursa m. gastrocnemii medialis. Kennzeichnend für die Meniskusluxation ist ein umschriebener Druckpunkt in der Kniegelenklinie, gewöhnlich einwärts von der Kniescheibe zwischen den medialen Kondylen von Tibia und Femur: man fühlt hier eine etwa linsengroße elastische stark druckschmerzhafte Schwellung, die der Patient gewöhnlich als den Sitz seines Schmerzes bezeichnet; seltener befindet sich der Druckpunkt außen von der Kniescheibe an entsprechender Stelle. Offenbar ist dieser Druckpunkt die Faltstelle des luxierten Meniskus. Stark hypertonisch ist auch der M. adductor longus, weniger die Mm. semimembranosus und vastus lateralis. Nicht selten ist auch die Bursa anserina leicht (auch sichtbar) geschwollen und stark druckschmerzhaft.

In gleicher Anordnung, jedoch ohne die die Meniskusluxation kennzeichnenden Druckpunkte, finden wir den Hartspann

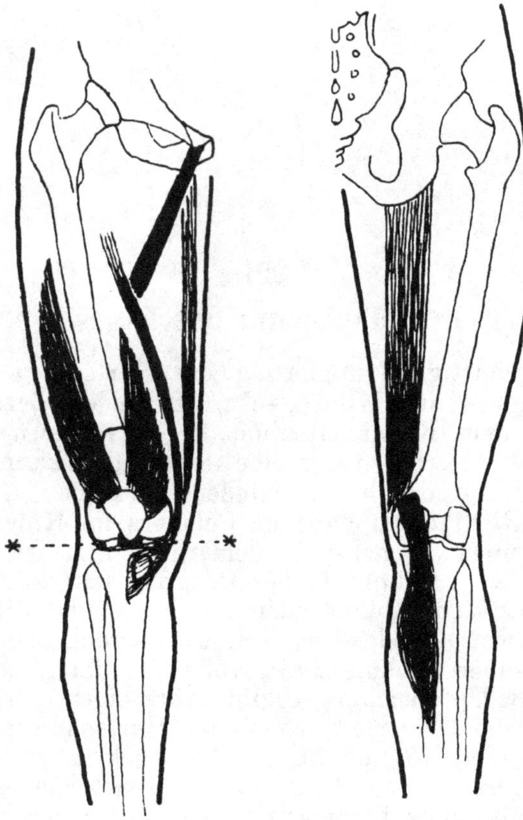

Fig. 63. Fig. 64.

Hartspann des Knies (bei Arthritis chronica, Meniskusluxation, Dèrangement interne, Hydrops und Haemarthros, Arthritis traumatica nach Oberschenkelbruch u. a.). Ergriffen sind die Mm. adductor longus, sartorius und gracilis (untere Hälfte), vastus medialis und lateralis (mit je einem Insertionsknoten), semimembranosus, gastrocnemius (caput mediale). — Reizstellen: Kniegelenk mit schmerzhaften Verdickungen des Gelenkknorpels oben außen und der Gelenkkapsel unter der Kniescheibe, Bursa anserina, Bursa m. gastrocnemii medialis.

* = Druckpunkt des medialen bzw. lateralen Meniskus bei Meniskusluxation.

bei anderen Krankheitszuständen im Kniegelenk, so bei dem durch Stoß entstandenen Bluterguß (Haemarthros), bei dem von selbst entstandenen wäßrigen Erguß (Hydrops). Bei chronischer, von selbst oder infolge Oberschenkelbruchs entstandener Kniegelenkentzündung ist diese Gruppierung ebenfalls vorhanden, doch verschwommener, weil hier der Gesamthartspann der Innenseite des Beins stets vorhanden ist. Bei all diesen Zuständen ist der Hartspann gewöhnlich mit mehr oder weniger starker Muskelabmagerung verbunden; diese stellt sich in den akuten Fällen schon wenige Tage nach dem Beginn der Erkrankung sicht- und meßbar ein.

Außerdem aber kommt der Kniehartspann auch ganz selbständig vor ohne weitere Veränderung im Kniegelenk als Druckschmerz. Der Kranke klagt dann über Schmerzen im Knie. Da das Gelenk normal ist, so geht dieser sehr häufige Zustand als „Kniegelenkneurose". Der Sitz des Schmerzes ist aber, wie die Tastuntersuchung ergibt, überhaupt nicht das Kniegelenk, sondern die dieses umgebende Muskulatur, sehr häufig der Insertionsknoten im M. vastus lateralis, seltener der des M. vastus medialis oder der dem Condylus medialis femoris aufliegende Abschnitt des M. sartorius oder die Bursa anserina. Besonders gern tritt der Kniehartspann unter dem Bilde der „Gelenkneurose" bei Genu valgum auf; er ist dann ein Krampfzustand der Muskulatur, hervorgerufen durch ihre falsche statische Beanspruchung.

Die Kenntnis des Kniehartspanns ist sehr wichtig für die Behandlung. Bei allen Zuständen, bei denen er vorkommt, ist nämlich der Kniehartspann, wenn nicht ausschließlich, so doch vorwiegend der Sitz der von dem Patienten empfundenen Beschwerden. Ausschließlich ist er das, wie gesagt, bei der „Gelenkneurose"; zum weitaus überwiegenden Teil bei der chronischen Gelenkentzündung, dem Wasser- und dem Bluterguß. Bei all diesen Zuständen führt keine Behandlung zu voller Beseitigung der Beschwerden, die nicht in erster Linie den Hartspann behebt, also die Muskulatur berücksichtigt. Auch bei der Meniskusluxation lassen sich durch Massagebehandlung in der Mehrzahl der Fälle die Beschwerden und die Bewegungsstörung beheben und der Erguß beseitigen. Ob hierbei der luxierte Meniskus wieder seine normale Lage einnimmt, ist fraglich. Jedenfalls bleibt bei diesem Zustande eine große Neigung zu Rückfällen bei jeder unwillkürlichen Drehung des Unterschenkels im Kniegelenk, die bei Kniebeugung zu den alltäglichen Bewegungen gehört und z. B. beim Aufstehen vom Stuhl kaum zu vermeiden ist. Diese Neigung kann, wenn sie verbleibt, nur durch Entfernung des Meniskus beseitigt werden.

Nicht nur die Beschwerden, auch das Bestehenbleiben des Ergusses ist ganz wesentlich abhängig vom Hartspann und hängt ab von der durch den Hartspann hervorgerufenen Zirkulationsstörung. Das zeigt sich daran, daß selbst monatelang bestehende Ergüsse bei sachgemäßer Massagebehandlung des Hartspanns schnell verschwinden.

23.

Der Hartspann der Beckenhöhle

Der Befund bei Hartspann der Beckenhöhle ist im Abschnitt 6 (S. 43 ff.) dargestellt.

Der Hartspann der Beckenhöhle ist ganz außerordentlich häufig. Man findet ihn, wie ich schon (S. 53, 150 u. 160) hervorhob, nicht selten rein zufällig als Begleiterscheinung eines muskulären Kreuz- (Lumbago) oder Hüftschmerzes (Ischias), auch bei Plattfuß; besonders häufig kommt er vor als Teilbefund einer Neurasthenie; immer vorhanden ist er beim asthenischen Habitus und hier ein wichtiger Teil des Gesamtbefundes. Er verursacht nicht immer örtliche Beschwerden; auch dann ist er indessen ein wichtiger Teil des Krankheitsbefundes; das zeigt sich daran, daß eine Besserung der anderwärts lokalisierten Beschwerdenerst eintritt, wenn die Schmerzempfindlichkeit der Beckenhöhle nachläßt. Gewöhnlich aber verursacht der Hypertonus der Beckenhöhle sehr deutliche, scharf charakterisierte Beschwerden, die aus Schmerz-, Reiz- und Hemmungserscheinungen zusammengesetzt sind.

Am After kommen Schmerzanfälle vor bei der Stuhlentleerung mit Hemmung derselben für die Dauer des Schmerzanfalls; manchmal stellt sich der Schmerzanfall auch unabhängig von der Stuhlentleerung ein. Der Schmerz steigt allmählich an und ab, ist gewöhnlich außerordentlich heftig — ein Kollege, der daran litt, konnte deshalb die Furcht, es handle sich um ein Mastdarmkarzinom, nicht los werden — und hält Augenblicke bis Minuten an. Der Schmerz beruht auf einem Krampfanfall der Levatoren und Sphinkteren des Anus und ist gleicher Art, wie der Schmerz des Wadenkrampfes, der in dem hypertonischen M. gastrocnemius seinen Sitz hat. Bei der Untersuchung findet man die Sphinkteren und Levatoren auch außerhalb des Schmerzanfalls stark hypertonisch und schmerzhaft, so daß das Eindringen des Fingers in den After stark erschwert und schmerzhaft ist. Besonders häufig sind die Ansätze der Levatoren am Steißbein, die meist äußerst schmerzhafte Faserverhärtungen aufweisen, der Sitz der Schmerzanfälle (M 6, W 6).

Eine andere Form des Afterschmerzes ist mit dem Sitzen verbunden; entweder schon beim Hinsetzen oder erst bei längerem Sitzen stellen sich Schmerzen im After ein; bisher wird dieser Schmerz allgemein ins Steißbein verlegt und als Coccygodynie bezeichnet. Der Sitz dieser Form des Schmerzes ist indessen nicht das Steißbein selbst, sondern die Insertion des M. glutaeus maximus an diesem Knochen. Diese ist häufig stark hypertonisch, hart und druckschmerzhaft, und enthält nicht selten eine umschriebene Verhärtung (Fig. 2, S. 45). Beim Niedersetzen werden durch die Sitzbeine, auf die hierbei das Körpergewicht verlegt wird, die Ränder der großen Gesäßmuskeln auseinandergedrängt, hierbei deren Steißbeinansätze gezerrt und dadurch der Schmerz hervorgerufen. Auch die Bursa ischiadica des M. glutaeus maximus (Fig. 2), die häufig, besonders bei Plattfuß und Ischias, als schmerzhafte, etwa markstückgroße flache Schwellung neben oder vor dem After fühlbar ist (M 1, W 1), kann beim Sitzen Schmerzen verursachen.

Der Hypertonus der großen Gesäßmuskeln, der außerordentlich häufig, bei Ischias und Lumbago stets vorhanden ist, ist regelmäßig mit einem Hypertonus der Aftermuskulatur verbunden. Bei Erschlaffung der Sphinkteren und Levatoren des Anus, wie sie bei der normalen Stuhlentleerung stattfindet, tritt eine so starke Erweiterung und Senkung des Afters ein, daß die Kotsäule die Ränder der Mm. glutaei maximi ebenso drücken würde, wie das der untersuchende Finger bei der Abtastung der Glutaeusinsertion vom After aus (M 6 und 7, W 6 und 7) tun würde. Um dies zu verhindern, werden die Sphinkteren und Levatoren in Spasmus versetzt. Häufig ist hierbei auch das Corpus adiposum ischiorectale verhärtet und druckschmerzhaft, so daß schon eine verhältnismäßig geringe Erweiterung des Afters Schmerzen verursachen würde. Der ständige Spasmus, in dem sich infolgedessen die Aftermuskulatur befindet, bleibt nun fast nie ohne Wirkung auf die Fortbewegung des Kotes. Man kann das ohne weiteres in diesen Fällen durch die Untersuchung feststellen; man findet nämlich regelmäßig bei starkem Spasmus ani die Ampulle mehr oder weniger mit Kot gefüllt, ohne daß der Untersuchte irgendwelchen Stuhldrang empfindet, während man normalerweise niemals Kot in der Ampulle findet, weil der Eintritt des Kotes in die Ampulle sofort Stuhldrang verursacht und dadurch die Entleerung veranlaßt. Der Spasmus ani verursacht also eine Hemmung der Stuhlentleerung und dadurch das Bild der Stuhlverstopfung.

Eine weitere Form der Stuhlverstopfung wird durch den Hypertonus der Mm. rectovesicales (rectouterini) verursacht. Diese Muskeln kommen jederseits von der Vorderseite des Kreuzbeins im Bereiche der Ansatzstellen der Mm. piriformes, umschließen den Mastdarm und verbinden sich auf der Vorderseite desselben zum Rektovesikal- (uterin-) ring. Dieser ist normalerweise völlig schlaff und kaum nachweisbar. Bei Hypertonus der Beckenmuskulatur ist er indessen als Ringmuskel aufs deutlichste fühlbar, mehr oder weniger verengt und nach aufwärts zum oberen Ende des Kreuzbeins verzogen. Er grenzt dann den Mastdarm mehr oder weniger scharf gegen die Ampulle ab. Gewöhnlich ist hierbei auch die Vorderfläche des Kreuzbeins stark druckschmerzhaft und es gelingt von unten her überhaupt nicht, den Rektovesikal- (Rektouterin-) ring zu passieren. Man kann das nur, indem man in Zickzackzügen über die Vorderfläche des Kreuzbeins und die Mm. piriformes weg bis zu den Iliosakralgelenken streicht (M 8, W 8); hierbei pflegen, wie ich schon (S. 52) erwähnte, die Mm. rectovesicales (rectouterini) soweit zu erschlaffen, daß es nun gelingt vom Kreuzbein her auf ihre obere, besonders schmerzhafte Fläche zu kommen (M 10, W 10). Erst dann tritt eine weitere Erschlaffung des Ringmuskels ein, und sehr häufig tritt damit Kot in die bis dahin leere Ampulle. Dieser Versuch am Lebenden zeigt deutlich die Hemmung der Kotbewegung durch den Hypertonus des Rektovesikal- (uterin-) rings.

Der Hypertonus kann Afterschließmuskulatur und Rektovesikal- (uterin-) ring zugleich oder auch nur einen von diesen Ringmuskeln befallen. Sind beide zugleich hypertonisch, so wird der Hypertonus des Rektovesikal- (uterin-) rings durch den Hypertonus der Afterschließmuskulatur gesteigert. Bringt man nämlich die hypertonische Afterschließmuskulatur zur Erschlaffung, so tritt plötzlich von oben her durch den Rektouterinring Kot in die vorher leere Ampulle ein. Der Hypertonus der Afterschließmuskulatur steigert also auch den Hypertonus des Rektovesikal- (uterin-) rings und wirkt damit noch weiter aufwärts hemmend auf die Kotbewegung. Der Hypertonus der Afterschließmuskulatur und der des Rektovesikal- (Rektouterin-) rings verursachen das Bild der *spastischen Obstipation*. Besonders bei dem Hypertonus der Afterschließmuskulatur findet man häufig die Bleistift- und Bandform des Kots.

Der Hypertonus des Beckenbodens ist nicht nur geeignet als Hemmnis der Stuhlentleerung zu wirken, er kann auch zum *Geburtshindernis* werden. Ich bin überzeugt, daß der so häufige Stillstand des Kindskopfes auf dem Beckenboden während der Geburt bei normalem Becken durch den Hypertonus des Beckenbodens verursacht wird. Er bewirkt die Unnachgiebigkeit („Rigidität“) des Dammes, die so häufig zur „Beckenausgangszange“ zwingt und zu Zerreißungen des Dammes führt.

Auch in der Blasengegend kommen Schmerzanfälle vor während der Urinentleerung und unabhängig von derselben. Sie haben ihren Sitz in der Gegend der Symphyse und in den Mm. pubovesicales, beim Manne auch in der Basis prostatae, alle diese Stellen sind in diesen Fällen auf Druck stark schmerzhaft, die Mm. pubovesicouterini hypertonisch. Nicht selten äußert sich der hypertonische Reizzustand der Blasengegend auch als Vermehrung des Urindrangs: die Dehnung der Blase ruft in diesem Falle, bevor der Schmerz eintritt, Urindrang hervor und damit eine Häufung der Urinentleerungen, die manchmal, ohne daß Entzündungserscheinungen von seiten der Blase vorliegen, so hohe Grade erreicht, daß ohne Vermehrung der Flüssigkeitsaufnahme mehrmals in der Stunde Urin entleert werden muß, ein Zustand, der als Hyperästhesia vesicae oder reizbare Blase bezeichnet wird. Wird die Urinentleerung durch äußere Umstände verhindert, so setzt der Blasenschmerz ein, der sich zum Krampf mit Harnverhaltung steigern kann.

Der Hypertonus der Blasenmuskulatur führt häufig zu einer eigenartigen Hemmungserscheinung. Manche Neurastheniker, die sonst keine Blasenbeschwerden haben, sind nicht imstande in Gegenwart anderer zu urinieren; es beruht das auf einer Reizung der hypertonischen Blasenschließmuskulatur auf dem Wege der Irradiation durch das im Unterbewußtsein bei Gegenwart anderer ausgelöste Schamgefühl. Daß tatsächlich eine muskuläre Reizung vorliegt, beweist die Tatsache, daß Alkoholgenuß dieselbe Erscheinung bei den solcherweise Disponierten hervorruft. Der im Blute kreisende Alkohol wirkt in diesem Falle, wie auch sonst häufig, als Reiz auf die hypertonische Muskulatur.

Beim Kinde äußert sich der Hypertonus der Blasengegend als Enuresis, die wohl immer mit einer Häufung der Urinentleerungen verbunden ist. Durch Massage des hypertonischen Bezirks konnte ich dieses Leiden in den weitaus meisten Fällen für die Dauer beseitigen. In den wenigen Fällen, wo die Massage versagte, waren auch alle anderen Mittel erfolglos, so daß man hier eine Innervationsstörung als Ursache des Leidens ansehen muß (Spina bifida occulta).

An den inneren Genitalien sind hypertonische Schmerzzustände beim Manne selten: nur vereinzelt wurde mir über Schmerzen post coitum geklagt. Um so häufiger sind sie bei der Frau. Der typische hypertonische Schmerzanfall ist hier der Menstruationsschmerz, die Dysmenorrhöe. Wie die Palpation ergibt, hat derselbe stets seinen Sitz in den Mm. rectouterini, besonders deren Kommissur, dem Torus uterinus, den Ligg. lata und der Rückwand des Uterus. Daß der

Schmerz tatsächlich durch den Hypertonus der Beckenmuskulatur an diesen Stellen ausgelöst wird, beweist der niemals ausbleibende Erfolg der Massagebehandlung dieser Stellen. Sobald die Muskulatur an diesen Stellen nicht mehr druckschmerzhaft ist, treten keine Schmerzanfälle bei der Menstruation mehr auf.

Der Hypertonus der Beckenhöhle führt häufig zu Reizzuständen in Form einer abnormen Steigerung des sexuellen Bedürfnisses, vergleichbar dem oben erwähnten „nervösen" Urindrang. Schon beim Kleinkinde kommt diese sexuelle Übererregbarkeit als hypertonische Reizerscheinung vor und äußert sich zuweilen schon in den ersten Lebensjahren als Priapismus, auch wohl als Juckreiz, der dann zu der Onanie der Kleinkinder führt. Im Pubertätsalter erfährt die sexuelle Übererregbarkeit eine gewaltige Steigerung durch den Wachstumsreiz und führt nicht selten zu einer starken Häufung der Pollutionen und einem elementaren Erwachen des sexuellen Bedürfnisses, das fast unausweichlich in der Masturbation seine Befriedigung sucht. Es ist praktisch von großer Wichtigkeit, daß durch Massage der Beckenhöhle diese sexuelle Übererregbarkeit und damit alle diese Erscheinungsformen derselben mit voller Sicherheit beseitigt und damit die Masturbation verhütet werden kann.

Der Ablauf der Geschlechtsvorgänge wird nicht selten bei Mann und Weib durch hypertonische Reiz- und Hemmungserscheinungen beeinflußt. Der normale Verlauf des Koitus verlangt vollständige Immissio penis in vaginam, wobei die Vulva mit ihren erigierten Schwellkörpern dessen Wurzel fest umschließt. Die Testes nun sind vor der Wurzel des Penis aufgehängt; sie werden also von der erigierten Vulva zurückgeschoben und hierbei die Samenstränge, die noch weiter vorn am Leistenkanal befestigt sind, stark gedehnt. Beim Zurückweichen des Penis zieht der M. cremaster — dies ist offenbar sein Zweck — die Testes wieder nach vorn. Es entsteht also eine Melkbewegung, durch die die erigierte Vulva die in den Samensträngen befindlichen Spermatozoen noch intra coitum möglichst entleert. Die sonderbare Tatsache, daß so leicht verletzbare Organe, wie die Testes, nicht, wie die Ovarien und alle übrigen parenchymatösen Organe, in der Leibeshöhle, sondern an der Körperoberfläche und hier unmittelbar am Membrum angebracht sind, ist nur erklärbar dadurch, daß die Natur die Ausmelkung der Samenstränge durch die erigierte Vulva intra coitum beabsichtigt. Dieser Vorgang muß also für die Befruchtung wichtig sein. Er tritt aber nur in Tätigkeit, wenn das Membrum bis an seine Wurzel in der Vagina ist. In diesem Falle befindet sich nun zugleich die Glans im Orificium externum uteri, und dieses umschließt die Glans unter saugenden Bewegungen; damit die Schleimhaut des Orificium hierbei nicht verletzt wird, ist offenbar die Haut der Glans während der Erektion vollkommen glatt. Hat das Orificium sich fest an die Glans angesogen, so bildet der Zervikalkanal die unmittelbare Fortsetzung der männlichen Urethra und das Sperma kommt dann sofort mit dem Uterussekret in Berührung, das alkalisch reagiert und dadurch die Spermatozoen lebensfähig erhält; bei vorzeitiger Entleerung würden sie in das Sekret der Vagina gelangen, das durch seine saure Reaktion ihre Lebensfähigkeit beeinträchtigen muß. Der Höhepunkt des Orgasmus und damit die volle sexuelle Befriedigung ist deshalb sowohl beim Manne wie beim Weibe mit der Melkbewegung der Vulva und dem Ansaugen der Portio an die Glans verbunden; erfolgen diese nicht, so bleibt die volle Befriedigung aus.

Der Hypertonus der Beckenhöhle macht den normalen Ablauf dieses Vorganges unmöglich. Beim Manne bewirkt die Übererregbarkeit, die mit dem hypertonischen Druckschmerz der Symphyse und der Basis prostatae verbunden ist, abnorme Beschleunigung des sexuellen Vorganges, so daß es zur Ejakulation kommt, bevor der innige Kontakt von Glans und Orificium externum einerseits, Vulva und Peniswurzel andererseits erreicht ist. Wir haben dann die Ejaculatio praecox, im weitesten Sinne genommen. Die Beschleunigung kann sich verbinden mit Unterbrechung der Erektion. In den Ansatzstellen der Mm. ischiocavernosi am Sitzbein befinden sich nämlich häufig stark schmerzhafte Insertionsknötchen. Bei der Erektion werden die Mm. ischiocavernosi stark gedehnt; dadurch kann es in diesen Knötchen zu Zerrungsschmerzen kommen. Ferner können die Stoßbewegungen des Membrum intra coitum Zerrungsschmerzen in dem muskulären Befestigungsapparat der Prostata hervorrufen. Diese unterbrechen auf reflektorischem Wege die Erektion, so daß es zur Ejakulation kommt bei unvollständiger oder fehlender Erektion, der Ejaculatio praecox im engeren Sinne.

Beim Weibe führt die gleiche Ursache zu hypertonischen Schwächezuständen der Mm. bulbo- und ischiovavernosi und zum Unterbleiben der Erektion der Schwellkörper; es fehlt dann nach der Immissio der volle Abschluß der Vulva und damit für das Membrum der physiologische Reiz; außerdem fehlt die Melkbewegung der Vulva. Die Folge ist, daß beim Manne das Wollustgefühl mehr oder weniger ausbleibt und das Sperma nicht den vollen Spermatozoengehalt hat.

Der Hypertonus des Beckenbodens kann aber auch zum Krampf führen und wir haben dann den Symptomenkomplex, den man als Vaginismus bezeichnet. Derselbe ist vollkommen gleicher Art wie der Afterkrampf und hat ebenso wie dieser seinen Sitz hauptsächlich in den Mm. levatores ani, vielleicht auch in der Muskulatur des Trigonum urogenitale. Die Ursache des Krampfes ist in beiden Fällen die starke Druckempfindlichkeit der hypertonischen Muskulatur; meist erweisen sich bei der Durchtastung einzelne Faserzüge besonders stark druckschmerzhaft und verhärtet. Beim Afterkrampf löst der Druck der von innen andrängenden Kotsäule, beim Vaginismus der Stoß des von außen andrängenden Membrum gegen die schmerzende Muskulatur den Krampf aus. Derselbe erschwert das Eindringen des Membrum stark und kann es unmöglich machen, so daß dieses auf Abwege gerät; so erklären sich manche Koitusverletzungen. Zuweilen ist der Krampf schmerzlos und wechselt bei derselben Frau mit hypertonischer Schwäche der Schwellkörpermuskeln ab.

Von größerer Bedeutung noch ist der Hypertonus der Haltemuskeln des Uterus. Durch diesen wird der Uterus mehr oder weniger vollständig in seiner Lage fixiert, was man leicht durch seitlichen Druck gegen die Portio feststellen kann (W 15): die Portio federt hierbei geradezu in ihre Lage zurück, während man im normalen Zustande die Portio wie den ganzen Uterus ohne jedes Hindernis hin und her schieben kann. Es ist klar, daß unter diesen Umständen der Stoß des Membrum starke Schmerzen verursachen muß. Die Klage der Frauen über Schmerzen beim Koitus ist denn auch sehr häufig. Nicht selten aber stellt man die gleiche hypertonische Unbeweglichkeit der Portio fest, ohne daß über Schmerzen in coitu geklagt wird. In diesen Fällen verhütet der weibliche Körper instinktiv durch eine Abwehrbewegung in coitu das Auftreten des Schmerzes; es wird nämlich das Becken gesenkt, und hierdurch bei vorgewölbtem Abdomen die Symphyse abwärts gegen das andrängende Membrum geschoben; dadurch wird dieses aus der Richtung gegen das Beckendach abgelenkt und zugleich an vollständigem Eindringen in die Vagina verhindert. Hierdurch wird der Schmerz verhütet, aber es ist klar, daß hierbei eine Befriedigung in coitu weder beim Manne, noch bei der Frau eintreten kann.

Alle diese Funktionsstörungen gelten bisher als nervös und sind Teilerscheinungen des Krankheitsbildes der sexuellen Neurasthenie. Sie gelten als solche für rein seelisch bedingt und als Widerspiegelungen rein psychischer Vorgänge im Unterbewußtsein in die körperliche Peripherie; diese wird als normal vorausgesetzt. Ich weise mit allem Nachdruck darauf hin, daß diese Voraussetzung falsch ist. Die Beckenmuskulatur ist in allen diesen Fällen hypertonisch erkrankt, was mit Leichtigkeit durch Untersuchung festzustellen ist, und diese Erkrankung ist die körperliche Grundlage jener nervösen Störungen. Daß seelische Vorgänge, besonders Gemütserregungen hierbei ebenfalls eine Rolle spielen, bestreite ich nicht, sondern beobachte auch ich täglich. Ihre Wirkung erklärt sich durch die gerade mit Gemütserregungen verbundene Ausstrahlung (Irradiation), die auf den hypertonischen Muskel als starker Reiz wirkt.

Bei diesen nervösen Störungen bleibt es gewöhnlich nicht. Wir haben gesehen, daß nur bei dem festen Kontakt von Vulva und Peniswurzel einerseits, Glans und Portio andererseits im Momente der Ejakulation die Befruchtung völlig gesichert ist. Manche Fälle von Azoospermie beim Manne und Sterilität beim Weibe bei sonst beiderseitig gesunden Genitalien können darauf beruhen, daß es in coitu niemals zu diesem Kontakt kommt.

Der Hypertonus kann ferner in der Beckenmuskulatur ebenso wie an der äußeren Muskulatur zu Verkürzung führen. Wir haben dann Kontrakturen ganz gleich den Kontrakturen hypertonischer Extremitätenmuskeln bei Gelenkversteifungen. Diese Kontrakturen sind besonders häufig in der Muskulatur des Beckendaches, am häufigsten bei der Frau. Hier ergibt die Tastuntersuchung fast in jedem Falle von Hypertonus der Beckenmuskulatur, daß der eine oder andere der Beckenmuskeln verkürzt ist, auch ohne daß irgendeine organische Erkrankung oder eine Entbindung vorhergegangen ist. Diese Verkürzungen bewirken Verlagerungen der Gebärmutter. So bewirkt die Kontraktur der Mm. pubovesicales und ihrer Fortsetzung zur Zervix (Mm. pubovesicouterini) Verlagerung nach vorn, Anteversio. Verkürzen sich gleichzeitig die Mm. suspensorii und proprii ovariorum, so wird das Corpus uteri nach rückwärts gezogen und wir haben eine Retroflexio. Verkürzen sich die Mm. rectouterini, so wird die Portio nach rückwärts gezogen und wir haben eine spitzwinklige Anteflexio. Sind gleichzeitig auch die Mm. suspensorii und proprii ovariorum verkürzt, so entsteht die Retroversio. Verkürzt sich die Muskulatur in einem der Ligg. lata, so entsteht eine seitliche Verlagerung, seltener nach rechts, zumeist nach links. Die verkürzten Muskeln sind immer verhärtet und besonders stark druckschmerzhaft. Der hier vorgetragenen Auffassung der Entstehung der Lageveränderungen des Uterus steht die vielfach geäußerte Annahme entgegen, daß bei der Entstehung der Lageveränderungen des Uterus die Erschlaffung seiner Bänder eine Rolle spiele. Ich habe niemals bei der Tastuntersuchung der Lageveränderungen eine solche Erschlaffung, vielmehr stets nur vermehrte Spannung im Halteapparat des Uterus feststellen können. Selbstverständlich ist, wenn eines der Bänder verkürzt ist, das gegenwirkende gedehnt, diese Dehnung ist aber keine Erschlaffung.

Die Verhärtung greift regelmäßig von den verkürzten Haltemuskeln auf den Uterus, der ja selbst Muskel ist, über an der Insertionsstelle der hypertonischen Muskeln. Besonders die Cervix uteri, an der ja die vorwiegend erkrankten Muskeln, nämlich die Mm. rectouterini, die Muskulatur der Ligg. lata und die vom Blasenhals her kommenden Muskeln inserieren, ist regelmäßig wesentlich härter als das Corpus uteri und die Portio, und etwas verdickt. Auch die Muskulatur des Corpus uteri wird zuweilen von dem Hypertonus und der Verhärtung mitergriffen: dieses fühlt sich dann eigenartig starr an und die normale Beweglichkeit zwischen Cervix und Corpus uteri ist aufgehoben.

Trotz dieses Befundes kann der Zustand völlig beschwerdefrei sein, was sich leicht begreift, denn die verkürzten Muskeln brauchen ja nur bei Dehnung zu schmerzen. Die Verlagerung verursacht für gewöhnlich überhaupt keine Erscheinungen — die vaginale Retroversio-flexio finde ich sehr häufig bei den verschiedensten Zuständen als beschwerdelosen Nebenbefund —, vor allem verursacht sie keine Rückenschmerzen; diese sind vielmehr, wie ich schon (S. 53) hervorhob, wenn sie vorhanden sind, immer durch einen Hartspann der Hüft- und Lendenmuskulatur hervorgerufen. Die Verlagerung ist ebenso wie die Kontraktur der hypertonischen Beckenmuskulatur häufig angeboren — ich habe beides schon in den ersten Lebensjahren festgestellt —, diese virginale Retroversioflexio ist dann vergleichbar der Kontraktur, die z. B. dem angeborenen Klumpfuß zugrunde liegt. Häufig sind die Verlagerungen bekanntlich Folge infektiöser Erkrankungen der inneren Geschlechtsorgane oder Folge der Entbindung. Sie sind dann vergleichbar der Extremitätenkontraktur nach Phlegmone oder nach Trauma. Ebenso wie bei Eiterungen die Extremitätenmuskulatur weithin nekrotisiert und nachher schrumpft [1]), so nekrotisiert und schrumpft auch bei gonorrhoischen oder Puerperalerkrankungen die Beckenmuskulatur. Der Quetschung aber, die im Muskel Schwellung und Verhärtung mit Gefäßlähmung und bei längerer Dauer Drucknekrose mit nachfolgender Schrumpfung hervorruft [1]), ist die Entbindung gleich, die nicht denkbar ist, ohne daß die Beckenmuskulatur starken Dehnungen, Zerrungen und Quetschungen ausgesetzt wird, welche bei längerer Dauer der Entbindung dieselbe Gewebsveränderung, Gefäßlähmung, Drucknekrose und Schrumpfung in der Beckenmuskulatur hervorrufen müssen wie an den Extremitätenmuskeln. Hierzu kommt die außerordent-

---

[1]) Schmincke, Die Kriegserkrankungen der quergestreiften Muskulatur. Sammlung klin. Vortr. Neue Folge. Nr. 758/59.

liche Steigerung des Hypertonus, die mit allen traumatischen und Entzündungsvorgängen in der Muskulatur verbunden ist. Auch bei den nach Infektion und Entbindung auftretenden Verlagerungen ist also die Muskelverkürzung im Beckendache die eigentliche Ursache, die Narbenbildung im Bindegewebe Folge; sie würde sich unter dem Muskelzuge ebenso wieder lockern wie die Extremitätenkontraktur, wenn die Beckenmuskulatur nicht starr wäre, sondern sich normal bewegte.

Bei dieser Entstehungsweise ist die einzige physiologische Behandlungsweise die Massage und Dehnung der verkürzten Muskeln. Diese Behandlungsweise ist zwar ziemlich langwierig, aber sie allein ist imstande, die physiologische Norm wiederherzustellen, soweit das überhaupt möglich ist. Ein operativer Eingriff würde nicht nur die Verkürzung der gedehnten, sondern auch die Durchtrennung der verkürzten Muskeln erfordern, um die physiologischen Verhältnisse wiederherzustellen. Nach diesem Grundsatze verfahren aber, soweit ich sehe, die bisherigen Operationsmethoden nur ausnahmsweise; zudem pflegt ein kontrakturierter Muskel nach Durchschneidung, wenn er nicht mit Massage und Dehnung nachbehandelt wird, wieder in Kontraktur zu verwachsen. Die bisherigen Operationsverfahren sind also gegenüber der Massagebehandlung Notbehelfe. Vor allem aber beseitigen sie nicht den Hypertonus der Beckenmuskulatur, der die mit den Verlagerungen verbundenen Beschwerden verursacht, im Gegenteil der operative Eingriff wirkt auf den Hypertonus wie jedes andere Trauma, er steigert ihn; infolgedessen erleben wir sehr häufig, daß gynäkologisch operierte Frauen nach der Operation mehr Beschwerden haben und noch nervöser sind als sie schon vorher waren. Gegenüber diesen Bedenken gibt die Massage, selbst wenn sie aus irgendwelchen Gründen nicht so lange fortgesetzt werden kann, bis die anatomische Norm wiederhergestellt ist, doch mindestens die volle Sicherheit, daß sie die Beschwerden beseitigt, denn ihr Ziel ist die Verringerung des Hypertonus, der die Beschwerden verursacht. Bedenkt man aber, daß die Patientinnen den Arzt nicht eigentlich wegen ihrer Verlagerung aufsuchen, denn von dieser wissen sie ja nichts, sondern wegen der Beschwerden, die sie haben, so erfüllt die Maßnahme, die die Beschwerden behebt, vielleicht eher die ärztliche Forderung des Falles, auch wenn sie den Formfehler nicht ganz ausgleicht, als die Operation, die den Formfehler ausgleicht, aber die Beschwerden beläßt oder gar steigert.

Eine sehr häufige Folge des Hypertonus der Beckenmuskulatur sind ferner Zirkulationsstörungen in den Organen des kleinen Beckens. Merkel[1]) hat darauf hingewiesen, daß die Muskulatur der Ligg. lata nicht nur den Zweck hat, den Uterus in seiner Lage zu halten, sondern ebensosehr, die Zirkulation in den Venen- und Lymphgefäßgeflechten des Parametriums zu regulieren. Der Venen- und Lymphstrom ist im ganzen Körper, und so auch hier auf die regelmäßige Arbeit der Muskulatur angewiesen. Die Wirkung dieser Arbeit auf den Venen- und Lymphstrom ist gebunden an die Abwechslung von Zusammenziehung und Erschlaffung; vor allem ist für die Vollständigkeit der Wirkung vollständige Erschlaffung notwendig. Bei dem Hypertonus der Beckenmuskulatur fehlt die Erschlaffung, die ganze Muskulatur befindet sich hierbei ständig in mehr oder weniger unbeweglicher Spannung. Es ist deshalb leicht begreiflich, daß wir hierbei fast immer Stauungserscheinungen finden in Form von Schwellungen der Gebärmutter. Die chronische Schwellung, Verhärtung und Starre des Uterus, die mit Weißfluß und Steigerung der Menstruationsblutungen einhergeht und unter dem Namen der chronischen Metritis und Endometritis geht, ist immer mit einem Hypertonus des Beckendaches verbunden. Ich bin deshalb der Überzeugung, daß sie in den meisten Fällen eine durch diesen Hypertonus verursachte Stauungserscheinung ist, verbunden mit einem Eigenhypertonus des Uterus, der ja selbst Muskel ist und als solcher ebenso leicht und häufig hypertonisch erkrankt wie jeder andere Muskel. Jedenfalls erzielt eine nach diesem Grundsatze durchgeführte Massagebehandlung der Beckenmuskulatur und des Uterus mindestens den gleichen Erfolg wie die heute übliche örtliche Behandlung, wie folgendes Beispiel zeigt.

Fall 8. Menorrhagie bei Hartspann der Beckenhöhle.

22jähr. Virgo: Periode alle 2—3—4 Wochen, bis zu 14 Tagen dauernd mit starkem Blutverlust (5—6 Binden täglich), bei Erregung auch außer der gewöhnlichen Zeit. Infolgedessen starke Müdigkeit, Unfähigkeit zu dauernder Arbeit. Nach Behandlung in Universitätsklinik Febr. bis März 1921 (Ausschabung, Luteoglandol), Periode acht Tage mit noch immer starkem Blutverlust. Hinfälligkeit unverändert. Ziehende Schmerzen bald hier, bald dort. Halbseitiger Kopfschmerz ständig.

Die Untersuchung (18. August 1921) ergab außer allgemeinem Hartspann an Bauch, Schultern und Hals Starre und Druckschmerz der Ligg. rectouterina und lata, Verkürzung des linken Lig. latum mit Verlagerung des Uterus nach links, Verdickung und Verhärtung des Uterus, zumeist der Zervix.

Die Behandlung bestand in allgemeiner und gynäkologischer Massage viermal wöchentlich, im ganzen 68mal und dauerte vom 18. Aug. bis 15. Dez. 1921. Während derselben dauerte die erste Periode vom 7. bis 22. Sept., die zweite vom 11. bis 19. Okt., die dritte vom 29. Okt. bis 2. Nov., die vierte vom 18. bis 30. Nov., die fünfte nach Schluß der Behandlung vom 28. Dez. bis 8. Jan. 1922, die sechste vom 31. Jan. bis 5. Febr. Pat. war nach Beendigung der Behandlung beschwerdefrei, anfangs noch etwas müde. August 1922 wurde sie Krankenpflegeschülerin und ist bis jetzt (1. Aug. 1925) ohne jede

[1]) Merkel, III, S. 382 f., 394.

Störung als Krankenpflegerin tätig gewesen. Seit drei Jahren tritt die Periode pünktlich alle vier Wochen ein und dauert 6—8 Tage, in den ersten beiden Tagen werden 1—2, sonst 4—5 Binden täglich gebraucht; während der Tage ist sie etwas müde, sonst aber beschwerdefrei, und verrichtet ihren Dienst.

Auch die häufig vorkommende Verzögerung der Rückbildung des Uterus nach der Geburt ist wohl nur als Stauungserscheinung zu erklären, hervorgerufen durch den Hypertonus der Haltemuskeln des Uterus, der durch die Quetschung während der Geburt mehr oder weniger stark gesteigert wird.

Jede Stauung nun ist ein außerordentlich günstiger Nährboden für Infektionserreger. Der Hartspann der Beckenmuskulatur disponiert also zu infektiösen Gebärmutter- und Adnexerkrankungen. Diese Disposition wird stark gesteigert durch das Geburtstrauma, das, wie ich schon hervorhob, in der Beckenmuskulatur schwere Zerrungen und Quetschungen, damit Gefäßlähmung und Nekrose in mehr oder weniger großer Ausdehnung setzt und dadurch an und für sich schon schwere Stauung hervorruft. Auch die Eiterung führt zu mehr oder weniger ausgedehnter Nekrotisierung der Beckenmuskulatur und wird dadurch nicht nur Ursache von Schrumpfung mit Bewegungsunfähigkeit der geschrumpften Muskeln, sondern auch ihrerseits wieder selbst Ursache von Stauung und Schwellung. Die Stauungserscheinungen erreichen also einen besonders hohen Grad, wenn sich zu dem einfachen Hypertonus noch die schweren Gewebsveränderungen in der Beckenmuskulatur hinzugesellen, die die Folge von Quetschungen intra partum und Entzündungen infolge gonorrhoischer oder puerperaler Infektion sind.

Das Entscheidende in der Entwicklung des Krankheitsvorgangs sind hierbei immer die Veränderungen in der Muskulatur. Im akuten Stadium der primäre Hypertonus und seine Steigerung durch die Geburtsschädigung oder Eiterung, außerdem vielleicht noch die durch diese Schäden gesetzten Nekrosen. Sie legen die Zirkulation lahm und machen es dadurch den Abwehrkräften des Organismus unmöglich, zur Wirkung zu kommen. Im Endergebnis die Schrumpfung der in stärkstem Hypertonus verharrenden Muskulatur. Die mit ihr verbundene Bewegungsunfähigkeit des Beckendaches macht die Stauung permanent und verhindert dadurch die Wiederherstellung der Norm. Der Angriffspunkt der Behandlung muß also auch bei diesen chronischen Entzündungszuständen die Muskulatur sein, diese muß wieder beweglich gemacht und gedehnt, kurz der Hypertonus, die Schrumpfung und Starre derselben behandelt werden. Das bei weitem wirksamste Mittel hierzu ist die Massage. So erklärt sich also die alte Erfahrung, daß es kein Mittel gibt, das die Heilung von Schwellungszuständen und chronischen Entzündungen mehr befördert als die Massage.

Beim Manne ist der Hypertonus der Muskulatur des Beckendaches ebenso häufig wie bei der Frau. Daß er bisher kaum bekannt ist, liegt wohl an der Unvollkommenheit der bisher gebräuchlichen Mastdarmuntersuchungsweise, die sich zudem lediglich auf die Prostata zu beschränken pflegt. Auch ist beim Manne das Beckendach nicht den Insulten ausgesetzt, die das Beckendach der Frau intra coitum und partum treffen. Der Hypertonus des Rektovesikalrings ist sehr häufig und verursacht ebenso wie bei der Frau nicht selten *chronische Obstipation.* Ist der Rektovesikalring stark hypertonisch und verengt, so ist die Prostata immer unbeweglich, ihre seitlichen Haltemuskeln starr und verdickt, während sie in der Norm, wie man von ihrer Basis aus (M 12) oder durch bimanuelle Untersuchung (M 13) am besten feststellen kann, etwas beweglich ist. Häufig sind denn auch weiche *Schwellungen* und Vergrößerungen mit Verhärtung, also *Prostatahyperplasien,* die durchaus nicht immer örtliche Beschwerden verursachen. Nicht ganz selten sind auch symptomlose Schwellungen der Samenblasen. Bei der Prostatahyperplasie verursacht die Fixation der Prostata dem tastenden Finger die Empfindung ganz besonderer Starre, der Rektovesikalring ist besonders stark hypertonisch, druckschmerzhaft, eng und deshalb besonders hoch gegen das Promontorium hinaufgezogen und schwer erreichbar. Das Tastbild der ausgebildeten Prostatahyperplasie hat für den untersuchenden Finger eine unverkennbare Ähnlichkeit mit dem Tastbilde, das der retrovertierte vergrößerte und verhärtete Uterus bei der Betastung per anum darbietet. Schwellung und Hyperplasie sind hier ebenso Folge der durch den Hypertonus verursachten venösen und Lymphstauung wie die Schwellung und Hyperplasie des Uterus. Einfache Schwellungen der Prostata pflegen bei der Massagebehandlung schnell, oft durch eine Massage, rückgängig zu werden. Hyperplasien erfordern wegen der großen Empfindlichkeit, die die höher gelegenen Teile für den Finger so schwer erreichbar macht, oft lange Behandlung. Überempfindlichkeit und Schmerzen können erst nachhaltig beeinflußt werden durch Massage der *Basis* prostatae, die erst möglich wird nach Überschreiten des Rektovesikalrings durch den massierenden Finger.

Eine Stauungserscheinung infolge von muskulärem Hypertonus sind auch die *Hämorrhoiden.* In allen Fällen von Hämorrhoiden, die ich untersucht habe, fehlte nicht eine hochgradige Kontraktur des M. sphincter ani internus. Derselbe war meist so eng, daß er den Finger überhaupt nicht durchließ. Gelang es, ihn durch zirkuläre Streichungen (M 2, W 2) zur Erschlaffung zu bringen, so trat mit der Erweiterung des Afters eine Abschwellung der Hämorrhoidalknoten ein — ein Beweis, daß auch hier der regelrechte Abfluß des Blutes aus den Venen an den normalen Wechsel von Kontraktion und Erschlaffung in dem durchbluteten Muskelbereich gebunden ist. Die physiologische Behandlungsweise ist also auch hier die Beseitigung des Sphinkterhypertonus, also die Massage. Dasselbe gilt für die Folgezustände der Hämorrhoiden, das Ekzem des Anus, die Ursache des Pruritus ani, und die Neigung zu periproktitischen Abszessen. Diese Abszesse rezidivieren gern wegen der vorhandenen venösen Stauung; das Rezidiv wird verhütet durch die Massagebehandlung des Anus nach Ausheilung des Abszesses. O. Rosenbach[1]) hat auch die Fissura ani mit Massage behandelt, von der Beobachtung ausgehend, daß der Fissurenschmerz nur zum Teil Wundschmerz, zu einem mehr oder weniger großen Teil vielmehr Muskelschmerz ist und seinen Sitz in der Analmuskulatur hat. Trotz der Richtigkeit dieser Beobachtung ist die Fissura ani nach meiner Erfahrung kein dankbarer Gegenstand hierfür wegen des Wundschmerzes; dieser ruft eine reflektorische Kontraktur der Analmuskulatur hervor, die den schon vorhandenen Hypertonus überlagert und das Eindringen des Fingers in den After, das wegen des Wundschmerzes schon äußerst schmerzhaft ist, fast unmöglich macht. Es empfiehlt sich, die Fissur zuerst durch andere Mittel zur Heilung zu bringen und dann erst die venöse Stauung, die das Wiederentstehen der Fissur begünstigt, durch Massagebehandlung zu beseitigen, die in diesem Falle besonders vorsichtig ausgeführt werden muß.

Mit dem örtlichen Befund und den örtlichen Beschwerden ist die klinische Bedeutung des Hypertonus der Beckenhöhle nicht erschöpft. Das Seelenleben jedes Menschen wird von dem Beginn der Pubertätsentwicklung bis zum Ende des Klimakteriums maßgebend beeinflußt durch die Antriebe, die eigenen Gesetzen folgend von den Geschlechtsorganen herkommen. Die Norm besteht hier darin, daß der Wille immer Herr über diese Antriebe bleibt. Das kann aber nur erwartet werden, wenn die Stärke dieser Antriebe normal ist. Wächst diese über die Norm hinaus, so wird ein unverhältnismäßiges Maß von Kraft zur Beherrschung des Triebes erfordert, und es kommt zu Nervosität und Verringerung der geistigen Leistungsfähigkeit für andere Zwecke. Oder der Wille erliegt und die Folge ist in der Pubertät, wie wir gesehen haben, Onanie, die sich bei Behinderung normaler sexueller Befriedigung lange fortsetzen kann. Mag man nun auch der

[1]) O. Rosenbach, Nervöse Zustände und ihre Behandlung. 2. Aufl. 1903.

Onanie gesundheitsschädigende Wirkung absprechen, jedenfalls wirkt auf jeden gesund empfindenden Menschen das Bewußtsein, in dieser unwürdigen Weise Sklave seiner Triebe zu sein, deprimierend, und diese Depression verbunden mit dem steten zur Niederhaltung des Triebes nötigen Kampf ist sehr geeignet, besonders bei anderweitiger starker geistiger Beanspruchung, geradezu einen seelischen Erschöpfungszustand herbeizuführen. Bedenklich ist zudem die Tatsache, daß die Onanie viel mehr als der normale sexuelle Verkehr den Weg bahnt zu allen möglichen *sexuellen Perversitäten*. Es liegt also eine dringende ärztliche Indikation vor, die Onanie zu verhüten. Und das ist möglich durch Herabsetzung der Übererregbarkeit in der Beckenhöhle durch die Massage derselben.

In der Ehe ist die Norm volle Befriedigung des sexuellen Bedürfnisses, und die Vorbedingung des Glücks der Ehe ist auf körperlichem Gebiete, daß der Koitus für beide Teile mit voller Befriedigung endet. Bleibt diese aus, so bewirkt die immer wiederholte neue Reizung nicht nur einen örtlichen Reizzustand der Beckenorgane, sondern auch in Rückwirkung auf die Psyche besonders bei der Frau allgemeine Erregtheit und allgemeine Unbefriedigung bis zur Depression. Außerdem aber kann das Ausbleiben der Befriedigung in coitu der Weg werden zur Entfremdung der Ehegatten. Der Mann ist, wenn er in die Ehe tritt, zumeist von den Virtuosinnen des Koitus in die Schule genommen worden und kennt aus dem Verkehr mit ihnen den Genuß des vollendeten Koitus. Für ihn kann das Ausbleiben dieses Genusses in der Ehe infolge des Beckenhypertonus seiner jungen Frau zur großen Enttäuschung werden, die ihn wieder auf seine alten Wege zurückführt, und seine unerfahrene Frau quält sich vergebens ab mit dem Suchen nach dem Grunde der Kühle ihres Mannes, dem beobachtenden Arzte das Bild der *neurasthenischen Depression* darbietend. Oder aber, selbst ständig gereizt und unbefriedigt gelassen bei starkem, durch den Hypertonus noch gesteigertem Triebe, rächt sie sich, ihr selbst unbewußt, an dem unzulänglichen Gatten, durch die Unarten und das Theaterspiel, das wir als *Hysterie* bezeichnen. Auch in diesem Falle ist es Sache des Arztes, die körperliche Ursache dieser nur scheinbar rein seelischen Störungen zu finden und ihr abzuhelfen.

Diese seelischen Rückwirkungen des Hypertonus der Beckenhöhle, die örtlichen Beschwerden, die er verursacht, und seine Fernwirkungen auf die hypertonische Rumpf- und Kopfmuskulatur, die wir als Rücken- und Kopfschmerzen, als Migräne, als Schlaflosigkeit usw. (S. 55) kennengelernt haben, sind im Einzelfalle gewöhnlich vereinigt in mehr oder weniger vollständiger Sammlung zu einem einheitlichen Krankheitsbilde. In diesem

Bilde tritt bald dieses, bald jenes Einzelsymptom stärker hervor und prägt dadurch jedem Einzelfall seine besondere Eigenart auf. Dieses Krankheitsbild kennen wir unter dem Namen der — in diesem Falle sexuellen — Neurasthenie oder Hysteroneurasthenie. Es gilt noch immer als „psychogen“. Für den Arzt, der wirklich helfen will, ist es von der größten Wichtigkeit zu wissen, daß ihm eine sehr greifbare körperliche Ursache zugrunde liegt.

24.
Der Hartspann des ganzen Körpers

Schon im Vorhergehenden habe ich wiederholt angedeutet, daß der Hartspann nicht immer auf einen einzelnen Körperteil, eine einzelne Bewegungseinheit beschränkt bleibt. Der Schulterhartspann greift häufig über auf Hals und Kopf und auf den Arm und niemals findet man einen Hals-, Kopf- oder Armhartspann ohne Schulterhartspann. Also, wenn man die bisherigen Krankheitsbegriffe gebrauchen will, der an Schulterrheumatismus, Brachialneuralgie oder Omarthritis Leidende hat die Neigung auch an Kopfschmerzanfällen und an Schreibstörungen zu erkranken. Und man kann sich nicht wundern, wenn der Schreibkrampfkranke erzählt, er habe häufig Kopfschmerzen, Ziehen in den Schultern, könne nicht schlafen und sei nervös. Ebenso haben wir gesehen, daß Hüft- und Lendenhartspann häufig miteinander verbunden sind, daß der Hüfthartspann nicht selten auf das Bein übergreift; mit anderen Worten: der Hexenschuß im Kreuz hat bald in der Hüfte, bald in der Lende seinen Sitz, und an ihn schließt sich gern eine Ischias an.

Aber es kommen noch weitere Verbindungen vor. Der Hartspann hat, wie wir wissen, die Neigung ,ständig weiterzugreifen, und so addieren sich, z. B. am Beine, nicht selten der Hartspann der Innen- und Außenseite, d. h. der Plattfußkranke erkrankt an Ischias oder bekommt einen Kreuzschmerzanfall oder leidet an chronischem Kreuzschmerz. Auch Hüft- und Schulterhartspann verbinden sich sehr häufig, und der Ischiaskranke bekommt dann vorübergehend Schmerzen in der Schulter, oder er erkrankt einmal an Ischias, ein anderes Mal an Brachialneuralgie. Verbindet sich nun, bei einem Hartspann des Beins, der sowohl die Innenwie die Außenseite beiderseits ergriffen hat, der hier stets vorhandene Hüft- und Lenden- mit einem Schulterhartspann beiderseits, so haben wir, um in der alten Ausdrucksweise zu bleiben, einen Plattfüßigen, der an Ischias, Kreuzschmerz und Schulterrheumatismus leidet, zeitweise oder ständig Kopfschmerzen hat, nicht schlafen kann und ständig müde ist — eine häufig vorkommende Verbindung von Beschwerden, die der Neurologe als Neurasthenie bezeichnet. So wird der Bewegungsapparat nicht selten vollständig vom Hartspann ergriffen unter verschiedenster Verteilung der Beschwerden und Befunde im einzelnen. Ich führe einige Beispiele an [1]).

Fall 9. Ständiger Kreuzschmerz mit nervöser Erschöpfung.

Fr. M., 35jähriger Fabrikant, war bis 1915 im Felde, dann Mastdarmabszeß, daran anschließend Mastdarmfistel, die operiert wurde. Seitdem Nervosität und anfangs geringe, seit mehreren Wochen starke Rückenschmerzen, Herzklopfen und Mattigkeit, Gemütsdepression, unruhiger Schlaf.

11. VI. 1919. Mittelgroßer, etwas schmächtiger Mann, mit mäßig entwickelter Muskulatur, mittlerem Fettpolster.

Zunge weiß belegt. Rachen: starke Rötung und Schwellung der Schleimhaut.

Herz: Dämpfungsgrenzen normal, Töne rein, Aktion außerordentlich lebhaft.

Puls = 80, regelmäßig.

Lungen, Abdomen, Urin o. B.

Reflexe normal.

Starker feinschlägiger Tremor digitorum.

Muskulatur der Hüften, Lenden, Schultern und des Halses hypertonisch, verdickt, druckschmerzhaft, am stärksten am Halse, hier zumeist an der Kehle.

Per anum: Starker Sphincterspasmus, Prostata etwas vergrößert, nicht druckschmerzhaft.

Behandlung: Massage des ganzen Körpers, zweimal wöchentlich. Möglichste Einschränkung der Arbeit.

14. VI. Schlaf ruhiger. 2. Massage.

18. VI. Schlaf schlecht, sonst Wohlbefinden. 3. Massage.

21. VI. Seit letzter Massage sehr starke Schmerzen im ganzen Körper. 4. Massage. Abends kalte Abwaschung des ganzen Körpers.

25. VI. Wohlbefinden. 5. Massage.

2. VII. Nach 6. Massage vorübergehend starke Rückenschmerzen. 7. Massage.

5. VII. Keine Schmerzen, Schlaf noch schlecht. 8. Massage. Verbot der Abendarbeit.

9. VII. Noch leichte Rückenschmerzen, sonst Wohlbefinden. 9. Massage.

12. VII. Wohlbefinden. 10. Massage.

19. VII. Nach 11. Massage geschäftliche Aufregung, seitdem Schmerzen zwischen den Schultern, unruhiger Schlaf. 12. Massage. Mittags regelmäßige Ruhe! Nachts bei Wachwerden viertelstündiges Luftbad.

23. VII. Vorübergehend schmerzhaftes Zucken in Armen und Beinen. — 13. Massage.

31. VII. Vorübergehend Schmerzen im Rücken und den Knien. 14. Massage.

6. VIII. Nur vereinzelt noch Schmerzen in den Gliedern und schlechter Schlaf, sonst Wohlbefinden. 15. Massage. Nach derselben erschien M. nicht mehr zur Behandlung.

10. I. 1921 kam er wieder und gab an, daß er damals 8 Wochen lang ohne Schmerzen gewesen sei, dann stellten sich wieder ständig rheumatische Schmerzen ein, die immer mehr zunahmen, er schlief wieder schlecht und schwitzte nachts. Vor 2 Monaten setzte außerdem eine Erkältung ein mit starkem Schnupfen und Husten, er konnte sich nur einen Tag zu Bett legen, mußte dann wieder von 7 Uhr morgens bis 6, 7, 8 Uhr abends mit einstündiger Unterbrechung ins Geschäft. Mattigkeit und Appetitmangel. Starke Abmagerung.

Herz, Lungen, Abdomen, Urin o. B.

Reflexe normal.

---

[1]) Dieselben sind meiner Arbeit über den muskulären Kreuzschmerz (Zeitschr. f. klin. Med. Bd. 102, S. 537) entnommen (auch als Buch erschienen unter dem Titel: Der Kreuzschmerz, Bonn 1926).

Muskulatur hypertonisch, zumeist Rücken, Brust, Schultern; p. an. Sphincterspasmus.

Massage des ganzen Körpers und der Beckenhöhle zweimal wöchentlich. — Baldriantee. Möglichste Schonung.

13. I. Nach 1. Massage sehr starke Mattigkeit, noch Rückenschmerzen. — 2. Massage.

17. I. Steifigkeit im Nacken. Appetitmangel. 3. Massage. Tinct. Pepsin.

27. I. Nach 5. Massage: 0,5 kg Gewichtsabnahme. Schmerzen nur noch im Nacken. 6. Massage. Möglichst ausgedehnte Bettruhe dringend empfohlen.

7. II. Nach 7. Massage Befinden etwas besser, Schlaf noch mangelhaft, herumziehende Schmerzen. 0,5 kg Gewichtszunahme. 8. Massage.

15. II. Befinden wesentlich besser, Appetit sehr gut. Mattigkeit geringer, Aussehen frischer.

Muskulatur bei der Massage wesentlich weniger schmerzhaft. 9. Massage, nach derselben bleibt M. aus der Behandlung fort.

12. VIII. 1924 erschien er wieder: er hatte inzwischen immer wieder Schmerzen, bald im Rücken, bald in den Schultern, bald in den Leisten, Knien, im Genick, in den Füßen; jedoch immer gutes Allgemeinbefinden und guten Appetit. Seit Oktober vorigen Jahres Ehescheidungsverhandlungen mit andauernder starker seelischer Erregung. In den letzten Tagen Schmerzen überall wesentlich stärker, Mattigkeit. Körpergewicht 8,2 kg höher als früher. Ernährungszustand gut, Aussehen frisch.

Herz, Lungen, Abdomen, Urin o. B. Reflexe normal.

Muskulatur noch hypertonisch, aber weich, stark druckschmerzhaft, zumeist Hüften, Lenden, Schultern, Vorderhals; per anum: leichter Sphincterspasmus.

Behandlung: Massage des ganzen Körpers zweimal wöchentlich. Mittags ruhen, abends früh zu Bett.

20. VIII. Nach 4. Massage wesentliche Besserung, noch wechselnde Schmerzen, zumeist im Kreuz, Nacken und Kopf.

8. IX. Nach 7. Massage nur noch vorübergehende Mattigkeit, sonst Befinden gut. — Hypertonus und Druckschmerz der gesamten Muskulatur wesentlich geringer.

Nach 9. Massage (11. IX.) erschien M. nicht mehr zur Behandlung.

Fall 10. Ständiger Kreuzschmerz bei Fußinsuffizienz mit schwerer nervöser Erschöpfung.

Frau Fo., 49jährige Geschäftsfrau, leidet seit 3 Jahren im Anschluß an eine langdauernde Krankenpflege an Schmerzen in der linken Lende, besonders nachts, so daß Patientin regelmäßig einen Teil der Nacht außer Bett zubringt. Vielfache Kuren in Wildungen, Spezialbehandlung durch Gynäkologen und Urologen, vor $2^1/_2$ Monaten Wegnahme der linken letzten Rippe — alles ohne Erfolg. In der Rekonvaleszenz nach letzter Operation Ödeme der Unterschenkel und Albuminurie ohne Nierenelemente im Sediment, jetzt noch bestehend. Patientin befindet sich in Behandlung ihres Hausarztes, der mich, da bisher alles vergebens war, zuzog.

18. X. 1914. Große, kräftig gebaute, ziemlich korpulente Frau.

Apfelgroße Struma.

Körpergewicht 96,5 kg netto.

Herz: abs. Dämpfung nicht vergrößert, Töne etwas dumpf, ohne Geräusche, ohne abnorme Akzentuierung.

Puls = 100, regelmäßig, stehend und liegend gleich.

Lungen, Abdomen o. B.

Operationsnarbe in linker Lende an Stelle der untersten Rippe.

Füße: Kein deutlicher Platt- oder Knickfuß, aber Lisfranc und Zehenwurzelgelenke stark druckschmerzhaft, Lisfranc leicht versteift, Knöchelgelenk druckschmerzhaft.

Muskulatur des ganzen Körpers stark hypertonisch, verdickt, stark druckschmerzhaft, zumeist Waden, Lenden, Schultern; linker M. sacrospinalis besonders hart, wesentlich mehr als rechts. Behandlung des Hausarztes bestand diätetisch in der Verordnung von wenig Fleisch, Kartoffeln und Brot, viel Obst, medikamentös in Verordnung von Digalen und Diuretin.

Ich schlug vor Massage des ganzen Körpers, zweimal wöchentlich, und täglich dreiviertelstündigen Spaziergang.

Das stundenlange Stehen im Laden Tag für Tag ließ Patientin sich nicht verbieten.

19. XI. Nach der 4. Massage schlief Patientin bis Morgens 4 Uhr.

28. XI. Nach der 9. Massage waren die Beschwerden auch über Tag geringer.

16. XII. Nach der 11. Massage hatte Patientin zum ersten Male eine Nacht ganz im Bett zugebracht, ihr Gewicht war auf 94,4 kg zurückgegangen.

30. XII. Infolge starker stehender Beschäftigung den ganzen Tag im Laden während der Weihnachtszeit wieder mehr Rückenschmerzen und Schlaf schlecht; Patientin ist jede Nacht 1—2 Stunden außer Bett.

30. I. 1915. Erst nach der 22. Massage brachte Patientin wieder eine ganze Nacht im Bett zu. Doch trat erst am

3. III. nach der 29. Massage eine anhaltende Besserung ein.

27. III. 1915: Mit der 35. Massage brach Patientin die Behandlung ab. Ihr Befinden blieb mehrere Jahre ziemlich gut, nur vorübergehend hatte sie immer wieder Rückenschmerzen; diese wurden Mitte Juli 1918 wieder so stark, daß Patientin die Nacht meist außer Bett zubringen mußte; dieselben waren wieder links stärker als rechts, bis in die Schultern ziehend, im Liegen am stärksten. Schlaf schlecht.

29. VII. 1918. Patientin hatte um 17,4 kg auf 79,1 kg abgenommen, war blaß, ihr Gesichtsausdruck müde.

Herz, Lungen, Abdomen o. B. Urin enthielt weder Eiweiß noch Zucker. Reflexe normal, kein Tremor.

Die Muskulatur war noch immer stark hypertonisch, am stärksten in den Lenden (linker M. sacrospinalis sehr hart, verdickt, druckschmerzhaft).

Die Massagebehandlung des ganzen Körpers wurde wieder zweimal wöchentlich aufgenommen.

8. VIII. Schon nach der 3. Massage trat eine wesentliche Besserung ein und brachte Patientin mehrere Nächte hintereinander ununterbrochen im Bett zu.

26. VIII. Nach der 8. Massage war Patientin fast andauernd schmerzfrei und schlief gut.

12. XI. Mit der 12. Massage brach Patientin die Behandlung wieder ab, sie befand sich wohl, hatte nur einmal noch nachts Schmerzen gehabt. Das Wohlbefinden hielt an bis Anfang Mai 1919, seitdem wieder starke Schmerzen im Rücken und linker Seite, besonders nachts, so daß Patientin nicht im Bett bleiben konnte; tagsüber ab und zu Schmerzanfälle in der Herzgegend, die Patientin zum Stillstehen zwangen. Starke Gewichtsabnahme seit einiger Zeit. Patientin steht den ganzen Tag von 7 Uhr morgens bis 10 Uhr abends mit kurzen Unterbrechungen.

31. V. 1919. Patientin war blaß, wog 76,6 kg (2,5 kg weniger, als am 29. VII. 1918).

Herz o. B. Urin enthielt weder Eiweiß noch Zucker.

Die Muskulatur war wieder stark hypertonisch, hart und druckschmerzhaft, am stärksten in den Lenden, diesmal rechterseits stärker, den Weichen (Mm. obliqui abd.) und in der Magengrube (obere Segmente der Mm. recti abd.) — in der Linea alba schmerzhaftes Infiltrat —, weniger in den Waden, noch weniger in den Adduktoren und Schultermuskeln.

Fußgelenke waren wieder stark druckschmerzhaft.

Die Massagebehandlung des ganzen Körpers wurde wieder zweimal wöchentlich aufgenommen. Außerdem Liq. ferr. album. dreimal täglich einen Teelöffel.

7. VI. Schon nach der 2. Massage war das Befinden gut und blieb Patientin alle Nächte im Bett, doch kamen ab und zu immer wieder schlechte Nächte und bei trägem Stuhlgang Schmerzen in der Herzgegend bei jeder Bewegung. Deshalb wurde vom 6. Male ab auch die Beckenhöhle massiert. Hierbei ergab sich starker Hypertonus der Mm. sphincteres und levatores ani mit starken äußeren Hämorrhoidalknoten. Die Schmerzanfälle in der Magengegend wiederholten sich immer wieder, auch stellte sich wieder ein nächtlicher Schmerzanfall ein.

Patientin brach infolgedessen nach der 13. Massage (12. VII.) die Behandlung ab und ging zur Erholung nach Bertrich. Nach Mitteilung hat sie seitdem keine Rückenschmerzen mehr gehabt und ist bis jetzt andauernd in ihrem Geschäft tätig.

Fall 11. Ständiger Kreuzschmerz mit nervöser Erschöpfung bei Plattfuß und Retroflexio uteri.

Frau Be. Ru., 34jährige Hausfrau, hat 4 Kinder, leidet seit unbestimmter Zeit an Verlagerung der Gebärmutter, seit der zweiten Entbindung vor 13 Jahren an Stuhlverstopfung und an Rückenschmerzen, die sich seit einem Jahre im Anschluß an Gartenarbeit stark verschlimmert haben, seit einiger Zeit auch an Beklemmung und Druck auf der Brust beim Essen.

25. II. 1919. Kleine, magere, blasse Frau, Gewicht 43,2 kg netto.

Herz, Lungen o. B.

Abdomen etwas aufgetrieben, gespannt und druckschmerzhaft, Organbefund negativ.

Leichte Knick-Plattfüße, Großzehengelenke druckschmerzhaft.

Muskulatur der Magengrube, Weichen und besonders der Lenden stark hypertonisch, sehr druckschmerzhaft, ziemlich hart; sonst Hypertonus mäßig.

Per vaginum: Uterus retroflektiert, beweglich, leicht vergrößert, druckschmerzhaft, Parametrien frei.

Per anum: Uterus außerordentlich druckschmerzhaft.

Massage des ganzen Körpers und der Beckenhöhle ein- bis zweimal wöchentlich. Ruhe, möglichst ausgiebige Ernährung. — Eisen-Elarson.

8. III. Nach der 3. Massage Rückenschmerzen geringer, Stuhlgang regelmäßig. Schlaf noch schlecht.

3. V. Nach der 10. Massage hatte das Gewicht um 0,7 kg zugenommen. Befinden andauernd gut bis Mitte Juni, wo nach der Periode ein Rückfall eintrat mit Stuhlverstopfung, Mattigkeit, der aber nach einigen Tagen vorüberging; Gewichtsabnahme auf 42,9 kg.

3. VII. Von der 20. Massage ab war das Befinden wieder ziemlich gut, auch der Stuhlgang besserte sich wieder, das Gewicht hob sich. Nur vorübergehend noch einige Tage Rückenschmerzen. Mit der 25. Massage (4. VIII.) brach Patientin die Behandlung ab.

Fall 12. Ständiger Kreuzschmerz mit nervöser Erschöpfung und Anfällen von muskulärem Bauchschmerz bei Plattfuß.

Frau Rö., etwa 45jährige Witwe, leidet seit 6 Jahren im Anschluß an die lange anstrengende Krankenpflege ihres verstorbenen Mannes an Schmerzen in den Füßen, besonders links, allgemeiner Müdigkeit und Elendsgefühl, Stuhlverstopfung, Rückenschmerzen, täglichen Anfällen von Schmerzen in rechter Bauchseite, die auf Abführmittel verschwinden.

12. VIII. 1912. Kleine, korpulente Frau, 80,7 kg netto schwer.

Plattfüße mittleren Grades, links versteift.

Innere Organe o. B.

Muskulatur des ganzen Körpers stark hypertonisch, zumeist Waden, Adduktoren, ganz besonders Glutäen und Lenden, weniger Schultern.

23. VIII. Nach der 2. Massage waren die Rückenschmerzen fort, Schmerzen in den Füßen noch stark.

2. IX. Nach der 5. Massage waren die Fußbeschwerden noch gering, es hatten sich aber in den letzten beiden Tagen wieder Magenkrämpfe eingestellt, die, wie die Palpation ergab, ihren Sitz in dem stark hypertonischen rechten M. transversus abd. hatten.

7. IX. Nach der 6. Massage waren die Fußbeschwerden fort, die Magenschmerzen traten besonders bei Bewegungen noch auf.

16. IX. Nach der 8. Massage traten auch die Magenschmerzen nur noch vereinzelt auf.

20. IX. stellten sich bei einer Erkältung, am 22. IX. bei einer Aufregung wieder Schmerzen im linken Fuß, Rücken und Gliedern ein.

21. X. Nach der 16. Massage waren die Schmerzen fort, auch die Beweglichkeit im linken Fußgelenk war besser, aber noch nicht frei.

4. XI. Nach der 20. Massage machte Patientin eine $1^1/_2$ stündige Wanderung, ohne müde zu werden.

14. XI. Nach der 22. Massage treten vorübergehend noch einmal geringe Schmerzen auf. Gehfähigkeit und Allgemeinbefinden gut.

In den folgenden Wochen wiederholte Schmerzen in der Lebergegend bei negativem Befund, die auf energische Abführung verschwanden.

21. XII. Mit der 31. Massage brach Patientin die Behandlung ab, die subjektiven Beschwerden waren fort bis auf die Stuhlverstopfung; die linksseitige Fußversteifung war nicht vollständig behoben.

Allen diesen Fällen liegt nun ein dauernd vorhandener latenter Hartspann zugrunde, aus dem die einzelnen Anfälle als akute Steigerungen infolge vorübergehender Zunahme des Hypertonus emporsteigen. Dieser latente Hartspann des ganzen Bewegungsapparates setzt sich in verschiedenster Weise aus den einzelnen örtlichen Hartspannerkrankungen zusammen, und so gibt es unendlich viele Möglichkeiten, deren Vielfältigkeit immer wieder den Beobachter überrascht. In dieser unendlichen Verschiedenheit der Krankheitsbilder kehrt aber doch ein Typus immer wieder, als dessen Variationen alle diese im einzelnen so verschiedenen Gruppierungen aufgefaßt werden können.

Der latente allgemeine Hartspann lokalisiert sich nämlich immer wieder vorwiegend in beiden Schultern, beiden Lenden und beiden Hüften, von denen er sich auf die Adduktoren und die mediale Wadenmuskulatur fortsetzt. Ich gebe diesen Typus in Fig. 65 bis 68 wieder.

Diese Gruppierung ist bei jedem Falle von chronischem Muskelrheumatismus nachweisbar. Der chronische Muskelrheumatismus ist also ein allgemeiner Hartspann, der vorwiegend Schultern, Lenden, Hüften und die Innenseite der Beine befällt. Von diesen Hauptstellen greift er in verschiedenster Weise weiter und auch an diesen Hauptstellen ist die Verteilung im einzelnen verschieden, bald sind die Schultern, bald die Hüften, bald die Lenden, bald die Beine stärker ergriffen. Der Verschiedenheit dieser Einzelbefunde entsprechend klagt dann der Rheumatiker häufiger über Schulterrheumatismus, Kreuzschmerz, Ischias oder Fußbeschwerden.

Der allgemeine Hartspann befällt vom Darmbeinkamm aufwärts meist die rechte Körperseite stärker als die linke; vom Darmbeinkamm abwärts ist mindestens ebenso häufig die linke Seite die stärker erkrankte. Auch in dieser Eigentümlichkeit wiederholt der Hartspann die Art, wie der normale Bewegungsapparat arbeitet. Oberhalb des Darmbeinkamms überwiegt die Arbeit der rechten Körperhälfte — daher die Rechtshändigkeit —, während die Arbeit der Beine, also der Muskulatur vom Darmbeinkamm abwärts, in der Norm notwendigerweise beiderseits gleich sein muß. Daß dies tatsächlich die Ursache ist, zeigt sich

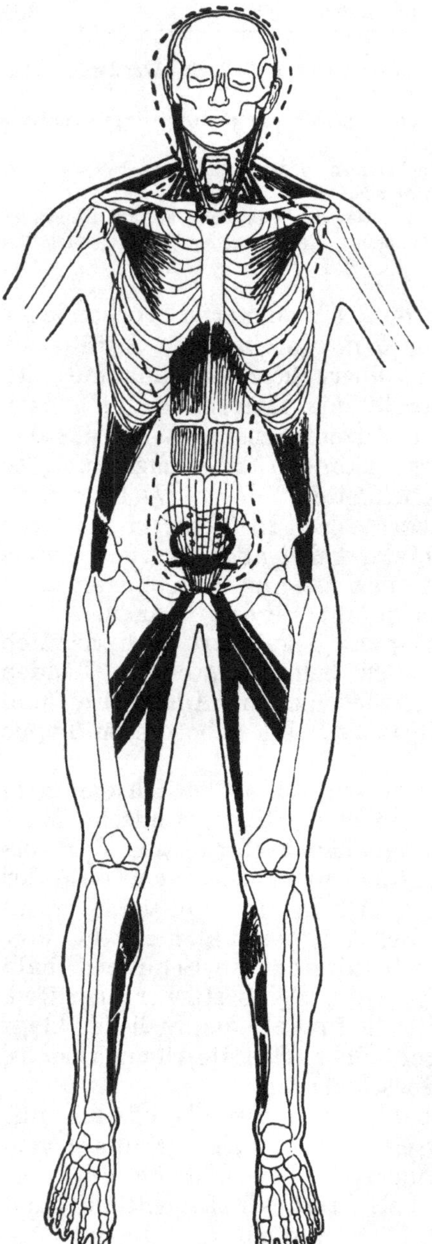

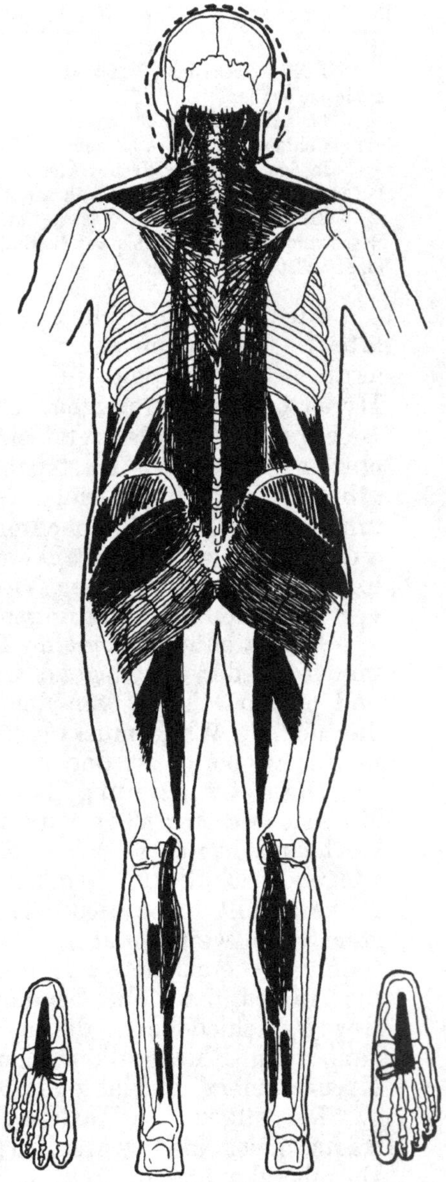

Fig. 66. Fig. 67. Fig. 68.
Rückseite.

Fig. 65. Vorderseite.

Allgemeiner Hartspann bei allgemeinem Muskelrheumatismus und Neurasthenie.

Der Hartspann setzt sich beim einfachen Muskelrheumatismus zusammen aus dem Hartspann der Innenseite der Beine, dem Hartspann der Hüften, Lenden und der Nackenform des Hartspanns der Schultern.

Der Hartspann bei der Neurasthenie kennzeichnet sich durch den Hinzutritt des durch die durchbrochene Linie umrissenen Befundes; dieser setzt sich zusammen aus den Reizzentren Beckenhöhle und Kehle, dem Reizsystem des Schulterhartspanns und dem Hartspann des Halses.

auch daran, daß beim Linkshänder der allgemeine Hartspann im Oberkörper gewöhnlich die linke Seite stärker befällt.

Der typische Rheumatiker ist ein kräftig gebauter Mensch mit gut entwickelter, nicht selten athletischer Muskulatur, in der zumeist die Verhärtung, häufig verbunden mit Schwellung, vorwiegt. Der Hartspann befällt aber kaum weniger häufig Menschen mit mangelhaft entwickelter Muskulatur, schmächtigem Körperbau. Dann überwiegt gewöhnlich in der Muskulatur der Hypertonus, und es gibt Fälle, wo nur reiner Hypertonus, reine Erhöhung der Muskelspannung und keine Verhärtung nachweisbar ist. Zu dieser Form des Hartspanns gehört der Habitus asthenicus Stillers; Wetzel[1]) hat darauf hingewiesen, daß dieser Habitus schon im Kindesalter mit allgemeiner Hypertonie der Muskulatur verbunden ist.

Ist die Muskulatur bei Hartspann schmächtig, so beobachten wir besonders häufig das Übergreifen des Schulterhartspanns auf Hals und Kopf. Das hat zur Folge, daß sich zu den Schmerzen, die der Hartspann etwa im Kreuz, in den Beinen, in den Schultern hervorruft, Kopfschmerzen, Erregtheit, Schlaflosigkeit und, entsprechend der allgemeinen Muskelschwäche, Müdigkeit hinzugesellen, und wir haben dann das Bild der Neurasthenie, und ich möchte mit allem Nachdruck feststellen, daß es eine Neurasthenie ohne den Befund des allgemeinen Hartspanns nicht gibt. Die Schmerzzustände der Nervösen sind immer Hartspannschmerzen, worauf übrigens schon O. Rosenbach[2]) hingewiesen hat. Die „nervösen“ Beschwerden, Schlaflosigkeit, Erregtheit, Kopfschmerz sind Folgen des Hals-Kopf-Hartspanns. Die Müdigkeit ist Symptom der Leistungsunfähigkeit der hartspannkranken schmächtigen Muskulatur.

Der allgemeine Hartspann ist bei allen Formen der Neurasthenie nachweisbar, bei der reinen nervösen Erschöpfung sowohl, wie bei der konstitutionellen Neurasthenie und der Neurasthenie mit Willensschwäche oder Psychopathie, wenn wir der Einteilung O. Rosenbachs, die neuerdings auch Curschmann[3]) annimmt, folgen. Bei der nervösen Erschöpfung haben wir es mit einer mehr oder weniger

---

[1]) Wetzel, Die Stillersche Konstitutionsanomalie (Asthenia universalis congenita) im Säuglingsalter. Münch. med. Woch. 1922, S. 1269.

[2]) O. Rosenbach, Über die diagnostische Bedeutung und Behandlung funktioneller Myopathien. Ther. d. Gegenw. 1903 a. a., auch in: Nervöse Zustände und ihre Behandlung, 2. Aufl. 1903, S. 64ff.

[3]) Curschmann, Neurasthenie. Münch. med. Woch. 1924, S. 407. — Auch Curschmann weist auf die Schwierigkeit der Einigung zwischen den Psychiatern und Internisten über Begriff und Wesen der Neurasthenie hin. Diese hat nach meiner Beobachtung ihre Ursache in der Verschiedenheit des Krankenmaterials. Der Psychiater bekommt in seine

plötzlichen Steigerung des Hypertonus der kranken Muskulatur durch Überanstrengung zu tun, die besonders gern sich mit schweren seelischen Erregungen verbindet. Als Beispiel diene die Erkrankung Bismarcks[1]. Die konstitutionelle Neurasthenie ist ein von frühester Jugend her bestehender Hartspann mit Unterentwicklung der Muskulatur — der typische Neurastheniker ist immer mager —, die deshalb viel leichter als in der Norm überanstrengt wird und dann wegen des gleichzeitigen Hartspanns schmerzt. Die Unterentwicklung (Magerkeit) der Muskulatur macht die Erreichung einer voll normalen Leistungsfähigkeit auf körperlichem Gebiete mehr oder weniger unmöglich, und die gleichzeitigen Hartspannschmerzen hemmen ständig die geistige Leistungsfähigkeit, zumal sie, wegen der beim Muskelkräftigen und Muskelschwachen stets gleichen Schwere des Kopfes mit Vorliebe die beim Magern viel leichter überanstrengten Hals-Nackenmuskeln betreffen. Ein treffendes Beispiel eines konstitutionellen Neurasthenikers dieser Art ist der Zustand Nietzsches[1] vor dem Anfall, der zu seiner Verblödung führte. Die Psychopathie ist ein allgemeiner, ebenfalls von Jugend auf bestehender Hartspann, der gleichzeitig mit krankhafter Willensschwäche verbunden ist. Hier werden die vielleicht nicht einmal besonders starken Hartspannbeschwerden als Vorwand benutzt, um alle Tätigkeit einzustellen; wir haben also hier die „Flucht in die Krankheit", die z. B. Mörike[1] so gründlich besorgt hat, daß selbst seine Biographen noch immer von dem schwerkranken Dichter sprechen. Bei der psychopathischen Form des allgemeinen Hartspanns mit Nervosität ist natürlich von einer Behandlung des Hartspanns allein kein Erfolg zu erwarten. Hier hilft nur, wenn überhaupt, eine Behandlung, die mit systematischer Schulung des Willens, also mit Erziehung verbunden ist, und Erziehung ist bekanntlich nur wirksam im Kindesalter. Bei den beiden anderen Formen aber ist die Behandlung des Hartspanns das Hauptheilmittel auch für die Neurasthenie, über der aber auch hier die seelische Behandlung nicht außer acht gelassen werden darf.

Anstalt naturgemäß nur schwer konstitutionelle Neurastheniker und Psychopathen, während der Internist und der praktische Arzt in seiner Sprechstunde weit überwiegend nervös Erschöpfte zu Gesicht bekommen.

[1]) A. Müller, Bismarck, Nietzsche, Scheffel, Mörike. Bonn 1921.

25.
Der Sporthartspann

Besonderer Erwähnung bedarf der Hartspann der Schwerarbeiter und Sportsleute. Bei beiden findet man nach jahrelanger Berufs- oder Sportausübung die Muskulatur nicht nur ungewöhnlich stark entwickelt, sondern auch ganz außerordentlich verhärtet. Die Verhärtung ist gewöhnlich ganz gleichmäßig, ein Hervortreten irgendeiner Muskelgruppe aus der allgemeinen Verhärtung kaum bemerkbar. Die Verhärtung ist auch hier Begleiterscheinung eines sehr starken Hypertonus der Muskulatur. Die Gelenke bieten auffallend wenig Reizerscheinungen dar, sind meist auch kaum druckschmerzhaft. Wir haben hier also eine besondere Form des Hartspanns, der so gut wie ausschließlich die Muskulatur betrifft. Er kommt am reinsten beim Sportsmann zur Entwicklung, ich möchte ihn deshalb den Sporthartspann nennen. Der Sportsmann freilich pflegt weit von dem Gedanken entfernt zu sein, daß die eisenharten Muskeln, auf die er stolz ist, eine Krankheitserscheinung sind. Gerade das aber muß mit allem Nachdruck festgestellt werden. Der Dauerzustand des Sporthartspanns pflegt allerdings keine unmittelbaren Beschwerden zu verursachen; es scheint geradezu eine weitere Eigentümlichkeit der Sportmuskulatur zu sein, daß sie trotz des starken Hypertonus und der außerordentlichen Verhärtung so wenig schmerzempfindlich ist. Der Hartspann bleibt aber auch hier nicht ohne Äußerungen. Hierzu gehören die nicht seltenen Hartspannanfälle während der Sportausübung. Der Sportsmann bekommt gerade während der Ausübung des Sports, den er betreibt, Krampfanfälle in den Muskeln, die hierbei besonders in Tätigkeit kommen, die ihn zwingen, die Übung sofort abzubrechen. Ich führe ein Beispiel an:

Fall 13. Oberschenkelkrampf bei Sporthartspann (abortive Ischias).

Ma. Si., 20jähriger Kaufmann, mittelgroß, sehr kräftig gebaut, mit athletischer Muskulatur, besonders der Oberschenkel, sehr geringem Fettpolster, frischem Aussehen, treibt von Jugend auf Fußball und Leichtathletik, bekam zum ersten Male am 9. VIII. 1925 beim Wettlaufen plötzlich Krampf in der Rückseite des rechten Oberschenkels mit 3 bis 4 Tage langem Nachschmerz, 14 Tage später, am 23. VIII. 1925 wiederholte sich beim Laufen der Krampf; diesmal brach Si. sofort zusammen, der Krampf dauerte eine halbe Stunde. Si. hinkte eine Woche lang wegen Streckunfähigkeit des rechten Beines und hat jetzt noch zeitweise, besonders beim Sitzen, Schmerzen.

4. IX. 1925. Die Muskulatur der Beine war gleichmäßig sehr stark hypertonisch, sehr hart, mäßig druckschmerzhaft, rechts mehr als links; ganz besonders hart war die Insertion des rechten M. biceps femoris am Tuber ischii, die vom Pat. bei Druck als Sitz des Krampfes bezeichnet wurde.

Wirbelsäule ohne seitliche Verbiegung, frei beweglich; beim Bücken nach vorn geht das Knie unter leichtem Schmerz im rechten Oberschenkel in Beugung.

Lasègue leicht positiv.

Kein Platt- oder Knickfuß; das erste Tarsometatarsalgelenk und die Zehengelenke sind etwas schmerzhaft auf Druck.

Weitere Beispiele sind Fall 15 und 16 (S. 227 f.).

Die Anfälle wiederholen sich sehr gern, später nicht nur bei jeder Sportausübung, sondern auch unabhängig von derselben. Sie machen die Fortsetzung des Sports unmöglich.

Der Sporthartspann beeinflußt ferner die Heilung von Verletzungen. Schon einfache Quetschungen, besonders aber Knochenbrüche, verursachen dem äußerst starken Hypertonus der Muskulatur entsprechend, besonders langwierige Versteifungen und Schmerzen.

Schließlich möchte ich den Sporthartspann als die Ursache für den so häufigen Herztod der Athleten in verhältnismäßig jugendlichem Alter ansehen. Die übermäßig hypertonische Muskulatur stellt nach unseren Ausführungen an das Herz wesentlich höhere Anforderungen als in der Norm, und diese werden durch die Wettspiele immer wieder auf die denkbar größte Höhe gebracht. Es ist natürlich, daß unter diesen Umständen das Herz erlahmt, und daß sich schließlich eine Myokarditis entwickelt, der der Athlet erliegt.

So verhältnismäßig wenig subjektive Beschwerden der Sporthartspann gewöhnlich macht, so wichtig ist es, mit aller Entschiedenheit auszusprechen, daß er ein sehr ernst zu nehmender krankhafter Zustand ist, und daß er dringend der Behandlung bedarf. Aus einem instinktiven Bedürfnis heraus hat sich denn auch in Sportkreisen, von England aus eingeführt, die Gewohnheit eingestellt, daß sich die Wettspieler regelmäßig massieren lassen, mit besonderer Vorliebe vor („Einleitungsmassage"), zwischen („Zwischenaktmassage") und nach („Entmüdungsmassage") entscheidenden Wettkämpfen. Diese Massagen werden naturgemäß von Masseuren oder Trainern ausgeführt, auch „Selbstmassage" wird empfohlen und viel geübt. Diese Art der Massage ist nicht geeignet, die obigen Schäden zu verhüten oder den Sporthartspann wesentlich zu beeinflussen. Zur Besserung einer derartigen Verhärtung, wie sie beim Sporthartspann regelmäßig vorhanden ist, gehört eine so große Kraftanwendung, daß eine starke, tagelang anhaltende Reaktion (vgl. unten S. 272 ff.) in der massierten Muskulatur unvermeidlich ist. Während dieser Reaktion ist aber die Leistungsfähigkeit der Muskulatur herabgesetzt; eine wirksame Massage ist also in Verbindung mit Wettspielen nicht angängig. Bei der „Vorbereitung-,“ „Zwischenakt-“ und „Entmüdungsmassage“ kann es sich also nur um oberflächlichste Streichungen und Knetungen handeln, die wohl das Gefühl vorübergehender Erleichterung verschaffen, aber den gefährlichen Dauerzustand des Sporthartspanns nicht beeinflussen können. Wie wenig diese Massagen nutzen, dafür führe ich folgendes Beispiel an.

Fall 14. Oberschenkelkrampf bei Sporthartspann, mit „Sportmassage“ ohne, mit sachgemäßer Massage mit Erfolg behandelt.

Jo. Ja., 16jähriger, in Entwicklung begriffener, schlanker, kräftig gebauter Schlosserlehrling, treibt seit 2½ Jahren Laufsport (100- und 200-m-Lauf) und arbeitet 10 Stunden wochentäglich, ist abends müde, besonders in den Füßen. Seit 4 Monaten bekommt er beim Beugen der Knie einen schmerzhaften Krampf in der Rückseite der Oberschenkel, besonders abends und nachts, der bei sofortigem Strecken des Beines nach 5 Minuten aufhört.

22. XII. 1924. Kein Platt- oder Knickfuß, aber Füße breit, im Lisfranc leicht versteift, verdickt und bei seitlicher Kompression schmerzhaft.

Muskulatur der Beine ziemlich stark hypertonisch, schmerzhaft, leicht verhärtet, besonders die Mm. semimembranosus, semitendinosus und biceps femoris.

Behandlung: Massage beider Beine; nach derselben trat der Krampf nur noch einmal auf, J. erschien deshalb nicht wieder zur Behandlung, bis am 30. I. 1925 der Krampf sich wieder einstellte und kurz hintereinander siebenmal tags und nachts wiederholte; J. kam deshalb am

2. II. 25 wieder zur Behandlung, nach fünfmaliger Massage war am

9. II. 25 die Muskulatur wesentlich weicher geworden, die Verhärtungen in den Semimuskeln kaum noch fühlbar, der Krampf nur noch einmal dagewesen. Pat. blieb wieder aus und kam nach 14 Tagen

23. II. 1925 wieder, weil sich bei starker Kniebeugung der Krampf wieder viermal eingestellt hatte. Er wurde wieder fünfmal im Laufe von 15 Tagen, in denen sich der Krampf noch einmal einstellte, massiert. Er blieb dann wieder aus, trainierte aber immer weiter und wurde jedesmal vor dem Laufen von einem Masseur massiert. Trotzdem stellte sich der Krampf, nachdem er einen Monat ausgeblieben war, wieder ein, zuerst bei starker Kniebeugung, die letzten Male auch beim Laufen. J. kam deshalb am

13. VII. 1925 wieder zur Behandlung: die Muskulatur der Beine war ziemlich weich, mäßig hypertonisch, mit starken Verhärtungen in den Semimuskeln beiderseits.

J. wurde viermal bis zum 23. VII. 1925 massiert; in dieser Zeit wiederholte sich der Krampf nur einmal im Sitzen, nicht bei der Arbeit. Er blieb dann wieder fort.

Soll der Dauerzustand des Sporthartspanns nachhaltig gebessert werden, so kann das nur in einer von Wettspielen und Training freien Zeit geschehen. Und es ist eine Frage nicht nur der sportlichen Leistungsfähigkeit, sondern überhaupt der Erhaltung der Gesundheit des Sportsmanns, daß er jedesmal nach einer Wettspielzeit sich einer wirklich sachgemäßen längeren Massagebehandlung unterzieht. Ich hob schon hervor, daß gerade der Sporthartspann an die Technik der Massage ganz besondere Ansprüche stellt. Die hier erforderliche Massagebehandlung kann also nur von hierin ausgebildeten Ärzten ausgeführt werden, und ich kann es deshalb nur bedauern, daß neuerdings besonders ausgebildete „Sportmasseure“ gefordert werden, denen naturgemäß die ganze Behandlung der Sportsleute zufallen würde. Das würde den Sportsleuten schweren gesundheitlichen Schaden bringen, indem die dringend notwendige ärztliche Behandlung nicht einmal notdürftig durch etwas ersetzt würde, was die Bezeichnung „Massage“ nicht verdient, aber dem Laien wegen der „besonderen Ausbildung“ des „Sportmasseurs“ als ganz besonders vollwertig erscheinen würde. Es ist deshalb Pflicht der Sportärzte, hier ihre Stimme zu erheben, auf die Gefahren der ständigen sportlichen Überanstrengung, auf die Notwendigkeit ihrer Verhütung und auf die gänzliche Unzulänglichkeit der „Sportmassage“ hierzu und auf die dringende Notwendigkeit vollwertiger ärztlicher Behandlung derselben ständig hinzuweisen.

26.
Der rachitische Hartspann

Mit dem allgemeinen Muskelrheumatismus, der Neurasthenie und dem Sporthartspann ist das Vorkommen des allgemeinen Hartspanns nicht erschöpft. Ich erwähnte schon den Hartspann beim asthenischen Habitus. Ihm liegt gewöhnlich die Gruppierung Fig. 65 bis 68 zugrunde. Es besteht also außer dem Hüften-Lenden-Schultern-Hartspann ein Hartspann der geraden und inneren schrägen Bauchmuskeln, der Adduktoren und der vorderen Halsmuskeln. Mit dem asthenischen Habitus aber geht der Nachweis des allgemeinen Hartspanns bis tief in das Kindesalter zurück. Hier ist er außerdem regelmäßig vorhanden bei der Rachitis. Bei der Rachitis ist seit Hagenbach-Burckhardt die Gleichwertigkeit der Muskelerkrankung mit der Knochenerkrankung im Krankheitsbilde wohl allgemein anerkannt. Diese rachitische Muskelerkrankung ist aber der Hartspann, und zwar finden wir den Hartspann immer als allgemeinen Hartspann mit der Hauptgruppe Waden — Adduktoren — Hüften — Lenden — Schultern — Kehle, also in derselben Anordnung wie bei dem Muskelrheumatismus und der Neurasthenie, und zwar zeichnet sich die Muskulatur der Rachitis, wenn diese irgendwie stärker auftritt, durch besonders hochgradigen Hypertonus aus. Meist sind die Muskeln auch geschwollen und hart und stark druckschmerzhaft.

Der starke Hypertonus führt regelmäßig zu einer Verkürzung der Muskeln, und diese Verkürzung prägt sich in der Gestalt des Rachitikers deutlich sichtbar aus. Infolge der Verkürzung der Wadenmuskulatur und der Beugemuskeln auf der Rückseite des Oberschenkels hält das rachitische Kind beim Stehen die Knie und Hüften leicht gebeugt im Gegensatz zum gesunden Säugling, der die Knie und Hüften beim Aufstellen energisch streckt. Die Verkürzung der Heber der Schultern und der Adduktoren des Oberarms bewirkt den Hochstand, die Schmalheit der Schultern und die schmerzhafte Kontrak-

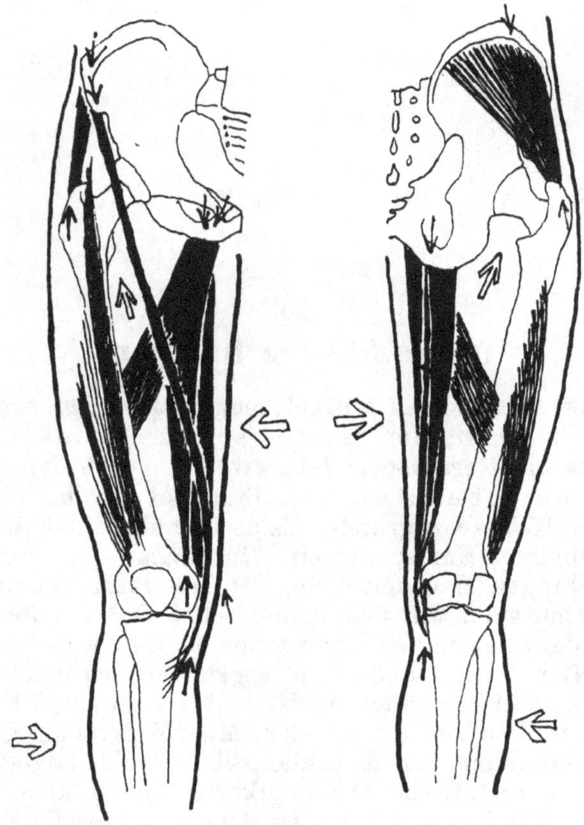

Fig. 69. Fig. 70.

Hartspann bei rachitischem Hohlbein (genu varum) und Hohlhüfte (coxa vara).

Ergriffen sind die Mm. glutaeus medius, sartorius, adductor magnus, semitendinosus und semimembranosus; die Mm. rectus femoris und vastus lateralis sind auch ergriffen, aber atrophisch. — Der Zug der an den medialen Kondylen von Femur und Tibia ansetzenden Muskeln bewirkt die Abweichung des Unterschenkels nach innen, die Ausbiegung des Oberschenkels nach außen und, im Verein mit dem Zug des M. glutaeus medius die Abknickung des Schenkelhalses nach abwärts unter Mitwirkung der Schwerkraft.

↑ = Zugkräfte hypertonischer Muskeln, ⇑ = deren Resultante.

tur, die sich in Spannung und Schreien beim Abziehen der Oberarme vom Rumpfe, z. B. beim Hochheben des Kindes, äußert.

Der Zug der Halsmuskulatur bewirkt die Verkürzung des Halses (vgl. Fig. 22, S. 123), infolge deren beim Rachitiker der Hals nicht selten so kurz ist, daß das Kinn fast auf dem Brustbein aufsteht. Der Zug der schrägen Bauchmuskeln und der Mm. quadrati lumborum an den untersten Rippen und den Querfortsätzen der oberen Lendenwirbel bewirkt den rachitischen

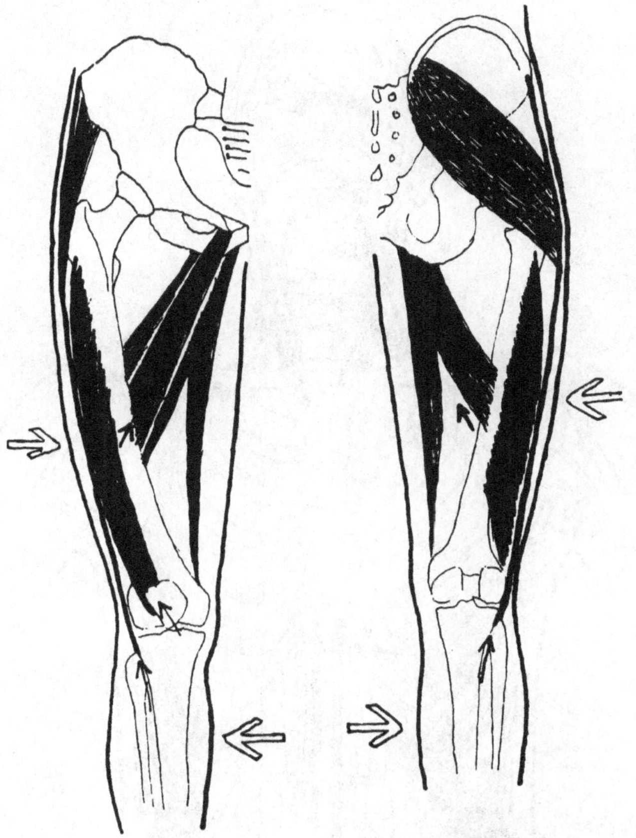

Fig. 71. Fig. 72.

Hartspann bei rachitischem Knickbein (genu valgum).

Ergriffen sind die Mm. tensor fasciae latae, glutaeus maximus (Darmbeinportion), adductor longus und magnus, vastus lateralis. — Reizstelle: Kniegelenk. — Der Zug des stark gespannten Tractus iliotibialis bewirkt die Abweichung des Unterschenkels nach außen, der Gegenzug der Adduktoren die des Oberschenkels nach innen.

↑ = Zugkräfte hypertonischer Muskeln, ⇑ = deren Resultante.

Buckel, der sich regelmäßig am Übergang von der Brust- zur Lendenwirbelsäule befindet (vgl. Fig. 38, S. 143); die hierdurch bewirkte Annäherung des Rippenbogens an den Darmbeinkamm, die nicht selten soweit geht, daß diese sich berühren, nötigt außerdem den Bauchinhalt zum Ausweichen nach vorn und führt dadurch im Verein mit der infolge der stets vorhandenen Gährung vermehrten Gasbildung im Darme zum Trommelbauch (Fig. 74).

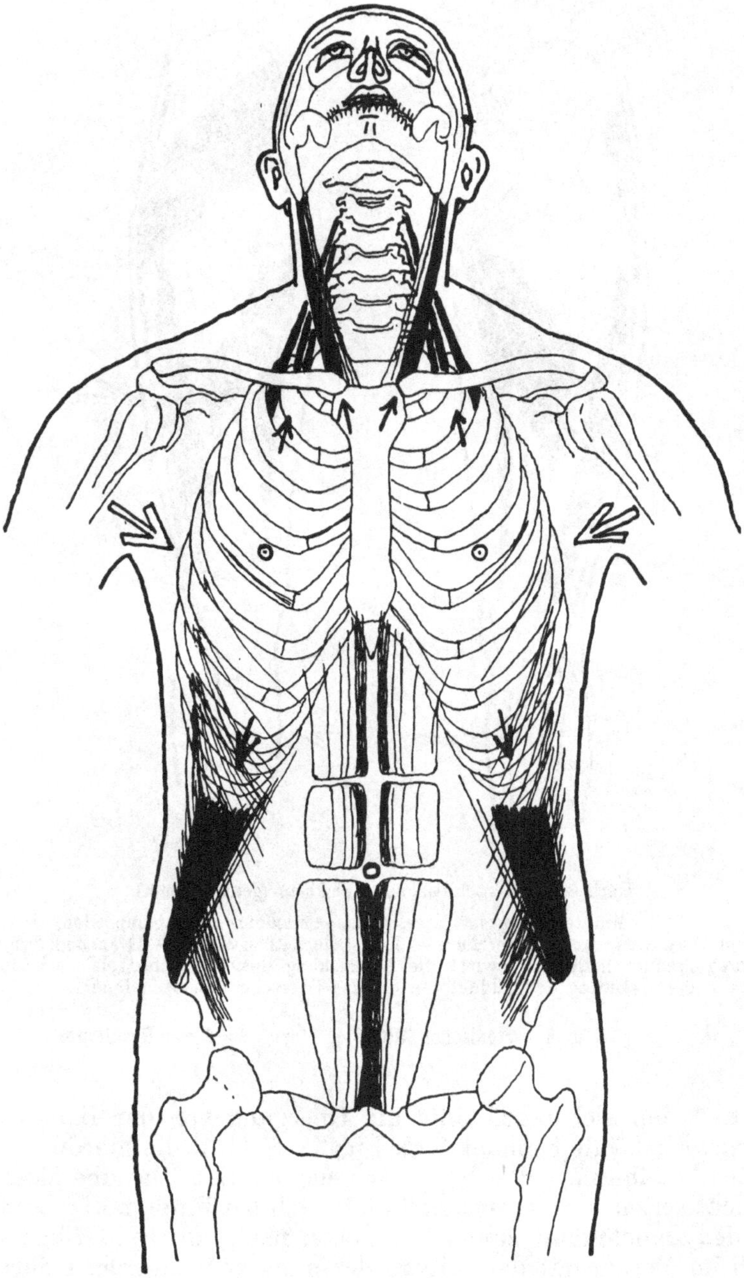

Fig. 73.
Hartspann bei rachitischer Hühnerbrust. Vorderansicht.

Zu Fig. 73 und 74.
Ergriffen sind die Mm. obliqui abd. externi und interni, scaleni, sternocleidomastoidei.
Die Verkürzung der Mm. obliqui abd. bewirkt Verengerung des Zwischenraumes zwischen Rippenbogen und Darmbeinkamm, der Bauchinhalt, durch Gas gewöhnlich noch aufgetrieben, weicht nach vorn aus in Form des Trommelbauchs; dieser dehnt die meist atrophischen Mm. recti abd. und lenkt deren Zugrichtung nach vorn ab. Diese heben deshalb das untere Ende des Brustbeins nach vorn. Die gleichzeitige Verkürzung der Mm. scaleni und obliqui abd. flacht die Seitenwände des Brustkorbes ab. Der Zug der verkürzten Mm. scaleni und sternocleidomastoidei hebt Brustkorb und Brustbein nach oben.

↑ = Zugkräfte hypertonischer Muskeln und Gasdruck in der Bauchhöhle,

⇑ = deren Resultante.

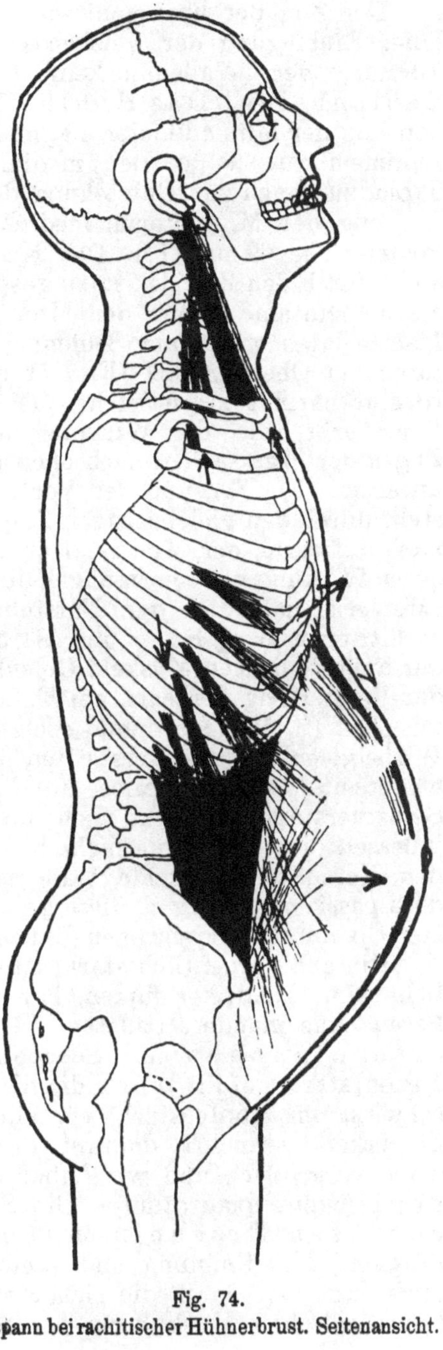

Fig. 74.
Hartspann bei rachitischer Hühnerbrust. Seitenansicht.

Der Zug der hypertonischen Muskeln führt aber weiter zu einer Einbiegung der weichen rachitischen Knochen. Die Verkürzung der Wadenmuskeln führt zur Säbelform der Schienbeine. Das Hohlbein (genu varum) entsteht durch den Zug der Mm. adductor magnus, sartorius, semitendinosus und semimembranosus an den medialen Knorren von Femur und Tibia, zu denen zur Entstehung der Hohlhüfte (coxa vara) noch der Zug des M. glutaeus medius am Trochanter major hinzukommt (Fig. 69 und 70). Das Knickbein (genu valgum) entsteht durch den Zug des stark gespannten Tractus iliotibialis, der als gemeinsame Sehne der Mm. glutaeus maximus und tensor fasciae latae wirkt, am Schienbein unter Gegenzug der Adduktoren am Oberschenkel (Fig. 71 und 72). Die Hühnerbrust (pectus carinatum) entsteht aus der seitlichen Abflachung des Brustkorbs, die die Wirkung des einander entgegengesetzten Zuges der Mm. scaleni nach oben und der Mm. obliqui abd. nach unten ist (Fig. 73), und der Vortreibung des Brustbeins, die entsteht durch den gleichzeitigen Zug der Mm. sternocleidomastoidei nach aufwärts, der Mm. recti abd. nach abwärts (Fig. 74), wobei deren Wirkung nach vorn abgelenkt wird durch den Trommelbauch (Meteorismus). Bei der Entstehung des Plattfußes, der rachitischen Kyphose und Skoliose sind neben dem Zuge der hypertonischen Muskeln Gelenkentzündungen mit nachfolgender Versteifung wirksam, am Fuße im Lisfrancschen Gelenk, wie ich oben (S. 165) auseinandersetzte, an der Wirbelsäule in den Wirbelgelenken des versteiften Abschnitts, bei der Kyphose beiderseits, bei der Skoliose auf der eingebogenen Seite (S. 150). Selbstverständlich wirkt auch die Belastung mit; daß sie allein indessen diese Zustände nicht bewirkt, sieht man daran, daß bei dem Versuche in Bauchlage die rachitische Kyphose in eine Lordose passiv umzubiegen, diese geradezu zurückfedert unter stärkster Spannung der schrägen Bauchmuskeln in der Flanke.

Die außerordentlich starke Halsverkürzung, die wir gewöhnlich beim Rachitiker finden, bewirkt entsprechend unseren früheren Auseinandersetzungen (S. 83 ff.) starke Stauungserscheinungen am Schädel. An diesem sieht man die Venen stark gefüllt durch die Haut schimmern, der Rachitiker schwitzt am Kopfe stark, vor allem aber ist die Zerebrospinalflüssigkeit vermehrt, dadurch der Schädel mehr oder weniger stark vergrößert, und wir haben dann den rachitischen Querkopf (caput quadratum). Die Stauung bewirkt außerdem die nervösen Erscheinungen des Rachitikers, die Schlaflosigkeit, Mißstimmung und Weinerlichkeit. Diese letztere mag auch zum Teil durch die sicher ständige Schmerzhaftigkeit der hypertonischen Muskulatur verursacht sein, die man aus dem ständigen Schreien der Kinder, aus dem Aufschreien beim Hochheben unter den Armen und aus dem Hochziehen der Beine beim Versuche, sie auf die Füße zu stellen, erschließen kann.

Der Höhepunkt des Druckschmerzes und des Hypertonus ist immer, so vielgestaltig das Krankheitsbild der Rachitis im einzelnen, und so schwer oder leicht der Krankheitsfall auch sein mag, die Kehle, und dieser Befund ist der Schlüssel zur Erklärung des ganzen Krankheitsbildes, wie ich an anderer Stelle[1]) eingehend gezeigt habe. Die hiermit verbundene Halsverkürzung bewirkt nämlich, wie wir (S. 40) gesehen haben, inspiratorischen Kehlkopfstillstand und entzieht dadurch ebenso wie die Schilddrüse auch die ihr seitlich aufliegenden Epithelkörperchen der rhythmischen Auspressung durch die äußeren Kehlkopfmuskeln. Die Wirkung ihres Sekrets auf den Körper ist also mindestens stark verringert, vielleicht völlig aufgehoben, und dies bewirkt, wie experimentell feststeht, Kalkverarmung und Tetanie, also die letzten beiden wesentlichen Bestandteile des rachitischen Krankheitsbildes; befördert werden diese noch durch die fast immer gleichzeitig vorhandenen Durchfälle, die an und für sich schon Kalkverarmung bewirken, da ja der Kalk vorwiegend durch den Darm ausgeschieden wird.

So gibt der Hartspann der rachitischen Muskulatur eine voll ausreichende Erklärung des rachitischen Krankheitsbildes, deren Richtigkeit bestätigt wird durch den überlegenen Erfolg der Massagebehandlung der Rachitis, mit der an Schnelligkeit und Sicherheit kein anderes Mittel konkurrieren kann.

---

[1]) A. Müller, Die rachitische Muskelerkrankung und ihre Bedeutung für das Krankheitsbild, die Pathogenese und die Behandlung der Rachitis. Münch. med. Woch 1921, S. 1409ff.

27.

Die Hypertonie der Säuglinge und die übrigen Formen des allgemeinen Hartspanns

Das Vorkommen des allgemeinen Hartspanns können wir indessen noch bis vor das Auftreten der Rachitis verfolgen. Schon in den ersten Lebensmonaten werden bei Säuglingen häufig hypertonische Zustände der Muskulatur beobachtet, besonders als Begleiterscheinung von Verdauungsstörungen. Das Bild dieser Hypertonien[1]) ist außerordentlich mannigfaltig. Mit Vorliebe werden die Flexoren und Adduktoren an Oberschenkeln und Oberarmen, demnächst die Rücken- und Nackenstrecker, die Finger- und Zehenbeuger befallen. Beine und Arme des Säuglings sind dann an den Leib gezogen, Rücken und Kopf überstreckt, die Knie, Hüften und Ellbogen gebeugt, die Fäuste geballt, die Zehen abwärts gebeugt, und diese Kontrakturen lassen sich nur mit Mühe ausgleichen, während die aktive Bewegungsfähigkeit wenig oder gar nicht gestört ist. In vielen Fällen kann man nun feststellen, daß die pathologische Hypertonie aus der physiologischen Muskelsteifigkeit der Neugeborenen unmittelbar hervorgegangen ist (Klose). Heim sagt geradezu: „Zwischen der physiologischen Hypertonie der Neugeborenen und dem allgemeinen Muskelspasmus können wir alle denkbaren Übergänge beobachten, so daß in leichten Fällen die Grenze zwischen normalem und abnormalem Tonus kaum beobachtet werden kann.“ Heim unterscheidet denn auch einen besonderen Typus von hypertonischen Säuglingen und stellt auf Grund fortlaufender Beobachtung derselben Kinder fest, „daß Säuglinge, die später infolge einer tiefgreifenden Ernährungsstörung hochgradig hypertonisch wurden, auch seit den ersten Tagen ihres Lebens Zeichen von Hypertonie aufwiesen“. Es besteht also ein unmittelbarer Übergang von der physio-

---

[1]) Finkelstein, Lehrbuch der Säuglingskrankheiten, 1905, I, S. 262—266. — Heim, Über hypertonische Neugeborene und Säuglinge. Berl. klin. Woch. 1914, Nr. 25. — Klose, Die Hypertonien im Säuglingsalter. Jahrbuch f. Kinderheilkunde 1915, Bd. 82, H. 5.

logischen Muskelsteifigkeit der Neugeborenen zur pathologischen Hypertonie der Säuglinge. Damit ist das Vorkommen des allgemeinen Hartspanns bis zur Geburt zurückgeführt. Auch die Hypertonie zeigt, wie ich an den hypertonischen Säuglingen, die ich untersucht habe, feststellen konnte, regelmäßig die Gruppierung Waden — Adduktoren — Hüften — Lenden — Schultern — Hals.

Wir haben also nunmehr, wenn wir von der besonderen Form des Sporthartspanns absehen, als Formen des allgemeinen Hartspanns kennengelernt die angeborene Muskelsteifigkeit der Neugeborenen, die Hypertonie der Säuglinge, die Rachitis, den asthenischen Habitus, den allgemeinen Muskelrheumatismus und die Neurasthenie. Diese Zustände nun folgen nicht nur einander, sondern entwickeln sich auch auseinander. Das zeigt die Übereinstimmung der Gruppierung. Von Geburt an sehen wir in auffallender Übereinstimmung bei allen Formen die Gruppierung Waden — Adduktoren — Hüften — Lenden — Schultern — Hals. Es ist also derselbe allgemeine Hartspann, der als Muskelsteifigkeit beim Neugeborenen, als Hypertonie beim Säugling, als Asthenie beim Kinde und Heranwachsenden, als Muskelrheumatismus oder Neurasthenie beim Erwachsenen sich äußert.

Derselbe ist bei der physiologischen Muskelsteifigkeit der Neugeborenen, soweit unsere bisherigen Kenntnisse reichen, noch undifferenziert. Deshalb die stets gleiche Haltung des Neugeborenen mit überstrecktem Rücken, angezogenen Armen und Beinen, gebeugten Ellbogen und Knien, gestreckten Händen und Füßen, geballten Fäusten, gekrümmten Zehen. Bei der Hypertonie der Säuglinge wird das Bild des Hartspanns schon mannigfaltiger. Hier sehen wir schon einen gewissen Wechsel in der Gruppierung: es kommen nicht nur Beuge-, sondern auch Streckhypertonien vor, es überwiegt häufig eine Seite über die andere; die Hypertonie wechselt im selben Falle im Laufe der Erkrankung ihren Sitz, wie z. B. bei Fall 20 der Kloseschen Kasuistik, wo während der Beobachtungszeit die Hypertonie der Arme allmählich ab-, die der Beine zunahm. Noch bunter wird diese Mannigfaltigkeit bei der Rachitis. Hier sehen wir Fälle, wo sich der Hartspann weit überwiegend auf einzelne Körperteile, z. B. die Beine, beschränkt; in diesen Fällen sind nur die Epiphysen der Beine verdickt und deren Diaphysen verkrümmt. Dann haben wir eine Gruppe von Fällen, wo alle vier Gliedmaßen befallen sind; dann sind auch die Epiphysen der Arme verdickt, zuweilen auch deren Diaphysen verkrümmt. Immer aber sind ebenso wie bei der Hypertonie der Säuglinge die Beine stärker befallen als die Arme. Bei einer weiteren Gruppe kommt der Rumpf hinzu; dann haben wir außerdem noch die Verkrümmungen der Wirbelsäule, die immer eine Verkürzung des Rumpfes und deshalb Raumbeengung und Auftreibung des Leibes zur Folge haben, ferner die Hühnerbrust mit ihrer seitlichen Verschmälerung und der Ausschweifung ihrer unteren Öffnung. Schließlich kommt bei allgemeinem Hartspann noch Hals und Nacken hinzu. Dann haben wir noch die Verkürzung des Halses infolge Lordose der Halswirbelsäule und ihre Folge, die Blut- und Lymphstauung im Kopfe, die zu der rachitischen Schädelvergrößerung führt. In allen diesen Fällen wechselt die Zusammensetzung des Hartspanns im einzelnen ständig; demzufolge haben wir bald X- bald O-Beine, bald Kyphosen, bald Skoliosen, mit oder ohne Plattfüße. Bei all dieser Buntheit kehrt aber immer wieder die Bevorzugung der Hüften und Oberschenkel, des Rückens und der Schultern, die auch in den von Verkrümmungen freien Fällen immer durch die Tastuntersuchung nachweisbar ist. Bei der Rachitis haben wir also schon die gleiche Mannigfaltigkeit und die gleiche Betonung von Hüften und Oberschenkeln, Rücken und Schultern, die den Hartspann der Erwachsenen, den Muskelrheumatismus und die Neurasthenie, kennzeichnen.

Andererseits sind schon bei der Hypertonie der Säuglinge und bei der Rachitis die nervösen Begleiterscheinungen des Hartspanns der Erwachsenen in kindlicher Form aufs deutlichste ausgesprochen. Die hypertonischen Säuglinge sind, wie Heim sagt, zumeist unruhig, ihr Schlaf oberflächlich, und bei stärkeren Geräuschen fahren sie plötzlich zusammen. Dem entspricht beim rachitischen Kinde die Verdrießlichkeit und Weinerlichkeit, das Geschrei bei kräftigem Anfassen und bei passiven Bewegungen, der schlechte Schlaf — gibt es doch rachitische Kinder, die nach Angabe der Mütter überhaupt nicht schlafen — und die spasmophile Diathese, die große Neigung zu Krämpfen jeder Art. Dazu kommt noch die Bewegungslosigkeit — das rachitische Kind sitzt immer still —, die bis zu fast völliger Bewegungsunfähigkeit gehen kann. Diese Krankheitserscheinungen entsprechen offensichtlich einerseits der Bewegungsunfähigkeit und den Schmerzen des Rheumatikers, andererseits der Verstimmung, Reizbarkeit und Schwäche des Neurasthenikers. Heim sieht denn auch in der Hypertonie der Säuglinge eine Teilerscheinung, ein Symptom der Neuropathie, eine Anschauung, die ganz den Folgerungen entspricht, zu denen uns unsere Betrachtung geführt hat.

28.
Die Entstehung des allgemeinen Hartspanns

Wir können also die Entstehung des allgemeinen Hartspanns mit voller Sicherheit bis zur Geburt verfolgen. Bei der Geburt nun trifft den Körper des Neugeborenen ein Ereignis, das schon an sich geeignet ist, einen schweren Hartspann hervorzurufen. Bis zur Geburt befindet sich das Kind im Leibe der Mutter in einer stets gleichbleibenden Temperatur von etwa 37° C und sein Körper ist der Notwendigkeit enthoben gegenüber dem Wechsel der Außentemperatur seine Eigentemperatur zu behaupten. Im Augenblicke der Geburt sinkt für das Kind die Außentemperatur auf 18° bis günstigenfalls 25° C, also um 12 bis 19° und der völlig unbekleidete Körper des Kindes ist sofort genötigt, diesen Temperatursturz durch eigene Wärmebildung auszugleichen. Schon für den Körper des Erwachsenen wäre das ein gefährliches Experiment. Man bedenke nur, ein Neger würde plötzlich unbekleidet aus den Tropen in unser gemäßigtes Klima versetzt, um auf die Dauer hier zu bleiben. Nur bei den kräftigsten Naturen würde das ohne Schaden für die Gesundheit abgehen. Der Übergang kommt der plötzlichen Versetzung eines nackten Menschen aus dem Dampfbade ins Freie gleich. Es ist selbstverständlich, daß der Neugeborene dieses Gefühl mit einem mörderlichen, andauernden Geschrei beantwortet. Diese Vergleiche sind aber noch zu günstig, weil der Körper des Erwachsenen an die Selbstregulierung seiner Temperatur gewöhnt ist. Das ist beim Neugeborenen nicht der Fall. Das Wärmebildungsvermögen des Körpers des Neugeborenen wird also ohne vorhergegangene Übung sofort vor die schwerste Aufgabe gestellt, die in dieser Schroffheit niemals wiederkehrt. Man kann nur darüber erstaunen, daß der Neugeborene diese Aufgabe in der Norm regelmäßig glatt bewältigt. Auf welche Weise aber wird sie bewältigt? Ebenso wie beim Erwachsenen durch Muskelarbeit. Diese besteht, ebenso wie beim Erwachsenen, teils in äußerer Arbeit, nämlich dem heftigen Zappeln und Schreien des Neugeborenen, teils in innerer Arbeit, also in Steigerung des Tonus der Muskulatur, in Hypertonus, daher also die physiologische Muskelsteifigkeit des Neugeborenen. Die plötzliche Abkühlung des Körpers des Neugeborenen ist also die Ursache seiner physiologischen Muskelsteifigkeit. Dieser Ursprung der Muskelversteifung erklärt auch völlig ausreichend die typische Haltung des Neugeborenen mit gebeugten Knien und Hüften, an den Leib gezogenen Armen, gebeugten Ellbogen, geballten Fäusten. Dadurch nämlich, daß die Innenseiten der Oberarme an die Brustseiten, die Vorderflächen der Oberschenkel an den Bauch, die Waden an die Rückseiten der Oberschenkel gelegt, die Fäuste geschlossen und damit die entsprechenden Hautflächen aneinandergelegt werden, wird die Gesamtoberfläche des Körpers und damit die Wärmeabgabe nach Möglichkeit verkleinert. Auch der Erwachsene in gleicher Lage, z. B. ein Frierender, der sich ins kalte Bett legt, nimmt unwillkürlich diese Haltung ein. Da die Außentemperatur für den Neugeborenen nunmehr auch bei wärmster Umhüllung dauernd tiefer bleibt, als seine Innentemperatur, so ist es begreiflich, daß seine Muskelsteifigkeit nicht sofort wieder verschwindet. Sie bleibt bis die Muskulatur des Säuglings für den Wärmeausgleich voll leistungsfähig ist. Dazu sind, wie die Beobachtung lehrt, gewöhnlich einige Monate erforderlich.

Leicht begreiflich aber ist es, daß nicht wenige Neugeborene bei diesem gewaltigen Eingriff einen dauernden Schaden davontragen. Sind sie doch in derselben Lage wie ein Erwachsener, der einer plötzlichen Durchnässung ausgesetzt wird und die nassen Kleider weiter tragen muß. Ebenso wie eine solche Durchnässung genügt, um bei vielen Erwachsenen einen schweren langdauernden Rheumatismusanfall hervorzurufen, so genügt die plötzliche Abkühlung bei der Geburt, um die physiologische Muskelsteifigkeit bei vielen Säuglingen dauernder und schwerer zu machen, mit anderen Worten sie in die pathologische Hypertonie zu verwandeln. Die Hypertonie ist also der chronische Muskelrheumatismus des Säuglings.

Der Temperatursturz bei der Geburt genügt somit vollkommen zur Erklärung der Entstehung der Hypertonie der Säuglinge. Unerklärt bleibt aber noch, warum nicht jeder Säugling hierdurch hypertonisch wird, warum also die physiologische Muskelsteifigkeit sich bei dem einen Säugling zurückbildet, bei dem anderen chronisch wird und in die Hypertonie übergeht. In vielen Fällen allerdings kann das durch den Hinzutritt anderer Erkrankungen, besonders von Verdauungsstörungen erklärt werden. Es gibt aber, wie Klose hervorhebt, eine Gruppe hypertonischer Säuglinge, bei denen eine solche weitere Ursache nicht nachweisbar ist. Bei diesen bleibt also nichts anderes übrig als die Annahme einer angeborenen Veranlagung.

Diese *Veranlagung* kann nach unseren bisherigen Darlegungen nur ein schlummernder (latenter) Hartspann sein, ein Hartspann also, der schon beim werdenden Kinde vor der Geburt entstanden, bei der Geburt also schon vorhanden ist. Für die Annahme eines solchen angeborenen Hartspanns bestehen allerdings triftige Gründe. Die Untersuchungen über die Entstehung des angeborenen Schiefhalses haben nämlich ergeben, daß die Entstehung desselben nur in einem Teil der Fälle auf Verletzungen bei der Geburt, in einem anderen Teil auf eine der ischämischen Muskelkontraktur analoge intrauterine Muskelerkrankung zurückzuführen ist[1]. Und auch ohne Schiefhals ist bei Neugeborenen das Vorkommen alter abgelaufener, also vor der Geburt während der Entwicklung vor sich gegangener Myositis im Kopfnicker anatomisch nachgewiesen worden[2]. Damit ist das Vorkommen von angeborenen Muskelerkrankungen, die in das Krankheitsbild des Hartspanns gehören, anatomisch erwiesen. Es ist also das Natürlichste, bei denjenigen hypertonischen Säuglingen, deren Hypertonie unabhängig ist von Ernährungsstörungen, anzunehmen, daß der *Hartspann bei ihnen angeboren* und nicht erst durch die Abkühlung bei der Geburt entstanden ist.

Ja, es gibt eine Reihe von Gründen, die es wahrscheinlich machen, daß der Hartspann schon in der Körperanlage vorhanden, also *ererbt* ist. Ich rechne hierzu die Tatsache, daß die Eltern rachitischer Kinder sehr häufig ebenfalls rachitisch gewesen sind, daß die Kinder von Rheumatikern häufig ebenfalls, nicht selten schon in der Jugend an rheumatischen Beschwerden leiden. Ich habe sogar mehrfach beobachtet, daß z. B. bei Mutter und Tochter, die ich gleichzeitig behandelte, der Hartspann ganz gleich gruppiert war, und daß sie dementsprechend an der gleichen Körperstelle Beschwerden hatten. Weiter gehört hierhin die Tatsache, die ich wiederholt bei schwerer Rachitis feststellen konnte, für deren Entstehung sonstige genügende Gründe fehlten, daß einer der Eltern gerade um die Zeit der Empfängnis an einer rheumatischen Erkrankung gelitten hatte. Ich bin deshalb überzeugt, daß der Hartspann überall da, wo er nicht durch ein äußeres zureichendes Ereignis, z. B. eine Verletzung, hervorgerufen ist, auf Vererbung, also auf angeborener Körperanlage beruht, deren Sitz in erster Linie die Muskulatur ist.

Damit ist indessen die Erklärung nicht gegeben für die *Bevorzugung der Gruppe Beininnenseite — Hüften —*

[1] v. Aberle in Langes Lehrbuch der Orthopädie. Jena 1914. S. 476.

[2] Pincus, Zur Anatomie und Genese der Kopfnickergeschwulst des Neugeborenen. Zentralblatt für Gynäkol. 1905, S. 618.

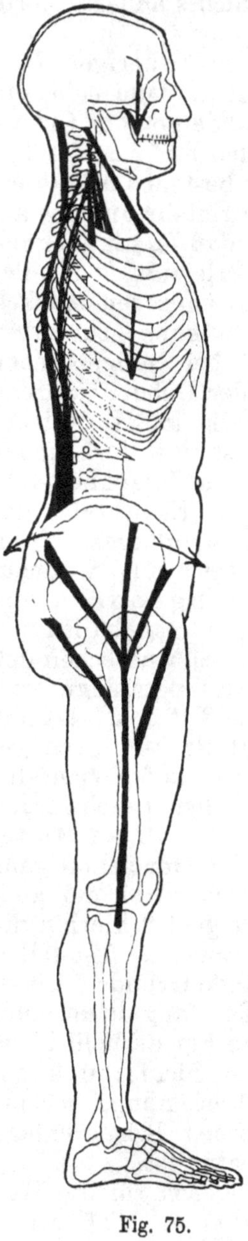

Fig. 75.

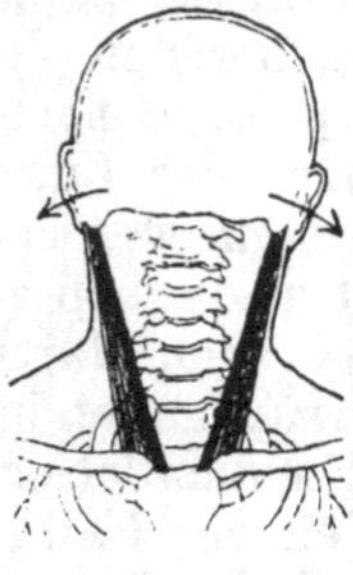

Fig. 76.

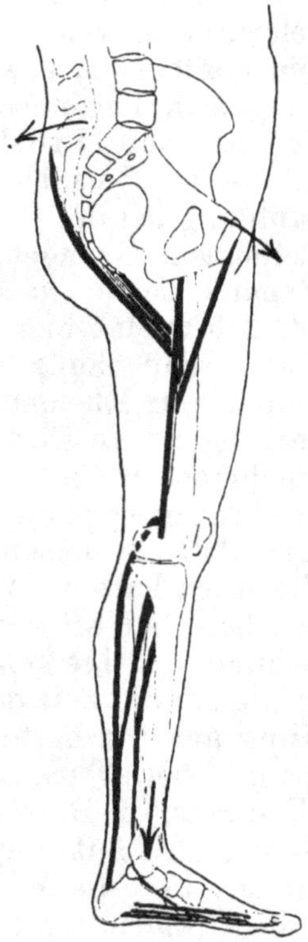

Fig. 77.

Zu Fig. 75—78.

Die durch den aufrechten Stand und Gang am stärksten beanspruchten Muskeln sind am stärksten hypertonisch. In der Fußsohle (Fig. 77 u. 78) tragen die Mm. abductor hallucis, flexor brevis digitorum und hallucis und quadratus plantae mit den um den inneren Knöchel geschlungenen Sehnen der Mm. flexor longus digitorum und hallucis das auf diesem ruhende Körpergewicht (↓). Die Ergänzung der kurzen Sohlenmuskeln sind am Unterschenkel (Fig. 77 u. 78) die den Calcaneus feststellenden Mm. gastrocnemius und soleus, deren Zug sich durch den Calcaneus unmittelbar auf die Sohlenmuskulatur fortsetzt. Am Oberschenkel (Fig. 75, 77, 78) ist die Abknickung des Femur nach außen (→) die Ursache der stärkeren Beanspruchung des medialen Kopfes des M. gastrocnemius; sie ist auch die Ursache der Insertion der Darmbeinportion des M. glutaeus maximus und des M. tensor fasciae latae am Tractus iliotibialis, der als starres, den Darmbeinkamm und die Tibia verbindendes Band den Trochanter am Ausweichen nach außen verhindert. Der M. adductor magnus hält das in labilem Gleichgewicht (← →) auf den Femurköpfen pendelnde Becken in der normalen Neigung fest

Fig. 75 bis 78: Entstehung der Gruppierung des allgemeinen Hartspanns.

und trägt damit die ganze Last des Rumpfes und Kopfes. Die Mm. glutaeus maximus und adductor longus werden hierbei am stärksten mit beansprucht, weil sie an den am weitesten vorspringenden Ecken des Beckens inserieren. Am Rumpfe und Halse (Fig. 75 und 78) verhindert der M. iliocostalis durch Zug an den Rippen und Halswirbeln, die Mm. longissimus und spinalis durch Zug an den Brustwirbeln das Vornüberfallen des Rumpfes, der M. semispinalis capitis das Vornüberfallen des Kopfes. Die Mm. sternocleidomastoideus und scaleni tragen die Last (↓) des Brustkorbes, die Mm. trapezius und levator scapulae die Last (↓) der Schulter und des Armes. Beim Stehen auf einem Bein (Fig. 78), das bei jedem Ausschreiten eintritt, verhindern die Mm. glutaeus medius und minimus den Abfall der andern Beckenhälfte mit der Last (↓) des schwebenden Beins, die Mm. quadratus lumborum und obliqui abdominis den Fall des Kopfes nach der anderen Seite (↓), die Mm. splenius, longissimus capitis und sternocleidomastoideus den Abfall der anderen Kopfhälfte (↓). Letztere drei Muskeln halten auch den auf dem Atlas schaukelnden Kopf fest (Fig. 76 u. 78).

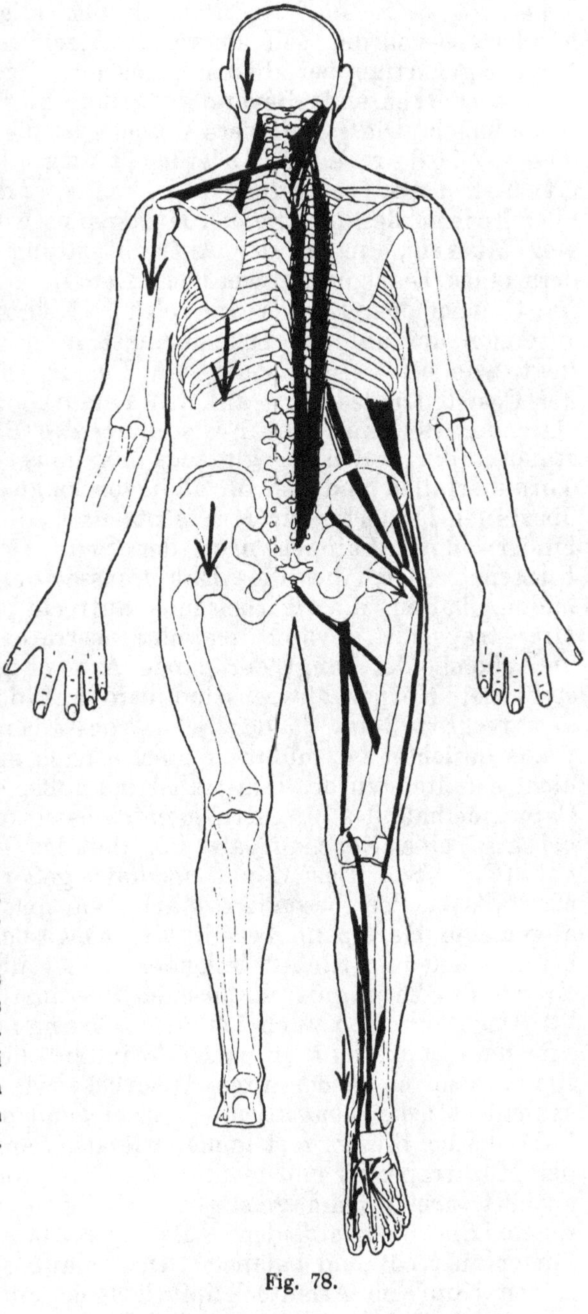

Fig. 78.

Lenden — Schultern durch den allgemeinen Hartspann mindestens von der Zeit ab, wo die Rachitis voll entwickelt ist. Diese eigenartige, bei allen Formen des allgemeinen Hartspanns stets wiederkehrende Bevorzugung muß noch eine besondere Ursache haben. Diese besondere Ursache ist die Muskelarbeit, die bei der Aufrechthaltung des Körpers im Stehen und Gehen geleistet wird. Die Gruppierung aller Formen des allgemeinen Hartspanns betrifft nämlich durchweg Muskeln, die bei der Aufrechthaltung des Körpers besonders stark beansprucht werden. Der M. adductor magnus hält im Stehen das Becken in solcher Neigung fest, daß seine Insertion am unteren Schambeinast in derselben Frontalebene liegt, wie seine Insertionen am Femur (Fig. 77); er ist also der Feststeller des sonst auf den Femurköpfen beweglich balancierenden Beckens. Die Feststellung des Beckens wird vervollständigt durch den M. glutaeus maximus, der das Becken am Vornüberfallen und den M. adductor longus, der es am Hintenüberfallen hindert. Die Mm. glutaeus medius und minimus verhindern das Abkippen nach der Seite (Fig. 78). Die langen Rückenstrecker, die die Hauptmasse der Lendenmuskulatur bilden, halten die Wirbelsäule aufrecht (Fig. 77). An den Mm. trapezius, levator scapulae, serratus posterior superior und rhomboidei hängt der ganze Arm (Fig. 78). Beim Gehen steht der Körper abwechselnd bald auf dem linken, bald auf dem rechten Bein; da der Schaft des Femur schräg nach auswärts gerichtet ist, müßte er hierbei nach außen fallen, wenn er nicht gehalten würde. Den Halt kann außer den Bändern nur das Caput mediale des M. gastrocnemius bewirken, diesem fällt hierbei also eine Nebenaufgabe zu, die das Caput laterale nicht hat (Fig. 78). Das Caput mediale gehört also beim Gehen ebenfalls zu den besonders stark beanspruchten Muskeln. Der allgemeine Hartspann befällt also ausgesucht die Muskeln, die beim Gehen und Stehen besonders leicht überanstrengt werden. Er ist also Erzeugnis chronischer Überanstrengung.

Das zeigt sich auch bei dem Übergreifen des Hartspanns auf den Kopf. Während der allgemeine Hartspann, also um in der alten Ausdrucksweise zu bleiben, der allgemeine Muskelrheumatismus, vorwiegend den Handarbeiter befällt und bei diesem fast immer wie abgeschnitten mit dem Wulst der Mm. trapezius und levator scapulae, vorn mit der Clavicula aufhört, greift beim geistigen Arbeiter der Hartspann ebenso regelmäßig über auf den Hals. Der Handarbeiter steht eben immer aufrecht und balanciert in der aufrechten Körperhaltung seinen Kopf im Atlantookzipitalgelenk mit einem Mindestmaß von Muskelarbeit. Der Kopfarbeiter hingegen arbeitet lesend oder schreibend mit vornüber hängendem Kopfe, der ständig von den kurzen und langen Nackenmuskeln meist stundenlang ohne Pause gehalten werden muß, um nicht mit dem Kinn gegen die Brust oder nach der Seite zu fallen (Fig. 75 und 76). Das ist gegenüber der Balancierung des Kopfes beim Handarbeiter eine Schwerarbeit, die um so mehr ins Gewicht fällt, als der Kopfarbeiter fast immer wesentlich muskelschwächer ist als der Handarbeiter. Daß tatsächlich diese Überbeanspruchung der Halsmuskeln eine wesentliche Ursache des Übergreifens des Hartspanns auf den Hals ist, beweist die Tatsache, daß wir dasselbe auch finden, wenn die Arbeit, ohne den Geist wesentlich zu beschäftigen, die Kopfneigung erfordert, wie z. B. bei Näherinnen. Auch hier finden wir das gleiche Übergreifen des Hartspanns auf Hals und Kopf mit den gleichen Folgen: Kopfschmerz, Nervosität, Schlaflosigkeit usw. Die chronische statisch-mechanische Überanstrengung der vorwiegend befallenen Muskeln ist also ganz wesentlich bei der Entstehung des allgemeinen latenten Hartspanns beteiligt. Demnach ist also die Erschöpfungsneurasthenie ein Erschöpfungszustand des Bewegungsapparates [1]), ein Erschöpfungshartspann, der deshalb mit „nervösen" Erscheinungen verbunden ist, weil die Halsmuskulatur zumeist hypertonisch ist und deshalb Reiz- und Stauungswirkungen im Gehirn hervorruft. Die konstitutionelle Neurasthenie ist ein angeborener Hartspann mit Bevorzugung der Schultern und des Halses. Die Psychopathie ist ein angeborener Hartspann mit krankhafter Willensschwäche.

---

[1]) Auf die große Bedeutung der Muskulatur für die Neurasthenie weist schon O. Rosenbach auf Grund seiner Erfahrungen hin; er erklärt es geradezu für richtiger, sie „Myoneurasthenie" zu nennen (Nervöse Zustände, 2. Aufl., S. 69).

29.

Der Hartspannanfall

Der Hartspann äußert sich, wie schon mehrfach erwähnt, überaus häufig in Form von Schmerzanfällen, die so bezeichnend sind, daß der Laie aus ihrer Eigenart sofort selbst schon die Diagnose zu stellen pflegt. Urplötzlich wie ein Blitz aus heiterm Himmel trifft den „Rheumatiker" der „Hexenschuß", meistens nach Anstrengungen, die nicht übermäßig zu sein brauchen, nicht immer sofort, sondern zuweilen tagelang später, seltener nach starken Kälteeinwirkungen oder Erregungen, auch nach geistigen Überanstrengungen. Der Schmerz wechselt stark in seiner Heftigkeit, vom einfachen Stich, der die Arbeit nur hindert, bis zum übermannenden Schmerz, der jede Bewegung, selbst das Umdrehen im Bett, unmöglich macht. In dieser Eigenart ist der „Rheumatismus"anfall von altersher bekannt, aber selbst die Wissenschaft kannte bisher nur zwei Sitze dieses Anfalls, der „Myalgie", wie die Internisten und Neurologen ihn neuerdings mit Vorliebe nennen, den Sitz in der Lende, die Lumbago, und den Sitz im Nacken, den rheumatischen Schiefhals (Torticollis rheumatica); beide sind schon oben erwähnt (S. 146 und 117).

Der Hartspannanfall braucht nun nicht nur diese Stellen, er kann vielmehr jede Stelle des Bewegungsapparates befallen und tut dies sehr häufig. Auch diese Anfälle sind selbstverständlich schon immer zur Kenntnis des Arztes gekommen und finden auch in der Wissenschaft ihre Erörterung. Aber sie wurden bisher nicht als „rheumatische" Anfälle angesehen und sie sind größtenteils auch heute noch nicht als solche „anerkannt".

Daß aber die Muskulatur sehr häufig der Sitz von Schmerzen ist, fällt jedem auf, der sich mit Massage beschäftigt. Am klarsten hat indessen diese Tatsache ein Kliniker ausgesprochen, nämlich O. Rosenbach. Er schildert in einem sehr lesenswerten und interessanten Aufsatze[1]), der aber anscheinend ganz unbe-

[1]) O. Rosenbach, Über die diagnostische Bedeutung und Behandlung funktioneller Myopathien. Therapie der Gegenwart 1903, April; auch in: Nervöse Zustände und ihre Behandlung, 2. Aufl., 1903, S. 64 ff.

achtet geblieben ist, den Werdegang seiner Erfahrungen in dieser Hinsicht in einer Weise, die jeder Kundige Wort für Wort unterschreiben kann, und kommt zu dem Schlusse, daß „dem Muskelapparat eine große Bedeutung für schmerzhafte Empfindungen und abnorme motorische Erscheinungen im Gebiete der inneren Organe zukommt, daß er also in vielen Fällen der ausschließliche oder hauptsächliche Sitz des Leidens ist, wo fälschlich eine tieferliegende Affektion angenommen wird". Daß diese Schmerzen als Muskelschmerzen nicht bekannt sind oder nicht anerkannt werden, liegt zum großen Teil an der bemerkenswerten Tatsache, daß die Schmerzen, die diese Erkrankungen verursachen, sehr häufig nicht an der Stelle empfunden werden, wo sie entstehen. Des weiteren aber an der althergebrachten Gewohnheit des Arztes, alle Krankheitserscheinungen, die er beobachtet, auf ein „inneres" Organ zu beziehen, und die Körperwand nicht als Sitz von Krankheitserscheinungen anzusehen.

Eine große Zahl dieser, der Lumbago und der Torticollis völlig wesensgleichen Hartspannanfälle habe ich schon unter den einzelnen Lokalisationen des Hartspanns erwähnt. So ist der gewöhnliche Kopfschmerzanfall ein Hartspannanfall des Halses und Kopfes, bei der Migräne mit Beteiligung der Beckenhöhle und des Bauches; die Brachialgie ist ein Hartspannanfall der Schulter; der Herz- oder Brustschmerz, die nervöse Angina pectoris oder Pseudostenocardie, ein Hartspannanfall der Brustmuskeln, die „nervöse" Gastralgie ein Hartspannanfall des Bauches, die Ischias ein Hartspannanfall der Hüfte, die Coccygodynie ein Hartspannanfall des Afters, die Gelenkneurose ein Hartspannanfall der das Gelenk umgebenden Muskulatur.

Wenig beachtet sind bisher die Hartspannanfälle an den Gliedmaßen. Ich führe deshalb zwei Beispiele an.

Fall 15. Hartspannanfall der Leiste infolge Überanstrengung, rückfällig.

Fr. Bu., 24jähriger Bankbeamter, Fußballspieler, ziemlich klein, kräftig gebaut, muskulös, wohlgenährt, hatte im Felde leichten Rheumatismus im rechten Bein, bekam vor fünf Wochen beim Fußballspiel plötzlich einen Schmerzanfall in rechter Leiste; derselbe wiederholt sich seitdem jedesmal beim Fußballspiel in der zweiten Hälfte des Spiels, so daß er kaum weiterspielen kann, und dauert noch zwei Tage lang nachher so stark an, daß Gehen kaum möglich, um nach weiteren 3 bis 4 Tagen zu verschwinden. Schmerz jetzt ständig, am stärksten beim Aufstehen vom Sitz.

7. XII. 1920. Hüft- und Kniegelenke, Wirbelsäule frei beweglich, ohne nachweisbare Veränderungen.

Muskulatur des rechten Beines: M. adductor longus stark hypertonisch, sehr stark schmerzhaft (Sitz des Schmerzes!), weniger glutaeus medius, noch weniger übrige Hüft- und Beinmuskulatur. Behandlung: Massage beider Hüften und Lenden.

10. XII. Schmerzen noch morgens beim Gehen, zeitweise auch tagsüber. 2. Massage; nach derselben erscheint Pat. nicht mehr.

Fall 16. Hartspannanfall der Wade infolge Kälteeinwirkung bei Sportsmann, rückfällig.

Pe. Zi., 21jähriger Zuschneider, mittelgroß, kräftig gebaut, muskulös, wohlgenährt, treibt seit 3 Jahren Turnen und Leichtathletik, bekam vor einem Jahre zum ersten Male, vorgestern wieder beim Schwimmen einen Krampf in der rechten Wade; seit dem letzten Anfall Schmerzen in der rechten Wade beim Gehen, Stehen, Auftreten und bei Druck, zuweilen auch nachts stichweise bei Bewegung des rechten Knies und bei Umdrehen.

23. VII. 1921. Rechtes Bein: Muskelbauch des Gastrocnemius leicht geschwollen, der mediale Kopf markiert sich an seinem unteren Rande sichtbar, besonders scharf, in demselben fingerlange, zweifingerdicke, auf Druck schmerzhafte Verhärtung; übrige Muskulatur mäßig hypertonisch.

Auch am linken Bein ist der mediale Kopf des M. gastrocnemius verhärtet, jedoch dünner und weniger schmerzhaft!

Behandlung: Massage beider Beine.

27. VII. Kein Krampf mehr dagewesen.

Rechte Wade: nur das untere Ende des medialen Gastrocnemiuskopfes noch leicht verdickt, keine Schwellung mehr. 2. Massage.

2. VIII. Keine Beschwerden mehr.

Wieder leichte Wadenschwellung. 3. Massage; nach derselben erscheint Patient nicht mehr.

In diesen beiden Fällen sind wir gewohnt, den Hartspannanfall als Muskelkrampf zu bezeichnen. Der Schmerzanfall hört aber mit dem Krampf nicht auf; wir haben vielmehr in beiden Fällen einen deutlich durch die Betastung feststellbaren Dauerkrampf, der tagelang anhält und mit mehr oder weniger starker Bewegungsstörung verbunden ist, wir haben also denselben Schmerz, dieselbe Bewegungsstörung und dieselbe Dauer, die der gewöhnliche Lenden- oder Nackenhexenschuß hat. Daraus können wir aber umgekehrt ersehen, daß der Muskelkrampf, wie ich auch schon früher hervorhob, die eigentliche Urform des Hartspannanfalls ist. Jeder Hartspannanfall, jeder Hexenschuß, gleichviel wo er seinen Sitz hat, ist seinem Wesen nach ein Krampfanfall.

Sehr wichtig ist nun noch, daß der Hartspannanfall nicht selten andere Krankheiten vortäuscht. Schon O. Rosenbach hat darauf hingewiesen, und die häufigen erfolg- und befundlosen Bauchoperationen, auf die Krecke neuerdings hinweist, sind durch verkannte Hartspannanfälle verursacht. Wie schwierig die Unterscheidung nicht selten ist, mögen folgende Beispiele zeigen.

Fall 17. Hartspannanfälle der Leiste, eine Coxitis vortäuschend.

Chr. Ho., 22jährige Nöpperin, mittelgroß, schlank, blaß, Muskulatur mäßig, Fettpolster reichlich, bekommt, seitdem sie vor einem Jahre mit dem rechten Beine ausgerutscht ist, beim Bücken, Tragen, bei Rumpfdrehen, langem Stehen, nach dem Sitzen, jedoch nicht beim Gehen, Schmerzanfälle in der rechten Leiste mit Gehunfähigkeit für einige Minuten, die sich alle paar Minuten wiederholen; sie wurde deswegen zwei Monate in einem Krankenhause mit einem Streckverband ohne Erfolg behandelt.

7. IV. 1925. X-Beine mit 5,1 cm Knöchelabstand, Sohlen flach, ohne deutlichen Knickfuß; rechts leichter Druckschmerz vor dem Außenknöchel, links (auf der beschwerdelosen Seite) Druckschmerz am ersten Tarsometatarsalgelenk.

Im Hüftgelenk Außendrehung rechts ziemlich stark, links wenig eingeschränkt, sonst Bewegung frei.

Muskulatur der Beine: rechts Adduktoren, besonders magnus, stark hypertonisch, verdickt, durckschmerzhaft, sonst kaum Hypertonus, kein Druckschmerz.

Behandlung: Massage des rechten Beines.

18. IV. Nach 2. Massage Schmerzen geringer.

6. V. Nach 3. Massage Schmerzanfälle nur noch drei- bis viermal am Tage, geringer. Hüftdrehung rechts nur noch ganz leicht eingeschränkt.

13. V. Nach 4. Massage Schmerzen nur noch momentan bei längerem Sitzen, Bücken, längerem Stehen, beim Gehen öfters Schmerzen im rechten Knie. — Rechte Hüfte: noch leichte Spreizhemmung; bei passiver Spreizung (beider Knie) Schmerzanfall in rechter Hüfte, gleichartig den spontanen Anfällen, beim Auftreten fort. — 5. Massage, nach derselben erscheint Patient nicht mehr.

Fall 18. Hartspannanfall der Lenden, eine Spondylitis vortäuschend.

He. Br., $15^1/_2$jährig, Sortiererin, gut entwickelt, schlank, ziemlich mager, frisch aussehend, war von Jugend auf kränklich: viel Durchfall, Mastdarmvorfall, später beiderseits Mittelohrentzündung, noch jetzt häufig, rechts Schwerhörigkeit. — Vater leidet an Mittelohreiterung, ein Bruder magenkrank, einer an Darmschwindsucht gestorben. — Patient leidet seit einem Jahre an Rückenschmerzen, in letzter Zeit stärker, auch nachts.

21. VII. 1923. Herz, Lungen, Abdomen o. B.

Wirbelsäule: rechtskonvexe Totalskoliose mit leichter Lendenkyphose, total versteift von Mitte Brustwirbelsäule bis Kreuzbein.

Bücken unmöglich, Patient stützt sich hierbei auf den Oberschenkel, sucht sich auch sonst festzuhalten.

Schlag auf den Kopf, Sprung vom Schemel schmerzt in rechter Hüfte.

Untere Brust- und obere Lendenwirbeldornfortsätze klopfschmerzhaft.

Behandlung: Gipskorsett — Bettruhe.

6. IX. Schmerzen seit 4 Wochen fort. — Gipskorsett wegen Brüchigkeit abgenommen. Starke Zunahme des Appetits und der Körperfülle. Wirbelsäule nicht mehr klopfschmerzhaft. Sprung vom Schemel schmerzlos.

12. IX. Keine Schmerzen.

Wirbelsäule noch immer rechtsseitig skoliotisch, im Lendenteil leicht kyphotisch, nach rechts versteift, nach links und vorn frei beweglich.

Muskulatur: Mm. quadrati lumb., obliqui abd. stark hypertonisch, sacrospinalis stark atrophisch, besonders rechts.

Behandlung: Massage des Rumpfes: nach derselben Skoliose fort, Kyphose geringer.

15. IX. Keine Schmerzen.

Wirbelsäule: ohne seitliche Verbiegung, im Lendenteil noch kyphotisch, vor- und seitwärts frei beweglich, nach rückwärts im Lendenteil ohne Schmerz leicht gehemmt. 2. Massage.

Nach 3. Massage (20. IX.) erscheint Patient nicht mehr.

Noch schwieriger wird die Unterscheidung im Kindesalter, hier aber auch ganz besonders wichtig, weil sie die Behandlung womöglich noch entscheidender beeinflußt als beim Erwachsenen.

Fall 19. Hartspannanfall des Beines, eine Coxitis vortäuschend.

Ka. Sch., 3jähriges, kräftig entwickeltes, wohlgenährtes, frisch aussehendes Mädchen, war früher nie krank, hat auch keine englische Krankheit gehabt.

21. VII. 1922. Heute morgen nach Fall aus dem Bett plötzlich heftiges Geschrei, Klage über das linke Bein und Gehunfähigkeit. Patientin hält das linke Bein in Hüfte und Knie krampfhaft gebeugt und an den Leib gezogen; bei jeder Berührung und Bewegung andauerndes Geschrei. Temperatur 36,3 (5 Uhr nachm.).

Kein Erbrechen, Stuhlgang regelmäßig, auch sonst keine Störung des Allgemeinbefindens.

Knochen und Gelenke intakt, frei, auch aktiv beweglich.

Muskulatur beider Beine stark hypertonisch, in den Adduktoren und dem medialen Kopf des Gastrocnemius dicke Schwellungen, links hart und deutlich druckschmerzhaft, Adduktoren und Waden krampfhaft zusammengezogen.

Unter vorsichtiger Massage allmähliche Verringerung des Schmerzes und der Spannung nach der Massage geht und steht Patientin ohne Unterstützung. Täglich warmes Bad, nachts kaltfeuchte Packung.

22. VII. Patientin ist gestern den Weg nach Hause ohne Unterstützung zur Hälfte gegangen, war zu Hause auch anfangs noch ohne Schmerzen. Nachts im Bett nach warmem Bad im Prießnitz nach $1^1/_2$ Stunden Schlaf wieder andauernd Schmerzen und Beugekontaktur des linken Beines bis jetzt. — Wieder Zustand wie gestern bei Ankunft: Patientin hält das linke Bein in Hüfte und Knie stark gebeugt mit den Händen fest und schreit öfters unter leichter Zuckung des Beines auf.

2. Massage beider Beine: Schwellung in linker Wade kleiner, in den Adduktoren eher dicker und härter als gestern, jedoch wesentlich weniger schmerzhaft; Lösung der Spannung wesentlich schneller als gestern; nach der Massage geht Patient wieder allein schmerzlos durchs Zimmer. — Natr. salicyl. 0,5 viermal tägl. — Abends ein Teelöffel Brustpulver. — Warmes Bad und kalte feuchte Packung abends weiter.

24. VII. Schmerzen im ganzen geringer, wechselnd, gestern im rechten(!) Bein. Gang normal. Schlaf in den beiden vergangenen Nächten gut.

Schwellung in den Waden und Adduktoren etwas weicher und kleiner, immer noch sehr hart und schmerzhaft. 3. Massage.

28. VII. Keine Schmerzen mehr dagewesen. Gang normal, wie früher.

Verhärtungen in den Waden und besonders den Adduktoren wesentlich kleiner und weicher, noch schmerzhaft. 5. Massage.

31. VII. Keine Beschwerden. Gang und Befinden wie früher. Verhärtungen etwa um die Hälfte kleiner, sehr wenig schmerzhaft. 6. Massage.

9. VIII. Verhärtungen etwa noch ein Drittel des Anfangs. 9. Massage.

11. VIII. Keine Beschwerden, Gang normal. 10. Massage auch des übrigen Körpers und der Beckenhöhle: Kehle und After am stärksten hypertonisch.

Nach der 13. Massage (22. VIII.) wurde die Behandlung abgebrochen: Beschwerden waren nicht mehr dagewesen, der Gang normal; in den Adduktoren immer noch geringe Verhärtungen.

Fall 20. Hartspannanfall der Beine, spinale Kinderlähmung vortäuschend.

Ka. Bo., 2jähriger, sehr gut entwickelter, kräftiger, wohlgenährter, frisch aussehender Knabe, hatte vor einigen Tagen Erbrechen und Durchfall, konnte heute nachmittag plötzlich mit dem rechten Bein nicht mehr gehen.

31. VII. 1925. Temperatur 37,4 in ano. Genua valga mit 4 cm Knöchelabstand, sonst keine Zeichen von Rachitis. Kind stellt sich wohl, geht aber nicht vorwärts; im Liegen werden sämtliche Bewegungen im rechten Bein aktiv ausgeführt.

Galvanisch reagieren sämtliche Nerven.

Muskulatur der Beine: Darmbeininsertion des Glutaeus maximus mäßig, Semimuskeln rechts sehr stark, links weniger hypertonisch.

Behandlung: Massage der Beine, nachher Gang normal.

Der Gang blieb normal, Patient auch sonst beschwerdefrei, deshalb wurde nach der 5. Massage (13. VIII.) die Behandlung abgebrochen.

Sehr wichtig ist nun noch die Tatsache, daß der Hartspannanfall sich mit Versteifung der Gelenke verbinden kann, die von den hypertonischen Muskeln bewegt werden. Beim Kreuzschmerzanfall findet man sehr häufig eine Versteifung eines mehr oder weniger großen Abschnitts der Wirbelsäule. Ein Beispiel hierfür ist Fall 18. Ich führe noch ein weiteres an.

Fall 21. Kreuzschmerzanfall in der Lende mit versteiftem Hohlrücken bei Veranlagung nach Anstrengung[1].

Ru. Po., 35jähriger Fabrikant. Im 6. Lebensjahre Unfall beim Radfahren, wobei dem Patienten die Lenkstange des Rades ins Kreuz schlug, er bewegungslos liegen blieb und nachher 6 Jahre lang ein Stützkorsett trug; seitdem Schwäche und Steifheit im Kreuz. Später wiederholt Hexenschüsse im Nacken.

Im Felde chronischer Bronchialkatarrh seit 3 Jahren, noch nicht ganz fort. — Vor 4 Tagen nach Heben eines 50 kg schweren Ballens vorübergehend Hexenschuß im Kreuz, tags darauf fort, nach Billardspielen wieder da, jetzt so stark, daß Patient sich nur mühsam im Bett umdrehen und nur mit Unterstützung wenige Schritte gehen kann. Schmerz auch bei Husten. Allgemeinbefinden und Appetit ungestört. Stuhlgang angehalten.

15. X. 1919. Mittelgroßer, schlanker, kräftig gebauter Mann, frisch aussehend. Muskulatur und Fettpolster gut entwickelt. Lungen o. B.

Wirbelsäule im Kreuz leicht hohl, wird vollständig steif gehalten. Rumpfbeugung vor-, seit- und rückwärts nur ganz wenig möglich.

Muskulatur der Hüften, Lenden und des Bauches stark hypertonisch, zumeist Sacrospinales. Lendenwirbelgelenke leicht verdickt und druckschmerzhaft, am stärksten zwischen zweiten und dritten Lendenwirbel rechts; hier stärkster Druckschmerz.

Behandlung: Massage der Hüften, Lenden und des Bauches. Drei Rhabarbertabletten, fünfmal 0,5 Aspirin, nachher Schwitzen.

16. X. Nach der gestrigen Massage Schmerzen etwas geringer, nach dem Schwitzen fort, heute morgen in geringem Grade wieder da. Hypertonus etwas geringer als gestern, am Bauch am stärksten; Lendenwirbelgelenke weniger geschwollen und schmerzhaft. 2. Massage; nach derselben Bewegung fast völlig frei. — Wieder zwei- bis dreimal 0,5 Aspirin und 38° Bad.

17. X. Patient war heute den ganzen Tag draußen und in Bewegung, hat einen Fußweg von fast $1^1/_2$ Stunden gemacht. — Beim Bücken nach vorn Kreuz noch hohl. Lendenwirbelsäule in seitlicher Richtung wenig beweglich. 3. Massage.

18. X. Letzte Nacht erwachte Patient infolge Schmerzen im Kreuz, die ihn nicht ruhen ließen. 4. Massage.

20. X. Schlaf in erster Nacht gut, letzter Nacht schlecht. Tagsüber Schmerz erträglich. 5. Massage. Abends 0,5—1,0 Atophan.

22. X. Schmerzen gering. Bücken nach vorn nicht möglich, hierbei Kreuz hohl. — Wirbelsäule im unteren Brustteil in seitlicher Richtung etwas beweglich, im Lendenteil noch fast völlig versteift. 6. Massage.

25. X. Keine wesentlichen Schmerzen mehr. Wirbelsäule im Lendenteil frei beweglich, Rückwärtsbeugung noch etwas schmerzhaft. 7. Massage.

12. XI. Wohlbefinden und freie Beweglichkeit, auch der Wirbelsäule, bis zum 9. XI., wo plötzlich wieder ohne erkennbare Ursache neuer Hexenschuß in rechter Lende, nicht so stark wie anfangs, doch mit Schmerzen bei jeder Bewegung, besonders beim Bücken, zugleich Kopfschmerzen.

Wirbelsäule beim Bücken nach vorn im Lendenteil hohl, sonst Bewegung fast frei. Muskulatur der Lenden wieder stark hypertonisch, verdickt, schmerzhaft. 11. Massage.

18. XI. Noch immer Schmerzen bei Bewegung in linker Lende, geringer in der Magengegend. 12. Massage.

24. XI. Vorübergehend Schmerzen in der Magengegend dagewesen, jetzt noch in rechter Bauchseite, weniger im Rücken. — 13. Massage. Nach derselben bleibt Patient aus der Behandlung fort.

Auch der Hartspannanfall der Schulter und Hüfte kann mit Versteifung einhergehen.

[1]) Meiner Arbeit über den muskulären Kreuzschmerz (Zeitschr. f. klin. Med. Bd. 102, S. 537 ff., auch als Buch erschienen unter dem Titel: Der Kreuzschmerz, Bonn 1926) entnommen.

Fall 22. Hartspannanfall der Schulter mit Versteifung.

R. K., 55jähriger Jurist, mittelgroßer, kräftig gebauter, etwas korpulenter Mann mit gut entwickelter Muskulatur, hat seit 14 Tagen Schmerzen in der linken Schulter bei jeder Bewegung.

22. VIII. 1919. Muskulatur beider Schultern und des Halses stark hypertonisch, verdickt, hart, stark druckschmerzhaft, links stärker als rechts, zumeist in der Achselhöhle, deren Muskulatur links kontrakt und unnachgiebig, linker M. deltoideus ziemlich stark atrophisch.

Linkes Schultergelenk vollständig fixiert, Schulterblatt geht bei jeder Bewegung mit; im rechten Schultergelenk Reiben bei passiven Bewegungen.

Behandlung: Massage beider Schultern und des Halses, zwei- bis dreimal wöchentlich.

29. VIII. Nach 4. Massage aktive Armhebung seitwärts bis zur Horizontalen, vorwärts höher; Schmerzen noch immer stark.

27. IX. Nach 8. Massage (8. IX.) verreiste Patient auf 14 Tage, inzwischen wurden die Schmerzen wesentlich geringer, die Bewegung freier.

4. X. Nach 10. Massage Drehung im Schultergelenk vollständig frei.

24. X. Mit 17. Massage wurde die Behandlung abgebrochen. Aktive Armhebung vorwärts bis 140°, seitwärts bis 105° vom Rumpfe; die Schmerzen bestanden noch, verschwanden aber mit der noch vorhandenen Bewegungseinschränkung nach einigen Wochen restlos; seitdem hat Patient keine Beschwerden in den Schultern mehr gehabt.

Fall 23. Hartspannanfall der Hüfte mit Versteifung.

Hu. Ma., 48jähriger Riemenmacher, groß, kräftig gebaut, blaß, mager mit mittlerer Muskulatur, hatte seit Anfang Januar 1924 Schmerzen im linken Oberschenkel, die am 24. I. 1924 plötzlich so heftig wurden, daß er gehunfähig war und 5 Wochen das Bett hüten mußte; seitdem allmähliche Besserung, doch hat er noch ständig Schmerzen im linken Oberschenkel, zumeist bei Witterungsumschlag, zeitweise auch im rechten Arm und in allen Gliedern; gehen kann er etwa 1 Stunde.

Herz: Zweiter Aortenton gespalten, sonst normaler Befund.

Lungen o. B.

Die linke Hüfte wird beim Gehen leicht gebeugt gehalten; passiv ist die Drehung frei, Beugung—Streckung 135—170°, Spreizung Hälfte der Norm. Muskulatur des linken Beines und der Hüfte stark hypertonisch, hart, Quadriceps atrophisch.

Röntgenaufnahme ergibt nur am Trochanter major Knochenatrophie, sonst keine Knochen- oder Gelenkveränderungen.

Behandlung: Massage und Bergonisation des linken Beines, mit anschließender Redression, zuerst dreimal wöchentlich, vom 2. VI. ab wochentäglich.

1. V. Nach 3. Behandlung gelang die p a s s i v e Hüftbeugung unter Schmerz bis zum spitzen Winkel.

9. V. Nach 6. Behandlung ging Patient 3 Stunden ohne wesentliche Schmerzen und konnte zum ersten Male mit der Hand beim Anziehen an den Schuh reichen.

21. V. Nach 11. Behandlung Hinken wesentlich geringer.

2. VI. Nach 16. Behandlung a k t i v e Hüftbeugung bis 120°, Streckung frei.

7. VI. Nach 20. Behandlung aktive Hüftbeugung 105°.

21. VI. Nach 30. Behandlung aktive Hüftbeugung 85°, Spreizung noch etwas behindert.

23. VII. Nach 58. Behandlung hatte Patient Schmerzen nur noch im Beginn der Bewegung nach Ruhe, vorübergehend auch bei regnerischem Wetter. Hüftbeugung frei, doch noch schmerzhaft, Gehen unbehindert. — Die Behandlung wird beendet wegen Ablaufs der Verpflichtung der Krankenkasse.

Schon im letzten Falle wich die Versteifung erst langer Behandlung; es kommt aber auch vor, daß die Versteifung infolge eines Hartspannanfalls nicht mehr rückgängig wird, wie folgender Fall lehrt.

Fall 24. Kreuzschmerzanfall der Lende mit versteiftem Hohl- und vorübergehendem Schiefrücken bei Veranlagung, Ausheilung mit Wirbelsäulenversteifung[1]).

Hu. v. d. Ba., 18jähriger Buchhalter, bis zu seiner Erkrankung hervorragender Turner, leidet seit April 1919 an „Rheumatismus“, zuerst in der rechten Schulter, nach dessen Verschwinden in der Hüfte, jetzt seit 6 Wochen in der linken Lende und ist seitdem erst arbeitsunfähig. Fieber hat er angeblich nie gehabt.

9. III. 1920. Mittelgroß, schlank, kräftig gebaut, in Entwicklung begriffen.

Allgemeinbefinden ungestört, kein Fieber. Appetit gut. Stuhlgang verstopft.

Patient kann nur mit fremder Unterstützung gehen, sich setzen, aufstehen. Umdrehen besonders schwierig: Patient muß von fremder Hand von einer Seite auf die andere gewälzt werden.

Rumpf fast völlig unbeweglich, Lendenwirbelsäule übermäßig lordotisch, völlig unbeweglich.

Muskulatur des unteren Rumpfes stark hypertonisch, am stärksten in den Lenden.

Sonstiger Untersuchungsbefund normal.

Behandlung: Massage, Abführmittel, Antirheumatica.

16. III. Schmerzen nur noch in linker Lende. Patient kann wieder gehen und stehen. Wirbelsäule im Lendenteil in Lordose und linkskonvexer Skoliose fixiert.

Muskulatur der Lenden hypertonisch, atrophisch, Lendenwirbelgelenke verdickt, schmerzhaft auf Druck. — Einreibungen.

26. III. Schmerzen geringer. — Bücken nach vorn mit völlig steifem Kreuz etwa 30° zur Senkrechten. Lasègue beiderseits stark positiv. 2. Massage.

1. IV. Keine Schmerzen mehr. Lendenwirbelsäule nach rechts beweglich, nach links nicht. Skoliose geringer. 3. Massage.

17. IV. Schmerzen in rechter Hüfte und Oberschenkel, im Rücken geringer, nachts stärker als bei Tage. Skoliose fort, Lendenwirbelsäule nur nach rechts etwas beweglich. 4. Massage.

28. IV. Seit 8 Tagen Schmerzen fort. Wirbelsäulenversteifung unverändert. Bücken nach vorn bis 50 cm Fingerabstand vom Boden. Lasègue beiderseits stark positiv. 5. Massage.

11. V. Schmerzen nur bei längerem Sitzen in den Oberschenkeln (Mm. vasti lat.). Gehen 6 Stunden ohne Schmerzen. Versteifung unverändert. 6. Massage.

Nach 7. Massage (18. V.) blieb Patient aus.

Nachuntersuchung am 4. IX. 1920 ergab völlige Beschwerdefreiheit trotz Gehens und Stehens während des ganzen Tages.

Wirbelsäule im Lenden- und unteren Brustteil nach allen Seiten in Lordose völlig versteift.

Lasègue beiderseits stark positiv.

Bücken bis 50 cm Fingerabstand vom Boden.

Muskulatur des unteren Rumpfes, der Hüften und Oberschenkel stark hypertonisch, der Lenden leicht atrophisch.

23. II. 1921 stellte Patient sich wieder vor, er hatte seit 4 Tagen Schmerzen in rechter Hüfte und Rückseite des Oberschenkels, nachts stärker als bei Tage, die in der stark hypertonischen Hüft- und Oberschenkelmuskulatur ihren Sitz hatten und nach zwei Massagen, Einreibungen und Dampfbädern fort waren.

Der Wirbelsäulenbefund war unverändert, auch Lasègue beiderseits noch stark positiv, aber, wie auch vorher immer, schmerzlos.

27. II. 1923 stellte sich Patient wieder vor, er hatte seit einigen Tagen Schmerzen in rechter Schulter, seit gestern in linker Lende. Sonst war er völlig beschwerdefrei gewesen.

---

[1]) Meiner Arbeit über den muskulären Kreuzschmerz (Zeitschr. f. klin. Med. Bd. 102, S. 537 ff., auch als Buch erschienen unter dem Titel „Der Kreuzschmerz“. Bonn 1926) entnommen.

Die Wirbelsäulenversteifung war völlig unverändert. Bücken nach vorn bis 23 cm Fingerabstand vom Boden. Muskulatur des Rumpfes durchweg mäßig hypertonisch, zumeist an rechter Schulter; linker Sacrospinalis leicht geschwollen.

Nach einer Massage erschien Patient nicht mehr.

Dieser Fall unterscheidet sich in dem Bilde, das er bei der ersten Untersuchung bot, durchaus nicht von einem gewöhnlichen schweren Kreuzschmerzanfall etwa der Art, wie Fall 21. Man muß also mit der Möglichkeit rechnen, daß ein einfacher Hartspannanfall mit Versteifung des bewegten Gelenkes ausheilt.

30.

Der Hartspann nach Verletzung und Entzündung

Die Verletzungen des Bewegungsapparates ebenso wie die Entzündungen desselben hinterlassen so gut wie regelmäßig Schmerzzustände und Versteifungen, meist beides zusammen. Hierbei ist es gleichgültig, ob der Knochen, das Gelenk oder nur der Muskel verletzt ist. Im Kriege haben wir nach reinen Muskelschüssen etwa der Wade oder der Schultermuskulatur ebenso schwere Kontrakturen gesehen, wie wenn der Knochen gebrochen oder durchschossen gewesen wäre. Diese Schmerzzustände sowohl wie die Versteifungen unterscheiden sich klinisch in keiner Hinsicht von den Versteifungen, die durch die rheumatische Erkrankung, den Hartspann, hervorgerufen werden. Bei einer alten Schulterversteifung kann man auch durch die genaueste Untersuchung nicht feststellen, ob sie durch eine Quetschung oder als Folge einer eingerenkten Luxation oder durch eine „Brachialgie" verursacht ist; erst die Mitteilung der Vorgeschichte gibt über die Ursache Aufschluß. Auch die Schwere der Versteifung ist von der Entstehungsweise unabhängig. Eine einfache Quetschung oder Zerrung der Schulter hat nicht selten eine viel schwerere und hartnäckigere Versteifung zur Folge als eine Verrenkung oder ein Bruch des Oberarms, Schulterblatts oder der Schulter.

Verschieden ist allerdings gewöhnlich die Art der Entwicklung. Zwar entsteht auch beim spontanen Hartspann die Versteifung nicht selten plötzlich, aber abgesehen vom Schmerz unter wenig auffälligen Erscheinungen. Die durch Verletzung entstehende Versteifung ist indessen nicht nur immer sofort in voller Höhe da, sondern nimmt auch immer eine regelmäßig wiederkehrende Entwicklung. Bei einem Knochenbruch gerät sofort bei der Verletzung die ganze bewegende Muskulatur in stärkste Spannung, etwa zwölf Stunden später schwillt das gebrochene Glied mächtig an, die Muskulatur wird bretthart, es zeigen sich ausgedehnte Blutunterlaufungen. Schwellung und Härte verringern sich nur sehr allmählich, erst nach einigen Monaten ist an die Stelle der Schwellung Atrophie der

Muskulatur unter gleichbleibender Härte und Versteifung getreten. Ganz gleich ist die Entwicklung der Versteifung nach eitrigen Entzündungen, z. B. bei Phlegmone der Hand, nur ist der Anfang nicht so plötzlich und es fehlen die Blutunterlaufungen. Auch nach Erfrierungen sind im Kriege gleichartige Verhärtungen der Muskulatur mit Kontraktur beobachtet worden[1]).

Über die Art des Krankheitsvorganges, der sich hier abspielt, haben erst die Erfahrungen Aufschluß gegeben, die im Kriege bei Verschüttungen gemacht worden sind[2]). In diesen Fällen entstand nach länger dauernder allgemeiner Kompression des betreffenden Körperteils — meist handelte es sich um die Beine — eine pralle, meist brettharte diffuse Schwellung der betroffenen Muskeln mit lebhaften spontanen Schmerzen, die sich bei Druck auf die Muskeln steigerten. Die Muskeln waren aktiv vollständig funktionsunfähig. Passive Dehnung begegnete starkem Muskelwiderstand und war enorm schmerzhaft. Die spontanen Schmerzen verschwanden nach acht Tagen, die Schwellung bestand etwa vierzehn Tage und ging dann unter fühlbarem Schlafferwerden und teilweiser Umbildung in strangförmiges oder mehr rundliches fibröses („Narben"-) Gewebe zurück mit Umfangsverminderung und Verkürzung, endigte also in Atrophie und Kontraktur. Diese Kontraktur ist offenbar die sog. „ischämische Muskelkontraktur". In diesen Fällen rief stundenlange Quetschung die Muskelerkrankung hervor. Es genügt aber schon eine einmalige starke Quetschung, wie folgende Fälle meiner Beobachtung zeigen.

Fall 25. Hartspann mit Versteifung nach Muskelquetschung.

25 jährige Landarbeiterin wurde vor 9 Wochen von einem Maschinenbaum gegen den rechten Oberschenkel geschlagen. Anfangs starke Schwellung des Oberschenkels und starke Bewegungseinschränkung im Kniegelenk. Bei der Untersuchung (15. X. 1919) war das Gehen unbehindert, nur das Knien erschwert. Im rechten M. quadriceps in der Mitte zwischen Knie und Hüfte fühlte man auf der Vorderseite des Oberschenkels eine längliche, handgroße und -breite fast knochenharte Schwellung. Kniebeugung war auch passiv nur mit Mühe etwas über einen rechten Winkel möglich. — Nach 9 Massagen des rechten Beines (24. XI. 1919) war die Schwellung noch etwa pflaumengroß, die Bewegung frei, nur bei starker Kniebeugung noch leichtes Ziehen.

Fall 26. Hartspann mit Versteifung nach Muskelquetschung.

44 jähriger Fuhrmann war vor 4 Wochen von einer Wagendeichsel gegen den rechten Oberschenkel gestoßen worden. Einige Tage später hatte sich eine Einschränkung der Kniebeugung eingestellt, die jetzt ziemlich stark und mit Schmerzen im rechten Ober-

[1]) Hirsch, Sitzung d. k. k. Ges. d. Ärzte. Wien, 16. Nov. 1917. Ref. Münch. med. Woch. 1917, S. 1663.

[2]) Frankenthal, Über Verschüttung. Virchows Archiv Bd. 222, Heft 3. Die Folgen der Verletzungen durch Verschüttung. Brums' Beiträge z. klin. Chir. Bd. 109. — Orth, Kasuistisches über Verletzungen durch Verschüttungen. Münch. med. Woch. 1916, Nr. 39. — Wieting, Über Wundliegen, Drucknekrose und Entlastung. Münch. med. Woch. 1918, Nr. 12.

schenkel verbunden war. — 24. V. 1919: Die Außenseite des M. quadriceps, also der M. vastus lateralis war etwas geschwollen, sehr hart und druckschmerzhaft. Kniebeugung aktiv und passiv nicht über 130° möglich. — 13. VI. 1919: Nach 4 Massagen des rechten Beines aktive Kniebeugung bis 90°, nach weiteren 2 Massagen (20. VI.) blieb Patient aus der Behandlung weg, nach späterer Mitteilung bestanden keine Beschwerden und keine Bewegungseinschränkung mehr.

Hier haben wir offenbar in ihrer reinsten Form dieselbe Muskelerkrankung, die durch die Luxationen und Frakturen hervorgerufen wird und bei diesen zur schmerzhaften Kontraktur führt, denn es ist klar, daß ein Gelenk nicht ausgerenkt und ein Knochen nicht gebrochen werden kann, ohne daß die ganze umgebende Muskulatur gezerrt, gequetscht und teilweise zerrissen wird.

Die Kontrakturen nach Knochenbruch oder Verrenkung sind also nicht eine rein reflektorische Reaktion der im übrigen gesunden Muskulatur, wie vielfach angenommen wird, denn dann müßten sie mit Heilung des Knochens und Einrichtung der Verrenkung restlos verschwinden. Sie beruhen auch nicht auf fehlerhafter oder zu langer Feststellung durch Verbände, denn man sieht sie oft genug an Gelenken, die nicht festgestellt waren; ich erinnere nur an Knöchelgelenkversteifungen nach Distorsionen, die ohne Verband behandelt waren. Sie können nicht einmal durch die zweckmäßigste Verbandtechnik verhütet werden, das beweisen z. B. Fälle von Schulterkontraktur nach Schulter- und Oberarmverletzungen, die ich im Kriege beobachtet habe, wo nach Ausweis der Krankenblätter die Verletzung von ersten Fachchirurgen sofort mit Abduktionsverbänden behandelt worden war; die Kontraktur hatte sich also trotz des Verbandes durchgesetzt, indem das nicht fixierbare Schulterblatt an den Oberarm durch die sich verkürzenden Adduktoren herangezogen worden war. Die Kontraktur ist also Folge der durch die Verletzung mit verursachten Muskelerkrankung.

Sehr bemerkenswert sind nun die Feststellungen der Kriegspathologen[1]) über die anatomischen Vorgänge bei dieser Muskelerkrankung. In den Fällen von Verschüttung war die betroffene Muskulatur von nekrotischen Herden und kleinen fleckigen und streifigen Blutungen durchsetzt, ohne nachweisbare Gefäßverletzungen oder Thrombosen. Die Blutungen fanden sich auch weit über den Bereich des gequetschten Muskelabschnitts hinaus. Dieselben werden deshalb als Folge einer Stase infolge Gefäßlähmung aufgefaßt, also als Blutungen per diapedesin; die Gefäßlähmung wird auf eine Schädigung der Gefäßnerven durch die

[1]) Schmincke, Die Kriegserkrankungen der quergestreiften Muskulatur. Sammlung klin. Vorträge, Neue Folge, Nr. 758/59.

Verletzung zurückgeführt, welche teilweise anatomisch nachweisbar war. Ob die Muskelnekrosen oder die Gefäßlähmung das Primäre sind, darüber sind die Meinungen geteilt. Der wesentlichste Teil dieses Befundes, die nekrotischen Herde, fand sich auch bei den Kontrakturen nach Erfrierung. Bei schwereren Verletzungen, wie Schleuderung, Absturz u. dgl. kamen hierzu noch teilweise Zerreißungen des Muskelgewebes und der Gefäße. Bei eiternden Schußverletzungen war dieser Muskelbefund noch weiter kompliziert durch eitrige Einschmelzung der Muskelnekrosen und fortschreitende eitrige Entzündung entlang der bindegewebigen Scheiden in der Muskulatur, infolge deren sich „förmliche Eiterstraßen" bis in weite Entfernung von der Schußwunde in die Muskulatur hinein erstreckten. Die zwischen den Eitergängen befindliche Muskulatur war degeneriert und teilweise zugrunde gegangen.

Den anatomischen Ausgang dieses Krankheitsvorgangs hat Payr[1]) bei der operativen Freilegung von Streckkontrakturen des Kniegelenks gefunden und eingehend beschrieben. Er besteht in fibröser Entartung und Atrophie der Muskulatur mit Übergreifen in das Zwischengewebe, das ebenfalls fibrös entartet, seine Elastizität verliert, untereinander verwächst und schrumpft. Die Gelenkkapsel bleibt lange Zeit, wie er ausdrücklich hervorhebt, wohl erhalten, erst spät wird auch das Gelenk ergriffen, das dann völlig veröden kann; er zieht deshalb für das Kniegelenk den Schluß, daß dessen Streckkontraktur „in der übergroßen Mehrzahl der Fälle in krankhaften Veränderungen im muskulären Streckapparate" liegt, „nicht in einer Erkrankung des Gelenkes selbst". Dies Tatsache hatte ich[2]) für die Schulterkontraktur schon vorher aus dem klinischen Befunde erschlossen.

Damit ist die Art der Muskelerkrankung, die bei Quetschungen, Zerrungen, Verrenkungen und Knochenbrüchen, ebenso wie bei eitrigen Entzündungen und Erfrierungen zur Versteifung führt, sowohl klinisch wie anatomisch in ihrem ganzen Verlaufe klargestellt. Klinisch ist sie ein Hartspann derselben Art, wie der spontane „rheumatische", den wir bisher beschrieben haben; er unterscheidet sich von ihm nur durch die Ursache, die Verletzung, er ist also ein „traumatischer" Hartspann, und durch seinen schnellen regelmäßigen Ablauf. Der rheumatische Hartspann verläuft schleichend und steigert sich nur selten und vorübergehend zu plötzlichen Anfällen in Form des „Hexenschusses", sehr selten zur Versteifung. Der traumatische Hartspann aber setzt immer akut im Augenblicke der Verletzung ein und führt

[1]) Payr, Über Wesen und Ursachen der Versteifung des Kniegelenks usw. Münch. med. Woch. 1917, Nr. 21 u. 22.

[2]) A. Müller, Die Schulterkontraktur usw. Münch. med. Woch. 1916, Nr. 31.

immer in kurzer Zeit unter Beginn mit Schwellung und Fortgang in Schrumpfung zur bleibenden Versteifung. Anatomisch ist der „rheumatische" Hartspann eine Erkrankung ohne Befund, also eine Funktionsstörung, eine funktionelle Erkrankung, der traumatische Hartspann hingegen ist eine Myositis mit teilweisem Untergang des Muskelgewebes, deren klinische Äußerung der Hartspann ist. Nach dem Verlauf könnte man den traumatischen Hartspann als die akute, dem rheumatischen als der chronischen Form des Hartspanns gegenüberstellen.

Daß es sich klinisch um zwei wesensgleiche Erkrankungen handelt, geht aus zwei Tatsachen hervor. Der traumatische Hartspann greift in derselben Weise und nach denselben Gesetzen weiter wie der rheumatische. Bei einer Schulterkontraktur, wie wir sie im Kriege etwa nach Durchschuß des Schulterblattes oder auch nur der Muskulatur der hinteren Achselfalte gesehen haben, bei der also nur in diesem Bereiche die Muskulatur entzündet und geschrumpft sein konnte, war gleichwohl die ganze Schultermuskulatur hypertonisch in genau gleicher Abstufung, wie das bei der einfachen spontan entstandenen Schulterblattform des Schulterhartspanns der Fall ist. Zudem wirkt in genau gleicher Weise bei der traumatischen wie bei der rheumatischen Form die Achselhöhle stets gleichviel, ob sie mitverletzt war oder nicht, als Reizstelle, besteht also stets eine Adduktionskontraktur. Gerade diese völlige Übereinstimmung der — wenn ich so sagen darf — Konstruktion der Kontraktur macht eben die rein klinische Unterscheidung des Zustandsbildes beider Formen unmöglich.

Die zweite Tatsache ist die Gleichheit der Wirkung der Massage bei beiden Formen. Ebenso schnell und sicher wie bei einem von selbst entstandenen Kreuz-, Nacken- oder Schulterschmerzanfall durch sachgemäße Massage Schmerz und Versteifung meist durch wenige Massagen gelöst werden können, ebenso schnell und sicher ist das bei einer Schulterversteifung nach Quetschung, Zerrung oder eingerenkter Luxation möglich durch die genau gleiche Massage, die die Stelle der Verletzung nicht besonders zu berücksichtigen braucht. Allerdings zeigt sich auch hier die akute Natur des Hartspanns. Diese schnelle Wirkung hat die Massage beim traumatischen Hartspann nur, wenn er frisch ist. Mit der Dauer seines Bestehens nimmt seine Reaktionsfähigkeit auf den Reiz der Massage von Woche zu Woche ab, und nach einigen Monaten reagiert er nur noch sehr schwer und langsam, bis nach einem halben Jahre die Reaktionsfähigkeit so gut wie erloschen ist, während der spontan entstandene („rheumatische") Hartspann noch nach Jahren deutlich und verhältnismäßig schnell auf die Massage zu reagieren pflegt, wenn auch langsamer als zur Zeit seines Entstehens.

Wir haben es also in beiden Fällen mit der gleichen Funktionsstörung zu tun, die bei spontaner Entstehung durch eine im Körper vorhandene (endogene), schleichend wirkende Ursache, bei Verletzung durch die plötzliche Gewebszertrümmerung und die ihr folgende traumatische Entzündung ausgelöst wird. Die Verletzung und die ihr folgenden Gewebsveränderungen wirken also lediglich als auslösende Ursache, die durch ihre Plötzlichkeit und Schwere die Schwere der Funktionsstörung steigert und ihren Ablauf beschleunigt, so daß aus dem sonst chronischen jahrelang gleichbleibenden ein akuter, in wenigen Monaten ablaufender Krankheitsvorgang wird. Die akute Natur des Krankheitsvorgangs zeigt sich auch in der Regelmäßigkeit und Schwere der den Hartspann begleitenden Zirkulationsstörung. Auch der rheumatische Hartspann ist, wie wir gesehen haben, häufig von Zirkulationsstörungen begleitet, die meist jedoch wenig in die Augen fallen und nur selten zu deutlicher Schwellung führen, der traumatische Hartspann hingegen geht immer mit mächtiger Schwellung einher, die nicht selten auch zu Blutaustritten infolge von Gefäßlähmung führt. Bei beiden Formen ist die Zirkulationsstörung bedingt durch Hemmung des venösen und Lymphabflusses durch die hypertonische, geschwollene Muskulatur, und es ist wohl die mächtige, weit über das Maß des spontanen Hartspanns hinausgehende Muskelschwellung, die die Schwere der traumatischen Zirkulationsstörung verursacht.

Die Gleichheit des Hartspanns nach Verletzung und bei „Rheuma" erklärt es auch, warum alte Schußnarben, Knochenbrüche, Amputationsstümpfe usw. bei Eintritt feuchten Wetters und bei Aufregungen ebenso Schmerzen verursachen, wie ein chronischer Muskelrheumatismus. Der Sitz dieser Schmerzen sind nicht die Verletzungen selbst, sondern, wie die Tastuntersuchung in diesen Fällen immer zweifelsfrei ergibt, die hypertonische Muskulatur in ihrer Umgebung, deren Hypertonus durch jene Einflüsse gesteigert wird, gleichviel ob sie durch Verletzung oder durch körpereigne (endogene) Ursachen hypertonisch geworden ist.

Es handelt sich also beim traumatischen Hartspann um zwei Krankheiten, die aufeinander gepfropft sind. Die erste ist die Gewebszerstörung und der ihr folgende Entzündungs- und Wiederherstellungsvorgang und der zweite der durch diesen gewaltigen Reiz, diese „Reizstelle" (S. 33), ausgelöste Hartspann. Jede dieser Krankheiten folgt ihren eigenen Gesetzen. Daher die merkwürdige Verschiedenheit der Versteifungen nach der gleichen Verletzung. So sah ich beispielsweise zwei völlig gleiche, ohne jede Dislokation verheilte Radiusbrüche, den einen mit Streckhemmung des Handgelenks und Kontraktur der Schulter, den anderen mit Beugehemmung des Handgelenks und der Mittel- und Endgelenke der Finger. Daher auch das Mißverhältnis zwischen der Verletzung und ihren Folgen. Wir sehen Arm- und Beinbrüche ohne zurückbleibende Schmerzen, und weit geringfügigere Verletzungen, wie Schulterquetschungen, Fußverstauchungen, Kontusionen des Kniegelenks mit Bluterguß, besonders aber Erschütterungen der Wirbelsäule ohne oder mit geringfügigen Knochenverletzungen und ohne Schädigung des Rückenmarks, nach denen schwere Schmerzzustände zurückbleiben, die den Verletzten monatelang arbeitsunfähig machen. Daher auch das häufig fast sofortige Übergreifen des Hartspanns auf Muskelgruppen, die gar nicht von der Verletzung getroffen sind und sogar weitab von derselben liegen.

Besonders auffällig ist in dieser Hinsicht das Auftreten des Hals- und Schulterhartspanns bei vielfach leichten Schädelverletzungen. Hier verursacht der Hartspann mindestens zu einem sehr großen Teil die Kopfschmerzen und „nervösen" Beschwerden, die auf die Gehirnerschütterung zurückgeführt werden.

Da das noch nicht genügend bekannt, praktisch aber von größter Wichtigkeit ist, führe ich einige Beispiele an, bei denen, wie ich ausdrücklich hervorheben möchte, jeder Haft- oder Rentenanspruch ausgeschlossen war[1]).

Fall 27. Akuter traumatischer Hartspann des Halses mit Kopfschmerz nach Schädelerschütterung.

Kaspar W., 42jähriger Arbeiter. Dem Patienten fiel am 19. X. 1904 ein Ziegelstein auf den Kopf. Er kam sofort zu mir und klagte über starke Kopfschmerzen in den Schläfen. Auf dem Schädel hatte er eine 2 cm lange seichte, die Haut nicht völlig durchtrennende Wunde, die antiseptisch verbunden wurde.

20. X. Verbandwechsel: Wunde rein, reaktionslos. — Noch immer dumpfer Kopfschmerz, außerdem unruhiger Schlaf mit Hämmern im Kopf, Appetitmangel. Nacken- und Halsmuskulatur überall stark gespannt und schmerzhaft.

22. X. Seit gestern mittag Durchfall, Appetitlosigkeit, Aufgeregtheit, dumpfer Schläfenkopfschmerz, besonders nachts, Steifheit des Nackens, Schmerzen im Nacken bei stärkeren Bewegungen der Arme und im Halse bei Schlucken größerer Brocken. Wunde fast völlig geschlossen, reaktionslos. Gesichtsausdruck eigentümlich deprimiert, stark ausgeprägte Nasolabialfalte, Stirn stark gefurcht[2]). Rachen: Starke Schwellung von Tonsillen und Seitensträngen. Schlag auf den Schädel schmerzt im Nacken, doch

[1]) Dieselben sind meiner Arbeit: Nochmals der muskuläre Kopfschmerz (D. Zeitschr. f. Nervenheilk., Bd. 24, S. 300) entnommen.

[2]) Dieser Gesichtsausdruck ist nach meiner Beobachtung für die traumatische Neurasthenie charakteristisch.

sind Schädel und Halswirbelsäule ohne nachweisbare Verletzungen, nur ist die Halswirbelsäule stark lordotisch. Bei der jetzt vorgenommenen eingehenden Untersuchung erweist sich die gesamte Muskulatur des Halses und Rückens bis zum Beckenrand abwärts stark gespannt und geschwollen, zumeist Trapezii und Sternocleidomastoidei, weniger Pectorales. Der Rücken ist besonders im Bereich der Trapezii völlig naß vom Schweiß [1]). Keine Temperaturerhöhung, Puls 72, voll, regelmäßig. — Calomel 0,5 sofort. Phenacetin 0,5 dreimal täglich.

24. X. Schlaf etwas besser. Kopfschmerzen noch immer, besonders im (geheizten) Zimmer. Appetit schlecht. Puls 72. Wunde fast geschlossen. Phenacetin 0,5 dreimal täglich weiter.

29. X. Schmerzen nur noch rechts am Halse, keine Kopfschmerzen. Schlaf ziemlich gut, stark traumhaft. — Stirn noch etwas gefurcht. Halswirbelsäule fast völlig gerade, sichtbare Spannung am Halse wesentlich geringer. Im Rachen noch ziemlich starke Schwellung der Tonsillen und Seitenstränge bei geringer Rötung. — Muskulatur rechts am Halse noch etwas gespannt und schmerzhaft, besonders Sternocleidomastoideus, Scaleni, Trapezius, Levator scapulae, links kaum. — Phenazetin 0,5 dreimal täglich weiter. Ol. Chloroform zum Einreiben des Halses.

Fall 28. Akuter traumatischer Hartspann der Schultern und des Halses mit Kopfschmerz nach Schädelerschütterung.

Arthur B., 30 Jahre alter Maurer. Am 24. VIII. 1911 fiel dem Patienten eine schwere Latte aus ziemlicher Höhe auf den Kopf. Frische Weichteilwunde ohne tiefere Verletzungen links neben der Sagittallinie auf der Höhe des Scheitels — antiseptischer Verband. — Patient arbeitet auf seinen Wunsch weiter. 25. VIII. Heute morgen zeitweise Kopfschmerzen. Wunde rein, reaktionslos; Umgebung derselben etwas druckschmerzhaft; während des Verbandswechsels wird Patient blaß, flau, übel, Schweißausbruch. — Achselhöhlentemperatur 36,2° (4 Uhr nachmittags). Puls 64, regelmäßig, voll. Pupillen beiderseits gleich, reagieren prompt auf Licht und Konvergenz.

In den folgenden Tagen immer wieder Klage über zeitweise Kopfschmerzen, ab und zu Hitze im Kopf, Mattigkeit bei völliger Reaktionslosigkeit der Wunde und Ungestörtheit des Allgemeinbefindens. Deshalb 29. VIII. Untersuchung der Muskulatur: Trapezii, Sternocleidomastoidei, Levatores scapulae, Semispinales, Recti capitis posteriores superiores, Occipitales, Corrugatores, Frontales sämtlich schmerzhaft und gespannt, rechts mehr als links. — Massage von Hals, Nacken und Schultern.

31. VIII. Kopfschmerzen nur noch selten und gering.

2. IX. 2. Massage; Schmerzen hierbei wesentlich geringer, am stärksten an den Schädelinsertionen im Nacken und an den Sternocleidomastoidei.

5. IX. Nur noch einmal, gestern nachmittag, heftige Kopfschmerzen in der Stirn dagewesen. — 3. Massage.

13. IX. Keine Kopfschmerzen, keine Müdigkeit dagewesen. — 4. Massage; nur die Schädelinsertionen an Hinterkopf und Warzenfortsatz sind noch etwas schmerzhaft und verdickt.

Fall 29. Traumatischer Hartspann der Schultern und des Halses mit Kopfschmerz nach Schädelerschütterung.

Friedr. P., 38 Jahre alter Beamter, hat als Unteroffizier mehrmals Muskelrheumatismus gehabt und ist im Jahre 1909 wegen eines Gelenkrheumatismus mit gleichzeitiger Affektion der Muskulatur drei Monate lang von mir behandelt worden.

Seit 1909 hat er keine rheumatischen Beschwerden mehr gehabt; an Kopfschmerzen hat er, abgesehen von halbstündigen Attacken am Morgen nach Alkoholexzessen, nie gelitten. Er steht wegen Fissura ani in meiner Behandlung.

---

[1]) Wirkung der mit dem Hypertonus verbundenen Wärmeproduktion der unterliegenden Muskeln, vgl. meine Arbeit „Über den Untersuchungsbefund am rheumatisch erkrankten Muskel". Zeitschr. f. klinische Medizin Bd. 74, Heft 1/2.

In der Nacht vom 18. auf den 19. I. 1912 stürzte er beim Nachhausekommen nachts rücklings die Treppe hinab und blieb $1\frac{1}{2}$ Stunden bewußtlos liegen; bei der Konsultation am 20. I. hatte er außer größeren Hautabschürfungen auf Nase und Stirn und einer diffusen Schwellung der Nase und Wangen sowie einer Blutunterlaufung unter dem rechten Auge keine Beschwerden, insbesondere keine Kopfschmerzen. Am 28. I. stellten sich sehr heftige Kopfschmerzen ein von steter Dauer, so daß der Patient bei der Konsultation am 7. II. die Befürchtung aussprach „verrückt" zu werden. Zugleich war der Schlaf schlecht: er erwachte schon um 3 Uhr morgens und konnte nicht wieder einschlafen, schloß er dann die Augen, so sah er allerlei Gestalten. — Die Hautabschürfungen waren verheilt, an ihrer Stelle diffuse Rötung der Haut.

Die Untersuchung der Hals-Nacken-Kopfmuskulatur ergab starke Schmerzhaftigkeit und Spannung der gesamten, von früher her noch harten Muskulatur, besonders der Mm. trapezii, sternocleidomastoidei, splenii, semispinales und recti capitis post. supp., zumeist aber der Mm. frontales, corrugatores, quadrati lab. sup. und starke Schmerzhaftigkeit der Kiefergelenke. — Die gesamte Hals-Nacken-Kopfmuskulatur wurde massiert: sofort nach der Massage war der Kopfschmerz fort. Bei der Beratung am 14. II. gab der Patient an, daß nur noch am Abend nach der Massage etwas Kopfschmerz dagewesen war, daß er aber sonst völlig frei von Beschwerden gewesen sei, auch gut geschlafen habe, obgleich er sich in seiner Lebensweise, besonders auch in bezug auf den Alkohol, keine Beschränkung auferlegt hatte. Die Muskulatur war jetzt nur noch im Gesicht und an der Schädelinsertion der Sternocleidomastoidei und der Klavikularinsertion der Trapezii, sonst kaum noch empfindlich, und speziell in diesem Fall war es sehr charakteristisch, wie genau die Schmerzhaftigkeit auf der Stirn am oberen Rande des Muskelbauches des M. frontalis abschnitt, obgleich die Exkoriationsstelle nach aufwärts von hier sich befand; dieselbe war nicht druckschmerzhaft.

Diese drei Fälle zeigen, daß die Kopfbeschwerden nach Gehirnerschütterungen auf einem Hartspann beruhen, der gleichzeitig mit den Kopfbeschwerden zurückgeht. Der ursächliche Zusammenhang wird bewiesen durch den Einfluß der Behandlung, indem die die Muskelaffektion beseitigenden Mittel auch die Kopfbeschwerden, und zwar nicht nur den Kopfschmerz, sondern auch die nervösen Beschwerden beseitigen. Im ersten Falle war das wirksame Mittel außer der Untersuchung, die ja in Massage besteht, das „Antineuralgikum"[1]) Phenazetin, in den beiden anderen Fällen die Massage der erkrankten Muskulatur, die besonders im letzten Falle sofort, also mit der Beweiskraft eines Experimentes, alle Beschwerden beseitigte.

Ebenso deutlich wie an diesen akuten ist an geeigneten chronischen Fällen der Beweis zu erbringen, daß der traumatischen Neurasthenie eine Muskelaffektion zugrunde liegt. Ich führe folgende besonders bezeichnende Beobachtung an.

Fall 30. Hartspann mit Neurasthenie nach Kopfverletzung.

Paul M., 15 Jahre alter Gymnasiast, stürzte vor 3 Jahren beim Turnen, indem er beim Springen mit dem Kopf vornüber auf den Boden aufschlug. Er war infolgedessen 24 Stunden besinnungslos und 8—14 Tage blind, doch stellte sich das Sehvermögen spontan wieder her. Seitdem regt sich Pat. leicht und stark auf, leidet häufig an Stirnkopfschmerz, besonders nach längerem geistigen Arbeiten. Auch ist er öfters auf die Dauer von

[1]) Auch nach O. Rosenbachs Ansicht „sind diese Mittel in erster Linie Muskelmittel und erst sekundäre Nervenmittel" (Ther. der Gegenwart 1903, S. 147).

einer Stunde „ganz dumm", d. h. er kann im Unterricht Leistungen, z. B. Übersetzungen u. dgl., die er sonst spielend erledigt, selbst mit größter Anstrengung nicht fertig bekommen — bei vollem Bewußtsein, aber heftigem Kopfschmerz. Der Schlaf ist schlecht; Einschlafen erst nach einstündigem Wachliegen. Gegen Geräusche, z. B. lautes Sprechen, ist er sehr empfindlich. Der Appetit ist schlecht, so daß Pat. mehrmals in der Woche kein Mittagessen zu sich nimmt, am schlechtesten ißt er morgens. Stuhlgang seit Jahren verstopft, nur alle drei Tage. Vor einigen Monaten Magenkrämpfe, anfänglich leicht, dann aber so heftig, daß er zweimal die Besinnung dabei verlor; dieselben wurden von einem Magenspezialisten als nervös angesehen, hatten sich nach Massieren mit einer Kugel wesentlich gebessert, treten jetzt nur noch zuweilen in leichtem Grade auf. Pat. ist in letzter Zeit stark gewachsen und ist jetzt (8. I. 1907) ein in Entwicklung begriffener, magerer, fast erwachsener junger Mann von blaßgelber Gesichtsfarbe, lebhaftem Wesen, guter Intelligenz. Herz, Lungen, Abdomen bieten normalen Organbefund. Pupillen weit, reagieren prompt auf Licht. Kein Romberg. Patellarreflexe beiderseits gleich, lebhaft.

Im Nacken prominiert der 4. Halswirbeldornfortsatz stark, so daß eine leichte Kyphose der Halswirbelsäule entsteht mit entsprechend vorgebeugtem Kopf. Die Brust ist etwas flach; die Lendenlordose kompensatorisch etwas verstärkt.

Die Muskulatur ist am ganzen Körper sehr empfindlich, im Bereich des Halses und Nackens stark, an Abdomen und Lenden etwas weniger schmerzhaft. Im Epigastrium beide Mm. recti abdom. hart, in der Linea alba rundlich flacher, fast hühnereigroßer, sehr schmerzhafter Knoten. Am Halse sind die Klavikularportionen der M. trapezii und sternocleidomastoidei, sowie die Scaleni sehr hart; die Warzenfortsatzinsertion der Mm. sternocleidomastoidei verdickt. Jugulum und die in demselben befindlichen Muskeln äußerst empfindlich, die letzteren stark gespannt; der Druckschmerz strahlt von hier in Zunge, Nase, Kopf und Arme aus.

Die Behandlung bestand in Massage der Muskulatur des ganzen Körpers zweimal wöchentlich, die jedoch öfters infolge äußerer Umstände ausfiel; weitere Mittel wurden nicht angewandt. Auch wurde die Lebensweise des Pat. nicht geändert, insbesondere der Schulbesuch nicht unterbrochen; nur die Osterferien, die in die Behandlungszeit fielen, verlängerten sich infolge einer lakunären Angina um einige Tage. Trotzdem und obgleich verschiedentlich während der Behandlung interkurrente Indispositionen — eine leichte Influenza, die eben angeführte Angina, ein starker Kehlkopfkatarrh mit Hustenreiz — auftraten, besserten sich die Beschwerden stetig: die Angina, die nach der 12. Massage einsetzte, verlief sogar ohne Kopfschmerzen. Nach der 15. Massage war, obgleich der Unterricht nach den Osterferien seit 10 Tagen wieder im Gange war, der Appetit gut, der Stuhlgang mit seltenen Ausnahmen täglich spontan, schließlich sogar bis zweimal täglich, die Kopfschmerzen fort, nur ab und zu trat noch leichter, dumpfer Kopfdruck auf. Während der Weiterbehandlung traten nur selten und vorübergehend noch leichte Beschwerden, wie Abgeschlagenheit, Zerstreutheit, Denkschwere, Eingenommenheit des Kopfes und dergl. auf, auch setzte hier und da der Stuhlgang noch einmal aus; meist fielen diese Beschwerden mit den angeführten Indispositionen zusammen. Schließlich waren die Beschwerden bis auf Ermüdung beim Arbeiten und Schläfrigkeit verschwunden; auch der Schlaf war gut.

Leider brach Pat. die Behandlung zu früh ab — er ist im ganzen vom 8. I. bis zum 9. VII. 1907 27mal massiert worden —, so daß sich, wie ich nachträglich erfuhr, die Beschwerden unter der schädigenden Einwirkung des Schulbesuchs teilweise wieder eingestellt haben.

Es handelte sich also um eine „Schulneurasthenie" infolge einer schweren Kopf- bzw. Halswirbelsäulenverletzung, die von einem Hartspann der gesamten, besonders der oberen, Rumpfmuskulatur begleitet war. Auch in diesem chronischen Falle brachte die ausschließliche Behandlung der Muskulatur mit der

Besserung der Muskelaffektion zugleich auch die Beseitigung der neurasthenischen Beschwerden. Auch in diesem chronischen Falle also — das ist der Schluß, der sich unabweislich aufdrängt — standen die Beschwerden in direktem ursächlichem Zusammenhange mit der Muskulatur.

Die angeführten Fälle können nach Oppenheim auch als „traumatische Neurose" bezeichnet werden. Dieses Krankheitsbild ist also durch einen Hartspann der Schulter- und Halsmuskulatur hervorgerufen, der auf den ganzen Rumpf übergreifen kann. Unsere Fälle sind nur erklärbar durch die Tatsache, daß schon die Erschütterung der Knochen und Gelenke genügt, um einen Hartspann der sie bewegenden Muskulatur hervorzurufen, der dann ganz denselben Gesetzen folgt wie der spontan entstandene. Aber auch diese Tatsache erklärt noch nicht die verschiedenen Wirkungen der gleichen Verletzung. Diese Merkwürdigkeit kann nur erklärt werden durch eine im Körper steckende Ursache, die die Entwicklung des traumatischen Hartspanns entscheidend beeinflußt. Diese Ursache ist der latente Hartspann.

Das Vorhandensein eines latenten Hartspanns wird nachgewiesen durch die Untersuchung der symmetrischen Bewegungseinheit. Sehr häufig findet man z. B. bei einem Verletzten mit Schulterversteifung auch einen Hartspann der anderen Schulter ohne Versteifung; bei längerem Bestehen der Versteifung pflegt sich derselbe auch durch gelegentliche Schmerzen zu verraten. Dieser Befund ist nur erklärbar durch die Annahme, daß ein gleicher latenter Hartspann schon vor der Verletzung auch in der nun versteiften Schulter vorhanden gewesen ist. Diese Annahme wird durch die Tatsache bestätigt, daß die Form des Hartspanns auf der verletzten Seite mit der der unverletzten Seite vollkommen übereinstimmt. Hat der Hartspann der unverletzten Seite die Schulterblattform, so hat er sie auch auf der verletzten Seite, gleichgültig, ob die auslösende Ursache ein Oberarmbruch, eine Luxation oder ein Schlüsselbeinbruch war. Der latente Hartspann ist die Ursache, weshalb der Hartspann weit über die Stelle der Verletzung hinausgreift, weshalb also z. B. zu einer Schulterversteifung nach Schulterschuß eine Hand- und Fingerversteifung, oder zu einem Handschuß eine Ellbogen- und Schulterversteifung hinzukommt. Er erklärt auch Zusammenhänge wie den folgenden.

Fall 31. Hartspann der rechten Schulter, auf die linke Schulter übergreifend nach Weichteilschuß des rechten Oberarms und der Brust.

Ein 26j. Lehrer erhielt 1915 einen Weichteilschuß durch die Innenseite des rechten Oberarms und die rechte Brustseite, der eine Medianuslähmung zur Folge hatte, die ausgeheilt ist. 14 Tage lang bestand nach der Verwundung Bluthusten; Lungenveränderungen sind indessen jetzt nicht mehr nachweisbar. Seit der Verwundung leidet Pat. an Schmerzen in der rechten Rücken- und Brustseite, die seit Februar-März 1919 sich wesentlich gesteigert und auf die linke Rückenseite ausgedehnt haben. Die Schmerzen treten ein bei tiefem Atmen, bei Bewegungen des Armes und der rechten Körperseite, vor Witterungswechsel, am stärksten bei Aufregungen. Bei Aufregungen setzt der Schmerz anfallartig ein, macht den Pat. für den Augenblick fast bewegungsunfähig und hält 3 bis 4 Tage an. Als Sitz des Schmerzes erweist die Untersuchung beiderseits die stark hypertonische Schultermuskulatur, besonders die Mm. trapezius, levator scapulae, rhomboidei, die Schulterblattmuskeln und die Mm. pectorales; in dieser Muskelgruppe wechselt der Sitz des Schmerzes je nach dem Anfall. Die Muskeln der rechten Seite sind wesentlich stärker hypertonisch als die der linken.

Hier hat der Hartspann im Laufe der vier Jahre seit der Verwundung nicht nur an Stärke in den ursprünglich befallenen Muskeln zugenommen, sondern auch auf die symmetrischen Muskeln der anderen Körperseite übergegriffen.

Der latente Hartspann erklärt auch die besondere Schwere der Versteifung nach verhältnismäßig leichten Verletzungen. Abgesehen von dem Nachweis des Tastbefundes auf der symmetrischen Seite ergibt die Vorgeschichte bei diesen schweren Formen nicht selten, daß der Verletzte vor der Verletzung schon an rheumatischen Beschwerden gelitten hat. So war bei dem oben erwähnten Fall von Radiusfraktur, bei der sich nach einigen Wochen eine Schulterkontraktur einstellte, während des Krieges ein Rheumatismus der andern Schulter dagewesen.

Aus allen diesen Tatsachen geht hervor, daß die bisher übliche Art der Nachbehandlung von Verletzungen unter vier schweren Fehlern leidet, die es erklären, warum die Erfolge derselben im allgemeinen so mangelhaft und fragwürdig sind. Der erste Fehler ist die in der Ärztewelt noch immer weitverbreitete Annahme, nach Heilung eines Knochenbruches, nach Einrichtung einer Verrenkung, nach Heilung eines Panaritiums oder einer Phlegmone würden Versteifung und Schmerzen von selbst verschwinden. Demgegenüber muß mit allem Nachdruck vom ersten Beginn an bei diesen Zuständen neben der Heilung der Verletzung oder Entzündung die Verhütung der Versteifung mit gleichem Ernste bedacht werden. Der zweite Fehler ist der Glaube, die Nachbehandlung könne zu jeder Zeit mit gleicher Aussicht auf Erfolg in Angriff genommen werden; dieser Glaube hat dazu geführt, daß die Berufsgenossenschaften immer die ersten drei Monate nach der Verletzung abwarten, bevor sie die Nachbehandlung übernehmen. Demgegenüber muß ich mit allem Nachdruck betonen, daß mit dieser Zeit die beste Aussicht für eine volle Beseitigung der Unfallfolgen entschwunden ist. Die Berufsgenossenschaften müssen endlich diesen Irrglauben aufgeben und sich in ihrem und der Verletzten Interesse vom ersten

Tage an darum kümmern, ob für Verhütung der Unfallfolgen genügend gesorgt ist. Der dritte Fehler ist die Überschätzung der Medikomechanik durch die Unfallchirurgen. Obgleich im Kriege schon die fast völlige Erfolglosigkeit des bloßen „Pendelns“ der Mehrzahl der Chirurgen zum ersten Male, wie es scheint, aufgefallen ist, hat sich hierin anscheinend nichts geändert. Die Nachteile der reinen Medikomechanik, selbst wenn sie mit Eifer betrieben wird, zeigt deutlich folgender Fall.

Fall 32. Schmerzen bei traumatischem Hartspann der Schulter und Hartspannveranlagung nach Weichteilschuß der Schulter, durch Pendeln verschlimmert, durch Massage geheilt.

Hauptmann, der seit Jahren an Kopfschmerzanfällen litt und vor drei Jahren an linksseitigem Schulterrheumatismus gelitten hatte, wurde 15. IX. 1914 durch Weichteilschuß der vorderen Deltoidesgegend verwundet. 3. X. 1914. Entfernung des Granatsplitters. Wunde heilt Mitte Oktober; es verblieb eine Schulterkontraktur mit ständigen, besonders nächtlichen Schmerzen von der Schulter bis zur Hand, die Kopfschmerzen waren seit der Verwundung häufiger und stärker, der Schlaf schlecht. Deshalb von Mitte November ab medikomechanische Behandlung in einem Zanderinstitut, wo Pat., der wieder ins Feld wollte, sehr intensiv übte; deshalb wiederholt starke Reizerscheinungen, die zu 2—3wöchiger Ruhe und Einstellung der Übungen zwangen; doch war schließlich die Schulterbewegung frei, die Schmerzen jedoch völlig unverändert. Pat. trat deswegen am 20. I. 1915 in meine Behandlung: die Muskulatur beider Schultern und des Halses war stark hypertonisch und sehr schmerzhaft, rechts auch die des Armes, hier zumeist die Mm. trapezius, levator scap., deltoideus, subscapularis, brachioradialis und adductor pollicis; sehr stark druckschmerzhaft war auch das Akromioklavikular-Gelenk; keine Atrophie. Schulterbewegung frei, aber schmerzhaft. Nach 23 Massagen beider Schultern, des Halses und des rechten Armes waren die Schmerzen in Schulter, Arm und Kopf fort, der Schlaf gut, Pat. felddienstfähig.

Auch die Erfolge der gewaltsamen Redression sind häufig sehr fragwürdig. So behandelte ich eine Beugekontraktur des linken Ellbogens, die zweimal in Narkose gestreckt und jedesmal wieder rückfällig geworden war; die Massage des linken Armes, bei der die hypertonischen Mm. biceps und brachialis besonders berücksichtigt wurden, brachte die Kontraktur ohne jedes Redressionsmanöver — es wurden außerdem nur Widerstands- und Pendelübungen vorgenommen — zum Verschwinden.

Gegenüber dieser Überschätzung des Pendelns und der Redression muß ich mit allem Nachdruck darauf hinweisen, daß die Massage das Hauptmittel der Nachbehandlung zur Beseitigung der Schmerzen und Versteifungen nach Verletzungen ist; denn der versteifte Muskel ist krank und muß zuerst von seiner Erkrankung, dem Hartspann, durch Massage befreit werden, bevor man ihn übt oder dehnt. Der vierte Fehler ist die Ausführung der Massage der Verletzten durch Laien. Die Massage eines versteiften Gelenks ist ebenso kompliziert wie die „Nervenmassage“ bei „nervösem“ Kopfschmerz, denn ebenso wie dort, so gilt es auch hier, die Muskeln aufzusuchen, die die Versteifung verursachen, man muß den Mechanismus einer Versteifung durchschauen, und nach dieser Einsicht die Massage einrichten, sonst bleibt sie erfolglos. Dazu aber hat sogar der Arzt noch besondere Vorstudien nötig, der Laie ist dazu ganz außerstande. Wenn diese Voraussetzungen erfüllt sind, ist auch der beliebte Einwand der Chirurgen gegenstandslos, sie hätten keine Zeit, die Massage selbst auszuführen, denn von einem entsprechend vorgebildeten Arzte sachgemäß ausgeführt, genügt es für den vollen Erfolg der Nachbehandlung die Massage zwei- bis dreimal in der Woche auszuführen, dadurch wird das vollständig und mit voller Sicherheit erreicht, was mit der zweimal täglich ausgeführten Massage des Masseurs nur zufällig einmal in einem günstig gelegenen Falle gelingt.

31.
Der Hartspann bei Lähmung

Bei Wegfall des Nervenreizes, infolge zentraler oder peripherer Lähmung des zuleitenden Nerven entwickelt sich in den gelähmten Muskeln ein Hartspann, der ebenso einen akuten, wenn auch weniger heftigen Verlauf und eine ebensolche regelmäßige Entwicklung nimmt, wie der Hartspann nach Verletzung. Am reinsten ist dieser Hartspann zu beobachten bei Hemiplegien. Hier wird die gelähmte Muskulatur einige Tage nach Eintritt der Lähmung druckschmerzhaft, hypertonisch und schwillt an, allerdings nicht in dem starken Grade wie bei der Verletzung, infolgedessen entgehen diese Erscheinungen leicht der Aufmerksamkeit; sie machen sich aber bemerkbar durch mehr oder weniger heftige Schmerzen in den gelähmten Muskeln; diese werden leider heute meistens in die Nerven des gelähmten Gliedes verlegt, was naturgemäß ausgeschlossen ist, denn die Empfindungsnerven sind an dem Krankheitsvorgang nicht beteiligt und die gelähmten Bewegungsnerven sind ohne Empfindung. Die Muskelschmerzen können Wochen und Monate lang anhalten. Allmählich geht die Schwellung zurück, die Muskeln magern ab und verkürzen sich, und es verbleibt ebenso wie nach Quetschung eine Kontraktur. Auch hier ist die Entwicklung in drei bis sechs Monaten abgelaufen und die Versteifung einer Rückbildung nicht mehr fähig. Der Endausgang ist eine Adduktions- und Drehkontraktur der Schulter, eine leichte Beugekontraktur des Ellbogens, eine Streckkontraktur von Hand und Fingern, eine Adduktions- und Drehkontraktur der Hüfte, eine leichte Beugekontraktur des Knies und ein Spitzfuß. Sie sind die Ursache der linkischen Armbewegungen, der „Zirkumduktion“ des Beins und des stapfenden Hinkens, an dem wir den Hemiplegiker schon von weitem auf der Straße erkennen. Ist dieser Zustand einmal eingetreten, so nutzt die meist inzwischen erfolgte Wiederherstellung der Nervenleitung nichts mehr. In der großen Mehrzahl der Fälle von Halbseitenlähmung infolge Hirnblutung, die wieder aktiv bewegungsfähig werden, ergibt die funktionelle Prüfung der Muskelinnervation, daß sämtliche Muskeln normal innerviert werden. Die normale Innervation führt aber nicht zur normalen Zusammenarbeit der Muskeln, weil diese inzwischen geschwunden und verkürzt sind. Schwund und Verkürzung hätten vermieden werden können, wenn der Hartspann, dessen Folge sie sind, sofort in Behandlung genommen worden wäre. Es ist der Grundfehler der heutigen Behandlung der Nervenlähmungen, daß das unterlassen wird. Auch hier muß sich die Erkenntnis durchringen, daß es sich bei jeder Lähmung, ebenso wie bei jeder Verletzung, um zwei Krankheiten handelt, die aufeinander gepfropft sind. Um die Lähmung, der wir vorläufig, mag sie peripher oder zentral ihren Sitz haben, ohnmächtig gegenüberstehen, und um den durch die Lähmung ausgelösten Hartspann, der seiner eignen Entwicklung folgt, die wir aber ebenso sicher beeinflussen können, wie bei der Verletzung. Auch bei der Lähmung beeinflußt der latente Hartspann die Entwicklung der Kontraktur maßgebend. Deshalb ist im einzelnen die Schwere und Art der Kontraktur bei gleicher Lähmung sehr verschieden. Im Kriege sah ich sogar vereinzelt Medianus- und Ulnarislähmungen ohne jede Kontraktur — ein schlagender Beweis, daß Lähmung und Kontraktur zwei durchaus voneinander verschiedene und voneinander in weiten Grenzen unabhängige Krankheitsvorgänge sind. Leider ist nur der Endausgang der Hartspannerkrankung, die Kontraktur, in der Ärztewelt, wenn auch nicht genügend, so doch wenigstens bekannt und in ihrem Dasein „anerkannt". Das Anfangsstadium der Erkrankung, das sich in den Schmerzen des Gelähmten äußert, ist so gut wie unbekannt; es ist eine dringende Notwendigkeit, daß gerade dieser akute Anfang bekannt wird, und daß die, wie mich meine Erfahrung gelehrt hat, ganz unbegründete Scheu vor jeder aktiven Behandlung bei Gehirnblutungen aufgegeben wird. Es muß allgemeine Überzeugung werden, daß es ein Kunstfehler ist, einen halbseitig Gelähmten so lange mit einer Eisblase auf dem Kopfe im Bett zu halten und seine gelähmten Glieder unbehandelt zu lassen, bis er zu dem Schicksal verurteilt ist, als Ruine durch die Straßen zu schleichen oder als lebender Leichnam Monate und Jahre im Sessel dahinzusiechen.

Besondere Eigentümlichkeiten zeigt der Hartspann bei spinaler Kinderlähmung. Ebenso wie bei der Hemiplegie beginnt die durch die Lähmung ausgelöste Muskelerkrankung auch hier plötzlich, jedoch entsprechend der allgemeinen Infektion wesentlich heftiger mit starken, einige Tage anhaltenden Schmerzen und Schwellung der gelähmten Muskeln. Der Hartspann nimmt dann wie bei jeder andern Lähmung seinen typischen Verlauf und nach drei bis sechs Monaten ist auch hier die atrophische Kontraktur da, nur sind bei der spinalen Kinderlähmung im Gegensatz zu anderen Formen der Lähmung mehr oder weniger große Teile der Muskulatur untergegangen. Übriggeblieben ist nur ein entsprechender Bruchteil der Muskulatur, der aber ebenso wie bei jeder andern Lähmung von Schwund, Verhärtung und Verkürzung befallen ist, mit entsprechender Versteifung der beteiligten Gelenke. Auch hier pflegen die noch vorhandenen Muskelreste normal innerviert zu sein, jedoch reagieren sie wesentlich schlechter auf den galvanischen und nur sehr schwer auf den faradischen Strom. Außerdem gehorchen sie auch dem Willen viel schlechter als das bei anderen Formen der Muskelatrophie zu sein pflegt. Man sieht hier Fälle von anscheinend völliger Lähmung eines Gliedes, bei denen durch den galvanischen Strom von sämtlichen Nerven aus in allen Muskeln Zuckungen hervorgerufen werden können, jedoch keine oder nur ganz ungenügende Bewegungen durch den Willensakt. Dieser Befund erinnert an manche Fälle von psychogener Lähmung ohne Nervenschädigung im Kriege, bei denen vom Nerven aus der Muskel elektrisch normal erregbar war, aber der Willensakt keine Aktion im Muskel auslöste. Vereinzelt habe ich das auch bei Kindern gesehen nach längerem Liegen eines feststellenden Gipsverbandes; sie konnten unmittelbar nach Entfernung des Verbandes die durch den Verband festgestellt gewesenen Muskeln nicht bewegen. Hier dauerte dieses Unvermögen nur wenige Tage, bei den psychogenen Lähmungen kann es, ohne daß Simulation beteiligt wäre, Monate, ja Jahre dauern, kann aber durch systematische Erziehung, besonders mit Widerstandsübungen, sehr schnell, häufig in einer Sitzung wieder geweckt werden. Bei der spinalen Kinderlähmung kann der Zustand viele Jahre dauern, ist aber auch dann noch durch systematische Behandlung des Hartspanns mit Massage und Elektrizität soweit zu beheben, wie es der Leistungsfähigkeit der vorhandenen Muskelreste entspricht. In diesen Fällen hat sich mir außer der Massage, die durchaus unerläßlich ist, die rhythmische Faradisation mit dem Bergoniéstrom vorzüglich bewährt. Diese Form des faradischen Stroms hat den großen Vorteil, daß ihre Anwendung keinen Schmerz an der Anliegestelle der Elektrode verursacht; deshalb können Stromstärken angewandt werden, die bei dem gewöhnlichen faradischen oder galvanischen Strom ganz ausgeschlossen sind. Es gelang meist, die atrophischen Muskeln durch den Bergoniéstrom zur Kontraktion zu bringen; diese war allerdings anfangs trotz Einschaltung der ganzen Stromstärke nur schwach und träge, besserte sich aber im Laufe der Behandlung trotz allmählicher Herabsetzung der Stromstärke immer mehr. Die ständig hin und her gehende Umschaltung des Stroms von den Agonisten zu den Antagonisten und umgekehrt, dessen Stärke unabhängig vom Willen beliebig gesteigert werden kann, ist zugleich eine unvergleichliche Übung, die auf keine andere Weise erreichbar ist. Welche Erfolge auf diese Weise selbst in ganz veralteten Fällen erreicht werden können, zeigt folgendes Beispiel.

Fall 33. Gehunfähigkeit bei Muskelschwäche der Beine infolge spinaler Kinderlähmung, durch Massage und Bergonisation behoben.

$8^1/_2$jähriges schwächliches Mädchen erkrankte mit $1^1/_2$ Jahren an Lungenentzündung und Kinderlähmung, wonach Bewegungsunfähigkeit beider Beine, fing erst mit vier Jahren wieder an zu gehen. Damals von anderer Seite Sehnenüberpflanzung am linken Fuß, vor zwei Monaten am rechten Fuß. Pat. geht nur im Zimmer, auf der Straße nicht, wird den 10 Minuten weiten Weg zur Schule gefahren.

7. III. 1922. Gang mit nach rechts überhängendem Rumpfe stark hinkend und wiegend: rechtes Bein in Auswärtsdrehung und leichter Kniebeugung.

Rechter Fuß: Klumpfuß, noch leicht supiniert, mit Großzehenballen und leichte Versteifung des Knöchelgelenks; aktive Fußbeugung und -streckung vorhanden, Nn. tibialis, peronaeus, femoralis, obturatorius reagieren sämtlich auf den galvanischen Strom.

Linkes Bein: $3^1/_2$cm verkürzt, Muskulatur stark atrophisch, aktive Kniebeugungstreckung schwach, Fußbeugung-streckung kaum; Spitzplattfuß.

Nn. tibialis und peronaeus reagieren schwach, aber deutlich, femoralis, obturatorius ziemlich gut.

Links trägt Pat. Schuh mit 2 cm Kork, Unterschenkeldoppelschiene und Wadenband.

Muskulatur des ganzen Körpers ist leicht hypertonisch, sehr mager.

Behandlung Massage des ganzen Körpers und Bergonisation der Beine zweimal wöchentlich. Rechts Schuh mit Innenschiene, Knöchelband und leichter Erhöhung des Absatzes.

6. IV. Nach der 10. Behandlung Müdigkeit geringer, Gehen noch nicht 10 Minuten auf der Straße möglich.

15. V. Nach 19. Behandlung Gehen auf der Straße über eine halbe Stunde möglich.

26. VII. Nach 26. Behandlung geht Pat. ständig halbstündige Wege zu Fuß.

Pat. wurde im ganzen bis 27. X. 1922 41mal behandelt.

D e r H a r t s p a n n k a n n a u c h s e l b s t U r s a c h e e i n e r N e r v e n l ä h m u n g s e i n. Der Nerv ist gegen Druck ganz außerordentlich empfindlich, das haben die Narkosenlähmungen schon lange bewiesen. Auch die bekannte Tatsache, daß häufig schon kurzes Liegen auf dem Ellbogen genügt, um eine vorübergehende Empfindungslähmung des N. ulnaris herbeizuführen, beweist das. Im größten Umfang hat das der Krieg gezeigt. Bei der übergroßen Mehrzahl der Nervenlähmungen, die ich behandelt habe, begann schon nach ganz wenigen, nicht selten nach der ersten Massage, der Rückgang der Lähmung und wurden einzelne Muskeln des gelähmten Nervengebiets wieder aktiv bewegt, und recht häufig wurde selbst bei ausgedehnten Lähmungen, sogar bei einzelnen Armplexuslähmungen nach Schußverletzung voller Rückgang der Lähmung erreicht. Das beweist, daß in den meisten Fällen die

Schußlähmung nicht auf Durchtrennung des Nerven beruht, sondern auf Druck durch das infolge der Schußverletzung und der fast immer begleitenden Eiterung entzündete Gewebe, also durch den traumatischen und entzündlichen Hartspann. Da dieser vorzüglich auf Massage reagiert, erklären sich die Erfolge ohne weiteres, sie ist also das gegebene Heilmittel.

Das gilt in gleicher Weise für anderweitige Drucklähmungen, z. B. die Radialislähmungen infolge Drucks eines Kallus des Oberarms. Ich führe einen besonders bemerkenswerten Fall an.

Fall 34. Ataxie und Parese des N. accessorius und des Plexus brachialis nach Bruch der Halswirbelsäule, durch Massage geheilt.

Am 21. XII. 1905 konsultierte mich ein 20jähriger Schreiner, der acht Wochen vorher von einem Birnbaum gefallen war und eine Stunde bewußtlos gelegen hatte. Er klagte seitdem über Schmerzen in Nacken und Schultern, schlechten, häufig unterbrochenen Schlaf, sehr frühes Erwachen mit dumpfem Kopf „als wenn er betrunken wäre", Kraftlosigkeit im linken Arm und Schwäche in den Beinen. Pat. schwankte beim Gehen, die linke Skapula stand flügelförmig ab; beim Erheben der Arme zur Senkrechten blieb der linke mit halb gebeugtem Ellbogen zurück; die Bewegungen des linken Armes waren zwar alle vorhanden, aber kraftlos. Die Kniereflexe waren stark gesteigert. Ganz eigenartig war die Kopfhaltung: der Kopf war wie zwischen die Schultern gesunken und nach vorn verschoben, so daß der Kehlkopf nur wenig über dem Thoraxeingang stand; die Distanz Zungenbein-Sternum betrug etwa 7 cm; der Kopf konnte nicht hintenübergebeugt werden. An der Halswirbelsäule war vom 3. bis 4. Halswirbel aufwärts bis zum Schädel zu beiden Seiten eine voluminöse knochenharte Verdickung zu fühlen, durch die die Halswirbelsäule in ihrer oberen Hälfte etwa auf das Doppelte verbreitert war. Sprung vom Stuhl auf den Boden schmerzte im Nacken, Schlag auf den Kopf nicht. Die ganze Rumpfmuskulatur vom Schädel bis zu den Hüften war hypertonisch. Es konnte sich nur um einen Bruch der Halswirbelsäule handeln, der zur Zeit verheilt war, dessen Kallus aber zweifellos noch die Leitung im Rückenmark beeinträchtigte und besonders eine Parese des linken N. accessorius und des Plexus brachialis verursachte.

Ich war mir wohl bewußt, daß eine Steigerung der Schwellung im Bereiche des Kallus die Lähmungserscheinungen in unberechenbarer Weise bis zu vielleicht völliger Leitungsunterbrechung im Rückenmark steigern konnte, beschloß aber, trotzdem eine Massagebehandlung zu versuchen, da ja der Bruch zweifellos verheilt war und ein anderes Mittel, hier zu helfen, nicht zur Verfügung stand. Allerdings ging ich dem Ernst der Situation entsprechend vorsichtig vor. Ich massierte den ganzen Rumpf, besonders Hals und Nacken, dreimal wöchentlich. Nach der ersten Massage waren die Schmerzen fort und der Schlaf die ganze Nacht von $^1/_2$10 bis 6 Uhr hindurch ununterbrochen und gut. Von Massage zu Massage nahm dann die Schwellung des Halswirbel ab und besserte sich Gang, Arm- und Kopfbewegung. Nach der 3. Massage hörte das Schwanken beim Gehen auf. Nach der 8. Massage wurde der linke Arm ebenso hoch gehoben wie der rechte, und Pat. fühlte sich so wohl, daß er die Arbeit wieder aufnahm und aus der Behandlung wegblieb.

Auch die „rheumatische" Fazialislähmung ist anscheinend eine Drucklähmung. Dieselbe beginnt stets mit starkem Schmerz in der Gegend des Warzenfortsatzes der gelähmten Seite. Hier aber ist der N. facialis nach seinem Austritt aus dem Foramen stylomastoideum umgeben von den Mm. digastricus, sternocleidomastoideus und den am Griffelfortsatz ansetzenden Muskeln, die wegen des knöchernen Widerlagers des Atlas und der Bedeckung durch die Fascia parotideomasseterica bei Eintritt einer Schwellung nicht ausweichen können. Als Schmerzstelle ergibt die Tastuntersuchung den geschwollenen Ansatz des M. sternocleidomastoideus am Warzenfortsatz und den hinteren Bauch des M. digastricus. Es ist also immer bei Fazialislähmung ein Hartspann der betreffenden oberen Halsseite vorhanden. Ich schließe daraus, daß der Druck der geschwollenen Muskeln auf den Nerven die Lähmung verursacht. Jedenfalls bewirkt die Massage des Halses von diesem Gesichtspunkte aus einen so schnellen Rückgang der Lähmung, daß man die Wirkung derselben als Bestätigung dieses Schlusses ansehen muß, während sonst die Fazialislähmung nur sehr langsam zurückgeht und nicht selten ungeheilt bleibt. Die schnelle Wirkung der Massage zeigt folgendes Beispiel.

Fall 35. Fazialislähmung, durch Massage geheilt.

Fr. Bu., 40jähr. Wirt, fiel vor 12 Tagen auf den Kopf, nachher Gang ohne Überrock bei naßgeschwitztem Körper; am andern Morgen Schmerzen und Lähmung in linker Gesichtshälfte, jetzt noch in geringem Grade bestehend.

25. IV. 1922. Mittelgroß, kräftig gebaut, mäßig korpulent, frisch aussehend.

Linke Gesichtshälfte etwas schlaff, Stirnrunzeln, Augenschluß, Nasenrümpfen, Mundwinkelhochziehen eben angedeutet.

Galvanisch reagiert N. facialis und die von ihm versorgten Muskeln schwach bei 8—10 M.-A. KSZ > ASZ, AOZ und KOZ nicht auslösbar.

Muskulatur des Halses, der Schultern und des Gesichts hypertonisch, links stärker als rechts, und schmerzhaft, zumeist der obere Ansatz des M. sternocleidomastoideus.

Behandlung: Massage von Schultern, Hals, Gesicht und Galvanisation, zweimal wöchentlich.

1. V. 22. Nach 2. Behandlung Stirnrunzeln wesentlich deutlicher, Augenschluß fast vollständig, Nasenrümpfen und Mundwinkelhochziehen aktiv unmöglich.

4. V. 22. Nach 3. Behandlung Stirnrunzeln und Augenschluß kräftiger, Nasenrümpfen und Mundwinkelhochziehen schwach.

12. V. 22. Nach 6. Behandlung Stirnrunzeln fast normal, Augenschluß vollständig, noch wenig energisch, Nasenrümpfen kräftiger, Abziehen des Mundwinkels seitwärts und abwärts gut, aufwärts nicht möglich.

Pat. erscheint nicht mehr zur Behandlung.

32.
Der Hartspann bei den Gelenkkrankheiten

Der Hartspann ergreift, wie wir gesehen haben, nur ganz selten die Muskulatur allein. So gut wie immer sind alle Bestandteile des Bewegungsapparates von der hypertonischen Erkrankung ergriffen, zumeist die Gelenke. Die Erkrankung der Gelenke schwankt vom einfachen Druckschmerz bis zu ausgesprochener chronischer Entzündung mit Verdickung der Gelenkkapsel, Zotten- und Reizkörperbildung. Man kann, wenn die Veränderung des Gelenks bis zu diesem Grade fortgeschritten ist, den Zustand auch als chronische Gelenkentzündung mit begleitendem Hartspann bezeichnen.

Ebenso nun wie die einfache chronische Gelenkentzündung, so ist jede Gelenkerkrankung ausnahmslos mit einer Erkrankung der das Gelenk bewegenden Muskulatur verbunden. Diese Tatsache ist schon lange bekannt.

Hoffa[1]) weist in nachdrücklichster Weise auf die Wichtigkeit der Muskelatrophie bei Kontusionen und Entzündungen der Gelenke hin, die „für den Erfolg der Massagebehandlung oft von ausschlaggebender Bedeutung ist" und „von den Ärzten noch viel zu wenig berücksichtigt wird". Lovett[2]) zieht nach Anführung einer Reihe charakteristischer Erfahrungen den Schluß: „Bei jeder Synovitis, jeder Fraktur, jeder Arthritis tritt eine Muskelatrophie auf, die in vielen Fällen persistiert, nachdem das Gelenk schon längst wieder gesund ist. Die Atrophie ist namentlich eine Komplikation der chronischen Gelenkerkrankungen. Was die Therapie anbelangt, so ist die Beseitigung der Atrophie der an das Gelenk angrenzenden Muskeln zum mindesten ebenso schwer wie die Ausheilung der Gelenk-

---

[1]) Hoffa, Technik der Massage, 5. Aufl. 1907, S. 49 ff.

[2]) Lovett, Über die Atrophie von Muskeln und Gelenken in ihrer Beziehung zu den Gelenkverletzungen, Gelenkerkrankungen und deren Fixation. Zeitschr. f. orthop. Chir. Bd. 32, S. 489.

erkrankung selbst." F. Landois[3]) sagt: „Der Ausgang der Muskelatrophien ist kein günstiger. Das liegt daran, weil im allgemeinen die traumatischen Formen sehr spät erkannt und dann auch nicht mit dem nötigen Nachdruck behandelt werden. Man sucht den Fehler oft im Gelenk, während die ganzen Beschwerden durch die schlaffe Muskulatur und oft durch Einklemmungserscheinungen der Kapsel infolge ungenügender Muskelspannung bedingt sind."

Von diesen Autoren wird die Muskelerkrankung, die die Gelenkerkrankung begleitet, durchweg als einfacher Muskelschwund angesehen. Das ist sie indessen nicht. Nur oberflächlich nämlich fühlt sich die Muskulatur schlaff und geschwunden an, tastet man sie indessen auch in der Tiefe durch, so fühlt man, daß der Kern des schlaffen Schwundes immer eine mehr oder weniger umfangreiche Spannung von wechselnder Stärke ist. Diese Spannung, dieser Hypertonus ist in der ganzen beteiligten Muskulatur nachweisbar; hinzu kommen die Schmerzpunkte in Gelenken und Schleimbeuteln — kurz es handelt sich hier um den gleichen Hartspann, wie er auch ohne ausgesprochene Gelenkerkrankung vorkommt. Der einzige Unterschied gegenüber dem einfachen Hartspann ist das stärkere Vorwalten des Muskelschwundes.

Der Hartspann bei Gelenkerkrankungen wird nun weiter als reine Folge der Gelenkerkrankung und als ausschließlich durch sie verursacht angesehen. Bei dieser Auffassung ist es aber schon unerklärlich, daß die Stärke des Hartspanns bei völlig gleichem Gelenkbefund in den einzelnen Fällen so außerordentlich verschieden ist. Bei der gleichen Gelenkquetschung sind im einen Falle der Muskelschwund und die empfundenen Beschwerden kaum angedeutet und beeinträchtigen die Tätigkeit des Gelenks überhaupt nicht, im anderen Falle bleiben trotz sorgfältigster Behandlung starker Muskelschwund und Arbeitsunfähigkeit monatelang bestehen.

Gänzlich unvereinbar mit der bisherigen Auffassung ist aber die Tatsache, daß bei allen spontan entstandenen Gelenkerkrankungen ohne jede Ausnahme der symmetrische Hartspann in voller Ausbildung vorhanden ist. Mit anderen Worten: auf der „gesunden" Seite finden wir genau die gleichen Muskelveränderungen, nur ohne den Schwund. Die Muskelveränderungen entsprechen in ihrer Gruppierung genau der kranken Seite; vor allem ist auch gerade die Muskulatur des kranken Gelenks auf der

[1]) Küttner und Landois, Die Chirurgie der quergestreiften Muskulatur. Deutsche Chirurgie, Lieferung 25a, I. Teil. Stuttgart 1913. S. 168.

gesunden Seite stets am stärksten ergriffen. Nicht selten bestehen auch auf der „gesunden“ Seite Beschwerden, wie Müdigkeit und Schmerzen. Diese sind auch bisher schon durchaus nicht unbekannt, werden aber als Folge der Überanstrengung des gesunden Gliedes infolge Schonung des kranken gedeutet. Daß dies ausgeschlossen ist, ergibt der Untersuchungsbefund. Dieser symmetrische Hartspann ist nämlich sofort in voller Ausbildung da, auch bei Verletzungen; seine Stärke ist zwar geringer als auf der kranken Seite; vor allem aber ergibt die Untersuchung dem erfahrenen Beobachter, daß die Muskelveränderungen auf der gesunden Seite viel älter sein müssen, als es dem Alter der Gelenkerkrankung entspricht.

Diese Tatsachen lassen nur den einen Schluß zu, daß es sich bei dem die Gelenkerkrankungen begleitenden Hartspann um eine selbständige Erkrankung handelt, die schon vor der Gelenkerkrankung dagewesen sein muß, wenn sie auch keine deutlichen Beschwerden gemacht hat, die zwar durch die Gelenkerkrankung in ihrer Schwere erheblich beeinflußt worden ist, die aber andererseits ihren eigenen Gesetzen folgt und deshalb bei gleichem Gelenkbefund in weiten Grenzen schwankt.

Der Hartspann nun ist eine Begleiterscheinung jeder Gelenkerkrankung.

Schon oben (S. 235 ff.) wurde gesagt, daß er regelmäßig in Begleitung der Quetschungen, Verstauchungen, Verrenkungen und Brüche der Gelenke auftritt. Ebenso wurde der muskuläre Gelenkschmerz (S. 179) angeführt, der bisher als nervös und neuralgisch angesehen wird; derselbe ist verursacht durch den Hartspann der das Gelenk bewegenden Muskulatur selbst.

Der Hartspann findet sich ferner in stärkster Ausbildung bei der Arthritis deformans, und nach meiner Erfahrung gelten die Worte von Hoffa und Lovett gerade für diese Erkrankung; auch bei ihr ist eine wirkliche Besserung nur zu erreichen, wenn es gelingt, durch die Massage den begleitenden Hartspann zu bessern und damit die Versteifung (Kontraktur) zu lösen.

Auch bei echter Gicht habe ich regelmäßig außer den Gelenkveränderungen ausgedehnte Muskelveränderungen gefunden, durchaus gleichartig denen des Hartspanns.

Ferner hinterläßt der akute Gelenkrheumatismus nach seinem Abklingen einen ausgedehnten Hartspann, wie ich in jedem von mir untersuchten Falle nachweisen konnte. Folge dieses Hartspanns sind bei längerer Dauer der Gelenkerkrankung und infolgedessen längerer Stillstellung der Gelenke die bekannten Versteifungen, Kontrakturen und Muskelabmagerungen.

Schließlich finden wir bei der Gelenktuberkulose bekanntlich immer Muskelkontrakturen und, sobald das Gelenk fixiert ist, Muskelschwund. Auch hier sind diese Erscheinungen Zeichen eines die Gelenktuberkulose begleitenden Hartspanns, der sich in seinem Anfang, bevor Kontraktur und Schwund eingetreten sind, durchaus nicht unterscheidet von einem Hartspann, wie er z. B. der Ischias oder der Fußinsuffizienz zugrunde liegt.

Bei jeder Gelenkerkrankung und den sie begleitenden Muskelveränderungen haben wir also zwei selbständige Erkrankungen vor uns, die sich miteinander verbinden, und es fragt sich nur, in welchem Verhältnis diese beiden Erkrankungen zueinander stehen.

Heute wird allgemein angenommen, daß die Gelenkerkrankung die Muskelerkrankung erst hervorgerufen, diese also „reflektorisch" sei. Dagegen spricht aber einmal der bei gleicher Gelenkerkrankung außerordentlich verschiedene Grad der Muskelerkrankung und das Vorhandensein der gleichen Muskelerkrankung auf der gesunden Seite, sodann die Tatsache, daß genau die gleiche Muskelerkrankung auch ohne Gelenkerkrankung vorkommt, und zwar um das Vielfache häufiger und genau in der gleichen Art und Gruppierung wie bei der Gelenkerkrankung. Diese Tatsachen haben mich zu dem Schluß geführt, daß nicht die Gelenkerkrankung die erste und der Hartspann die zweite Krankheit ist, sondern daß der Hartspann zuerst da war, und erst auf dem Boden des Hartspanns sich die Gelenkerkrankung entwickelt, mit anderen Worten, daß der Hartspann die Vorbedingung, die Veranlagung schafft für die Gelenkerkrankung, daß die spezifischen Gelenkerkrankungen also auf den Hartspann aufgepfropfte „zweite" Krankheiten sind.

Die Vorbedingung kann hier verschiedener Art sein. Wie wir gesehen haben, verschlechtert der Hartspann die Zirkulationsverhältnisse. Daß dies auch für die Gelenke gilt, sieht man bei den nach akutem Gelenkrheumatismus nicht selten zurückbleibenden Versteifungen, bei denen der Schwund der verkürzten Muskulatur in bemerkenswerter Weise absticht gegen die zurückgebliebene Schwellung der Gelenke. Diese Zirkulationsstörung gibt selbstverständlich einen guten Nährboden für Bakterienansiedlung, und so erklären sich die akuten Infektionen des Gelenkes in Form des akuten Gelenkrheumatismus und seiner Rezidive. Es erklärt sich so aber auch die Infektion durch den Tuberkelbazillus. Die Zirkulationsverlangsamung erklärt aber auch bei vorhandener Harnsäurediathese ohne weiteres den Ausfall der Urate, wobei ich daran erinnere, daß nach Ebstein die

Urate sich nur in vorher verändertem Gewebe niederschlagen. Die hier vorliegende Gewebsveränderung ist der Hartspann.

Ein weiterer zu Gelenkerkrankungen prädisponierender Umstand ist die krankhafte Gruppierung im Hartspann, wie wir sie bei den einzelnen Formen desselben kennen gelernt haben. Ergreift der Hypertonus die einzelnen Muskeln einer Bewegungseinheit ungleichmäßig, so wird die Statik des Gelenkes verändert: sind gewisse Muskeln stärker gespannt als die übrigen, so müssen deren Antagonisten gedehnt werden, das Gelenk wird infolgedessen abnorm beansprucht (vgl. Fig. 50/51, 67/68, 69/70), wenn die Knochen nicht, wie bei der Rachitis, dem falschen Drucke nachgeben. Sind die Spannungsunterschiede in der Muskulatur stark ausgeprägt, so werden die Gelenkflächen an der einen Stelle stärker gedrückt, liegen an anderen mehr oder weniger hohl. Es tritt also eine Gelenkflächeninkongruenz ein, und diese führt, wie Preiser nachgewiesen hat, zur Arthritis deformans. Möglicherweise führt auch der ungleichmäßige Druck auf die Gelenkflächen zu umschriebenen Nekrosen, die nach dem Nachweis von Axhausen gleichfalls bei der Entstehung der Arthritis deformans eine Rolle spielen.

Wenn diese Überlegungen richtig sind, muß die Massage des Hartspanns auch günstig auf gleichzeitig vorhandene Gelenkerkrankungen einwirken. Für die Gelenkverletzungen und für die einfache Gelenkentzündung steht das nach Lovett, Hoffa, Landois fest, und ich kann die Erfahrungen dieser Autoren nur vollauf bestätigen. Aber auch bei allen anderen Gelenkerkrankungen ist, wie ich aus Erfahrung feststellen kann, die Massage des begleitenden Hartspanns das wirksamste Mittel zur Heilung auch der Gelenkerkrankung.

Das gilt auch für die tuberkulösen Gelenkerkrankungen. Bei diesen gilt ja die Massage als strengstens kontraindiziert, weil man von den Massagehandgriffen eine Generalisation der Tuberkulose befürchtet. Diese Furcht ist völlig unbegründet, wie ich auf Grund mehrerer meist jahrelang mit Massage behandelter Fälle sagen kann. Übrigens möchte ich hier nicht unerwähnt lassen, daß nach Hoffa[1]) schon Niehans-Bern vorzügliche Resultate mit Massage bei Handgelenktuberkulose erzielt hat, und daß auch Bier[2]) bei Gelenktuberkulose neben seiner Stauungshyperämie Massage angewandt, sie aber wieder verlassen hat. Hoffa hebt ausdrücklich hervor, daß auch Niehans nie eine Generalisation gesehen hat.

Also ich kann nur dringend dazu auffordern, systematische

[1]) Hoffa, Technik der Massage, S. 58.
[2]) Bier, Hyperämie als Heilmittel, 1903, S. 187.

Versuche mit Massage bei sämtlichen Gelenkerkrankungen zu machen. Immer aber ist hierbei im Auge zu behalten, daß diese Massage lediglich eine Massage des Hartspanns ist, daß also die Gelenkerkrankung nur insoweit durch sie beeinflußt wird, als die Veranlagung für sie weggeräumt wird. Hiermit aber räumt die Massage zugleich das Hindernis der normalen Heilung aus dem Wege. Wenn also auch in diesen Fällen die Massage das Gelenk nicht direkt beeinflußt, so bahnt sie doch dem physiologischen Heilungsvorgang den Weg, und es ist deshalb bei ihrer Anwendung zu erwarten, daß der Körper mit der Gelenkerkrankung allein fertig wird, diese also, wenn nicht von selbst, so doch bei Anwendung entsprechender Maßnahmen leichter und schneller ausheilt. Damit ist aber das Höchste geleistet, was der Arzt vernünftigerweise von einem Heilmittel verlangen kann.

33.
Der Hartspann als Begleiterscheinung innerer Krankheiten

Der Hartspann tritt nicht nur selbständig auf, sondern auch außerordentlich häufig als Nebenerscheinung bei inneren Krankheiten. Die Formen, in denen er hier auftritt, sind ganz die gleichen Formen, in denen wir ihn bisher kennen gelernt haben, und er verursacht auch hier die Beschwerden, die den betreffenden Formen entsprechen. Diese Tatsache ist deshalb sehr wichtig, weil bisher diese Beschwerden regelmäßig auf die innere Krankheit bezogen und von diesem Gesichtspunkte behandelt werden. Es ist begreiflich, daß bei dieser Art der Behandlung der Erfolg ausbleibt. Dieser kann eben auch in diesen Fällen nur durch Behandlung des Hartspanns erreicht werden. Diese Tatsache ist gerade für den Arzt von der allergrößten Wichtigkeit, denn die große Mehrzahl der chronisch Kranken, die das Vertrauen zum Arzte verliert und dem Kurpfuschertum in die Hände fällt, sind solche Fälle von inneren Erkrankungen, die mit einem Hartspann verbunden sind, der die Hauptbeschwerden verursacht, aber vom Arzte nicht erkannt worden ist. Ich zähle im folgenden die Krankheiten auf, bei denen ich einen Hartspann als Begleiterscheinung gefunden habe; ich muß aber ausdrücklich betonen, daß damit die Zahl dieser Krankheiten nicht erschöpft ist. Die Art meines Krankenmaterials macht es mir unmöglich, systematische Untersuchungen über die Häufigkeit des Hartspanns bei inneren Krankheiten zu machen; ich bin hierbei auf Zufallsbeobachtungen angewiesen. Ich halte es aber für eine der vornehmsten Aufgaben der inneren Medizin, die Häufigkeit und Art dieses Vorkommens festzustellen.

Eine der wichtigsten Tatsachen in dieser Beziehung ist das ständige Vorkommen des Bauchhartspanns bei Herzkrankheiten, und zwar bei den sog. Herzneurosen sowohl wie bei den organischen Herzkrankheiten. Der Hartspann tritt hier stets als Hartspann des Oberbauches auf (Fig. 35, S. 138), häufig verbunden mit dem Hartspann der Brust (Fig. 12, S. 110). Dieses Vorkommen nun ist keine gleichgültige Nebenerscheinung, sondern man kann bei der Herzneurose durch die Massagebehandlung dieses Hartspanns die Schmerzen und die Erregbarkeit des Herzens beseitigen, ich verweise deswegen auf meine Ausführungen über die Pseudostenocardie. Vor allem aber kann man bei organischen Herzkrankheiten durch die Behandlung des Hartspanns die Kompensationsstörung beheben. Das ist nach meinen Ausführungen über den Einfluß der Muskulatur auf den Kreislauf (S. 81) ohne weiteres einleuchtend, und es wird durch die Behandlung glänzend bestätigt. Wir haben gesehen, daß der Rückfluß des Venenblutes zum Herzen auf die Triebkraft der Atmung angewiesen ist und daß deshalb das Herz am vorderen unteren Ende des Brustkorbs liegt, weil dort die Bewegung des Brustkorbs am ausgiebigsten ist. Gerade der Oberbauch- und Brusthartspann hemmt aber die Atmung, ist also geeignet, schon von sich aus zu einer Erschwerung der Herzarbeit zu führen, und es ist klar, daß seine Behebung die Herzarbeit erleichtern muß. So erlebe ich denn häufig, daß bei einem Herzkranken die Pulszahl nach der Massage um zwanzig Schläge in der Minute geringer ist als vor derselben bei wesentlich vollerem und kräftigerem Pulse. Nach meinen Erfahrungen ist die sachgemäße Massage des begleitenden Hartspanns das mächtigste Hilfsmittel zum Wiederausgleich von Kompensationsstörungen, das uns zur Verfügung steht, mindestens ebenso wirksam wie die Digitalis. Ganz besonders wirksam ist selbstverständlich die Verbindung dieser beiden Mittel. Die Massage des Hartspanns ist hier jeder anderen von der Körperoberfläche her wirkenden Behandlungsweise, sei es die Bäderbehandlung, sei es die Gymnastik, weit überlegen. Häufig genügt sie allein, um die Kompensationsstörung zu beheben, doch wird man sie selbstverständlich je nach Lage des Falles mit den anderen Mitteln verbinden. Ekgren[1]) hat zwar gezeigt, daß schon die Bauchmassage allein Erhebliches leistet zur Hebung der Herzkraft, doch hat die Massage die volle und größte Wirkung, wenn sie den ganzen Körper umfaßt, schon weil der Hartspann ja immer den größten Teil des Bewegungsapparates ergreift.

Einen Hartspann habe ich ferner, wie ich schon an anderer Stelle (S. 88) anführte, regelmäßig gefunden bei dem lymphatischen Habitus, also gleichzeitig mit Schwellung der Lymphknoten am Halse, mit skrophulösen Augen-, Nasen- und Ohrenleiden. Der Hartspann kennzeichnet sich hier durch besonders starken Hypertonus und Verkürzung der Hals- und Schulter-

[1]) Ekgren, Untersuchungen über den Einfluß der abdom. Massage auf Blutdruck usw. Zeitschr. f. phys. u. diät. Ther., Bd. 5, H. 3.

muskeln, durch die eine Verkürzung des Halses und eine Verschmälerung und Vorwärtslagerung des Schultergürtels herbeigeführt wird.

Weiter habe ich regelmäßig einen Hartspann gefunden bei der Chlorose, und zwar war hier der Hartspann regelmäßig die Ursache der Rücken-, Kopf- und sonstigen Schmerzen, die eine der Hauptklagen der Chlorotischen sind. Diese sind also mit Sicherheit durch Massage zu beseitigen. Auch O. Rosenbach hat schon darauf aufmerksam gemacht, daß die Schmerzen bei den Chlorotischen muskulär sind.

Auf die große Rolle, die der Hartspann bei der Gicht spielt, wies ich schon oben hin.

Auch bei der Fettsucht sind Schmerzen nicht selten, die auf einem begleitenden Hartspann beruhen und durch Massage beeinflußbar sind. Man findet nicht selten Fettsüchtige, bei denen die Schmerzen und außerdem neurasthenische Erscheinungen geradezu im Vordergrunde des Krankheitsbildes stehen. Bei ihnen ist die ganze Körperoberfläche schon bei leichtester Betastung außerordentlich schmerzhaft. Diese Schmerzhaftigkeit ist anfangs nicht genau lokalisierbar; erst bei einer längeren Massagebehandlung konzentriert sich gleichsam diese allgemeine Schmerzhaftigkeit auf bestimmte Bezirke, und immer deutlicher ergibt sich dann, daß diese Bezirke Muskelschwellungen sind und an diese die starke Druckschmerzhaftigkeit sowie die empfundenen Schmerzen gebunden sind. Es handelt sich also hier um einen Hartspann in Verbindung mit übermäßiger Fettansammlung, dessen Hauptkennzeichen die ungemeine Schmerzhaftigkeit und die Schwellung der erkrankten Muskulatur sind. Es ist dies das Krankheitsbild der schmerzhaften Fettsucht (Adipositas dolorosa, Dercumsche Krankheit).

Die Ischias bei der Zuckerkrankheit beruht auf dem gleichen Hartspann, den wir oben (S. 153 ff.) als Grundlage der „rheumatischen" Ischias kennen gelernt haben. Auch hierin deckt sich meine Erfahrung mit der Rosenbachs[1]), daß „manche der als spezifische Neuralgie aufgefaßten Beschwerden, z. B. beim Diabetes, bei chronischer Nephritis usw., ausgesprochene Myopathien sind, da die genaue Untersuchung der schmerzhaften Partien nachzuweisen imstande ist, daß die hauptsächlichsten Schmerzpunkte mehr dem Verlaufe gewisser Muskeln als dem der Nervenbahnen (resp. der größeren Nervenstämme) entsprechen".

Die Worte Rosenbachs gelten ferner für die übergroße Mehrzahl der Schmerzen, über die bei Krampfadern (Varizen)

---

[1]) Rosenbach, Über die diagnostische Bedeutung und Behandlung funktioneller Myopathien. Therapie der Gegenwart, April 1903; auch in „Nervöse Zustände" usw., S. 74.

geklagt wird. Der „variköse Symptomenkomplex“ war in den Fällen, die ich beobachtet habe, regelmäßig von einem Hartspann begleitet, der besonders durch die Schwellung der befallenen Muskeln charakterisiert war, und die geklagten Schmerzen waren regelmäßig in bestimmtester Weise an die Muskulatur gebunden, während die Varizen schmerzlos waren. Die Massage der Muskulatur beseitigte regelmäßig die Schmerzen. Von ärztlicher Seite wird in solchen Fällen anscheinend regelmäßig eine „Venenentzündung“ als Ursache der Schmerzen angenommen und im Verfolg dieser Diagnose natürlich die Massage als verboten angesehen. Da es nun leider für Muskelschmerzen kein anderes wirksames Mittel gibt als Massage, so ist diese Diagnose und die aus ihr folgende Therapie für den Patienten gleichbedeutend mit der Verurteilung zu wochen- und monatelangem Leiden mit Gehunfähigkeit. Die Massage wird von den deutschen Ärzten mit seltener Übereinstimmung bei Varizen anscheinend auch schon deshalb als verboten angesehen, weil man fürchtet, dadurch Embolien hervorrufen zu können. Ich möchte deshalb ausdrücklich hervorheben, daß ich bei den unzähligen Malen, die ich schon variköse Beine massiert habe, niemals etwas derartiges erlebt habe. Ich weise auch darauf hin, daß Marchais[1]) Varizen und Phlebitis, letztere nach Abklingen des Fiebers, Lucas-Championnière[2]) Phlebitis mit Massage behandeln, und daß Sellheim[3]) großes Gewicht auf Massage der Beine besonders bei Varizen legt. Also auch diese gewiß einwandfreien Beobachter haben jene angebliche Gefahr der Massage als nicht vorhanden erkannt, was übrigens Marchais noch ausdrücklich betont. Andererseits hebe ich gegenüber gegenteiligen Äußerungen massierender Ärzte hervor, daß ich niemals eine Rückbildung von Varizen durch Massage gesehen habe.

Des weiteren ist es üblich, sobald bei einem Patienten Symptome von Arteriosklerose nachweisbar sind, Schmerzen, für die sonst ein objektiver Befund nicht nachweisbar ist, auf Arteriosklerose zu beziehen. Auch hier handelt es sich nach meiner Erfahrung immer um Muskelschmerzen, die durch einen begleitenden Hartspann verursacht sind und mit Sicherheit durch Massage beseitigt werden können.

Auch die Schmerzen bei Hysterie waren in den Fällen,

---

[1]) Marchais, Le traitement des varices par la marche. Gaz. des Hôp. 1904, Nr. 136; zitiert nach dem Zentralbl. f. Chir. 1905, S. 149. Le massage dans les phlébites, Revue franç. de méd. et. de chir. 1906, Nr. 7; zitiert nach dem Zentralbl. f. Chir. 1906, S. 639.

[2]) Lucas-Championnière, Behandlung der Varizen und Venenentzündung durch Bewegung. Journal d'accouchements 1904; zitiert nach dem Zentralbl. f. Gyn. 1905, S. 90.

[3]) Umfrage über das Frühaufstehen nach Operationen und Geburten. Med. Klin. 1912, S. 1710.

die ich beobachtet habe, ausnahmslos Muskelschmerzen und durch einen begleitenden Hartspann verursacht. Bei Hysterie pflegt dieser sich dadurch auszuzeichnen, daß bei ihm die Muskulatur geschwollen und ganz außerordentlich schmerzempfindlich schon gegen leichtesten Druck ist, leider zugleich auch dadurch, daß die durch ihn verursachten Schmerzen ganz besonders schwer und langsam durch Massage beeinflußbar sind. Ich hebe das besonders hervor, da in Ärztekreisen die Neigung groß ist, ungewohnte Erfolge, die mit Massage erzielt werden, durch Suggestion zu erklären. Bei einer so eminent suggestibeln Krankheit wie der Hysterie, bei der eine suggestive Massage hiernach die hervorragendsten Triumphe feiern müßte, ist es mir nie gelungen, besonders glänzende Erfolge zu erzielen. Im Gegenteil, ich habe häufig den Eindruck gehabt, als wirke die Psyche infolge der hysterischen Charakterveränderung hier einem Erfolg geradezu entgegen, denn nicht selten wurde mir eine deutlich tastbare, durch die Massage erzielte Besserung, mit der nach aller meiner sonstigen Erfahrung immer auch eine entsprechende Verringerung der empfundenen Beschwerden Hand in Hand geht, von den Kranken geradezu bestritten. Ich kann also die Hysterie nur als ein undankbares Objekt für die Massage bezeichnen. Vielleicht ändert sich das, wenn die Massage als ärztliches Heilverfahren in Deutschland mehr in Mode kommt.

Dies gilt indessen nur für die eigentliche Hysterie, deren Kennzeichen der „egozentrische“, mit Schauspielsucht verbundene Charakter, die also in Wahrheit eine psychische Erkrankung ist. Von dieser Erkrankung streng zu unterscheiden ist eine Gruppe von Fällen, die vielfach auch unter der Bezeichnung „Hysterie“ gehen. Viele Ärzte nämlich stellen, sobald sie für unbestimmte Schmerzen oder nervöse Zustände bei einer Patientin keine Störung an einem inneren Organ nachweisen können, ohne weiteres die Diagnose „Hysterie“ ganz in der gleichen Weise, wie sie, wenn es sich um einen männlichen Patienten handelt, derartige Fälle als „Neurasthenie“ bezeichnen. Diese Fälle, das muß ich ausdrücklich feststellen, sind im Gegensatz zur echten Hysterie ein außerordentlich dankbares Objekt für die Massagebehandlung, denn diesen Zuständen liegt ebenso wie der Neurasthenie immer ein Hartspann zugrunde, der gewöhnlich sogar nicht schwer zu beeinflussen ist. Vom streng klinischen Standpunkte aber handelt es sich in diesen Fällen gar nicht um Hysterie im eigentlichen Sinne, sondern nach der geltenden Benennung um Rheumatismus oder Neurasthenie.

Ich schließe hiermit die Aufzählung der Krankheitszustände, bei der ich und andere einen begleitenden Hartspann gefunden haben. Ich bin mir wohl bewußt, daß sie bei weitem nicht vollständig ist, und ich könnte noch manche in dieses Gebiet fallende Beobachtung anführen. Doch es handelt sich hier nicht darum, über interessante Einzelbeobachtungen zu berichten, sondern auf sicher gestellte und therapeutisch wichtige Zusammenhänge hinzuweisen.

Ich unterlasse es auch zu fragen, in welchem Verhältnis hier der begleitende Hartspann zu der Hauptkrankheit steht. Wer als Arzt im menschlichen Körper nicht eine beliebige Sammlung verschiedener Organe sieht, sondern einen Organismus, in dem jedes Organ eine bestimmte Aufgabe im Dienste des Ganzen zu erfüllen hat und deshalb jedes einzelne Organ alle anderen in maßgebender Weise beeinflußt und von ihnen abhängt, der wird es als eine Selbstverständlichkeit empfinden, daß diese Krankheitszustände nicht unabhängig nebeneinander hergehen, sondern in einem ursächlichen Verhältnis zueinander stehen. Diese Frage indessen kann ebenso wie die vorige nur durch ausgedehnte systematische Untersuchungen an einem großen Material entschieden werden, und es fragt sich, ob dazu eines Menschen Kraft überhaupt ausreicht. Es eröffnet sich hier aber, und darauf weise ich nachdrücklich hin, ein ausgedehntes Feld für die medizinische Forschung, das nicht nur theoretischen, sondern auch reichlichen praktischen Ertrag verspricht.

Darauf möchte ich aber auch jetzt schon aufmerksam machen, daß auch in Fällen, in denen der Hartspann lediglich Begleiterscheinung ist, die Massagebehandlung desselben nicht nur eine dankbare Aufgabe ist, sondern auch eine sehr wichtige ärztliche Forderung erfüllt. Denn sie bekämpft dasjenige Symptom, das dem Kranken die größten Beschwerden macht, den Schmerz, und sie kann hierin durch kaum etwas anderes ersetzt werden als durch Betäubungsmittel, die zu vermeiden gerade hier das äußerste Bestreben des Arztes sein muß.

II.

Die Theorie der Massage

1.
Die Wirkung der Massage am Ort ihrer Anwendung

Über die Wirkung der Massage sind eine Anzahl Experimentaluntersuchungen angestellt worden. Dieselben haben aber entweder nur die Wirkung der Massage auf den Lymph- und Blutumlauf zum Gegenstande; über sie wird im folgenden Abschnitt berichtet werden. Oder sie beschäftigen sich mit der Untersuchung des Einflusses der Massage auf die Leistungsfähigkeit des massierten Körperteils.

Versuche über die unmittelbare Wirkung der Masage auf die durch sie getroffenen Gewebe sind bisher, soweit ich sehe, nicht vorhanden. Es bleibt demnach, wenn wir uns über die Wirkung der Massage klar werden wollen, nur die Beobachtung am massierten Menschen übrig. Ich gebe deshalb im folgenden einen Bericht über meine diesbezüglichen Erfahrungen.

Alle Massagehandgriffe, mag man sie als Streichung (Effleurage), Reibung (Friktion), Knetung (Pétrissage), Erschütterung (Vibration) oder Klopfung (Tapotement) bezeichnen, haben, wenn durch sie ein hypertonischer Muskel getroffen wird, auf diesen stets die gleiche, und zwar eine zweifache Wirkung: sie verursachen Schmerz und sie rufen einen eigenartigen vorübergehenden Reizzustand hervor. Diese Wirkung unterscheidet sich je nach den verschiedenen Handgriffen nur durch ihre Stärke; bei leichter Streichung und wenig reizbarer Erkrankung ist beides nur leicht und eben angedeutet, bei starker Knetung oder Klopfung und sehr reizbarem Zustand kann beides sehr heftig sein, aber ihrem eigentlichen Wesen nach sind die Erscheinungen immer die gleichen.

Daraus geht hervor, daß, so verschieden nach dem äußeren Anschein diese Handgriffe alle sein mögen, bei ihrer Ausführung stets ein und derselbe mechanische Vorgang wirksam sein muß, daß es also dieser immer gleiche Mechanismus ist, der die stets gleiche Wirkung verursacht. Tatsächlich ist nun allen jenen Handgriffen das eine gemeinsam, daß bei ihnen allen das massierte Gewebe gedrückt wird, und zwar wird es nicht nur von einer

Seite gedrückt, sondern von zwei entgegengesetzten Seiten, auch wirkt der Druck nicht stetig, sondern nur vorübergehend. Bei jedem Massagehandgriff also wird das massierte Gewebe vorübergehend zusammengepreßt oder — mit einem Worte — es wird gequetscht. Alle Massagehandgriffe also sind Quetschungen.

Diese Quetschung geschieht entweder zwischen dem Daumen und den übrigen Fingern oder dem Daumen und der Hohlhand, wie bei der Knetung. Oder sie geschieht zwischen der massierenden Hand und einem Widerlager, gewöhnlich dem unter dem massierten Gewebe liegenden Knochen, wie bei der Reibung, der Erschütterung und Klopfung. Nur bei der leichten Streichung könnte man zweifeln, daß es sich auch hier um eine Quetschung handelt; ich erinnere deshalb daran, daß auch die leichteste Streichung nur wirksam ist, wenn der massierte Körperteil irgendwie fixiert ist, gewöhnlich dadurch, daß er auf einer festen Unterlage liegt. Dadurch aber wird die Streichung zu einer Zusammenpressung, wenn auch noch so leichten Grades. Auch die Streichung ist also eine Quetschung. Sie unterscheidet sich von den anderen Handgriffen nur durch die geringere Kraftwirkung, mit der sie ausgeübt wird, und dadurch, daß die quetschende Hand, wie übrigens auch bei der Knetung, gleitet, also den Ort wechselt, während sie bei den anderen Handgriffen am Orte verweilt. Streichung und Knetung sind also gleitende, Reibung, Erschütterung und Klopfung haftende Quetschungen. Der eigentliche Unterschied aber zwischen diesen verschiedenen Handgriffen — ich wiederhole das nochmals — ist kein Unterschied des Wesens, sondern nur der Stärke und der Form. Auch der Unterschied zwischen der haftenden und der gleitenden Quetschung ist letzten Endes nur ein Unterschied der Stärke; die gleitende Quetschung ermöglicht ein viel allmählicheres Einschleichen des Reizes der Massage als die haftende Quetschung, bei der, mag sie noch so vorsichtig ausgeführt werden, der Massagereiz immer mehr oder weniger plötzlich einsetzt. Alle diese Unterschiede sind hervorgerufen durch das Bedürfnis, die Kraftwirkung der Massagehandgriffe der Empfindlichkeit des kranken Gewebes und seinem verschiedenartigen Bau anzupassen.

Das besagt schon, daß nicht jede Quetschung Massage ist. Massage ist vielmehr in Stärke und Form dem zu massierenden Gewebe angepaßte, mit einem Worte: kunstgemäße Quetschung. Das Bestimmende für die Stärke und Form der Massage sind aber nicht theoretische Erwägungen, nicht ein allgemeines Schema, sondern allein die Eigentümlichkeiten des zu massierenden Gewebes.

Der hypertonische Muskel zeichnet sich nun dadurch aus, daß

er viel empfindlicher gegen Quetschung ist als der normale, und zwar äußert sich diese Empfindlichkeit besonders in zwei Eigentümlichkeiten. Erstens ist er viel reizbarer, und zweitens ist er viel leichter verletzbar durch diesen Eingriff als der normale Muskel.

Die abnorm gesteigerte Reizbarkeit des hypertonischen Muskels zeigt sich vor allem im Druckschmerz. Seine Eigentümlichkeiten sind schon oben (S. 9 ff.) erörtert worden. Er ist die Ursache, daß die Massage, sobald hypertonisches Gewebe getroffen wird, schmerzt. Der Schmerz ist allerdings sehr verschieden stark, je nach der Empfindlichkeit des hypertonischen Muskels und je nach der Stärke des Drucks bei Ausführung der Handgriffe. Ganz schmerzlos aber zu massieren ist unmöglich, solange man hypertonische Muskulatur überhaupt trifft.

Die abnorm gesteigerte Reizbarkeit der hypertonischen Muskulatur zeigt sich während der Massage außerdem daran, daß diese sowohl bei direktem Druck, wie bei Druck auf die Reizstellen in der hypertonischen Bewegungseinheit in vermehrte Spannung gerät. Besonders auffällig ist das in den Fällen, in denen der Hypertonus im Krankheitsbilde vorherrscht. Wirkung dieser Übererregbarkeit ist, wie wir gesehen haben, die hypertonische Tastzuckung am einzelnen Muskel (S. 13) und der hypertonische Abwehrreflex an der von einer Reizstelle beherrschten Muskelgruppe (S. 29).

Bei der Einwirkung des Massagedrucks auf den hypertonischen Muskel zeigt sich nun ein bemerkenswerter Unterschied zwischen der gleitenden und haftenden Quetschung. S t r e i c h u n g l ä n g s d e r F a s e r u n g n ä m l i c h w i r k t b e r u h i g e n d, S t r e i c h u n g q u e r z u r F a s e r u n g r e i z e n d a u f d e n M u s k e l. Man empfindet das in entsprechenden Fällen ohne weiteres, indem ein sehr reizbarer Muskel bei mehrmals wiederholter Längsstreichung unter dem Finger erschlafft, während er bei Querstreichung sich stärker spannt. Diese Spannungssteigerung verbindet sich manchmal mit dem „idiomuskulären Wulst" einer sichtbaren, dem Fingerstrich entsprechenden linienförmigen, etwa kleinfingerdicken, querverlaufenden Schwellung auf dem Bauche des Muskels, die allmählich entsteht und ebenso allmählich wieder abklingt.

In ganz frischen Fällen, z. B. bei höchstens ein bis zwei Tage alten Kreuzschmerz- (Lumbago) oder Nackenschmerz- (Torticollis) -anfällen, gelingt es zuweilen die hypertonischen Muskeln durch vorsichtigste fortgesetzte Längsstreichung mit einem Male während der Massage sofort a u f d i e D a u e r zu beruhigen: man fühlt dann während des Streichens wie Hypertonus und Schwellung gewöhnlich allmählich, manchmal auch plötzlich, unter dem tastenden Finger abnehmen, und der Patient fühlt sich sofort schmerz- und bewegungsfrei. Meist aber, bei älteren Fällen immer, läßt sich im Laufe der einzelnen Massage nur eine vorübergehende Verringerung des Hypertonus durch Längsstreichung erzielen. Die Reizung des Muskels bei Querstreichung ist immer nur vorübergehend, sie hinterläßt nach dem Abklingen der Reizung eine Abstumpfung gegen den gleichen Reiz und damit eine Verminderung der Reizbarkeit; man erkennt das daran, daß bei der Wiederholung der Massage der gleiche Querstrich nicht so schmerzhaft ist und entweder gar keine Zuckung oder eine geringere verursacht als das erste Mal. Längsstreichung und Querstreichung bewirken also schließlich das gleiche; die Querstreichung aber erst nach Zwischenschaltung einer energischen Muskelreizung; die Querstreichung verlangt wegen dieser ihrer starken Wirkung eine besonders genaue Abstufung ihrer Stärke. Der Unterschied in der Wirkung der Längs- und Querstreichung ist, wie schon gesagt, zurückzuführen auf den Unterschied der gleitenden und haftenden Quetschung, also wie wir gesehen haben, auf den Unterschied in der Plötzlichkeit des Eingriffs. Es handelt sich also auch hier nicht um einen unbedingten Gegensatz in der Wirkung. Das zeigt sich auch daran, daß bei besonders großer Reizbarkeit des Muskels auch leichteste Längsstreichung denselben reizt.

Der hypertonische Muskel ist nun, wie gesagt, nicht nur abnorm reizbar, sondern auch besonders leicht verletzlich. Das zeigt sich an der eigenartigen, oben schon erwähnten Reizwirkung (Reaktion), die der Massagedruck in ihnen hervorruft. Diese besteht in einer vorübergehenden Zunahme des Druckschmerzes, der Schwellung und des Hypertonus nach der Massage; nur die Verhärtungen scheinen sich hierbei nicht wesentlich zu ändern. Die Reizwirkung ist ein Ergebnis des Massagedrucks und des jeweiligen Zustandes, in dem sich der hypertonische Muskel befindet. Bei leichterem Druck verläuft sie milde, je stärker aber der Druck bei der Massage war, desto stärker ist dieselbe, desto schneller tritt sie ein, desto länger dauert sie. Sie kann sich unmittelbar an die Massage anschließen, meist indessen tritt sie am folgenden Tage ein, also nach einem Reizverzug[1]), der einige bis etwa zwölf Stunden dauert. Sie kann für den Patienten ohne Beschwerden bleiben, so daß sie ihm nur durch die vermehrte Schmerzhaftigkeit der nächsten Massage auffällt, oder auch daran, daß die massierten Stellen bei Berührung schmerzen; die Bewegung indessen ist nicht schmerzhafter und nicht stärker gehemmt, sie kann sogar trotz vorhandener Reiz-

---

[1]) A. Bier, Der Reizverzug. Münch. med. Woch. 1923, S. 1006.

wirkung freier sein als vorher. Bei stärkerem Grade der Reizwirkung indessen hat der Patient ein Gefühl der Müdigkeit in dem Körperteil oder nach Massage des ganzen Körpers ein Gefühl allgemeiner Abgeschlagenheit. Manchmal — am häufigsten bei muskulärem Kopfschmerz — steigern sich auch die Schmerzen vorübergehend. Die Reizwirkung dauert gewöhnlich einen bis zwei Tage, doch kann sie bei starker Massage auch mehrere Tage anhalten.

Die Reizwirkung hängt nicht allein von der Stärke der Massage ab, sondern auch von dem Zustande des massierten Muskels. Je mehr die Schwellung im Muskelbefunde überwiegt, desto heftiger ist sie. Das ist die Regel bei mehr oder weniger plötzlichen Hartspannerkrankungen, es kann aber auch bei hypertonischen Dauerzuständen der Fall sein. In diesen Fällen mit vorwiegender Schwellung kommt es auch sehr leicht zu Blutunterlaufungen in Form mehr oder weniger großer blauroter, später grünlicher und gelber Flecken, nicht selten sogar bei leichtester Massage. Daß diese Neigung zu Blutunterlaufungen eine Eigentümlichkeit des kranken Gewebes und nicht etwa ausschließlich Folge zu starken Druckes bei der Massage ist, zeigt sich daran, daß sie bei Abnahme der Schwellung trotz ebenso starker, ja stärkerer Massage viel seltener und schließlich gar nicht mehr auftreten. Sie sind also ein Bestandteil der Reizwirkung und ein Zeichen, daß diese besonders heftig ausgefallen ist.

Je mehr die Verhärtung im Muskelbefunde des Hartspanns überwiegt, desto schwächer ist die Reizwirkung. Das ist gewöhnlich bei älteren Erkrankungen der Fall. Die Reizwirkung ist dann häufig trotz stärksten Drucks bei der Massage kaum merkbar. Blutunterlaufungen sieht man in diesen Fällen auch bei starkem Drucke fast nie.

Nach dem Abklingen der Reizwirkung nun zeigt sich, daß der hypertonische Muskel bis zu einem gewissen Grade zur Norm zurückgebildet ist. Druckschmerz und Schwellung sind geringer als vor der Massage, der Hypertonus hat um ein Gewisses nachgelassen. In frischen Fällen fällt diese Veränderung schon nach einer oder wenigen Massagen für die Betastung deutlich auf. Selten und nur in ganz frischen Fällen kommt es, wie schon erwähnt, vor, daß die Rückbildung zur Norm ohne deutliche Reizwirkung schon während der Massage vor sich geht, so daß die massierende Hand die Veränderung des Gewebes unmittelbar vor sich gehen fühlt. In älteren Fällen tritt die Rückbildung allmählich ein, so daß sie erst nach einer gewissen Reihe von Massagen für die Tastempfindung auffällt. Die Schnelligkeit der Rückbildung zur Norm richtet sich ebenso wie die Reizwirkung nach dem Zustande der massierten Gewebe. Je mehr in ihm die Schwellung vorwaltet, desto heftiger ist die Reizwirkung und desto schneller erfolgt die Rückbildung zur Norm. Je härter der hypertonische Muskel ist, desto undeutlicher ist die Reizwirkung, desto langsamer erfolgt die Rückbildung. Im allgemeinen, wie schon gesagt, überwiegt in den frischeren Fällen die Schwellung, in den älteren die Verhärtung. In den frischen Fällen geht also im allgemeinen die Rückbildung schneller, in den älteren langsamer vor sich. Es gibt aber auch frische Fälle, in denen die Rückbildung langsam erfolgt und ältere Fälle, in denen sie schneller vor sich geht, und zwar zeigen auch hier schnellere Rückbildung diejenigen Fälle, in denen trotz längerer Dauer die Schwellung vorwaltet, langsamere Rückbildung diejenigen, die sich trotz kürzerer Dauer durch Härte auszeichnen.

Die Rückbildung beschränkt sich auf Hypertonus, Druckschmerz und Schwellung. Die Verhärtungen bleiben unbeeinflußt, wie ich schon früher (S. 15) gesagt habe, besonders die Insertionsknötchen; nur an den Faserverhärtungen habe ich zuweilen nach langer Fortsetzung der Massagebehandlung eine geringe Verkleinerung beobachtet. Ein Zerdrücken von Faserverhärtungen, wie es F. Lange vorschreibt, ist mir in meiner jahrzehntelangen Erfahrung trotz häufiger stärkster Kraftanwendung nie gelungen. Wenn Lange berichtet, daß er „Muskelhärten" zerdrückt, so kann es sich nach meiner Erfahrung bei diesen Muskelhärten nur um umschriebene Schwellungen im Muskel handeln, deren Verschwinden unter der massierenden Hand besonders bei Hartspannanfällen man nicht selten beobachtet, wie ich schon oben (S. 271f.) erwähnte. Dieses Verschwinden von Schwellungen geht aber nach meiner Erfahrung durchaus nicht der Stärke des Druckes parallel, den man bei der Massage anwendet; im Gegenteil, man erzielt es um so sicherer, je leichteren Druck man ausübt, je mehr man Längsstreichung und je weniger man die stärker wirkende Querstreichung anwendet. Jeder stärkere Druck bewirkt in diesen Fällen sofort mit der Sicherheit eines Experiments eine Zunahme des Hypertonus und der Schwellung mit Steigerung der Beschwerden. Es kann also keine Rede davon sein, daß das Verschwinden der Muskelschwellung unter der massierenden Hand durch Zerdrücken zustande kommt. Ich halte deshalb eine „Gelotripsie" im Sinne von Lange für unmöglich. Der ihr zugrunde liegende Gedanke beruht aber außerdem auf einer Verkennung der Art des Rückbildungsvorgangs nach der Massage. Diese wirkt, wie wir gesehen haben, lediglich als Reiz, den der Körper mit der Reizwirkung und der ihr folgenden Rückbildung beantwortet. Die Massage darf also ihren Druck nicht nach der Zerdrückbarkeit des zu massierenden Gewebes bemessen. Tut sie das, so verzichtet sie gleichzeitig darauf, die der Massage folgende Reizwirkung in den Schranken zu halten, die für eine möglichst günstige Rückbildung notwendig sind, und es können die unerwünschten Folgen der Muskelquetschung eintreten, die wir oben (S. 236 f.) kennengelernt haben. Eine Massage in Form der „Gelotripsie" ist also nicht nur unmöglich, sie wäre auch unphysiologisch. Die Massage darf vielmehr den Druck nur nach der durch das Tastgefühl festgestellten Reizbarkeit des zu massierenden Gewebes bemessen.

Je öfter nun die Massage wiederholt wird, desto geringer — gleiche Druckstärke bei derselben vorausgesetzt — ist der Massageschmerz, desto weniger heftig ist die Reizwirkung; jedoch tritt diese Verringerung des Massageschmerzes und der Reizwirkung nur ein, wenn, und in dem Grade, wie der hypertonische Muskel sich unter der Wirkung der Massage zur Norm zurückbildet. Bleibt diese Rückbildung aus, so bleiben Massageschmerz und Reizwirkung gleich, doch wurde oben schon bemerkt, daß die Reizwirkung in solchen Fällen nur sehr gering zu sein pflegt. Eben wegen des geringen Grades der Reizwirkung ist hier auch die Neigung zur Rückbildung so gering.

Die Rückbildung läßt besonders in den Fällen mit vorwiegender Verhärtung manchmal recht lange auf sich warten, und es gibt zweifellos Fälle, die ihrem ganzen klinischen Charakter und Befunde nach für Massage durchaus geeignet erscheinen, jedoch nicht durch sie beeinflußt werden. Es kommt indessen vor, daß sich in solchen schwer beeinflußbaren Fällen nach langer Fortsetzung der Massage die Wirkung noch einstellt und dann sogar ziemlich schnell fortschreitet.

An den Nachlaß des Massageschmerzes und die Rückbildung zur Norm ist die Verringerung der funktionellen Störungen, insbesondere der Bewegungshemmung, und der subjektiven Störungen, insbesondere des Schmerzes, den der Hartspann verursacht, geknüpft. Es gibt hier keine Besserung der Beschwerden ohne einen tastbaren Rückgang des hypertonischen Befundes, und andererseits, wenn sich der hypertonische Befund zur Norm zurückbildet, so ist die Besserung der Beschwerden, auch wenn der Patient noch klagt, sicher zu erwarten. Das entscheidende Zeichen in dieser Hinsicht ist der Hypertonus.

Werden nicht nur einzelne Muskelgruppen, bzw. Bewegungseinheiten, sondern der ganze Körper massiert, so summieren sich sowohl die Reizwirkungen wie die Rückbildungsvorgänge an den einzelnen massierten Körperstellen zu einer Gesamtwirkung. Die Gesamtreizwirkung äußert sich als allgemeine Müdigkeit. Diese ist entweder — besonders bei Frauen pflegt das der Fall zu sein — sofort nach der Massage vorhanden und kann so stark sein, daß ein unbezwingliches Schlafbedürfnis eintritt, oder aber sie tritt am folgenden Tage ein. Während der Dauer der Allgemeinwirkung ist der Körper weniger leistungsfähig. Die Allgemeinwirkung ist wie die örtliche Reizwirkung meist nach ein-, höchstens zweimal 24 Stunden verschwunden, kann aber auch ausnahmsweise länger dauern. Nach ihrem Abklingen ist das Allgemeinbefinden gewöhnlich mehr oder weniger besser als vorher. Diese Besserung ist um so ausgesprochener, je frischer der Fall ist: in alten Fällen ist sie weniger ausgesprochen oder fehlt, und ihr Eintritt erfolgt dann erst nach mehr oder weniger oft wiederholter Massage. Das Endergebnis ist aber bei länger mit Erfolg fortgesetzter Allgemeinmassage immer eine Hebung des Allgemeinbefindens, die zum Teil auf der Beseitigung unangenehmer Organgefühle beruht, zum andern Teile aber auch auf einer direkten Beeinflussung des Körperzustandes; dieselbe zeigt sich nicht selten an einer bedeutenden Hebung des Appetits und einer mehr oder weniger starken Zunahme des Körpergewichts.

Druckschmerz und Reizwirkung sind also von der Massage bei Hartspann unzertrennlich. Sie sind sogar, und zwar ganz besonders die Reizwirkung, die Vorbedingung des Erfolges der Massage. Reizwirkung und Rückbildung gehen so sehr Hand in Hand und entsprechen einander so sehr, daß man schließen muß, daß die Rückbildung des Hartspanns durch die Massage geradezu an das Durchgangsstadium der Reizwirkung gebunden ist. Dieses Verhältnis entspricht ganz genau dem Verlauf, den die Anwendung jeder Reizkörpertherapie im erkrankten Körper hervorruft; auch sie verläuft nach dem Schema: Reiz, Reizverzug, örtliche und allgemeine Reizwirkung (Reaktion), Rückbildung. Ich erinnere nur an die Wirkung des Tuberkulins.

Die Stärke und der Ablauf der Reizwirkung hängt nicht nur von dem Zustande der hypertonischen Muskulatur ab, sie ist weiter abhängig von dem Zustande des Blut- und Lymphkreislaufs in dem massierten Körperteil. Besteht Stauung, wenn auch nur leichten Grades, so ist die Reizwirkung schwächer, ihre Dauer dagegen verlängert sich, die Rückbildung tritt dementsprechend später ein und ist unvollständiger. Man erkennt das, abgesehen vom Tastbefund, auch daran, daß Blutunterlaufungen infolge der Reizwirkung wesentlich längere Zeit zu ihrer Aufsaugung erfordern, als in der Norm und manchmal wochenlang bestehen bleiben, während sie bei normalem Zustande des Kreislaufs in wenigen Tagen verschwunden sind. Zu dieser Veränderung des Ablaufs der Reizwirkung genügen schon ganz leichte

Grade von Stauung, wie sie besonders an den Beinen mit und ohne Krampfaderbildung vorkommen und sich lediglich in dunkler Rötung ohne Schwellung äußern. Seltener sind solche Stauungszustände am Kopfe in Form von „Blutandrang", wenn der Brustkorbeingang sehr eng, und die vielleicht noch vergrößerte Schilddrüse in diesen eingekeilt ist. Wenn es nicht gelingt, durch die Massage selbst oder auf anderem Wege die Kreislaufsstörung zu beheben, so wird der Erfolg der Massage durch diese stark verringert. Und ist die Störung des Kreislaufs irgendwie stärker, so bleibt ein Erfolg ganz aus und die Massage kann sogar einen ständigen Reizzustand hervorrufen oder eine Steigerung eines schon vorhandenen Reizzustandes mit Vermehrung der Beschwerden bewirken.

Diese Verzögerung des Ablaufs der Reizwirkung und der Rückbildung erstreckt sich auf den ganzen Körper, wenn die Herzkraft darniederliegt, also, wenn bei einem Herzfehler der Ausgleich, die Kompensation, gestört ist, oder bei chronischer Herzmuskelentartung, aber auch bei Herzschwäche nach schweren Krankheiten, bei erschöpfenden chronischen Erkrankungen und bei starker Unterernährung. Wenn hier nicht die Aussicht besteht, durch die Massage selbst die Herzkraft (siehe S. 261 f.) bzw. die Nahrungsaufnahme und damit die Kraft des ganzen Körpers zu heben, so wird man eine Besserung auch bei sonst leicht durch Massage beeinflußbaren Krankheiten nur sehr langsam, unter Umständen gar nicht erreichen.

Des weiteren wird der Ablauf der Reizwirkung und der Rückbildung sehr stark beeinflußt durch den Alterszustand des Körpers. Je jünger der Körper ist, um so prompter erfolgt die Reizwirkung, um so schneller ist ihr Ablauf und um so stärker ist die Rückbildung nach derselben. Beim Neugeborenen und Säugling ist hierin der Erfolg der einzelnen Massage um das Vielfache größer als beim älteren Kinde, und bei diesem wieder wesentlich größer als beim Erwachsenen. Die Wirkung der Massage stuft sich von der Geburt an, wo sie am stärksten ist, allmählich ab und wird mit Beendigung des Wachstums erst beständig. Das Wachstum ist es also, was die Fähigkeit des Körpers zur Auslösung der Reizwirkung und zur Rückbildung so stark erhöht, und es ist hier offenbar die mit dem Wachstum verbundene langsame Dehnung des Muskels, die dem Hypertonus, der den Muskel zu verkürzen strebt, mit der Urkraft der Entwicklung entgegenwirkt. Die Wirkung der Massage zeigt sich deshalb beim hypertonischen und rachitischen Kinde, das in Größe und Gewicht zurückgeblieben ist, fast immer daran, daß mit dem Beginn derselben sofort eine nicht selten stürmische Steigerung des Wachstums und der Körperfülle einsetzt. Aber nicht nur das. Auch die

Folgewirkungen des Hartspanns, die rachitischen Verkrümmungen und Formfehler, pflegen sich schnell zu bessern in demselben Maße, in dem unter der Wirkung der Massage das Wachstum fortschreitet. Sogar der angeborene Klumpfuß bessert sich auf die Massage der Unterschenkel- und Fußmuskulatur hin mit ganz erstaunlicher Schnelligkeit, wenn er gleich in den ersten Tagen nach der Geburt in Behandlung genommen wird. Es ist Sache der Orthopädie, diese Wirkung der Massage in ganz anderer Weise als bisher auszunutzen.

Auch beim Erwachsenen ist noch eine Abstufung in der Wirkung der Massage bemerkbar. Besonders deutlich zeigt sich das bei dem Hartspann nach Verletzung. Dieser zeigt unter sonst gleichen Verhältnissen bei einem Zwanzigjährigen eine viel größere Neigung zur Rückbildung als in späteren Jahren, und jenseits des fünfzigsten Jahres ist hier nur noch mit einer sehr geringen Neigung zur vollen Rückbildung zu rechnen. Auch bei dem rheumatischen und nervösen Hartspann ist dieser Unterschied noch deutlich, wenn auch lange nicht so auffallend wie bei dem Verletzungshartspann; jedoch ist bei diesen Formen des Hartspanns während des Zustandes der vollen Entwicklung des Körpers ein Altersunterschied in der Art und im Ablauf der Reizwirkung nicht zu erkennen. Erst im Abstieg der Körperentwicklung wird die Reizwirkung weniger lebhaft, doch ist die Rückbildung bei voller Herz- und Körperkraft auch dann nicht verlangsamt und nicht verringert, dieselbe erfolgt vielmehr gewöhnlich vollständiger als im Mannesalter, so daß die Massage im beginnenden Greisenalter bei sonst gesundem Körper geradezu eine bessere Heilaussicht bietet als in der Vollkraft des Lebens.

Ferner wird der Ablauf der Reizwirkung noch beeinflußt durch die Art der Entstehung des Hartspanns. Die Reizwirkung ist am lebhaftesten, vor allem aber die Rückbildung am ausgiebigsten bei dem Hartspann, der durch Verletzung entstanden ist. Unmittelbar nach der Verletzung erreicht sie hier die Lebhaftigkeit der Reizwirkung und Rückbildung beim Säugling. Diese Lebhaftigkeit nimmt aber sehr schnell, fast von Tag zu Tag, ab, und nach drei Monaten ist kaum noch eine Reizwirkung und Rückbildung durch Massage zu erzielen (vgl. S. 239 f.). Ähnlich, doch nicht so lebhaft und auffällig, ist die Entwicklung beim Hartspann nach Lähmung. Auch hier sofort nach Eintritt der Lähmung auffallende Lebhaftigkeit der Reizwirkung und Rückbildung, Abnahme von Woche zu Woche bis zu fast völliger Unerzielbarkeit derselben etwa vom dritten Monat ab (vgl. S. 248 f.). Auch der Hartspannanfall zeigt auf Massage eine lebhaftere Reizwirkung und eine schnellere und vollständigere Rückbildung. Die Lebhaftigkeit der Reizwirkung und Rückbildung nimmt auch hier ab, doch ist bei dem durch spontanen Anfall entstandenen Hartspann auch nach langer Zeit noch durch Massage eine deutliche Reizwirkung und Rückwirkung zu erzielen fast ebenso stark wie bei dem allmählich entstandenen Hartspann, für den unsere Schilderung der typischen Reizwirkung und Rückbildung gilt. Wegen der schnellen Abnahme der Beeinflußbarkeit des Hartspanns nach Verletzung, Lähmung und Anfall ist es natürlich von größter Wichtigkeit, bei diesen Formen des Hartspanns sofort mit der Massagebehandlung zu beginnen.

Schließlich ist die Stärke der Reizwirkung und die Schnelligkeit und Vollständigkeit der Rückbildung noch abhängig vom Körperbau, der Konstitution. Folgen wir der Gruppierung Kretschmers[1]), so ist bei dem langen, schmalen, mageren Körper des Asthenikers und dem großen, muskulösen des Athleten die Reizwirkung auf die Massage viel geringer, die Rückbildung dementsprechend langsamer und unvollständiger als bei dem kurzen, breiten, wohlgenährten Körper des Pyknikers, bei dem die Reizwirkung lebhaft, die Rückbildung schnell und vollständig zu sein pflegt. Dieser Unterschied hat seine Ursache darin, daß die Muskulatur beim Astheniker und Athleten hart zu sein pflegt, während sie beim Pykniker weich und geschwollen ist. Bei diesen Formen des Körperbaus gilt also für den ganzen Körper, was wir schon oben (S. 273 f.) für den einzelnen Muskel festgestellt haben. Die Muskulatur des Athleten erinnert in ihrem Tastbild und in ihrer Reaktionsweise auf die Massage sehr stark an die Sportmuskulatur (vgl. S. 205 ff.).

Die unmittelbare Beeinflußbarkeit der verschiedenen Gewebsarten des Körpers durch Massage ist nun sehr verschieden. Weitaus am stärksten beeinflußbar ist die Muskulatur und nur an ihr ist die Wirkung der Massage in dieser scharf ausgesprochenen Weise, gekennzeichnet durch die Vorgänge: Massagereiz, Reizverzug, Reizwirkung, Rückbildung zu beobachten.

Muskuläre Organe sind auch der Uterus und — zum Teil — die Prostata und vor allem der Halteapparat dieser beiden Organe, also die Ligamenta teretia, lata, ovariorum propria und suspensoria, rectouterina und pubovesicalia beim Weibe, die Ligamenta rectovesicalia, puboprostatica beim Manne. In alle diese „Ligamente“ sind glatte Muskelfasern eingelagert. Die Anatomen haben dieser Tatsache dadurch Rechnung getragen, daß sie in der neuen Nomenklatur die „Ligamenta rectouterina“ nicht als „Ligamenta“, sondern als „Musculi“ führen, deren Bauchfellüberzug sie als Plicae rectouterinae bezeichnen. Diese Bezeichnungen entsprechen tatsächlich dem physiologischen Sachverhalt. Das gleiche Verhältnis liegt aber bei den übrigen

[1]) Kretschmer, Körperbau und Charakter. Berlin 1921.

oben angeführten „Ligamenten“ vor; auch bei diesen handelt es sich funktionell nicht um Bänder, sondern um Muskeln (S. 44 ff.).

Wie ich schon an anderer Stelle (S. 49ff.) ausführte, kommen an diesen glatten Muskeln, ebenso wie am Uterus und der Prostata hypertonische Zustände außerordentlich häufig vor mit dem gleichen Druckschmerz und dem gleichen Hypertonus, wie an der äußern Körpermuskulatur, häufig auch verbunden mit Schwellung und Verhärtung einzelner dieser Muskeln oder Faserzüge, die nicht selten auf den Uterus und die Prostata übergreift. Diese hypertonischen Zustände und ihre Folgen sind in demselben Grade beeinflußbar durch die Massage, ja manchmal noch leichter, als der Hartspann der quergestreiften Muskulatur, doch ohne Zwischenschaltung einer deutlichen Reizwirkung, die ich hier nie habe beobachten können. Sie sind der Gegenstand der gynäkologischen und „Prostata“massage; auf ihrer Besserung und Beseitigung beruht deren Wirkung.

Wesentlich weniger beeinflußbar als die Muskulatur sind die Gelenke, Schleimbeutel und Sehnenscheiden. Während einer Massage erlebt man hier niemals Veränderungen. Eine Abschwellung verdickter Gelenkkapseln, Schleimbeutel oder Sehnenscheiden, ein Verschwinden von Ergüssen kann man hier erst nach wiederholter Massage erwarten und nur bei frischen Erkrankungen besonders infolge Verletzung. In alten Fällen erlebt man eine objektiv tastbare Veränderung erst nach langer Behandlung und auch dann nur ausnahmsweise; regelmäßig aber erlebt man ein mehr oder weniger schnelles Verschwinden des Druckschmerzes, also eine subjektive Veränderung, häufig ohne daß objektiv eine Veränderung an dem Gelenk, dem Schleimbeutel oder der Sehnenscheide konstatierbar wäre.

Noch langsamer beeinflußbar ist das Periost. Eine objektive Veränderung durch die Massage ist bei ihm, wenn ich von der Verringerung eines Kallus nach Knochenbruch absehe, überhaupt nicht zu erwarten. Die Veränderung, die zu erwarten ist, beschränkt sich auf die Abnahme eines auffallend starken Druckschmerzes, wie er z. B. am Radius und der Tibia in charakteristischer Weise vorkommt.

Wenig und auffallend ungleich beeinflußbar ist das Fettgewebe. Seine Beeinflußbarkeit hängt nach meinen Beobachtungen ganz ab von der Beeinflußbarkeit des darunter liegenden Muskels. Tritt am Muskel unter der Massage Abschwellung und Erweichung ein, so wird auch das Fettpolster weicher und schwindet. Verändert sich aber der Muskel nicht, so bleibt auch das ihn bedeckende Fettpolster unverändert. Eine besondere Rolle spielen die Fettkörper; an ihnen kann man nur eine Abnahme des Druckschmerzes erwarten. Eine Härteänderung durch die Massage habe ich an ihnen nicht sicher beobachten können.

Auch die Beeinflußbarkeit der Haut hängt nach meinen Beobachtungen bis zu einem gewissen Grade von der Beeinflußbarkeit der von ihr bedeckten Muskeln ab. Doch ist die Haut auch an und für sich auf mechanischem Wege beeinflußbar. Man beobachtet deshalb manchmal eine Besserung besonders von ekzematösen Hauterkrankungen während einer Massagebehandlung.

Zu den durch Massage beeinflußbaren Organen gehört auch die Schilddrüse. Sie ist, wie ich oben dargelegt habe, bei den hier in Frage kommenden Erkrankungen druckschmerzhaft und in ihrer Größe und Härte verändert. Die Druckschmerzhaftigkeit wird mit Sicherheit durch die Massage beeinflußt, bald schnell, bald langsamer. Auch die Härte- und Größenveränderungen werden, wenn auch gewöhnlich nur sehr langsam, rückgängig, nur ausnahmsweise sieht man auch in dieser Beziehung schnellere Fortschritte. Hervorzuheben ist indessen bezüglich der Beeinflußbarkeit der Größe der Schilddrüse, daß diese durch Massage nur in geringen Grenzen veränderlich ist; so ist z. B. eine faustgroße Struma nur wenig zu verkleinern, es ist nach meiner Beobachtung nicht möglich, sie durch Massage zu normaler Größe zurückzubringen.

Die übrigen an der Körperoberfläche gelegenen drüsigen Organe, besonders die Lymphdrüsen, sind, wenn überhaupt, so direkt jedenfalls nur sehr wenig beeinflußbar durch Massage. Selbst an kleinen hyperplastischen Lymphknoten, wie sie ja am Halse nicht selten sind, habe ich auch bei monatelang fortgesetzter Massage keine Veränderung feststellen können. Ich kann deshalb die Verkleinerung, die man vereinzelt und in geringem Grade an größeren weichen hyperplastischen Lymphknoten bemerkt, nicht durch direkte Beeinflussung des Drüsengewebes durch die Massage erklären, sondern nur als Folge der Beseitigung von Lymphstauungen durch die Massage.

Auch der Nerv ist, wie ich der allgemeinen Meinung der Massage-Autoren gegenüber feststellen muß, durch Massage nicht beeinflußbar. Ich habe niemals an einem Nerven bei der Massage oder im Verlaufe einer Massagebehandlung eine tastbare Veränderung wahrnehmen können. Ich habe ferner niemals gesehen, daß durch Massage eines motorischen Nerven eine Kontraktion des von ihm versorgten Muskels hervorgerufen worden wäre, was z. B. Bum[1]) anführt, obgleich in meiner Technik genug Griffe vorkommen, die für den motorischen Nerven recht erhebliche Reize

[1]) Bum, Handbuch der Massage und Heilgymnastik, 3. Aufl. 1902, S. 95 f.

sein müßten. Nur habe ich bei Druck auf sensible Nerven hie und da Schmerzempfindungen, häufiger Kriebeln im Bereiche des Verbreitungsgebietes des Nerven beobachtet. Das kommt jedoch durchaus nicht etwa, wie die Autoren angeben, regelmäßig vor, sondern es ist die Ausnahme, und zwar kommt es nur dann vor, wenn der Nerv einem hypertonischen Muskel aufliegt. Verringert sich der Hypertonus in dem betreffenden Muskel, so werden diese Reizerscheinungen geringer und sind, wenn der Muskel normal ist, auch durch starken Druck — eine Kraftanwendung vorausgesetzt, die im Bereiche der Massagehandgriffe liegt — nicht mehr hervorzurufen. Die Reizerscheinungen im Nerven verlieren sich außerdem viel schneller als die Muskelerkrankung; infolgedessen werden, wie man das am Halse bei Massage der Mm. scaleni, bei der ja der Plexus brachialis mit getroffen wird, leicht feststellen kann, im Anfange der Behandlung außer Schmerzen an der massierten Stelle auch ausstrahlende Schmerzen im Arm durch die Massage hervorgerufen, im weiteren Verlaufe der Behandlung aber kann man durch die gleichen Handgriffe wohl noch den Massageschmerz am Muskel, nicht aber mehr die Nervenreizerscheinungen hervorbringen. Der Nerv ist also längst unerregbar, während der Muskel noch sehr empfindlich gegen die Massage ist. Dieser Verlauf, der durchaus regelmäßig in allen solchen Fällen beobachtet wird, läßt nur folgende Erklärung zu: normalerweise ist der Nerv durch Handgriffe von der Art der Massage überhaupt nicht erregbar, denn sonst müßte man Nervenreizerscheinungen regelmäßig bei der Massage beobachten. Wenn der Nerv durch die Massage gereizt wird, so ist also seine Reizbarkeit abnorm erhöht, und die Ursache der Erhöhung seiner Reizbarkeit ist der Reiz durch den hypertonischen Muskel, auf dem er liegt, sie ist also lediglich eine Folge des muskulären Hypertonus. Es ist aber eine gewisse Stärke des Hypertonus erforderlich, damit diese Reizung des Nerven, die zur Steigerung seiner Reizbarkeit führt, zustande kommt. Aus diesem Grunde verschwindet der Reizzustand aus dem Nerven zuerst, noch bevor der Muskel wiederhergestellt ist.

Der Nerv ist also durch Massage nicht beeinflußbar. Eine *Nervenmassage* ist also, wenn man darunter die Massage nur der Nerven versteht, zwecklos. Sie ist aber auch unmöglich, denn die Nerven sind fast überall im Körper tief in die Muskulatur eingebettet, und selbst an den *Valleix*schen Druckpunkten liegen sie zwar vielfach oberflächlich, sind aber so eng von Muskeln umgeben, daß es unmöglich ist, den Nerven für sich allein zu drücken, man drückt immer den Muskel mit, neben dem oder durch den der Nerv verläuft. So drückt man an der Austrittsstelle des N. ischiadicus aus dem Foramen ischiadicum majus nicht nur den Nerven, sondern zuerst den M. glutaeus maximus, von dem er bedeckt ist, ferner die Mm. quadratus femoris, obturator internus und gemelli, auf denen er liegt. Am Supraorbitalpunkt drückt man nicht nur den N. supraorbitalis, sondern auch den M. frontalis, auf dem er liegt und den M. orbicularis oculi, unter dem er verläuft. Am Infraorbitalpunkt drückt man nicht nur den N. infraorbitalis, sondern auch den M. quadratus labii superioris, unter dem er liegt. Am Okzipitalpunkt drückt man nicht nur die Nn. occipitalis major oder minor, sondern auch die Mm. splenius, sternocleidomastoideus oder occipitalis, auf denen sie liegen. Selbst an der Umschlagsstelle des Nervus peronaeus um das Capitulum fibulae, dem sogenannten Peronäalpunkt, wo es noch am ehesten denkbar wäre, kann man den Nerven nicht für sich allein drücken, man drückt auch hier zugleich die untere Insertion des M. biceps femoris, den lateralen Kopf des M. gastrocnemius, die Bursa m. bicipitis femoris inferior oder die vereinigten Ursprünge der Peronäalmuskeln und des Soleus, die hier mit dem Knochen einen Kanal bilden, durch den der Nerv verläuft[1]). Außerdem kann man sich, wenn diese Punkte schmerzen, in allen diesen Fällen durch Abtastung des ganzen Muskels leicht überzeugen, daß nicht nur der Druckpunkt, sondern der ganze Muskel auf Druck schmerzhaft ist. Druckschmerzhaftigkeit eines Nerven allein bei fehlendem Muskeldruckschmerz habe ich trotz jahrelangen Suchens nie feststellen können. Nur dies wäre ein bündiger Beweis dafür, daß der Schmerz wirklich seinen Sitz im Nerven und nicht im Muskel hat. Also der Druckschmerz an den sogenannten Nervenpunkten beweist nicht, daß der Nerv der Sitz des Druckschmerzes ist. Dies wäre höchstens aus den in das Verbreitungsgebiet des betreffenden Nerven ausstrahlenden Empfindungen zu schließen; diese kommen, wie schon gesagt, tatsächlich in Form von Schmerz, Kriebeln u. dgl. vor, sind aber gegenüber dem Druckschmerz große Seltenheiten, vor allem aber verlieren sie sich bei Massagebehandlung sehr schnell und sind längst verschwunden, auch wenn der Druckschmerz an dem „Nervenpunkt" immer noch vorhanden, ja ausgesprochen heftig ist. Hieraus geht hervor, daß diese Erscheinungen sekundär sind. Überhaupt ist der Nerv, wie mir meine Beobachtungen bei der Massage täglich zeigen, gegen mechanische Eingriffe, wie sie bei der Massage vorkommen, in hohem Grade unempfindlich und steht hierin in merkwürdigem Kontrast zu dem Muskel, der gegen dieselben Eingriffe in höchstem Grade empfindlich ist.

---

[1]) Merkel, Handbuch der topogr. Anatomie, Bd. III, 1907, S. 747 und Fig. 270 auf S. 730.

Eine Nervenmassage also, das folgt hieraus, ist als isolierte Massage von Nerven nicht möglich, sie ist immer zugleich Muskelmassage. Tatsächlich ist aber mit dem Ausdruck „Nervenmassage" auch nicht eine isolierte Nervenmassage gemeint. Cornelius, der diese schon von den schwedischen Autoren[1]) gebrauchte Bezeichnung wieder aufgenommen hat, versteht darunter nicht wie diese die Massage von Nerven, sondern die Massage seiner Nervenpunkte. Diese Nervenpunkte aber entsprechen, wie er selbst[2]) hervorhebt, nicht immer der Lage von Nervenstämmen. Er bezeichnet als Nervenpunkt „eine jede bei diesem (der Empfindlichkeit des Patienten angepaßten) Druck durch eine motorische Welle sich seinem tastenden Finger offenbarende Schmerzempfindung"[3]). Außer dem Symptom des Druckschmerzes ist das Symptom der „motorischen Welle" für ihn bei der Untersuchung so wichtig, daß er „das erste Fühlen der motorischen Welle unter dem Finger mit dem ersten Sehen des Augenhintergrundes vergleichen möchte"[4]). Diese „motorische Welle" aber ist, wie er selbst sagt[5]), eine „partielle Muskelkontraktion". Es ist also nach seinen eigenen Worten außer Zweifel, daß Cornelius nicht einen Nerv, sondern einen Muskel fühlt, und zwar einen hypertonischen und deshalb auf Druck schmerzhaften Muskel; die „motorische Welle", die er an diesem fühlt, ist die vorübergehende Steigerung der Muskelspannung durch den Massagedruck, die Tastzuckung des hypertonischen Muskels (S. 13). Daß er diese schmerzhaften Gebilde für Punkte hält, hat seine Ursache darin, daß er auf trockener Haut massiert. Durch die trokkene Haut hindurch ist der Muskel nur sehr undeutlich fühlbar, und ein Überblick über den ganzen Muskel ist hierbei ausgeschlossen. Erst ausgiebige Einschmierung der Haut macht diese — ich möchte geradezu sagen — durchsichtig und ermöglicht eine gleitende Abtastung, die einen Überblick über den ganzen Muskel verschafft. Dieser Überblick zeigt, daß es sich bei den „Nervenpunkten" um besonders schmerzhafte und besonders stark gespannte Muskelfasern handelt, daß aber, wie ich das oben dargestellt habe, tatsächlich der ganze Muskel krank ist, und daß es hier nur gradweise Unterschiede gibt. Cornelius massiert also in seinen „Nervenpunkten" hypertonische Muskeln.

Überhaupt beruht die Annahme sowohl eines „Nervenschmerzes" wie einer „Nervenmassage" auf einer ebenso selt-

[1]) Kleen, Handbuch der Massage. Übers. von Schütz. Berlin 1890. S. 88.

[2]) Cornelius, Nervenpunkte. Leipzig 1909. S. 13. Nervenpunktlehre I. Bd. Leipzig 1909. S. 69.

[3]) Cornelius, Nervenpunkte, S. 49.

[4]) Ibidem, S. 42.

[5]) Ibidem, S. 45, auch: Nervenpunktlehre, Bd. 1, S. 11, 23, 30.

samen wie unbegründeten Verwechslung der Begriffe, nicht nur bei Laien, sondern auch bei vielen Ärzten. Man weiß, daß der Nerv die Schmerzempfindung leitet, und in diesem Bewußtsein schließt man, der Schmerz säße im Nerven und er müsse durch Massage des Nerven beseitigt werden. Der Trugschluß liegt auf der Hand. Nach einem bekannten physiologischen Gesetz reagiert bekanntlich der sensible Nerv auf jeden Reiz, der ihn in seinem Verlauf trifft, im allgemeinen nicht mit Schmerz, sondern mit der ihm eignen Sinnesqualität: auf Schlag oder elektrische Reizung reagiert der Sehnerv mit Lichterscheinungen, stößt man sich an der Ulnarisfurche am Ellbogen, so empfindet man nicht Schmerz am Ellennerven, sondern Kriebeln und Taubheit im Ring- und Kleinfinger. Schon aus diesem physiologischen Grunde kann der Nerv selbst gar nicht Sitz eines Schmerzes sein, aus diesem Grunde ist er auch, wie ich schon hervorhob, so auffallend schmerzunempfindlich gegen Druck. Von der Narkosen- und Drucklähmung her ist ja bekannt, daß Druck auf den Nerven eher Lähmung als Schmerz hervorruft. Aus diesen Gründen ist die Existenz eines Nervenschmerzes, wenn man darunter einen Schmerz versteht, der im Nerven selbst seinen Sitz hat, also einer „Neuralgie", äußerst unwahrscheinlich, man vergegenwärtigt sich zu wenig, daß der Krankheitsbegriff der Neuralgie überhaupt auf einer Hypothese beruht, die man nur dann und deshalb aufstellt, wenn und weil man keine andere Ursache für den Schmerz gefunden hat. Daß es so etwas wie eine Neuralgie gibt, ist also lediglich Vermutung. Jedenfalls beweist die Tatsache, daß angeblich „neuralgische" oder „Nerven"schmerzen sich nach Massage bessern oder verschwinden, nicht, daß Nerven massiert worden sind. Ich sehe vielmehr in der Tatsache, daß sich ein solcher Schmerz durch Massage bessert, den Beweis, daß es sich in einem solchen Fall um Muskel- oder Gelenkschmerzen gehandelt hat und nicht um Schmerzen, die ihren Sitz im Nerven haben.

Muskeln, Gelenke, Schleimbeutel und Sehnenscheiden, Fettgewebe, Periost, Uterus-Prostata und Schilddrüse sind unmittelbar durch Massage beeinflußbar. W e i t e r e u n m i t t e l b a r d u r c h M a s s a g e v e r ä n d e r b a r e O r g a n e g i b t e s n a c h m e i n e r B e o b a c h t u n g n i c h t. Insbesondere gilt das für die inneren Organe. Daß diese durch Massage unmittelbar beeinflußt werden können, ist bisher nicht bewiesen und wohl auch kaum beweisbar. Für den Dickdarm hat H o l z k n e c h t auf röntgenographischem Wege festgestellt, daß Kneten, Tapotement und Effleurage mit der Hand nie eine Weiterbewegung seines Inhalts hervorrief (s. oben S. 72). W e n n e s t r o t z d e m f e s t s t e h t, d a ß s o w o h l d i e V e r d a u u n g w i e a u c h a n d e r e F u n k t i o n e n d e r i n n e r e n O r g a n e d u r c h d i e M a s s a g e b e e i n f l u ß t *werden können, so geschieht diese Beeinflussung ausnahmslos durch Vermittlung der Muskulatur.* Die unmittelbare Wirkung der Massage beschränkt sich also, wenn wir von Uterus, Prostata und Schilddrüse absehen, auf den Bewegungsapparat.

Die Veränderung, die die Massage im hypertonischen Bewegungsapparat hervorruft, erfolgt nun nur an denjenigen Stellen, die unmittelbar durch die Handgriffe der Massage getroffen werden. Nur derjenige Muskel, nur dasjenige Gelenk, nur der Schleimbeutel, nur die Perioststelle, die bei der Massage bearbeitet worden ist, bessert sich; andere Muskeln, andere Gelenke, andere Schleimbeutel, andere Perioststellen, mögen sie auch noch so nahe bei den bearbeiteten liegen, nicht. Ja von dem bearbeiteten Gebilde müssen sogar alle kranken Stellen getroffen sein, von dem kranken Muskel muß nicht nur der hypertonische Muskelbauch, sondern auch die schmerzhaften Knötchen in beiden Insertionen, von dem Gelenk die verdickte Kapsel, die schmerzhaften Bänderinsertionen, der hyperästhetische Knorpel, beim Kniegelenk z. B. auch die Fettkörper der Plicae alares, getroffen werden. Es genügt für alle diese Stellen auch nicht ein beiläufiges Darüberstreichen, sondern sie müssen tatsächlich dem eigentlichen Massagedruck, also einer Quetschung, ausgesetzt werden. Nur diejenigen Stellen, die wirklich in dieser Weise getroffen werden, werden weniger reizbar und bilden sich zur Norm zurück, nicht aber diejenigen, die nicht in dieser Weise getroffen werden. Es ist nicht etwa — wie man vielleicht annehmen könnte — zu erwarten, daß, wenn in einem Teil der bei Hartspann erkrankten Gebilde die Erkrankung rückgängig wird, dies auch die nicht getroffenen günstig beeinflußt. Nur dann, wenn die ausgelassenen Stellen keine Beschwerden machten und keinen unmittelbaren Einfluß auf den Hartspann hatten, kann man erwarten, daß sie den Rückgang der Krankheitserscheinungen an den massierten Stellen nicht stören. Gehörten sie aber selbst zu den Stellen, die Beschwerden verursachten, so bleibt nicht nur der Erfolg aus, sondern die Beschwerden können sich sogar steigern.

Auf alle durch Massage beeinflußbaren Gebilde wirkt nun die Massage nur, wenn sie krank sind, und zwar nur, wenn sie den Befund aufweisen, der dem Hartspann zugrunde liegt. Wenn die massierten Gebilde gesund sind, übt sie auf sie keine für das Tastgefühl erkennbare Wirkung aus. Die Massage ist also ein der Eigenart des Hartspanns spezifisch angepaßtes Heilverfahren.

Dieser Satz hat eine große diagnostische Bedeutung. Er besagt nämlich, daß *dort, wo die Massage Schmerzen oder* eine tastbare Wirkung hervorruft, es sich bestimmt um kranke Gebilde handelt. Wo also z. B. schon leichte Massage starken Schmerz verursacht oder gar Blutunterlaufungen oder eine Abschwellung bewirkt, da sind die Gewebe sicher krank, auch wenn Beschwerden dort nicht geklagt werden.

Aber umgekehrt ergibt sich hieraus auch eine praktisch wichtige Folgerung. Wenn nämlich die Massage nur auf kranke Gebilde eine erkennbare Wirkung ausübt, so hat es keinen Zweck, gesunde Körperteile zu massieren.

Fragen wir nach dem inneren Zusammenhang zwischen dem Eingriff der Massage und der Besserung des Hartspanns, so ist dieser wohl folgender. Der Schmerz bei der Massage ist der Ausdruck der abnorm gesteigerten Reizbarkeit der hypertonischen Gewebe. Durch die Massage werden diese Gewebe an ihren empfindlichsten Stellen und auf die für sie empfindlichste Weise gereizt, und dieser Reiz wird stetig wiederholt. Dadurch werden die Gewebe allmählich an diesen Reiz gewöhnt und gegen ihn abgestumpft, also gegen ihn weniger reizbar. Es verringert sich also ihre abnorme Reizbarkeit gegenüber dem Massagedruck. Diese Verringerung der Reizbarkeit zeigt sich aber am Muskel nicht nur einseitig gegenüber dem Reiz der Massage, sondern auch gegenüber den sonstigen Muskelreizen, dem Temperaturwechsel, der Innervation, der Dehnung, der Irradiation usw., sie ist also nicht nur eine einseitige, sondern eine allgemeine Verringerung der abnormen Reizbarkeit des Muskels. Hiermit ist aber der eine Hauptbestandteil im Krankheitsbilde des Hartspanns, die krankhaft gesteigerte Reizbarkeit, getroffen. Diese Massagewirkung ist funktioneller Natur.

Der Eingriff der Massage hat aber auch eine anatomische Wirkung. Das zeigt die Reizwirkung nach der Massage und die dieser Reizwirkung folgende Rückbildung. Durch sie wird offenbar die dem Hypertonus zugrunde liegende Gewebsschädigung rückgängig gemacht. Das ergibt der Tastbefund, das ergibt aber ferner auch das Verschwinden des Hypertonus.

Die krankhafte Steigerung der Reizbarkeit aber und der Hypertonus sind die Grundsymptome im Krankheitsbilde des Hartspanns, aus denen sich alle Einzelerscheinungen herleiten [1]). In ihnen wird also mit dem Massagedruck das Wesen des Hartspanns überhaupt getroffen. Die Massage ergibt sich also hiernach als die wahrhaft spezifische Behandlungsweise des Hartspanns, und zwar spezifisch in einem noch höheren Sinne, als uns das Wort bisher in den Bei-

[1]) Müller, Untersuchungsbefund usw., S. 75f.

spielen der Chininwirkung bei der Malaria, und der Quecksilber- und Salvarsanwirkung bei der Syphilis geläufig ist.

Bemerkenswert ist die Übereinstimmung der Wirkung der Massage mit der Arndt-Schulzschen Regel. Wir haben gesehen, daß die Massage kunstgemäße Quetschung ist, also eine Verletzung gleicher Art wie diejenige, die die Verschüttungsquetschungen der Muskulatur und bei Mitbeteiligung des Knochens einen Knochenbruch hervorruft. Bei diesen Verletzungen tritt nach einem Reizverzug von 12 bis 24 Stunden eine Reizwirkung (Reaktion) ein in Form von äußerst starkem Hypertonus (beim Knochenbruch bisher als „Kontraktur" bezeichnet) mit heftigem Schmerz und mehr oder weniger vollständiger Funktionsunfähigkeit der Muskulatur, mächtiger Schwellung und ausgedehnten Blutunterlaufungen. Diese Reizwirkung dauert Wochen bis Monate, je nach der Schwere der Verletzung, und bildet sich nur sehr langsam und unvollständig zurück. Die Reizwirkung nach der Massage zeigt alle wesentlichen Eigenschaften dieser Verletzungsfolge: Steigerung des Druckschmerzes und des Hypertonus, Müdigkeit, Schwellung, zuweilen Blutunterlaufungen, jedoch alles nur leichten Grades, bald vorübergehend und von einer Besserung aller dieser Erscheinungen gefolgt. Der leichte Reiz der Massage, dem Zustand des Gewebes angepaßt, fördert, der gleiche Reiz in Form einer stumpfen, blind ohne Rücksicht auf den Zustand des Gewebes einwirkenden Gewalt, lähmt. Die gleiche Gewalt, die in geradezu spezifischer Weise den Hypertonus hervorruft, heilt ihn auch in entsprechender Abmilderung und Dosierung. Diese Analogie zeigt schlagend, daß die Massage kunstgemäße Quetschung ist und in erster Linie als Gewebsreiz wirkt, daß die Massage also eine ausgesprochene Reiztherapie ist. Die Analogie mit der Verletzung durch stumpfe Gewalt läßt aber auch einen Rückschluß zu auf die Entstehungsweise der Blutunterlaufungen nach der Massage. Die Blutunterlaufungen nach groben Quetschungen entstehen nämlich nicht durch Gefäßzerreißungen, sondern durch Gefäßlähmung und hierdurch bedingte abnorme Durchlässigkeit der Gefäße (Dietrich). Wir müssen also annehmen, daß auch die Massage eine Gefäßlähmung leichten Grades bewirkt mit Erweiterung der Gefäße, die bis zu abnormer Durchlässigkeit und damit zu Blutaustritt in die Gewebe, also Blutunterlaufungen, sich steigern kann.

Hiernach wird es auch verständlich, warum die Massage als Behandlungsverfahren ausschließlich auf den hypertonisch erkrankten Bewegungsapparat wirkt und hier weitaus am stärksten auf die hypertonische Muskulatur, auf diese so viel stärker als auf die übrigen Bestandteile des Bewegungsorgans, daß die Frage wohl berechtigt ist, ob der Einfluß auf diese letzteren nicht auch

Folgewirkung ist. Wir haben eben in dieser eigenartigen elektiven Wirkung der Massage das klassische Beispiel einer „zellspezifischen Therapie" vor uns, einer Therapie, der nach Abderhalden[1]) „die Zukunft gehört". Dieser Auffassung steht durchaus nicht die Tatsache entgegen, daß es sich hier nicht um ein chemisches Mittel, ein Medikament, handelt, unter denen wir bisher gewohnt sind, die Reizkörper zu suchen. Im Gegenteil: gerade der Chemiker Abderhalden sagt[2]): „Es ist wohl möglich, daß wir zur Zeit, allzusehr in Vorstellungen der Strukturchemie gefangen, die Prozesse in der Zelle zu einseitig betrachten und zu wenig an den physikalischen Zustand der Zelle denken." „Die Prozesse im Zellinneren stehen sicher in viel weitgehenderem Maße, als im allgemeinen angenommen wird, unter dem Einfluß des physikalischen Zustandes der Zelle." Daß der physikalische Zustand der Zelle durch ein physikalisches Mittel mindestens ebenso sicher beeinflußt werden kann wie durch chemische, liegt auf der Hand.

Die Massage ist also nicht nur Reiztherapie, sondern eine auf ein bestimmtes Organ, den Bewegungsapparat, und eine bestimmte Erkrankung desselben, den Hartspann, abgestimmte Reiztherapie. Diese Erkenntnis stellt an ihre Ausführungsweise, ihre Technik zwei Forderungen, die allen anderen vorangehen müssen, nämlich erstens die Forderung genauer Lokalisierung: die Massage muß also ihre Handgriffe sorgfältig nach dem Sitz der Erkrankung einrichten, zweitens die Forderungen strenger Individualisierung: sie muß den angewandten Druck der Schwere der Erkrankung eng anpassen. Nebensächlich ist aber die Richtung der Handführung; bestimmend ist in dieser Richtung nur bis zu einem gewissen Grade der Faserverlauf der Muskulatur. Ganz gleichgültig ist für die Richtung der Handführung die Lage, der Verlauf und die Stromrichtung der Venen und Lymphgefäße.

Es ist dringend wünschenswert, daß die hier vorgetragene Auffassung der Wirkungsweise der Massage auch durch Tierversuche nachgeprüft wird. Die Arbeitsweise der bisherigen Experimentatoren ist hierzu größtenteils nicht geeignet, weil sie, wie schon Hoffa hervorhebt, im wesentlichen gesunde Muskeln untersuchten. Um auf dem Wege des Versuches brauchbare Ergebnisse für die Einsicht in die Wirkungsweise der Massage

[1]) Abderhalden, Abwehrfermente des tierischen Organismus, 2. verm. Aufl. Berlin 1913. S. 19.

[2]) Ibidem, S. 34/35.

zu erzielen, müssen die Gewebe vorerst in den Zustand versetzt werden, auf den die Massage als Reizmittel abgestimmt ist, also in den Hypertonus.

Den Weg hierzu zeigt unser obiger Vergleich. Den Muskel kann man in beliebigem Grade hypertonisch machen durch stumpfe Gewalt, durch Quetschung. Dieses Mittels müssen in Zukunft die Experimentatoren sich bedienen, wenn sie brauchbare Ergebnisse für die Erkenntnis der Massagewirkung erzielen wollen.

2.

Die Wirkung der Massage auf den Blut- und Lymphkreislauf

Außer der unmittelbaren Wirkung auf das massierte Gewebe hat die Massage noch eine weitere Wirkung auf den Blut- und Säftestrom in den massierten Körperteilen. Friedel Pick[1]) hat durch Versuche am Tier nachgewiesen, daß Massage der Gliedmaßen Beschleunigung des Venenblutstromes bewirkt. Schon vor ihm haben Lassar und Zawadski[2]) dasselbe für den Lymphstrom gleichfalls durch Tierversuche nachgewiesen. Daß hierdurch zugleich die Aufsaugung befördert wird, haben die Versuche v. Mosengeils für die Gelenke, die Reibmayrs und Höffingers für die Bauchhöhle, Colombos und Kellgrens für Unterhautgewebe und Muskeln bewiesen[3]). Zabludowski fand, daß ermüdete Muskeln durch Effleurage schneller ihre Leistungsfähigkeit wieder erlangen als bei Ruhe. Kirchberg, Ruge und Birkigt haben diese Versuche neuerdings wiederholt[4]). Bum[5]) wies nach, daß durch die Massage aus den ermüdeten Muskeln stark harntreibende Stoffe entleert werden und daß diese Entleerung durch die Venen, nicht durch die Lymphgefäße erfolgt. Man kann wohl annehmen, daß das die Umsatzprodukte der Muskelsubstanz sind (Kreatin, saure Phosphate, Milchsäure), deren Einspritzung den Muskel in seiner Leistungsfähigkeit herabsetzt und deren Auswaschung durch physiologische Kochsalzlösung ihn wieder herstellt[6]).

Es ist also sicher, daß **durch die Massage der Muskulatur eine Beschleunigung des Blut- und Lymphstroms** und damit der Resorption herbeigeführt wird und daß

---

[1]) Zit. nach: Bum, Technik der ärztlichen Massage. Berlin und Wien 1913. S. 14.
[2]) Bum, Handbuch der Massage und Heilgymnastik, 3. Aufl. 1902, S. 86 f.
[3]) Ibidem, S. 90 f.
[4]) Kirchberg, Sportmassage. Berlin 1924. S. 80 ff.
[5]) Bum, Handbuch der Massage usw., S. 101 f.
[6]) Ibidem, S. 89 f.

die Heilwirkung der Massage zum großen Teil hieran gebunden ist.

Wie entsteht nun bei der Massage die Beschleunigung des Blut- und Lymphstroms? v. Mosengeil[1]) beantwortete diese Frage durch folgenden Versuch: Ein Gummischlauch ist in schräg aufsteigender Richtung auf einem Brett befestigt und taucht in ein Gefäß mit Wasser, womit er auch gefüllt ist; durch Streichen mit dem Finger kann man den Schlauch entgegen der Schwere entleeren, der Schlauch saugt selbsttätig Wasser nach, und man kann auf diese Weise das ganze Gefäß entleeren. v. Mosengeil verglich diesen Vorgang mit der Tatsache, daß man durch leichtes Streichen mit der flachen Hand über den Unterarm die strotzend gefüllten Venen sofort so vollständig entleeren kann, daß an ihrer Stelle Furchen erscheinen. Er sah in dem Ausstreichen der Venen durch die massierende Hand die Kraft, die bei der Massage den Blutstrom beschleunigt.

Diese Erklärung ist indessen unzulässig. Allerdings ist die augenblickliche Wirkung bei dem Ausstreichphänomen am Arme auffallend; auch fließt in die entleerten Venen tatsächlich Blut nach. Wiederholt man indessen den Versuch einige Male, so fällt es auf, daß die Venen sich immer langsamer füllen, so daß man schließlich einige Zeit zuwarten muß, bis aus den Furchen wieder einigermaßen gefüllte Schläuche werden. Der Nachfluß wird also, je öfter man streicht, immer langsamer. Eine Beschleunigung des Venen- und Lymphstromes könnte aber nur entstehen, wenn trotz des Ausstreichens der Nachfluß mindestens weiter mit gleicher Schnelligkeit erfolgte. Das ist aber offensichtlich nicht der Fall. Die Ursache hierfür liegt darin, daß der Vene eine sehr wichtige Eigenschaft des v. Mosengeilschen Gummischlauches fehlt. Der Gummischlauch ist elastisch und sucht deshalb hinter den ihn zusammendrückenden Fingern seine alte Form wieder anzunehmen; er dehnt sich selbsttätig wieder aus und hierdurch saugt er das Wasser in v. Mosengeils Versuch nach. Das Wirksame ist also nicht der ausstreichende Finger, sondern die Elastizität des Schlauches, die nach dem Ausstreichen durch den Finger zur Wirkung kommt. Ein nicht elastischer Schlauch würde hinter dem Ausstreichen platt bleiben und damit würde die Saugwirkung völlig wegfallen.

Den Venen des menschlichen Körpers und besonders der Lymphgefäße fehlt aber gerade diese Eigenschaft des Gummischlauches. Die Venenwand ist zwar nicht ohne alle Elastizität,

[1]) Hoffa, Technik der Massage, 5. Aufl. 1907, S. 3.

aber es geht ihr die Kraft des Gummischlauches, nach Aufhören des Fingerdruckes die frühere Kreisform seiner Lichtung wieder anzunehmen, vollständig ab. Eine solche Kraft käme im menschlichen Körper höchstens dem Arterienrohr zu. Venen und Lymphgefäße sind schlaffe Schläuche, an denen noch niemals jemand eine selbsttätige Saugkraft auch nur vermutet, geschweige denn nachgewiesen hat.

Damit aber entfällt die Beweiskraft des v. Mosengeilschen Versuches vollständig. Wenn er etwas beweisen sollte, so konnte es nur das sein, daß ebenso wie der Gummischlauch hinter dem über ihn wegstreichenden Finger kraft seiner Elastizität sich wieder selbsttätig ausdehnt und dadurch Wasser ansaugt, in gleicher Weise auch die durch die massierende Hand ausgestrichenen Venen und Lymphgefäße vermöge ihrer Elastizität sich selbsttätig wieder ausdehnen und Blut aus den Haargefäßen, bzw. Lymphe aus den Geweben nachsaugen. Das aber trifft gerade nicht zu. Es widerspräche allen aus der Anatomie und Physiologie bekannten Tatsachen, und es widerspricht auch dem oben angeführten Ausstreichphänomen: nur ganz allmählich und bei Wiederholungen immer langsamer füllt sich das Gefäßrohr und man sieht nichts von einer selbständigen Tätigkeit desselben. Vor allem aber erfolgt keine Beschleunigung des Blutstromes: wir sehen nur die durch unser Streichen bewirkte schnellere Entleerung; daß die Neufüllung, auf die es doch ankommt, also der Nachfluß, irgendwie beschleunigt wäre, davon ist nichts zu sehen. Nur die Beschleunigung des Nachflusses aber würde eine Beschleunigung des Blutumlaufes überhaupt bedeuten.

Die Annahme also, die Förderung der Aufsaugung durch die Massage sei verursacht durch das mechanische Ausstreichen der Venen und Lymphgefäße, ist unmöglich. Und selbst angenommen, das Ausstreichen der Gefäße bewirke wirklich eine Beförderung der Zirkulation, so könnte eine solche rein mechanische Beförderung doch nur während der Massage anhalten. Es wäre dann immer noch unerklärt, wie es kommt, daß eine solche kurzdauernde Einwirkung während des ganzen übrigen Tages, ja noch länger zweifellos zirkulationsfördernd nachwirkt, wie wir das an einer Schwellung infolge Verletzung beobachten — eine Erscheinung, die entschieden an die andere Tatsache erinnert, daß wochenlang bestehende Flüssigkeitsansammlungen in der Brusthöhle manchmal nach der winzigen Verringerung, wie sie eine Probepunktion darstellt, zur Aufsaugung kommen. Beides läßt sich rein mechanisch nicht erklären.

Für die Massage ist das auch deshalb nicht möglich, weil es erfahrungsgemäß nicht gelingt, durch Massage — in diesem Falle durch Effleurage — eine Wasseransammlung, die auf einer mechanischen Störung der Triebkraft des Blutkreislaufs beruht, wie es z. B. bei Herzfehlern mit Kompensationsstörung oder bei Nierenentzündung vorkommt, auch nur sichtbar zu vermindern, geschweige denn zu beseitigen. Im Gegenteil: meiner Erfahrung nach erzielt man mit derartigen Versuchen nur eine starke Blutüberfüllung des geschwollenen Körperteils, die die Beschwerden noch vermehrt.

Also, daß die zweifellos zirkulationsbefördernde Wirkung der Massage auf mechanischer Ausstreichung des Venen- und Lymphgefäßsystems beruhe, ist gänzlich ausgeschlossen. Diese Tatsache nun ist von größter Wichtigkeit, und zwar deswegen, weil diese Annahme die wissenschaftliche Basis der zur Zeit allgemein üblichen Massagemethode ist. Die Vorschrift lautet, immer dem Verlaufe der Venen und der Lymphgefäße und in der Richtung ihres Blutstromes zu streichen, weil man so die Beförderung der Zirkulation am sichersten erreichen zu können glaubt. Dies letztere ist ein Irrtum und damit fehlt dieser Massagevorschrift jede wissenschaftliche Begründung.

Die Ursache der zirkulationsbefördernden Wirkung der Massage müssen wir demnach anderswo suchen, und sie liegt in dem eigenartigen Verhältnis der Muskulatur zum Venen- und Lymphgefäßsystem, das ich an anderer Stelle (S. 81 ff.) dargestellt habe. Wir haben dort gesehen, daß die Muskelarbeit im ganzen Körper ebenso wie zur Bewegung, so auch als Triebkraft für den Blut- und Lymphstrom aufs feinste ausgenutzt wird, daß ihr ganzer Bau auf diese Aufgabe eingerichtet ist, ja daß einzelne Muskeln, wie der M. omohyoideus und der M. sartorius überhaupt keine weitere Aufgabe haben. Besonders bemerkenswert ist die Ausnutzung der sozusagen normalen Körperbewegungen der Atmung und des Gehens, bei denen, wie wir gesehen haben, die Arbeit der beteiligten Muskeln als Saug- oder Druckpumpe wirkt. Sind die hierfür maßgebenden Muskelgruppen krank, so sind Zirkulationsstörungen die Folge. Werden durch die Massage die kranken Muskelgruppen in ihrer Funktion wiederhergestellt, so stellt sich auch die Zirkulation wieder her. Das gilt für die Zirkulation der Gliedmaßen, das gilt auch für das Zentrum der Zirkulation, das Herz. Durch Massage der Muskulatur wird also die Zirkulation in hohem Maße beeinflußt. Damit ist die Frage gelöst, die wir oben stellten, wie bei der Massage die Beschleunigung des Blut- und Lymphstroms entsteht. Nicht, wie man bisher nach dem Vorgang v. Mosengeils meinte, durch das mechanische Ausstreichen der Venen und der Lymphgefäße, sondern durch die Verringerung des Hypertonus der Muskulatur, die dann ihre Funktion als Hilfsorgan der Venen- und Lymphzirkulation besser erfüllt. Die Massage befördert also am wirksamsten die Venen- und Lymphzirkulation, wenn sie eine möglichst sachgemäße Massage der Muskulatur ist. Um die Venen und Lymphgefäße und deren Verlauf braucht sie sich nicht zu kümmern. Auch ob sie entlang oder entgegen der Stromrichtung in denselben ausgeführt wird, ist gänzlich gleichgültig. Das ist, wie ich noch ausdrücklich hervorheben will, nicht nur Theorie, sondern das Ergebnis meiner Erfahrung seit vielen Jahren.

Besonders wichtig sind für die Anwendung der Massage die muskulären Saug- und Druckvorrichtungen. Nach ihnen muß ihre Technik eingerichtet werden sowohl für den Zweck der Untersuchung wie der Behandlung. Im einzelnen Falle muß stets festgestellt werden, ob die Muskulatur an den hier in Frage kommenden Stellen normal ist und normal funktioniert. Hierbei ist nun sehr wichtig, daß die verschiedenen Saugpumpen an den Extremitäten naturgemäß hintereinander geschaltet sind. Die distalen können also, selbst wenn sie selbst normal sind, nur normal funktionieren, wenn auch alle proximalen normal funktionieren. Diese Saugpumpen sind also von einer um so größeren physiologischen Bedeutung, je proximaler sie gelagert sind. Jede in der Reihenfolge proximaler gelagerte ist entscheidend für den ganzen distal gelegenen Teil des venösen Gefäßstromes; die am meisten proximal gelegene ist entscheidend für die ganze Extremität.

Jeder Massagefall erfordert also die Feststellung des Zustandes dieser Saugvorrichtungen nicht nur am Orte der Erkrankung, sondern auch proximalwärts und, wenn nötig, deren Behandlung. Für die Erkrankungen der unteren Extremitäten besagt das, daß wohl die Hüfte für sich massiert werden könnte, nicht aber der Oberschenkel, Unterschenkel und Fuß. Vielmehr muß bei Massageerkrankungen des Fußes das ganze Bein, bei solchen des Unterschenkels Oberschenkel und Hüfte, bei denen des Oberschenkels die Hüfte mit massiert werden. Außerdem liegt es auf der Hand, daß auch von der Bauchhöhle aus die venöse Zirkulation in den unteren Extremitäten gestört sein kann. Bei Erkrankungen in den unteren Gliedmaßen ist es also auf alle Fälle nötig, den Rumpf mit zu untersuchen, häufig ist es auch nötig, ihn mit zu behandeln. Ebenso muß am Arme bei Erkrankungen der Hand der ganze Arm einschließlich der Schulter massiert werden, bei Erkrankungen des Unterarms auch Oberarm und Schulter, und nur die letztere kann für sich massiert werden. Bei Behandlung des Kopfes müssen beide Schultern und der Hals mit massiert werden. Die Berücksichtigung aller dieser Verhältnisse ist für den Erfolg jeder Massagebehandlung entscheidend, denn die eigenartige Reizwirkung nach der Massage, die, wie wir gesehen haben, die Vorbedingung ist für die Wiederherstellung der Hartspanngewebe zur Norm, verläuft regelrecht nur in einem Körperteil mit normalem Blutumlauf. Besteht Stauung, wenn auch nur leichten Grades, so sind die Gewebe weniger befähigt zur Reizwirkung und besonders der Abklang der Reizwirkung, mit dem vor allem die Wiederherstellung verbunden ist, ist besonders stark gehemmt. Gleich wichtig wie der Hartspannbefund selbst ist also für die Ausführung der Massage der Einfluß dieses Befundes auf den Kreislauf in dem erkrankten Körperteil.

3.
Die Gesamtwirkung der Massage

Überblicken wir das Ergebnis unserer bisherigen Untersuchungen, so unterscheiden wir dreierlei Wirkungen der Massage: die örtliche sofortige Wirkung, die örtliche Reizwirkung und die Fernwirkung.

Die sofortige örtliche Wirkung ist nur an der Muskulatur zu erreichen; sie ist je nach der Handführung verschieden. Längsstreichung, also gleitende Quetschung, bewirkt sofortige Herabsetzung des Hypertonus und mit dieser einhergehend des Druck- und spontanen Schmerzes. Sie ist nur erzielbar in frischen leicht beeinflußbaren Fällen. Querstreichung, also haftende Quetschung, bewirkt Steigerung des Hypertonus und des Druckschmerzes; sie reizt also den Muskel und regt ihn zur Tätigkeit an. Die Reizung kann sich bis zur Zuckung steigern.

Besonders an die Querstreichung ist die Reizwirkung gebunden. Sie zeigt sich deutlich nur am quergestreiften Muskel und besteht in einer vorübergehenden Schwellung desselben mit Steigerung des Hypertonus und Druckschmerzes. Die Schwellung ist mit Gefäßlähmung verbunden, die an gelegentlichen Blutunterlaufungen erkennbar ist. Am glatten Muskel und an den übrigen der Massage zugänglichen Geweben ist eine deutliche Reizwirkung nicht erkennbar.

Auf die Reizwirkung folgt die Rückbildung. Diese besteht in Rückgang des Hypertonus, der Schwellung und des Druckschmerzes am quergestreiften Muskel, womit eine leichtere Ansprechbarkeit für den Willens- und Nervenreiz verbunden ist. Am glatten Muskel und an den nichtmuskulären Geweben tritt die Rückbildung ohne Zwischenschaltung einer Reizwirkung ein und besteht in Herabsetzung des Druckschmerzes und etwaiger Schwellung, am glatten Muskel auch des Hypertonus.

Mit der Massage ist immer auch eine Fernwirkung verbunden. Erstens auf den Hypertonus auch in den nichtmassierten Muskeln. Wir haben gesehen, daß der hypertonische Bewegungsapparat einem Spinnwebennetze vergleichbar ist, in dem jede Schwankung der Spannung sich weithin geltend macht. Das gilt auch für die Spannungsschwankung, die die Massage am Ort ihrer Anwendung hervorruft. Die Entspannung, die die Massage in den massierten Muskeln verursacht, bewirkt nämlich eine Erhöhung des Bewegungsspielraums in den massierten Muskeln: sie bewegen sich freier, und ihre freiere Bewegung wirkt zerrend auf die noch im früheren Hypertonus verharrenden, nicht oder nicht genügend massierten Muskeln. Diese Zerrung wirkt auf sie als Reiz und steigert den in ihnen vorhandenen Hypertonus. So wirkt sich die Spannungsschwankung, die die Massage hervorruft, nach dem Parallelogramm der Kräfte, nach dem die Muskulatur gebaut ist, weithin aus und führt zu Spannungsschwankungen in dem ganzen Systeme des hypertonischen Bewegungsapparates. Diese Spannungsschwankungen können ganz ebenso zu Schmerzanfällen führen wie die physiologischen Muskelreize der Kälte (Zugluft), Elektrizität (Gewitter) und Irradiation (Erregung) und tun das, wenn der Massierende ihnen nicht zuvorkommt, indem er den ganzen hypertonischen Muskelbereich unter Berücksichtigung aller Einzelheiten des Befundes massiert. Das kann er natürlich nur, wenn er sich klar darüber ist, daß er hypertonische Muskeln massiert und wenn er ständig deren physiologische Zusammenhänge mit den Reizstellen und hypertonischen Muskeln des ganzen Hartspanns bei Ausführung der Massage berücksichtigt. Hält er sie mit Cornelius für Nervenpunkte, so kann er das nicht und massiert sie unvollständig. Die ausgelassenen Reizstellen und hypertonischen Muskeln, die sekundär gemäß den Ausbreitungsgesetzen des Hartspanns ebenfalls erkrankt sind, aber bisher keine unmittelbaren Beschwerden verursachen, geraten dann in Reizzustand und verursachen dann mit einem Male Schmerzen, die der Patient als neue „Rheumatismus“- oder „Nervenschmerz“-anfälle an bisher ungewohnter Stelle empfindet. Cornelius rechnet mit diesen Zwischenfällen; er nennt sie „Reaktionen“; sie sind für ihn eine regelmäßige Begleiterscheinung seiner „Nervenmassage“, er erwartet sie einige Wochen nach Beginn der Behandlung und sie dienen ihm geradezu zur Auffindung aller Nervenpunkte[1]). Selbstverständlich sind sie eine Reaktion auf seine Behandlung; auch ich habe sie genugsam erlebt und erlebe sie in schwierigen Fällen noch; aber sie sind eine vermeidbare Reaktion, vermeidbar dadurch, daß man von vornherein nach meinem Massagegrundsatz verfährt, systematisch alle kranken Muskeln und Reizstellen aufzusuchen und zu behandeln. Sie hat mit der im ersten Abschnitt (S. 272ff.) geschilderten örtlichen Reizwirkung, die von der Massage unzertrennlich ist, nichts zu tun. Die Corneliusschen Reaktionen sind für Arzt und Patient gleich unangenehme Zwischenfälle, auf deren Verhütung man

[1]) Cornelius, Die Nervenpunktlehre. Leipzig 1909. Bd. 1, S. 25ff. Nervenpunkte, 2. Aufl. Leipzig 1909. S. 32ff.

sorgfältig bedacht sein muß, denn sie sind sehr geeignet, wie auch Cornelius selbst hervorhebt, das Vertrauen des Patienten zur Behandlung zu erschüttern und ihn zum vorzeitigen Abbruch derselben zu verleiten. Mich haben die Erfolge der Massage erst befriedigt, seit ich es gelernt habe, diese „Reaktionen“ zu vermeiden.

Eine zweite Fernwirkung der Massage ist ihre Wirkung auf die Venen- und Lymphzirkulation; sie ist im vorigen Abschnitt erörtert worden.

Die Fernwirkungen der Massage sind hiermit nicht erschöpft. Wir haben im ersten Teile auf die Reiz- und Hemmungswirkungen hingewiesen, die der Hartspann auf die Tätigkeit des Gehirns, der Atmungs-, Verdauungs- und Geschlechtsorgane ausübt. Besonders bemerkenswert ist in dieser Beziehung die Rolle der Schilddrüse. Sie ist, wie ich oben dargelegt habe, derart in den Mechanismus der Atemmuskeln eingeschaltet, daß jeder Reizzustand in ihr die den Kehlkopf bei der Atmung bewegenden Muskeln sofort mehr oder weniger stillstellt. Daß von hier aus die ganze Atmung stillgelegt werden kann, beweisen die Beobachtungen von H. Cloß[1]), der bei elf Patienten mit verhältnismäßig kleinen Kröpfen plötzliche nächtliche Erstickungsanfälle infolge Spannung der Halsmuskeln sah und deshalb für Fälle, wo Gefahr im Verzuge ist, eine rasche Durchtrennung der Halsmuskeln empfiehlt. Bei Nachlaß des Hartspanns verschwinden diese Reiz- und Hemmungserscheinungen und die normale Organtätigkeit stellt sich wieder her.

Man kann also die Massage des Bewegungsapparates benutzen, um nervöse Zustände zu bessern und Störungen der Zirkulation, Atmung und Verdauung zu beheben, doch ist es unbedingt nötig, sich stets vor Augen zu halten, daß es sich auch hierbei um die Massage des Bewegungsapparates handelt, weil hiervon die Technik und der Erfolg der Massage abhängt. Die Folgewirkungen des Hartspanns verschwinden indessen wesentlich langsamer als der durch den Hartspann verursachte Schmerz. Man kann in dieser Hinsicht geradezu eine Stufenleiter aufstellen. Es verschwindet bei Besserung des Hartspanns zuerst der durch denselben unmittelbar verursachte Muskelschmerz. Erst bei weitergehender Besserung verschwinden allmählich die Reiz- und Hemmungswirkungen des Hartspanns und die durch ihn verursachten Kreislaufstörungen. Zu den letzteren gehören, wir wir gesehen haben, häufig auch die Kopfschmerzen bei Hartspann des Halses. Folgewirkungen des Hartspanns sind auch die Gelenkschmerzen

[1]) Cloß, Die Kropfoperationen am städtischen Hospital in Schwäb. Gmünd 1896—1903. Beitr. z. klin. Chir. Bd. 43, S. 473. Zitiert nach d. Referat im Zentralbl. f. Chir. 1905, S. 1405.

bei chronischer und deformierender Gelenkentzündung, so daß man bei diesen Erkrankungen wohl mit einem schnellen Verschwinden etwaiger Krampfschmerzen in der Muskulatur rechnen kann, aber nur mit langsamer Besserung der durch die Bewegungen im Gelenk selbst entstehenden Schmerzen. Besonders langsam verschwinden die nervösen und psychischen Begleiterscheinungen des Hartspanns, besonders die Schlaflosigkeit und die krankhaften Gefühle in Unterleib und Herzgegend, vor allem wenn diese schon jahrelang bestanden haben. Hier ist offenbar im Laufe der Jahre durch die ständige Hinlenkung der Aufmerksamkeit auf den Ort dieser Gefühle eine Art psychischer Fixierung eingetreten, so daß schon ein sehr geringer Grad des Hartspanns, der beim psychisch nicht Voreingenommenen unterhalb der Schwelle des Bewußtseins bleiben würde, genügt, um die gewohnte Empfindung immer wieder wach zu rufen. Für etwaige Äußerungen über die Heilaussicht auf Fragen des Kranken ist es natürlich von großer Wichtigkeit, sich diese Verhältnisse gegenwärtig zu halten.

Ziehen wir nun hieraus die Folgerungen für die Technik der Massage, so haben wir gesehen, daß die übliche Vorschrift der Richtung des Venen- und Lymphstroms entlang zu streichen, ohne jede sachliche Begründung ist. Der Verlauf der Venen und Lymphgefäße braucht also bei der Ausführung der Massage nicht berücksichtigt zu werden. Überhaupt ist die Richtung der Handführung nur bei der Massage der Muskulatur von Bedeutung: hier wirkt Längsstreichung beruhigend, Querstreichung vorübergehend reizend. Die Längsstreichung ist also das mildere Verfahren, das bei frischen und in stärkerem Reizzustand befindlichen Fällen zu bevorzugen ist, die Querstreichung das energischere Verfahren, das sich für ältere, wenig reizbare Fälle eignet. Für alle anderen Gewebe ist die Richtung der Handführung gleichgültig. Hier kommt es nur darauf an, den Massagedruck genau zu lokalisieren und dem Reizzustand des Gewebes entsprechend zu dosieren. Alle Handgriffe, die nicht genau dosiert und nicht genau lokalisiert werden können, sind also nicht nur überflüssig, sondern auch minderwertig. Das gilt für die Klopfung (Tapotement) und die Erschütterung (Vibration), bei denen eine genaue Lokalisierung und Dosierung unmöglich ist, besonders, wenn sie nicht mit der Hand, sondern mit Apparaten ausgeführt werden. Nur in einem Falle scheint es mir, als wenn die Tiefenwirkung der maschinellen Vibration gewisse Vorteile bietet, nämlich bei Gelenkaffektionen mit sehr starker Kapselspannung, auch bei starker Fasziensspannung in der Lende oder am Oberschenkel, die den Finger durchaus nicht eindringen läßt; hier scheint die in die Tiefe dringende

Erschütterung der Vibration die Lösung der Spannung etwas zu beschleunigen.

Demnach verbleiben also von den üblichen Massagehandgriffen die Streichung (Effleurage), die Reibung (Friktion) und die Knetung (Pétrissage). Die Streichung kommt nur für die Muskulatur in Frage und ist Streichung längs der Faserung, muß also an jedem Muskel anders und nicht etwa ohne weiteres der Längsrichtung des Gliedes entsprechend geführt werden; sie ist gleitende Quetschung. Reibung und Knetung sind auf alle massagefähigen Gewebe anwendbar und stellen die haftende Quetschung dar. Sie sind die eigentlichen Massagegriffe. An den Gelenken und sonstigen Reizstellen können nur sie angewandt werden. Dabei richtet sich die Form ihrer Anwendung allein nach dem anatomischen Befund und dem Reizzustand des Gewebes.

Meine Technik ist also insofern vereinfacht als die Klopfung und Erschütterung weggefallen sind. Sie ist im wesentlichen dem Bau des Bewegungsapparates angepaßte Streichung und Knetung. Sie verlangt deshalb genaueste Kenntnis des Bewegungsapparates und ständige klinische Beobachtung. Somit sind zwar die Handgriffe einfacher geworden, ihre Anwendung aber um vieles schwieriger. Denn nunmehr ist jeder Massagegriff bewußte Quetschung, aber nicht eine Quetschung, die auf Zertrümmerung des Gewebes ausgeht, also keine „Gelotripsie", wie Lange sie bezeichnen möchte. Es handelt sich nicht darum, die Faserverhärtungen zu zertrümmern — das wäre ein ganz unphysiologischer Standpunkt —, sondern das Gewebe auf mechanischem Wege nur soweit zu reizen, daß eine nicht zu starke Reizwirkung ausgelöst und damit die Rückbildung eingeleitet wird. Diese Form der Massage setzt also genaueste anatomische Kenntnis, großes, durch die Erfahrung zu erwerbendes Feingefühl und ärztlich geschulten Blick voraus, wenn sie nicht nutzlos bleiben oder Schaden stiften soll. Denn sie bleibt immer Quetschung, also nur gradweise unterschieden von grober Verletzung.

Die Wirkung dieser Massage ist objektiv feststellbar, sie beruht also nicht auf Suggestion. Es könnte überflüssig erscheinen, bei den seit Jahrtausenden anerkannten Wirkungen der Massage dies noch ausdrücklich zu betonen. Von wissenschaftlicher Seite ist denn auch der Versuch noch nicht gemacht worden, die Wirkung der Massage auf Suggestion zurückzuführen. Um so häufiger geschieht das von seiten der ärztlichen Praktiker, die es nicht lassen können, Erfolge, die ihnen nicht einleuchten oder unbequem sind, mit dem Schlagwort „Suggestion" abzutun. Ich kann demgegenüber nur auf meine schon

(S. 264) erwähnten Erfahrungen mit der Massagebehandlung der Hysterie hinweisen und stelle nochmals fest, daß ich nicht selten bei psychogen beeinflußten Krankheitsfällen Ursache gehabt habe, schmerzlich zu bedauern, wie wenig suggestiv bei dem Fehlen aller Aufmachung und jedes imponierenden Instrumentariums die unscheinbare Massage wirkt. Ich kann also nur jeden warnen, die Massage zu suggestiven Zwecken zu benutzen, er würde nur Mißerfolge ernten.

Die Massage ist zugleich Untersuchungs- und Behandlungsverfahren, die Massage-Untersuchung also, die Abtastung an sich, wirkt schon heilend. Das ist auf dem Gebiete der medizinischen Methoden nur ausnahmsweise, und zwar soweit ich sehe, nur noch bei der Anwendung des faradischen und galvanischen Stromes der Fall. Seine Ursache hat das darin, daß die Tastuntersuchung schon nicht bloße Berührung ist. Sie erfordert vielmehr schon einen gewissen Widerstand von seiten des abzutastenden Gegenstandes, weil sonst feine Unterschiede nicht wahrnehmbar sind. Diesen Widerstand liefert entweder der Untersucher selbst, indem er den zu untersuchenden Gegenstand zwischen Daumen und Finger oder zwischen beide Hände faßt, dann bilden die Finger oder die Hand das Widerlager für den tastenden Daumen. Oder aber der Widerstand wird durch eine feste Unterlage geliefert, das Massagelager nämlich und die den Weichteilen unterliegenden Knochen. Hieraus geht hervor, daß schon bei der einfachen Tastuntersuchung das betastete Gewebe bis zu einem gewissen Grade gedrückt, gequetscht wird, und schon diese leichteste bei der Tastuntersuchung unvermeidbare Quetschung kann bei sehr reizbaren Geweben genügen, um heilend zu wirken. Die eigenartige Tatsache, daß schon die Massage-Untersuchung unter Umständen heilend wirkt, erklärt sich also gerade daraus, daß das Wesen der Heilwirkung der Massage Quetschung ist, wie oben festgestellt wurde. Allerdings muß diese Quetschung, also die Massage, eine andere sein bei der Untersuchung, eine andere bei der Behandlung. Für die Untersuchung muß die Stärke der Quetschung so gewählt werden, wie sie für die Tastempfindung am zweckmäßigsten ist; sie darf also vor allem nicht zu stark sein. Für die Behandlung kommt die Tastempfindung nicht in Frage, sondern allein die Reizbarkeit des zu massierenden Gewebes; der Reizbarkeit also muß bei der Behandlung die Stärke der Massage angepaßt werden. Die Untersuchungsmassage wird also im allgemeinen etwas anders, und zwar meist leichter ausgeführt werden müssen als die Behandlungsmassage.

4.

Die Massage als Untersuchungsverfahren

Aus dem Bisherigen ergeben sich eine Reihe allgemeiner Regeln für die Untersuchung des Bewegungsapparates.

Das erste Erfordernis ist die Herbeiführung möglichster Erschlaffung der Muskulatur. Diese wird erreicht durch horizontale Lagerung des Patienten, und zwar in Seitenlage, ferner durch Ablenkung seines Blickes und seiner Aufmerksamkeit von dem Ort der Untersuchung. Außerdem gibt es für jeden Muskel und jede Muskelgruppe eine Gliederstellung, in der sie möglichst entspannt sind; diese Entspannungslage muß bei der Untersuchung jedes Muskels hergestellt werden. Dies ist zum Teil Sache des Untersuchten, der auf Anweisung des Untersuchers den betreffenden Körperteil in die entsprechende Lagerung bringt, zum Teil Sache des Untersuchers, der mit der einen Hand — in der folgenden Technik ist diese die Haltehand (T) genannt — die Entspannungslage herstellt, während er mit der anderen Hand — ich nenne diese die Arbeitshand (A) — untersucht.

Für die Massage selbst nun ist ein Gleitmittel nötig. Da es sich nämlich um die Wahrnehmung allmählicher Übergänge handelt, müssen möglichst große Streichungen gemacht werden. Hierbei bleibt man, wenn man ohne Gleitmittel massiert, an der Haut hängen. Dieser Widerstand an der Haut macht außerdem das Tastgefühl für die Tiefe sehr undeutlich; er täuscht Widerstände vor, die nicht da sind, und entzieht Feinheiten, um die es sich hier durchweg handelt, geradezu der Wahrnehmung. Ich bin überzeugt, daß die vielen Meinungsverschiedenheiten über den Tastbefund am rheumatischen Muskel nicht zu allerletzt dadurch sich erklären, daß die Tastuntersuchung allgemein und die Massage zumeist ohne Benutzung eines Gleitmittels vorgenommen wird. Es ist offenbar nicht genügend bekannt, welch ein großes Hindernis der Widerstand der trockenen Haut für die Abtastung der tieferen Gebilde ist.

Ein dritter Vorteil der Benutzung eines Gleitmittels besteht darin, daß sie jede Reizung der Haut durch die Massage ausschaltet. In jeder Anweisung[1]) zur Ausführung der Massage wird hervorgehoben, daß die Massagehandgriffe leicht zu Hautreizung führen, die von einfacher Rötung sich bis zum Wundwerden, ja bis zu Akne und Furunkulose steigern kann, daß diese Handgriffe leicht mit unangenehmer Zerrung an den Haaren verbunden sind, und es wird deshalb sogar empfohlen, vorher die Haare zu rasieren. Alle diese Unannehmlichkeiten habe ich seit Jahren, solange ich Gleitmittel in genügender Ausgiebigkeit verwende, nie gesehen; nur in den seltensten Fällen und auch nur bei kräftigster Massage rötet sich die Haut kaum sichtbar, und selbst bei stärkster Hautbehaarung schließt ausgiebige Einschmierung jedes Zerren aus.

Alle diese Vorteile zeigen sich indessen nur, wenn man nicht zu sparsam mit dem Gleitmittel ist. Die übliche Spur Vaseline genügt hierzu bei weitem nicht. Die Haut muß im Gegenteil von der Schmiere triefen. Kosmetische oder ästhetische Rücksichten, die hiervon abhalten könnten, müssen unbedingt vor der Zweckmäßigkeit, die ausgiebigste Verwendung des Gleitmittels verlangt, zurücktreten.

Bei der Untersuchung sind ausnahmslos die Fingerspitzen zu benutzen. Nur in den Fingerspitzen, und zwar speziell des Zeige- und Mittelfingers, hat man das notwendige Feingefühl, um die hier in Betracht kommenden feinen, nur allmählich sich ändernden Unterschiede zu empfinden. Bei der Fingerführung darf nicht gedrückt werden. Das ist besonders für die erste Untersuchung wichtig, bei der man ja die allgemeine Schmerzempfindlichkeit des Patienten und die örtliche an seinen erkrankten Stellen noch nicht kennt. Außerdem ist aber die Tastempfindung in den Fingerspitzen um so feiner, je weniger mit denselben gedrückt wird.

Als selbstverständlich setze ich voraus, daß vor der Untersuchung auf Hartspann, besonders wenn es sich um eine von selbst entstandene Erkrankung handelt, eine systematische Untersuchung der inneren Organe und des Nervensystems vorgenommen wird, damit nicht wichtige sonstige Erkrankungen übersehen werden.

Bei der Hartspannuntersuchung handelt es sich nun zuerst darum, festzustellen, ob überhaupt ein Hartspann da ist. Zu diesem Zwecke ist die Muskulatur auf Hypertonus und die ihm entsprechenden Erscheinungen, Übererregbarkeit und Druckschmerz, ferner auf Schwellung, Faserverhärtungen und Inser-

[1]) Siehe z. B. Hoffa, S. 16. Kleen, S. 29f.

tionsknötchen, zu untersuchen. Zur Feststellung des Hypertonus, der Faserverhärtungen und Insertionsknötchen müssen die Striche quer zur Faserung des Muskels geführt werden. Die Längsrichtung der Muskelfaserung braucht nicht gleich zu sein der Längsrichtung des betreffenden Körperteils, ja sie braucht nicht einmal der Längsrichtung des Muskels gleich zu sein (ich erinnere an den M. trapezius). Ferner verläuft die Faserung der verschiedenen übereinander gelagerten Muskelschichten vielfach in anderer Richtung; die Striche müssen dann für die oberflächlich gelegenen anders geführt werden als für die tiefer gelegenen. Maßgebend für die Führung des Striches ist also nur der anatomische Bau des zu untersuchenden Muskels. Der Untersucher muß sich also in jedem Augenblick darüber klar sein, welchen Muskel er untersuchen will. Schwellung des Muskels ist manchmal bei Längsstreichung besser wahrzunehmen.

Gelenke, Schleimbeutel, Sehnenscheiden, Fettkörper sind auf Druckschmerz, Entzündungserscheinungen und Bewegungsbehinderung zu untersuchen. Zur Untersuchung der Gelenke ist eine möglichst vollkommene Entspannung der das Gelenk umgebenden Muskulatur notwendig. Um diese zu erreichen, ist die genaue Ausführung der Griffe nach Anweisung der nachfolgenden Technik notwendig. Häufig genug gelingt sie selbst dann nicht vollständig.

Es empfiehlt sich, möglichst große Gebiete des Bewegungsapparates zu untersuchen, weil dann die Unterschiede im Grade des Hypertonus am stärksten auffallen. Aus demselben Grunde soll die Abtastung gleitend und möglichst schnell vor sich gehen.

Für die Ausdehnung der Hartspannuntersuchung kann man sich bis zu einem gewissen Grade durch die Angaben des Leidenden über die Vorgeschichte und seine Beschwerden leiten lassen. Handelt es sich um eine von selbst entstandene Erkrankung mit allgemeinen Beschwerden, so muß der ganze Bewegungsapparat untersucht werden. Ist die von selbst entstandene Erkrankung auf einen Körperteil beschränkt, so gelten die Regeln, die wir kennen gelernt haben: bei Hartspannerkrankungen der Hand und des Ellbogens muß der ganze Arm einschließlich der Schulter, bei Erkrankungen des Fußes und Knies das ganze Bein einschließlich der Hüfte, bei Erkrankungen des Halses und Kopfes Hals, Kopf und beide Schultern untersucht werden. Bei Erkrankungen der Hüften und Schultern kann man je nach Lage des Falles von der Untersuchung der endwärts gelegenen Bewegungseinheiten absehen. Bei Erkrankungen am Rumpfe muß der ganze Rumpf untersucht werden. Bei Erkrankungen einer Körperseite, auch an den Gliedmaßen, müssen, wenn sie von selbst entstanden sind, auch die symmetrischen Bewegungseinheiten untersucht werden. Bei Verletzungen kann von der Untersuchung der symmetrischen Bewegungseinheit abgesehen werden, doch ist diese empfehlenswert, um festzustellen, ob schon vor der Verletzung an dem verletzten Gliede eine Hartspannerkrankung vorhanden war.

Mit der Feststellung des Vorhandenseins ist nicht ohne weiteres auch die Frage nach dem Hauptsitz des Hartspanns beantwortet. Wir haben gesehen, daß bei jedem Hartspann unterschieden werden muß (S. 104 ff.) zwischen dem eigentlichen Krankheitsherd, der ersterkrankten Muskelgruppe mit den sie beeinflussenden Reizstellen, und dem als Folgewirkung nach den Gesetzen der Mit- und Gegenarbeit, der Beiderseitigkeit und Gleichartigkeit entstandenen weiteren Hartspann, der mindestens die ganze Bewegungseinheit ergreift, häufig aber sich weiterhin ausbreitet und vielfach den ganzen Bewegungsapparat umfaßt. Es entstehen hierdurch für die verschiedensten Erkrankungen Krankheitsbilder, die einander — oberflächlich betrachtet — sehr ähnlich sehen; so ergreift z. B. ein beiderseitiger Schulterrheumatismus einen großen Teil der Muskeln, die auch bei dem muskulären Kopfschmerz erkrankt sind. Der Unterschied liegt hier darin, daß der Ausgangspunkt für die Erkrankung dieser Muskeln beim Schulterrheumatismus das Schultergelenk, beim Kopfschmerz die Halswirbelgelenke sind; dieselben sind also im ersten Falle sekundär, im letzteren Falle primär erkrankt. So ergeben sich bei größter Ähnlichkeit des Gesamtbildes der rheumatischen Affektionen im einzelnen unendlich viele Verschiedenheiten in der Verteilung des Hauptsitzes und der Folgeerkrankung. Es ist die Aufgabe der Untersuchung, diese Verteilung zu durchschauen, also festzustellen, welche der erhobenen Befunde Ausgangspunkt, welche Folge sind. Denn es ist selbstverständlich, daß die Behandlung von dieser Erkenntnis geleitet werden muß, um zu sicherem und möglichst schnellem Erfolg zu führen.

Die subjektiven Beschwerden weisen fast nie genau auf den Sitz der Erkrankung hin. Fast immer kann der Patient nur ungefähr angeben, wo er seine Beschwerden empfindet. Das hat seine Ursache in der physiologischen Ungenauigkeit der Tiefensensibilität. Ferner ist lokalisierbar nur der Schmerz, nicht aber andere Gefühle, wie Müdigkeit, Schwere usw., die häufig als Ersatzformen des Schmerzes der subjektive Ausdruck des Hartspanns sind. Schließlich wird der Hartspannschmerz nicht selten von dem Sitz der Erkrankung weg verlegt. Das typische Beispiel hierfür ist der muskuläre Kopfschmerz, der fast immer seinen eigentlichen Sitz in Hals und Nacken hat, aber fast immer im Kopfe empfunden wird[1]). Das ist aber nicht anders bei vielen anderen Erkrankungen. Ich weise hier nur

[1]) A. Müller, Der muskuläre Kopfschmerz, S. 42 ff.

darauf hin, daß sehr häufig Gelenke schmerzhaft von Patienten empfunden werden, während der Sitz des Schmerzes sich in der benachbarten Muskulatur befindet. Für den Erfolg der Behandlung ist es aber selbstverständlich ausschlaggebend, daß der Sitz der Erkrankung gefunden wird.

Es ist also unbedingt nötig, größere Bezirke zu untersuchen, deren Größe nicht zu bemessen ist nach anatomischen Begrenzungen, sondern nach dem Bereich der Funktion der in Betracht kommenden Muskelgruppen, also nach den funktionell in Frage kommenden physiologischen Bewegungseinheiten, und zwar hat die Untersuchung sich, gleichviel ob es sich um eine Gelenk- oder Muskelerkrankung handelt, immer auf Gelenke, Muskeln, Schleimbeutel, Sehnenscheiden und Knochen, kurz alle einzelnen Elemente der Bewegungseinheit, zu erstrecken. In der Bewegungeinheit ist die Untersuchung der Muskulatur gemäß den Gesetzen der Mit- und Gegenarbeit vorzunehmen, außerdem müssen die muskulären Engpässe der venösen Zirkulation untersucht werden. Nach dem Gesetze der Beiderseitigkeit müssen außerdem die entsprechenden physiologischen Bewegungseinheiten der anderen Körperseite untersucht werden. Das Gesetz der Gleichartigkeit erfordert zudem, daß bei Erkrankungen der oberen Extremität auch die entsprechenden physiologischen Bewegungseinheiten der unteren Extremität untersucht werden und umgekehrt. Diese letztere Untersuchung kann man am ehesten in praxi unterlassen, da sie mehr dem rein wissenschaftlichen als dem unmittelbar praktischen Interesse dient. In den meisten Fällen wird man bei Befolgung dieser Grundsätze genötigt sein, den ganzen Körper zu untersuchen, und es ist dringend geboten, dies bei allen Erkrankungen, die nicht auf ein Extremitätenende beschränkt sind, wenigstens bei der ersten Untersuchung zu tun. Nur so ist es möglich, sich einen Gesamtüberblick über den Zustand des ganzen Bewegungsapparates zu verschaffen. Die Gewinnung dieses Gesamtüberblickes und zugleich die Schnelligkeit der Untersuchung wird wesentlich gefördert durch Ausführung möglichst großer Striche, denn es handelt sich in der Muskulatur nicht um ganz vereinzelt im Gesunden liegende, streng umschriebene Krankheitsherde, sondern um allmähliche Übergänge.

Nicht ganz leicht ist die Feststellung, um welche Gebilde es sich bei den einzelnen Tastbefunden handelt. Da die gebräuchlichen anatomischen Abbildungen hierzu auch nicht ohne zeitraubendes und eingehendes Studium ausreichen, habe ich im dritten Teil dieses Bandes Übersichtsbilder gegeben, die als Hilfsmittel bei dieser Feststellung dienen sollen.

Sehr wichtig für die Feststellung des Sitzes des Hartspanns ist Abschätzung der Spannungsunterschiede, denn am Ausgangsherde ist der Hypertonus am stärksten und stuft sich entsprechend dem Bereiche der Fernwirkung des Ausgangsherdes in dem Folgehartspann ab. Diese Feststellung erfordert also einen hohen Grad von Fähigkeit in der Abschätzung von Spannungsunterschieden, der durch Übung erworben werden muß.

Von maßgebender Wichtigkeit für die Feststellung des Sitzes des Hartspanns ist die Tastzuckung des hypertonischen Muskels und der Abwehrreflex an den in den Hartspann einbegriffenen Reizstellen, vor allem also den Gelenken. Tastzuckung und Abwehrreflex bezeichnen unmittelbar den Sitz der Erkrankung; ihre Feststellung ist also geradezu entscheidend. Besonders bei der Hervorrufung des Abwehrreflexes wird die Art der Entstehung und Ausbreitung der Erkrankung geradezu sichtbar. Das Suchen nach diesen Erscheinungen muß also während der den Ausbreitungsgesetzen des Hartspanns folgenden Abtastung der Leitfaden der Untersuchung sein. Nicht ablenken lassen darf man sich hierbei — ich hebe das nochmals ausdrücklich hervor — durch die Angaben des Patienten, denn es ist durchaus nicht die Regel, daß dieser seine Beschwerden am Ausgangspunkte der Erkrankung empfindet. Ich erinnere nur an die Tatsache, daß ein Plattfußleidender in einem Falle Fußbeschwerden hat, in einem zweiten Falle arthritische Kniebeschwerden, in einem dritten Falle eine Ischias, in einem vierten Falle Rückenschmerzen. Der Fall, daß die Beschwerden an einer erst in der Folge erkrankten Stelle empfunden werden, ist nach meiner Erfahrung wenigstens ebenso häufig wie der umgekehrte. Diese Sachlage zeigt schlagend die Schwierigkeit der Diagnose auf diesem Gebiete, aber auch welche Anforderungen an die Aufmerksamkeit und den Scharfsinn des Untersuchers viele der einschlägigen Fälle stellen.

Als Ergebnis dieses Suchens schält sich dann während der systematischen Abtastung die Hartspanngruppierung heraus, die der Sitz der Erkrankung ist, deren typische Formen wir im ersten Teile dieses Buches kennen gelernt haben.

Erschwert wird diese Feststellung nicht selten, besonders bei plötzlichen Hartspannanfällen, durch den starken Reizzustand, in dem sich alle Muskeln der befallenen und vielleicht auch noch der benachbarten, folgeweise erkrankten Bewegungseinheiten befinden. In diesem Falle läßt sich auch bei der größten Übung und Aufmerksamkeit die Frage nach der Wertigkeit der einzelnen Befunde nach der ersten Untersuchung häufig nicht beantworten. Wenn nämlich der Hypertonus absolut gleichmäßig ist, die Reizstellen nicht genügend zugängig sind, womöglich eine starke Schwellung der beteiligten Muskulatur alle Befunde undeutlich macht, so versagt die Abschätzung des Hypertonus, die Prüfung des Abwehrreflexes ist nicht möglich, und die hypertonische Tastzuckung gibt dann jeder Muskel. Man muß in diesem Falle ein Urteil, falls man sich nicht auf genügende Erfahrung in einschlägigen Fällen stützen kann, von der weiteren Beobachtung abhängig machen. Nimmt dann die Schwellung und der Hypertonus im Laufe der Behandlung ab, so klärt sich allmählich der Befund. An den später erkrankten Stellen geht Schwellung und Hypertonus schneller zurück, und auf diese Weise sondert sich allmählich der Ursprungsherd durch stärkeren Hypertonus ab. Es kann besonders in alten Fällen ziemlich lange dauern, bis diese Scheidung erfolgt; um so wichtiger ist während dieser Zeit eine sorgfältige Behandlung aller erkrankten Stellen. Die Bewahrung des Gesamtüberblickes ist also von entscheidender Wichtigkeit.

Aus allem diesem geht hervor, daß zu einer sicheren Diagnose auf diesem Gebiete die genaueste Kenntnis der Anatomie erforderlich ist. Diese ist der Leitfaden, der die Finger des massierenden Arztes führen muß.

Außer dieser sachlichen Eigenschaft sind nun noch zwei persönliche Eigenschaften nötig zu der Befähigung, hier eine sichere Diagnose zu stellen: Feingefühl und Übung. Eine gewisse angeborene Feinheit des Tastgefühls ist vielleicht Vorbedingung, doch glaube ich nicht, daß sie über den Grad hinausgeht, den der Arzt überhaupt für seinen Beruf nötig hat. Auf das Tastgefühl sind auch noch andere Gebiete seiner Kunst gegründet: ich erinnere nur an die Geburtshilfe und die Gynäkologie. Auch diese erfordern eine gewisse angeborene Feinheit des Tastgefühls. Gerade der Vergleich mit diesen Fächern zeigt aber auch wieder die große Bedeutung der Übung. Es braucht einem Arzte nicht gesagt zu werden, daß er am ersten Tage seines geburtshilflichen oder gynäkologischen Untersuchungskurses nicht gleich imstande war, Krankhaftes von Normalem zu unterscheiden, geschweige denn eine Diagnose zu stellen. Auf dem Gebiete der Massage aber muß das dem Arzte mit aller Deutlichkeit in die Erinnerung zurückgerufen werden. Mir ist es wiederholt begegnet, daß ausgesprochen krankhafte Muskelbefunde, die ich Ärzten demonstrierte, von diesen mit der Bemerkung abgetan wurden, das sei normal, obgleich sie ohne jede Übung in Massage waren. Der Arzt muß sich klar machen, daß er ebensogut wie auf dem geburtshilflich-gynäkologischen Gebiete auch auf dem Gebiete der Massage genügende Übung nötig hat, bevor er sich ein sicheres Urteil zutrauen kann.

Hierbei muß er vor allem zweierlei im Auge behalten: erstens daß das eigentliche Ziel aller diagnostischen Übung besonders auf diesem Gebiete die Sicherheit ist in der Erkenntnis der Norm, und daß die genaue Kenntnis der Norm die unumgängliche Vorbedingung ist für die Erkenntnis des Krankhaften, zweitens aber daß die Norm mehr oder weniger ein Abstraktum ist und in der Wirklichkeit nur ausnahmsweise existiert. Gerade dieser Gedanke mutet den Mediziner, dem ja heutzutage durchweg die philosophische Schulung fehlt, zumeist fremdartig an. Ich erinnere deshalb an die Tatsache, daß die dem heutigen Arzte seit seinem ersten klinischen Semester geläufige Erkenntnis, daß die normale Lage des Uterus die Anteversioflexio ist, jahrzehntelanger Untersuchungen und Kontroversen bedurft hat, um sich durchzusetzen[1]). Bemerkenswert ist hierbei, daß der Uterus ein muskuläres Organ mit einem muskulären Halteapparat ist, mit anderen Worten, daß es sich hier um ein Organ handelt, das sich zumeist in Bewegung befindet. Genau dasselbe ist der Fall bei der Muskulatur. Auch hier ist stets Bewegung, Spannungs- und Volumensänderung. Wir können also hier nicht einen so scharfen Gegensatz zwischen Krankheit und Norm erwarten, wie beispielsweise bei einer Lungenentzündung oder einer Nephritis. Hier handelt es sich, soweit wenigstens der Untersuchungsbefund in Frage kommt, sehr häufig um fließende Übergänge ebenso wie bei den Lageveränderungen des Uterus, und erst bei scharfer Ausbildung der Krankheitsmerkmale ist hier wie dort auch für den Ungeübten das Krankhafte unverkennbar. Aus diesem Grunde ist hier wie dort das sichere, unbeirrbare Gefühl für die Norm erst das Ergebnis längerer Erfahrung.

[1]) Schröder, Handbuch der Krankh. d. weibl. Geschlechtsorgane, 8. Aufl. 1887, S. 149 f.

5.
Die Massage als Behandlungsverfahren

Die Vorbedingung einer sachgemäßen Massagebehandlung ist eine genaue ärztliche Untersuchung. Diese hat festzustellen, ob erstens außer der zu massierenden Erkrankung noch weitere Krankheitszustände vorliegen, in welchem Zusammenhang diese mit jener stehen, und ob diese von Bedeutung für die Behandlung sind. Zweitens hat die Untersuchung festzustellen, wo die hypertonische Erkrankung ihren Sitz hat und wieweit sie sich ausbreitet.

Für jeden Arzt und auf jedem anderen ärztlichen Gebiete ist eine derartige Untersuchung selbstverständliche Vorbedingung der Behandlung. Hier muß das besonders hervorgehoben werden wegen des derzeitigen Gebrauchs auf diesem Gebiete. Die Behandlung der einschlägigen Krankheiten liegt nämlich — in Deutschland wenigstens — zur Zeit in der Hand des Masseurs, d. h. eines Mannes, der in sechs Wochen unter ärztlicher Leitung vom Tagelöhner zum approbierten Krankenbehandler befördert worden ist. Diesen Mann ist der Kranke gewöhnt, bei derartigen Leiden zu konsultieren, und der Arzt ist daran gewöhnt, den Kranken an diesen Mann zu verweisen. Daß hier von einer vorgängigen Untersuchung die Rede nicht sein kann, liegt auf der Hand. Man könnte sagen, daß ja wenigstens in Fällen, wo der Arzt den Patienten an den Masseur verweist, der Patient vom Arzte untersucht worden ist. Gewiß; aber diese Untersuchung kann sich nur auf etwa außer der Massagekrankheit vorhandene Zustände beziehen.

Hier ist aber besonders wichtig die Untersuchung auf den Sitz und die Ausbreitung des Krankheitszustandes, da sich hiernach die Behandlung richtet und der Erfolg von ihr abhängt. Wie im vorigen Abschnitt festgestellt wurde, hängt der Erfolg der Behandlung davon ab, daß alle erkrankten Stellen gefunden und behandelt werden. Wie schwierig das ist, geht wohl aus den dortigen Ausführungen zur Genüge hervor. Daß ein Laie zu dieser Feststellung nicht imstande ist, braucht wohl nicht besonders hervorgehoben zu werden[1]). Diese Feststellung erfordert einen voll durchgebildeten Arzt. Und auch nicht jeder Arzt ist imstande hierzu, sondern nur derjenige, welcher genügende Übung und Erfahrung auf diesem Gebiete besitzt. Es ist nötig, diese Selbstverständlichkeit, die in jedem anderen ärztlichen Sonderfache außer aller Diskussion steht, mit aller Deutlichkeit auszusprechen.

Eine sachgemäße Massage setzt also außer der Allgemeinuntersuchung eine genaue örtliche Feststellung des Sitzes, der Gruppierung und Ausbreitung des Hartspanns voraus, die alle erkrankten Stellen in bezug auf ihren Sitz und ihre Wertigkeit feststellt, und nur diejenige Massage ist sachgemäß, die nach dieser in jedem einzelnen Falle verschiedenen Feststellung ausgeführt wird.

Eine solche sachgemäße Massage nun schmerzt, und der Schmerz ist von ihr, wie ich oben ausgeführt habe, unzertrennlich. Vom Publikum wird gewöhnlich, nicht selten aber auch von Ärzten, verlangt, daß die Massage schmerzlos sei. Ärzte, die ein solches Verlangen stellen, haben keine wirkliche Erfahrung in Massage. Denn eine schmerzlose Massage ist nur ausführbar, wenn man gesunde Körperteile massiert, oder wenn man an den kranken Körperteilen die kranken Gebilde absichtlich umgeht, was natürlich keinem Kundigen einfallen wird, oder unabsichtlich nicht findet und deshalb nicht trifft; dies letztere ist der Fall bei der landesüblichen „leichten" Laienmassage. Eine solche Massage aber hat natürlich nicht den geringsten Heilwert.

Der Massageschmerz ist ein direkter Maßstab für die Reizbarkeit der kranken Gebilde. Objektiv pflegen hypertonisch erkrankte Gebilde um so reizbarer, also um so schmerzhafter zu sein, je mehr bei ihnen die Schwellung überwiegt. Je schmerzhafter also die Massage ist, und je stärker geschwollen die erkrankten Gebilde sind, um so vorsichtiger muß die Massage aus-

[1]) Zu welchen Zuständen die Freigabe der Massage an die Laien führt, darüber äußert sich Natvig in Christiania, wo bekanntlich die Ausbildung der Masseure ungleich gründlicher als bei uns, nämlich in dreijährigem Lehrgang, erfolgt: „Ich habe Laien gesehen, die Drüsen in der natürlichen anatomischen Lage derselben in dem Gedanken ‚behandelt' haben, daß sie ‚Knoten' seien; ja, die sich selbst zwei Monate nach der Geburt an eine Trombose in der Vena cruralis unter derselben unrichtigen Voraussetzung gewagt haben. Phlebiten in einem floriden Stadium sind auch nicht verschont worden; Exkoriationen, große wie Handflächen und verbreitete, subkutane Blutungen muß man unter diesen Verhältnissen für Kleinigkeiten rechnen. Es liegt in diesem keine Übertreibung, alles ist erlebt worden. In einem Falle von chronischem Alkoholismus, mit Syphilis gepaart, wurde eine mechanische Behandlung von mir und einem Kollegen als kontraindiziert bezeichnet. Dessen ungeachtet wagte sich einer von den Herren Laienmasseuren an den Versuch und war wahrscheinlicherweise an einer nachfolgenden Katastrophe schuld". (Von fühlbaren pathologischen Infiltraten in dem subkutanen Gewebe, Muskeln und Nervenstämmen. Zeitschrift für orthopädische Chirurgie, Bd. 4, S. 515.)

geführt werden. Diese Vorsicht ist hier auch noch aus dem weiteren Grunde erforderlich, weil sonst die mit dem Schmerz verbundene Steigerung der Muskelspannung eine tiefere Einwirkung des Druckes auf das erkrankte Gewebe verhindert. Der Massageschmerz darf zudem aus einem allgemeinen Grunde eine gewisse Grenze nicht überschreiten. Jede Ertragung eines Schmerzes ist eine geistige Arbeit. Nicht selten aber handelt es sich bei den einschlägigen Krankheitsfällen um Kranke, die schon ohnehin infolge Überanstrengung, Sorgen oder Aufregungen an der Grenze ihrer geistigen Leistungsfähigkeit stehen. Muten wir diesen Patienten — und nicht selten ertragen diese ohne Äußerung die stärksten Schmerzen — hierin zuviel zu, so kann dies der letzte Anstoß zum Zusammenbruch ihrer Nervenkraft werden. Die Massage also muß mit so geringem Druck, wie eben möglich, ausgeführt werden.

Andererseits aber gibt es auch Fälle, in denen ein gewisser Druck ausgeübt werden muß. Das ist dann der Fall, wenn die Muskelspannung so stark ist, daß sie das Herankommen an gewisse Reizstellen verhindert, die von großem Einfluß auf den Erkrankungszustand sind. Das ist z. B. bei den Gelenken, vor allem dem Knie- und Fußgelenk, nicht selten der Fall. Hier muß, wenn durch die Massage ein genügender Nachlaß der Muskelspannung nicht erzielt wird, der Zugang zu den Reizpunkten im Gelenk unter Umständen erzwungen werden, weil erst hierdurch der Nachlaß der Muskelspannung erzielt werden kann. Wiegt bei Hartspann die Verhärtung vor, so pflegen die Gewebe weniger schmerzhaft, also weniger reizbar zu sein. Um so kräftiger kann und muß dann die Massage ausgeführt werden, denn es muß dann der geringeren Reizbarkeit entsprechend ein um so stärkerer Massagereiz gesetzt werden, um die gleiche Wirkung zu erzielen.

Die Massage muß also nach diesen Gesichtspunkten in ihrer Stärke dosiert werden, und es ist dringend notwendig, hier zu individualisieren; aber die Massagebehandlung dieser Krankheitszustände nötigt auch den Arzt so sehr von einem Augenblick zum anderen, sich nach den Empfindungen und der Wirkung zu richten, die seine Arbeit hervorruft, daß sie geradezu als eine Schule des Individualisierens bezeichnet werden kann. Die Vollkommenheit hierin zu erreichen ist nicht leicht, da sie eine außerordentlich feine Anpassungsfähigkeit und beim Arzte selbst volle Nervenruhe erfordert. Je näher wir aber diesem Ziele kommen, um so mehr verhüten wir unangenehme Zwischenfälle, wie sie sich in zu starker Nachwirkung der Massage äußern, um so mehr fördern wir den Erfolg, und um so mehr verpflichten wir den Patienten zur Dankbarkeit, der den Erfolg mit möglichst wenig Unannehmlichkeiten erkauft.

Die Aufgabe des Individualisierens erstreckt sich auch auf die Dauer der Massage. Besonders die Massage des ganzen Körpers greift, wie wir gesehen haben, den Patienten nicht selten stark an, und sie tut das um so mehr, je länger sie dauert. Die Erfahrung hat mich gelehrt, daß eine halbe Stunde im allgemeinen die Zeitdauer ist, die die Massage nicht überschreiten sollte. Ferner muß die Pause zwischen den Massagen genügend lang sein. Dieselbe wird durch die Zeit bestimmt, die die Reizwirkung nach der Massage zum Abklingen gebraucht. Nach meiner Erfahrung ist es empfehlenswert, im allgemeinen nicht öfter als zweimal wöchentlich zu massieren, falls es sich um eine Massage des ganzen Körpers handelt. Dauert die Massage wesentlich länger als eine halbe Stunde, was in schwierigen Fällen nicht zu vermeiden ist, so empfiehlt es sich sogar, nur einmal wöchentlich zu massieren. Äußere Umstände können dazu nötigen, dreimal oder noch öfter zu massieren, doch erfordert dann die ganze Behandlung erhöhte Vorsicht. Bei Teilmassagen kann man, da die Wirkung auf das Allgemeinbefinden hierbei gering ist oder wegfällt, der Regel nach dreimal wöchentlich massieren, doch verbietet sich auch hier der örtlichen Nachwirkung wegen meist eine tägliche Massage. Wenn äußere Umstände dazu nötigen, die Massage täglich vorzunehmen, so ist jedenfalls ganz besondere Vorsicht nötig, um die Reizwirkung in möglichst engen Schranken zu halten; auch sollte man das nur bei widerstandsfähigen Patienten versuchen.

Der massierte Körperteil muß nach der Massage und möglichst auch am folgenden Tage geschont werden, weil die Muskulatur während der Reizwirkung geschwächt und weniger leistungsfähig ist. Durch starke Arbeit der in der Reizwirkung befindlichen Muskeln wird die Reizwirkung in die Länge gezogen und am Abklingen verhindert. Die Folge ist ungenügende Rückbildung der massierten Muskulatur zur Norm. Nach der Massage des ganzen Körpers ist aus dem gleichen Grunde eine mehrstündige Bettruhe dringend empfehlenswert, bei Frauen notwendig, wenn möglich nach Einschaltung eines körperwarmen Vollbades, das die Reizwirkung deutlich mildert und ihr Abklingen befördert.

Bei der Behandlung auswärtiger Patienten am Wohnorte des Arztes kann die tägliche Behandlung zur Regel gemacht werden, weil dann die besonders bei Nervösen hierbei unbedingt notwendige Bettruhe nach der Massage tagsüber beliebig lange ausgedehnt werden kann. Auch dann ist aber erhöhte Vorsicht bei der Ausführung der einzelnen Massage in bezug auf Druck und Dauer derselben unbedingt notwendig; am besten wird deshalb bei Nervösen die Behandlung stationär im Hause des Arztes selbst durchgeführt.

Es empfiehlt sich im allgemeinen nicht, die Massagebehandlung, besonders wenn der ganze Körper massiert wird, unbegrenzt lange fortzusetzen. Die Wirkung der Massage erschöpft sich nämlich auf die Dauer, weil der Körper, wie es scheint, sich an den Eingriff gewöhnt. Die Gewöhnung kann man bis zu einem gewissen Grade verhüten, wenn man die Pause zwischen den einzelnen Massagen möglichst lang, mindestens eine Woche lang, macht. Es empfiehlt sich indessen im allgemeinen, wenigstens zu Anfang nicht, die Behandlung auf diese Weise zu verzetteln, sondern wenn man sie einmal angefangen hat, so schnell, wie es der Fall zuläßt, durchzuführen und von Zeit zu Zeit Pausen einzuschalten von mindestens anderthalb bis zu sechs Monaten. Eine solche Pause empfiehlt sich etwa nach der dreißigsten bis fünfzigsten Massage. Übrigens pflegen mit dieser Zahl von Massagen chronische Fälle leichteren Grades geheilt zu sein. Subakute und akute Fälle bedürfen gewöhnlich einer viel kürzeren Zahl von Massagen.

Was nun die Ausführung der Massage selbst angeht, so ist hier der maßgebende Gesichtspunkt nicht ein bestimmtes Schema, sondern der im Einzelfalle vorliegende Befund. Es handelt sich darum, alle kranken Gebilde zu finden und sie zu massieren.

Hier besteht nun ein Unterschied in der Wertigkeit der verschiedenen Massagebefunde. Wenn auch immer eine ganze Bewegungseinheit erkrankt ist, so stehen doch die einzelnen, die vorliegende Erkrankung zusammensetzenden Einzelbefunde nicht unabhängig nebeneinander. Die Natur des Hartspanns und der Bau des Bewegungsapparates machen es vielmehr selbstverständlich — ich erinnere an die vier oben von mir aufgestellten Gesetze der Mit- und Gegenarbeit, der Beiderseitigkeit und der Gleichartigkeit —, daß jeder noch so winzige Einzelbefund die Gesamterkrankung aufs weitgehendste beeinflußt. Vor allem gilt das für den Ausgangsherd der Erkrankung. Bei noch so sorgfältiger Massage ist natürlich eine nachhaltige Besserung ausgeschlossen, wenn nicht der Reizzustand des Ausgangsherdes wesentlich herabgesetzt ist. Die erste Aufgabe der Massagebehandlung eines erkrankten Körperteils ist also, daß man sich über den Sitz des Ausgangsherdes klar wird. Dieser braucht, wie ich schon oben (S. 306 f.) hervorhob, durchaus nicht mit dem Sitz der Beschwerden zusammenzufallen; ja, dies ist nicht einmal die Regel — aus einem leicht begreiflichen Grunde. Der Hypertonus der ergriffenen Muskulatur bewirkt, wie wir gesehen haben (S. 30), als Ergebnis der zusammenwirkenden Einzelkräfte eine Stillstellung des Ausgangsherdes. Gelingt diese einigermaßen vollständig, so muß hier der Schmerz wegfallen, und die Beschwerden äußern sich dann nur an den Sekundärherden. Besonders in akuten Fällen, wo der hochgradige Reizzustand in der ganzen Bewegungseinheit eine Unterscheidung von Graden in der Spannung der einzelnen Muskeln unmöglich macht, gelingt es, wenn dem Untersucher keine größere Erfahrung zu Gebote steht, überhaupt nicht, sich über den Sitz des Ausgangsherdes klar zu werden. Und selbst der Erfahrene wird nicht selten mehrfacher Untersuchung, zuweilen sogar längerer Behandlung bedürfen, bis er den Sitz desselben einwandfrei festgestellt hat. Nichtdestoweniger aber muß das Suchen nach dem Ausgangsherde und dessen systematische Bearbeitung der Zielpunkt der ganzen Behandlung sein, weil diese erst einen gleichmäßigen Nachlaß des Reizzustandes in allen Sekundärherden herbeiführt und damit eine wesentliche und zugleich nachhaltige Besserung der Beschwerden. Gelingt es nicht, die Reizbarkeit des Ausgangsherdes genügend herabzusetzen, so bleibt die Besserung der Beschwerden aus oder es treten, wenn eine Besserung vorübergehend eingetreten war, Verschlimmerungen oder Rückfälle ein: die von Cornelius (siehe oben S. 298 f.) so genannten „Reaktionen".

Bei der Massage der einzelnen Gebilde ist maßgebend ihr anatomischer Bau: nur durch diesen wird die Richtung der Massagestriche bestimmt. Man muß sich also bei jeder Handführung klar sein, welche Gebilde man unter den Fingern hat und welche man massieren will. Die Massage der Muskeln muß außerdem ihrem Faserverlauf angepaßt werden. Da die Muskulatur meist in mehreren Schichten übereinander gelagert ist, deren Faserverlauf nicht gleicher Richtung ist, so muß man an einer und derselben Körperstelle die Hand anders führen, je nachdem man die Oberfläche oder die Tiefe bearbeiten will. Man muß sie außerdem noch anders führen, je nachdem man den Muskel längs der Faserung oder quer zu ihr streichen will.

Aus allem diesem ergeben sich eine Menge einzelner Griffe, aus deren lückenloser Aneinanderreihung sich die Massage der einzelnen Bewegungseinheiten und schließlich die Massage des ganzen Körpers ergibt. Diese Griffe werden dadurch noch verwickelter, daß es zu ihrer Ausführung nötig ist, die Muskulatur der betreffenden Gegend nach Möglichkeit zu entspannen. Es müssen also der Patient sowohl wie der Arzt und dessen beide Hände gesondert zusammen wirken zu manchmal recht komplizierten Handgriffen, um dieses oder jenes einzelne Gelenk oder diesen oder jenen einzelnen Muskel zu treffen.

Soll also die Massage des Bewegungsapparates ihre volle Wirksamkeit entfalten, so muß sie jedes einzelne Gelenk, jeden einzelnen Muskel, jeden einzelnen Schleimbeutel usw. ihrer

Eigenart entsprechend bearbeiten. Sie muß also dem Bau dieser Organe entsprechend streng lokalisiert sein. Außerdem muß sie aber auch der Eigenart des Falles gerecht werden. Der Arzt muß sich klar darüber sein, wieweit die Erkrankung ausgebreitet ist, welche Herde Ausgangspunkt, welche Folgeerkrankung sind, und muß hiernach die Stärke und Art seiner Arbeit einrichten, nicht zuletzt auch nach der Reizbarkeit der erkrankten Teile. Die Massage muß also aufs strengste individualisiert sein.

Diesen unerläßlichen Forderungen gegenüber ist alle schematisierte Massage, wie sie bisher üblich ist, zu verwerfen. Die Prinzipien, dem Verlaufe der venösen und Lymphzirkulation entsprechend zu massieren oder durch die Massage den Muskel oder Nerv mechanisch zu reizen, beruhen auf einem Irrtum, sie sind also keine wirklich wissenschaftlichen Massageprinzipien. Durch ihre Befolgung können höchstens Zufallserfolge erzielt werden. Auch die Vorschrift, in regelmäßiger Reihenfolge und Abwechselung Arm, Bein, Hals, Bauch oder Rücken zu streichen, reiben, kneten, erschüttern oder klopfen, hat keine wissenschaftliche Grundlage. Diese Schemata müssen also, so bestechend und leicht zu lernen sie in ihrer Einfachheit sind, verlassen werden. Es gibt auf diesem Gebiete noch viel weniger als auf irgendeinem andern Gebiete der Medizin ein Schema, in das der ärztliche oder pfuschende Handwerker jeden Fall hineinzwängen könnte. Auch meine Technik, wie sie im zweiten Band dargestellt ist, soll kein Schema sein, sondern ein Leitfaden zum Suchen, der sinngemäß nach den hier dargestellten Grundsätzen dem Einzelfalle angepaßt werden muß.

Nur in einem Falle muß von einer lokalisierten und individualisierten Massage abgesehen werden, wenn nämlich der Fall so reizbar ist, daß er sie nicht verträgt. Das ist der Fall bei frischen Verletzungen und sehr heftigen Hartspannanfällen. Bei frischen Verletzungen pflegt auch die starke Schwellung die einzelnen Gebilde der Betastung zu entziehen. Hier muß man sich anfangs mit leichten Streichungen begnügen, die täglich vorgenommen werden können, aber auch hier ist der maßgebende Gesichtspunkt für die Richtung der Streichungen nicht die Stromrichtung in Venen und Lymphgefäßen, sondern die Muskelfaserung, deren Längsrichtung entsprechend die Streichungen zu führen sind. Auch in diesen Fällen indessen, und in diesen ganz besonders, müssen die rumpfwärts vom Krankheitsherde gelegenen muskulären Engpässe für die Zirkulation in sachgemäßer Weise sorgfältig massiert werden. Auch muß man, sobald Schwellung und Reizbarkeit nachlassen, die Massage mehr und mehr lokalisieren und individualisieren, was meist schon nach der dritten oder vierten Massage möglich ist. Dementsprechend ist sie dann auch seltener, jeden zweiten, dritten Tag, schließlich bei eingehender Bearbeitung der einzelnen Stellen noch seltener vorzunehmen.

Die Massage ist ein ärztliches Behandlungsverfahren, das in eigenartiger Weise nur auf den Bewegungsapparat einwirkt, und die Wirkung ihrer einzelnen Handgriffe ist völlig auf die Stelle beschränkt, die durch sie getroffen wird. Trotzdem hat sie, wenn sie den ganzen oder einen großen Teil des Körpers, besonders die ganze Rumpfmuskulatur umfaßt, auch eine Allgemeinwirkung, wie ich oben (S. 274 f.) schon hervorhob, und man kann gerade diese Allgemeinwirkung zum Zwecke der Massagebehandlung machen. In diesem Falle ist die Allgemeinwirkung entweder die Folge einer bestimmten örtlichen Wirkung oder die Summe aller einzelnen örtlichen Wirkungen.

Das erste ist der Fall, wenn die Störung des Allgemeinzustandes Folge von örtlichen Beschwerden war, die durch Massage beseitigt werden, wie z. B. bei Hebung von Kreislaufstörungen oder Verdauungsbeschwerden durch Massage. Die Massage als Behandlungsverfahren steht dann auf einer Linie mit jeder anderen Behandlungsweise dieser Störungen, und die Anwendung der Massage oder jener anderen Verfahren ist lediglich eine Frage der Zweckmäßigkeit oder der größeren Wirksamkeit. Der zweite Fall, daß die Allgemeinwirkung der Massage sich als die Summe aller einzelnen örtlichen Wirkungen darstellt, liegt dann vor, wenn Störungen des Allgemeinzustandes die Gesamtwirkung der Summe der einzelnen örtlichen Störungen waren. Das klassische Beispiel hierfür ist der allgemeine Muskelrheumatismus. Die Massage beseitigt also in diesem Falle das Allgemeinleiden, indem es seine einzelnen Äußerungen beseitigt. Ein solches Vorgehen wird dem modernen Arzte als äußerst unzweckmäßig, ja als unsachgemäß erscheinen. Denn er sucht unwillkürlich bei einem solchen Allgemeinleiden nach einer allgemeinen Ursache, gegen die sich dann die Behandlung naturgemäß zu richten hat, und wenn das, wie im vorliegenden Falle, nicht angängig ist, weil eine allgemeine Ursache für diese Zustände nicht bekannt ist, so wird er doch Behandlungsweisen vorziehen, die auf die betreffenden Zustände eine allgemeine Wirkung ausüben, in dem Gefühl, hiermit ganze Arbeit zu leisten, wogegen die Wirkung der Massage als Stückwerk erscheint. Solche Behandlungsweisen gibt es ja auch tatsächlich auf diesem Gebiete, es sind die Naturheilmethoden, also die Behandlung mit Wasser, Luft, Diät, Kälte und Wärme usw.; dieselben stehen zweifellos in deutlicher Konkurrenz mit der Massage, und der moderne Arzt ist geneigt, sie im Zweifelsfalle der Massage vorzuziehen. Er ist deshalb geneigt, falls er in der Lage ist, eins von jenen andern Mitteln anzuwenden, etwa die Bäderbehandlung beim Muskelrheumatismus, die Diätbehandlung bei der Gicht, dann die Anwendung der Massage geradezu als eine Überflüssigkeit anzusehen, da er ihre Wirkungen mit jener Behandlungsweise ohnehin erreicht.

Diese heute allgemein übliche Auffassung berücksichtigt indessen eine wichtige Tatsache nicht. Der Befund bei Krankheiten, wie dem allgemeinen Muskelrheumatismus und der Gicht, ist zwar vielleicht der Ausdruck eines Allgemeinleidens, aber er ist darum durchaus nicht ein gleichmäßiger Befund. An den Einzelbefunden, aus denen sich der Gesamtbefund zusammensetzt, sind die Krankheitserscheinungen sehr verschieden stark ausgesprochen. Infolgedessen ist ihre Reizbarkeit außerordentlich verschieden und damit auch ihre Reaktionsfähigkeit auf therapeutische Eingriffe. Wende ich nun eins von den oben aufgeführten Allgemeinverfahren an, so wirkt dies auf die einzelnen örtlichen Krankheitsprozesse gemäß ihrer örtlichen Reizbarkeit ein, also, da diese verschieden ist, an den einzelnen Stellen mit verschiedener Stärke. Obgleich ich also mit diesem Allgemeinverfahren auf den Gesamtkörper gleichmäßig einwirke, werden tatsächlich die örtlichen Krankheitsprozesse sehr verschieden stark beeinflußt. Die an allen Stellen gleich starke Einwirkung der Therapie ist für die eine vielleicht besonders reizbare Stelle zu stark, für die andere wenig reizbare Stelle zu schwach und für eine dritte vielleicht gerade richtig abgestuft. Die Allgemeinverfahren haben also, wie jede schematische Therapie, den Fehler, daß sie nicht genügend individualisiert werden können.

Daß dieser Fehler nicht etwa künstlich konstruiert, sondern tatsächlich vorhanden ist, lehrt die Beobachtung. Alle Badeärzte und alle Vertreter der Naturheilmethoden rechnen damit, daß ihre Kranken, besonders während der ersten Zeit der Behandlung, allerlei Unbehaglichkeiten, Schmerzen, sogar neue Gicht- und Rheumatismusanfälle bekommen, die als „Brunnenrausch", „Krisis", „Reaktion" usw. bezeichnet werden. Dieselben Erscheinungen beobachtet man, wie ich oben (S. 298) hervorgehoben habe, auch bei der Massagebehandlung dieser Zustände, sobald diese nicht alle einzelnen Krankheitsprozesse ihrer Reizbarkeit entsprechend berücksichtigt. Sie sind aber, wie ich ebenfalls hervorgehoben habe, bei der Massagebehandlung vermeidbar durch sorgfältige Behandlung aller einzelnen kranken Stellen entsprechend ihrer örtlichen Reizbarkeit. Und sie sind n u r bei der Massagebehandlung vermeidbar, weil von allen Naturheilmethoden nur die Massage sich ö r t l i c h in ihrer Stärke abstufen läßt.

Gerade weil die Massage örtlich einwirkt und ihre Allgemeinwirkung das Resultat der einzelnen örtlichen Einwirkungen ist, ist sie in sachkundiger Hand als Allgemeinverfahren jenen andern weit überlegen. Und auch das entspricht der Erfahrung. Jeder geübte wissenschaftliche Masseur — Hoffa hebt das bei Gelegenheit[1]) ebenfalls hervor — wird zahlreiche Fälle mit Erfolg behandelt haben, die sich diesen nach allgemeiner Ansicht wirksameren Behandlungsverfahren, häufig zu vielfach wiederholten Malen, vergeblich unterzogen haben.

Außerdem unterscheidet sich die Wirkung der Massage von der der andern Naturheilmethoden grundsätzlich. Alle andern Methoden greifen die einzelnen Lokalisationen der Erkrankung auf Umwegen an, sei es reflektorisch unter Vermittelung des Nervensystems, wie die Wasserheilmethode, sei es auf dem Wege des Säftestroms, wie die Diätetik. Die Massage allein wendet sich an den Sitz der Krankheit unmittelbar, indem durch ihre Handgriffe dieser selbst mechanischem Druck ausgesetzt wird. Jeder Umweg aber verlangt eine genügende Ansprechbarkeit der einzelnen Krankheitsstellen für diesen Umweg. Der erkrankte Muskel, das erkrankte Gelenk muß für die Beeinflussung durch den Reflex, durch den Säftestrom usw. empfänglich sein; nur dann ist überhaupt eine Wirkung auf diesem Wege möglich. Auch von der Gangbarkeit dieser Umwege hängt also im Einzelfalle die Wirksamkeit jener Allgemeinbehandlungsmethoden ab. Wie verschieden die Ansprechbarkeit für diese Methoden im Einzelfalle ist, weiß jeder, der sich mit diesen Methoden beschäftigt hat; ich erinnere nur an die großen Unterschiede in dem Eintritt der Hautreaktion auf Kaltwasseranwendungen. Zwar ist auch bei der Massage die Ansprechbarkeit der einzelnen Gewebe sehr verschieden, aber hierbei ist wenigstens jeder Umweg ausgeschieden und damit auch die Abhängigkeit der Wirkung von seiner Gangbarkeit. Die Ansprechbarkeit der Gewebe durch Massage aber empfindet der Geübte ohne weiteres und kann ihr seine Handgriffe anpassen. Auch in der Ausschaltung jedes Umweges und seiner Unsicherheit erweist sich also die Massage als einziges unmittelbares Verfahren allen anderen überlegen.

Die Massage ist also auch als Allgemeinbehandlungsmethode allen anderen Naturheilmethoden bei den für Massage geeigneten Krankheitsfällen überlegen. Damit soll selbstverständlich nicht gesagt sein, daß nun diese anderen Verfahren bei der Behand-

[1]) Hoffa, Technik der Massage, 5. Aufl. 1907, S. 51.

lung einschlägiger Zustände auszuschalten seien, denn diesen kommen andere Wirkungen zu, die die Massage nicht hat. Gerade für die zweckmäßige Verbindung der Massage mit den anderen Naturheilmethoden ist aber eine genaue Einsicht in die Wirksamkeit der verschiedenen Heilfaktoren unbedingt erforderlich. Obige Erörterungen über den verschiedenen Rang und Heilwert der Massage waren also nötig, um der Massage die richtige Stelle in dem jedesmaligen Heilplan anweisen zu können.

6.

Die Indikationen der Massage und die Grenzen ihrer Wirksamkeit

Wir haben gesehen, daß die Massage ein Reizverfahren ist von spezifischer Wirkung auf den hypertonischen Bewegungsapparat. Die Wirkung der Massage ist gebunden an den Hartspann. Wo kein Hartspann ist, hat sie keine Wirkung. Andererseits gibt es kein Mittel, das auch nur annähernd so stark auf den hypertonischen Bewegungsapparat einwirkt wie die Massage. Die Massage ist also das gegebene Heilverfahren für die Hartspannerkrankungen. Damit ist der Umfang und die Grenze ihrer Wirksamkeit bezeichnet.

Dieser Satz wird eingeschränkt nur durch zwei Nebenumstände. Der eine ist die Verbindung eines Hartspanns mit Fieber. Die Herabsetzung der Widerstandskraft des Körpers durch das Fieber verbietet naturgemäß die Anwendung eines so eingreifenden Verfahrens wie die Massage. Der zweite ist das Vorhandensein zu großer Schmerzen bei Bewegung. Wenn selbst bei Bettruhe noch leichteste Bewegungen Schmerzen verursachen, würde die Massage zu schmerzhaft sein und doch keine entsprechende Wirkung haben, weil die Schwerbeweglichkeit des Kranken die regelrechte Ausführung derselben und der übermäßige Hypertonus das Erreichen des Krankheitsherdes durch die Massage verhindert. Auch diese Einschränkung ist also keine eigentliche Ausnahme von der Tatsache, daß die Massage das wirksamste Behandlungsverfahren der Hartspannerkrankungen ist; es sind vielmehr mehr oder weniger äußere Umstände, die es nicht rätlich machen, hier von der Massage Gebrauch zu machen.

Der Befund des Hartspanns am Bewegungsapparate bezeichnet also den Bereich und die Grenze der Wirksamkeit der Massage. Krankheitsbilder, denen dieser Befund zugrunde liegt, sind ihr Gebiet; bei ihnen entfaltet sie ihre ausgeprägte, eigenartige Wirkung. Außerhalb dieses Gebietes ist aber auch nichts von ihr zu erwarten.

Der Befund am Bewegungsapparat ist also die Vorbedingung für die Wirksamkeit der Massage.

Die Massage, ihre sachgemäße Ausführung vorausgesetzt, wirkt allerdings durchaus nicht in allen Fällen gleich. In erster Linie ist sie um so wirksamer, je frischer der hypertonische Krankheitsprozeß ist. In älteren Fällen ist sie um so wirksamer, je mehr Spannung und Schwellung an der Muskulatur überwiegen, um so weniger wirksam, je mehr die Verhärtung der Muskulatur hervortritt. Sie ist ferner um so wirksamer, je mehr die Muskelerkrankung das Krankheitsbild beherrscht. Fälle, in denen die Gelenkerkrankung mehr hervortritt, reagieren viel langsamer auf Massage. Doch sind Fälle, in denen die Gelenkerkrankung sich auf die Bildung eines nicht spezifischen serösen Ergusses beschränkt, auch noch leicht beeinflußbar, so daß es in diesen Fällen häufig scheint, als sei der Erguß Folge der Muskelerkrankung und Stauungserscheinung. Hat indessen die Gelenkerkrankung schon zu Kapselveränderung und Deformierung geführt, so ist auch durch Massage nur sehr allmählich eine Rückbildung zu erzielen. Zu den nur langsam sich zurückbildenden Veränderungen gehört auch der Druckschmerz des ganzen Gelenks oder einzelner Teile desselben, auch wenn keine erheblichen Gewebsveränderungen damit verbunden sind. Sehr langsam bildet sich auch zurück Druckschmerz und Schwellung des Periosts, so daß man häufig den Eindruck hat, als sei hier der Ausgangspunkt des Hartspanns.

Auch bei denjenigen Hartspannerkrankungen, bei denen im Befunde mehr oder weniger ausschließlich die Gelenkveränderungen hervortreten, werden die Beschwerden zum weitaus überwiegenden Teile verursacht durch den Hypertonus der erkrankten Muskulatur. Man kann deshalb — und das ist für die Heilaussicht sowohl wie für die Behandlung von großer Wichtigkeit — darauf rechnen, daß auch bei diesen Erkrankungen eine Besserung des Muskelbefundes schon genügt, um eine erhebliche Verringerung oder gar Beseitigung der Beschwerden herbeizuführen. In dieser Beziehung führte ich oben schon die Äußerungen Hoffas, Lovetts und Landois' über die Wichtigkeit der Massage der Muskulatur bei Gelenkerkrankungen an. Die Gelenk- und Knochenveränderungen sind indessen auch in diesen Fällen wichtige Ausgangspunkte der Erkrankung, und es bleibt deshalb, solange sie vorhanden sind, die Gefahr der Rückfälle. Um diese Gefahr zu beseitigen, ist es also nötig, auch die Gelenkveränderungen möglichst zu beseitigen.

Allerdings gibt es auch Fälle von Hartspann, in denen die Massage versagt; aber in diesen Fällen versagen auch alle anderen Mittel. Doch darf hier die Hoffnung nicht zu früh aufgegeben werden. Da diese Fälle vielmehr sonst völlig aussichtslos sind, so empfiehlt es sich, wie ich oben schon sagte, die Massagebehandlung je 30 mal hintereinander fortzusetzen und dann Pausen von 1½ bis 6 Monate einzuschieben. Ich habe es dann mehrfach erlebt, daß nach einigen solchen Perioden mit einem Male der Fall anfing auf die Massage zu reagieren und dann ziemlich schnelle Fortschritte machte.

Der Hartspann bezeichnet, wie ich oben sagte, auch die Grenze der Wirksamkeit der Massage. Hat also der Hartspann zu Komplikationen geführt, z. B. zu Haltungsfehlern oder gar zu Verkrümmungen, so beschränkt sich die Wirkung der Massage gänzlich auf den Hartspann. Der Haltungsfehler oder die Verkrümmung ist ihrer Wirkung unzugänglich. Dasselbe gilt für die Fälle, in denen der Hartspann Begleiterscheinung ist. Also auch bei der Gelenktuberkulose, der Gelenkgicht, der Arthritis deformans hat die Massage lediglich Einfluß auf den begleitenden Hartspann, nicht aber auf den tuberkulösen Prozeß im Gelenk, auf die Gichtablagerungen oder Formveränderungen in demselben. Das gleiche gilt für die Bleichsucht (Chlorose), die Fettsucht, die Zuckerkrankheit (Diabetes), die Arteriosklerose und die Krampfaderbildung. Auch hier kann die Massage wohl den Hartspann, aber nicht die Blutzusammensetzung, die Fettanhäufung, die Zuckerausscheidung oder die Gefäßveränderung beeinflussen.

Trotz dieser Einschränkung darf man aber die Wirksamkeit der Massage auch in diesen Zuständen nicht zu gering veranschlagen. Es ist hierbei nämlich zweierlei zu bedenken. Erstens ist ein großer Teil der Zustände, bei denen ein Hartspann als Begleiterscheinung auftritt, Folgewirkung desselben. Das ist sicher für eine Reihe von Haltungsfehlern und wahrscheinlich für alle Verkrümmungen. Gelingt es nun, den Hartspann zu beseitigen, beseitigen wir also die Ursache der Erkrankung, so lösen wir gleichzeitig einen anderen Heilfaktor aus, der im menschlichen Körper schließlich jede Heilung zu Wege bringt. Der lebende Körper nämlich ist beherrscht von dem Bestreben, die Norm wiederherzustellen. Dieses Streben zur Norm machen wir durch Beseitigung des Hartspanns, der es bisher in seiner Wirksamkeit hemmte, frei. Besonders wirksam ist das Streben zur Norm in der Jugend, wo die dehnende Kraft des Wachstums dem hemmenden Zug des Hartspanns geradezu entgegenwirkt. dies Streben zur Norm wirkt sich auf dem vorliegenden Gebiete dadurch aus, daß die einzelnen Skelettbestandteile wieder ihre normale Stellung zueinander einzunehmen streben. Wenn wir den Hartspann beseitigen, können wir also erwarten, daß der Körper von selbst seine Normalhaltung wieder einnimmt. Daß das tatsächlich so ist, habe ich oft genug beobachtet an derartigen Fällen, die ich nur mit Massage behandelt habe, Fällen von Ischias scoliotica, rundem Rücken, leichter labiler Skoliose, Haltungsfehlern bei Kopfschmerz. Hat der Hartspann indessen schon zu Veränderungen der einzelnen Knochen geführt, so kann man nur dann noch auf selbsttätige Umformung rechnen, wenn der Körper noch wächst. Ist aber das Körperwachstum vollendet, so findet eine selbsttätige Umbildung des Knochens ohne besonderes hiergegen gerichtetes Eingreifen anscheinend nicht mehr statt. Hier hat die Wirksamkeit des Strebens zur Norm ihre Grenzen.

Die heutige Orthopädie neigt nun vielfach dazu, sich allein auf die Umformung der Formfehler von außen her zu beschränken. Damit aber wird der Hartspann nicht beseitigt, und dieser macht sich auch nach künstlicher Wiederherstellung der normalen Körperform immer wieder im alten Sinne geltend und führt dann zu den Rückfällen, z. B. nach der operativen Geraderichtung von Beinverkrümmungen im Kindesalter, und besonders in der Skoliosenbehandlung. Würde man die sachgemäße Massagebehandlung des Hartspanns mit der aktiven Behandlung der Skoliose verbinden, so würde man diese Rückfälle verhüten. Ein Dauererfolg kann hier erzielt werden, wenn neben die Redression als ebenbürtig und ebenso wichtig die sachgemäße Massagebehandlung gesetzt wird.

Vielleicht gelten diese Gesichtspunkte in vollem Maße auch für die Gelenktuberkulose, die Gicht und die Arthritis deformans, denn es ist in hohem Maße wahrscheinlich, daß auch diese Erkrankungen Folgezustände des Hartspanns sind. Jedenfalls habe ich von diesem Gesichtspunkte aus einzelne Fälle dieser Art, besonders auch von Gelenktuberkulose, mit Massage des begleitenden Hartspanns behandelt, und zwar durchweg mit gutem Resultate.

Für die Arthritis deformans und die Gicht, ebenso wie für die Bleichsucht, die Fettsucht, die Zuckerkrankheit, die Gefäßkrankheiten gilt noch ein zweiter Gesichtspunkt. Vielfach werden nämlich die vom Kranken geklagten Beschwerden auf diese Krankheiten bezogen, während sie tatsächlich durch den begleitenden Hartspann verursacht sind. Wenn in diesen Fällen also die Massage gegen die Hauptkrankheit nichts vermag, so genügt sie doch einer sehr wichtigen Forderung, die zudem auf keine andere Weise erfüllt werden kann.

Auch bei der Behandlung der Kreislaufstörungen ist die Massage ohne unmittelbaren Einfluß auf den Zustand des Herzens. Sie wirkt nur auf den begleitenden Hartspann. Da dieser aber ein Kreislaufshindernis von großer Bedeutung darstellt, das zudem auf keine andere Weise bekämpft werden kann, so übt die

Massage nicht nur eine unverkennbare Wirkung auf die Kreislaufstörungen aus, sondern ihre Wirkung ist nicht selten sogar der Wirkung aller sonstigen Mittel weit überlegen.

Die Folgewirkungen der Massage greifen also über den Hartspann ebensoweit hinaus, wie dessen Folgewirkungen über den Bewegungsapparat hinausgreifen.

Andererseits wird die Wirkung der Massage auf den Hartspann durch gewisse Momente eingeschränkt. Die Haupteigenschaft des Hartspanns ist der Hypertonus, d. h. die durch intramuskuläre oder sonst periphere (im Bewegungsapparat selbst gelegene) Reize hervorgerufene krankhafte Muskelspannung. In Spannung versetzt wird der Muskel aber auch noch durch Reize, die vom Zentralnervensystem ausgehen, und zwar nicht nur plötzlich, wie beim Willensakt und Reflex, sondern auch dauernd, wie bei der spastischen Spinalparalyse, der multiplen Sklerose, der Paralysis agitans. Die Spannung des Muskels ist, wie ich schon früher ausführte, bei diesen Zuständen von der Spannung des Hartspanns an und für sich nicht zu unterscheiden. Ja, manche Beobachtungen machen es mir wahrscheinlich, daß auch bei diesen zentralen Erkrankungen die Muskelspannung nicht allein durch den zentralen Reiz hervorgerufen ist[1]).

Jedenfalls aber — und hier liegt die Grenze für die Wirksamkeit der Massage — läßt sich der Anteil, den das Zentrum an dem Muskelbefund hat, durch Massage nicht beeinflussen. Bei den genannten Zuständen und überhaupt bei Muskelerkrankungen, die auf zentralem Ursprung beruhen, kann man mit Massage keinen Dauererfolg erzielen. Der Umstand indessen, daß eine mit muskulären Symptomen einhergehende Krankheit heute in das Zentralnervensystem verlegt wird, beweist noch nicht, daß auch der Muskelbefund rein zentral bedingt ist. Im Gegenteil, der Befund bei der Neurasthenie beweist, daß trotzdem der periphere Anteil an der Muskelerkrankung recht groß sein kann. Wie groß er ist, läßt sich nur durch den Versuch entscheiden, ob es gelingt, durch periphere Einwirkungen, also durch Massage, den Muskelbefund zu beeinflussen. Da nun Massage hier, wenn sie sachgemäß ausgeführt wird, kaum nachteilig wirken kann, so halte ich den Versuch, inwieweit sie bei solchen Zuständen wirksam ist, wohl für berechtigt. Ja, ich halte sogar im Interesse der

[1]) Diese Vermutung wird ganz neuerdings bestätigt durch die Untersuchungsergebnisse, die Wegener (Münch. med. Woch. 1914, Nr. 1, S. 15) an der Binswangerschen Klinik in Jena mit dem Abderhaldenschen Dialysierverfahren erhalten hat. Er stellte fest, daß nicht nur bei Neurasthenie, sondern auch bei Neuritis das Blutserum nicht selten außer Nervensubstanz auch Muskelgewebe abbaut und daß bei Paralysis agitans außer Gehirn, Rückenmark und Nervensubstanz regelmäßig auch Muskelgewebe abgebaut wird.

Wissenschaft die Anstellung von solchen Versuchen in großem Maßstabe für dringend geboten.

Bei den eben genannten Krankheitszuständen handelte es sich um organische Veränderungen des Zentralnervensystems, die die Spannung des normalen oder hypertonischen Muskels steigern. Auf den Hypertonus indessen übt auch das normale Nervensystem einen weitgehenden Einfluß aus. An anderer Stelle [1]) habe ich ausgeführt, daß die Ausstrahlung (Irradiation) auf den hypertonischen Muskel als Reiz wirkt, und gerade bei den nervösen Zuständen spielt diese Einwirkung eine große Rolle; bei diesen sind es seelische Vorgänge, die auf dem Wege der Ausstrahlung den Hartspann steigern oder unterhalten. Ich habe durch meine Erfahrungen die Überzeugung gewonnen, daß es keine ausgesprochene Neurasthenie gibt, sei sie nun vorwiegend durch Erschöpfung entstanden oder vorwiegend konstitutionell bedingt, bei der nicht seelische Einflüsse für die Entstehung sowohl wie die Fortdauer der muskulären Beschwerden eine große Rolle spielen. Auf diese seelischen Vorgänge hat die Massage selbstverständlich keinen Einfluß; die Behandlung aber muß sie beachten und auf sie Rücksicht nehmen.

Ich möchte diese seelischen Einflüsse in zwei Gruppen sondern. Die erste sind Gemütserregungen. Es handelt sich hier entweder um eine einmalige schwere Erregung, ein schweres, die Persönlichkeit im Innersten treffendes Erlebnis, das die Gesamtheit der neurasthenischen Beschwerden plötzlich zum Ausbruch gebracht hat und das in der Hauptsache überwunden ist. In diesem Falle ist die Prognose einer Massagebehandlung günstig zu nennen. Es kann sich aber auch um eine ständige Kette ewig sich wiederholender Erregungen, z. B. ständige Nahrungssorgen, ständige eheliche Unstimmigkeiten u. dgl. handeln, die immer von neuem als Reize auf die Muskulatur wirken. Hier wird die Wirkung der Massage immer wieder durch neue Reize aufgehoben, und der Arzt muß sich beizeiten klar darüber werden, ob die abstumpfende Wirkung der Massage fähig ist, den Einfluß der ewig sich wiederholenden Reizungen auf die hypertonische Muskulatur aufzuheben und auf die Dauer zu überwiegen.

Dasselbe ist zu bedenken bei der zweiten Gruppe der seelischen Einflüsse, ich meine der geistigen Überanstrengung. Auch diese wirkt als ständig sich wiederholender Reiz der Abstumpfung durch die Massage entgegen. Hier ist es die Aufgabe des Arztes, den Augenblick nicht zu übersehen, wo die Wirkung der Massage versagt, und dafür Sorge zu tragen, daß

[1]) Müller, Untersuchungsbefund am rheumatisch erkrankten Muskel. Zeitschr. f. klin. Med., Bd. 74, S. 68.

durch die Entfernung aus den gewohnten Verhältnissen oder durch vorübergehende Arbeitsniederlegung die schädigende Ursache zeitweise beseitigt wird.

Der zentrale Reiz ist es auch, der beim Hysteriker trotz des Muskelbefundes die Massage der erkrankten Muskeln wirkungslos macht. Hier handelt es sich, wie mir scheint, um eine schwere Beeinträchtigung der Persönlichkeit, die diese veranlaßt, sich durch Betonung gerade der Krankheitserscheinungen der Umgebung und dem Arzte gegenüber geltend zu machen. Dem Hysteriker fehlt also der jedem anderen Kranken selbstverständliche Wille, wieder gesund zu werden. Im Gegenteil, er will krank sein, und er will zeigen, wie krank er ist, in natürlicher Gegenwirkung gegen die ihm zuteil gewordene Nichtachtung seiner Persönlichkeit. Das gilt indessen nur für den wirklichen Hysteriker. Die über muskuläre Schmerzen klagende und deswegen für hysterisch gehaltene, also nur scheinbar hysterische Frau ist im Gegenteil ein sehr dankbarer Gegenstand für die Massagebehandlung.

Eine wesentlich ungünstigere Heilaussicht als der Erschöpfte bietet, wie für andere Behandlungsweisen, so auch für die Massagebehandlung der konstitutionelle Neurastheniker. Er leidet gewöhnlich an den gleichen Schmerzen wie der Erschöpfte, und diese sind ebenso wie bei diesem an die Hartspannmuskulatur geknüpft. Aber die Erfahrung lehrt, daß bei dem konstitutionellen Neurastheniker sowohl der Hartspann wie die durch denselben verursachten Schmerzen wesentlich schwerer beeinflußbar sind als bei dem Erschöpften. Bezeichnend ist, daß häufig selbst sehr intensive Massage kaum eine Reizwirkung in der hypertonischen Muskulatur des konstitutionellen Neurasthenikers hervorruft. Aber noch ein zweites kommt hinzu. Die Klagen des konstitutionellen Neurasthenikers stehen häufig, obgleich die Untersuchung ihre Gebundenheit an die hypertonische Muskulatur zweifellos ergibt, nicht in rechtem Verhältnis zum Hartspannbefund. Bei dem gleichen Befund arbeitet der Nichtkonstitutionelle noch anstandslos, während der Konstitutionelle sich entschieden für arbeitsunfähig erklärt. Das hängt zum Teil sicher mit einer rein körperlichen Überempfindlichkeit des ganzen hypertonischen Bewegungsapparates zusammen, die für den konstitutionellen Neurastheniker kennzeichnend ist; zum andern Teil aber ist entschieden hier auch ein mehr oder weniger hoher Grad von Willensschwäche wirksam. Aus diesen beiden Bestandteilen, der körperlichen Überempfindlichkeit und der Herabsetzung der Willensstärke, setzt sich nach meiner Beobachtung der Zustand des konstitutionellen Neurasthenikers zusammen. Die Größe dieser beiden Bestandteile ist im Einzelfalle verschieden. Da in seinem Verhalten und seinen Klagen der konstitutionelle und der Erschöpfungsneurastheniker einander gewöhnlich völlig gleich sind, ist die Aufgabe, die Größe des konstitutionellen Einschlags bei der Neurasthenie festzustellen, für den Arzt keine leichte Aufgabe, um so mehr, als es eine Neurasthenie ohne jeden konstitutionellen Einschlag vielleicht gar nicht gibt. Es handelt sich hier also immer um gradweise Unterschiede und um fließende Übergänge. Hier bietet nun gerade die Massage-Untersuchung ein unersetzbares Hilfsmittel. Denn sie gibt dem in ihr Erfahrenen durch Erhebung des Hartspannbefundes, durch Beobachtung seiner Entwicklung unter der Massagebehandlung und durch Vergleich des Beobachtungsergebnisses mit seinen Erfahrungen an rein Erschöpften und Rheumatikern ohne nervöse Begleiterscheinungen die Möglichkeit, die Größe des Willensmangels objektiv abzuschätzen. Das aber ist von ausschlaggebender Wichtigkeit für die Behandlung. Denn der Willensmangel ist weder durch Massage noch durch eine andere körperliche Behandlung, sondern nur durch seelische Beeinflussung zu beheben. Nach dem Ergebnis der Massageuntersuchung ist der Arzt also imstande, zu beurteilen, ob und wie groß der konstitutionelle Einschlag bei einer Neurasthenie ist, ob also der Nachdruck auf die Massage- und überhaupt die körperliche Behandlung, oder auf die seelische Beeinflussung zu legen ist, und ob und welche Aussicht die körperliche Behandlung, besonders die Massage, bietet.

Die Beimischung der Willensschwäche zum Krankheitsbilde bildet den Übergang vom konstitutionellen Neurastheniker zum Psychopathen, bei dem die Willensschwäche das Krankheitsbild vollständig beherrscht und die Hartspannbeschwerden, die ganz das Bild des Muskelrheumatismus annehmen können, nur sozusagen als Vorwand und Entschuldigung für die Willensschwäche benutzt werden. Hier gilt der Grundsatz der Neurologen und Psychiater, daß jede irgendwie länger fortgesetzte örtliche Behandlung der geklagten Beschwerden vom Übel ist, weil sie den Psychopathen auf den körperlichen Befund hinweist und dadurch in seiner Willensschwäche bestärkt. Tatsächlich bleiben auch bei den schwer konstitutionellen Neurasthenikern und den Psychopathen auch bei noch so lange fortgesetzter Massagebehandlung nicht nur die Beschwerden, sondern auch der Untersuchungsbefund völlig unverändert.

Abgesehen von diesen zentralen Hindernissen sind aber auch in der Peripherie nicht selten schwere Hindernisse der Besserung vorhanden, und zwar schon beim einfachen Rheumatismus. Das rheumatische Krankheitsbild setzt sich aus muskulären und Gelenkerscheinungen zusammen. Die muskulären Erscheinungen sind zum Teil reflektorisch durch die Gelenkerscheinungen hervorgerufen. Dieser reflektorische Bestandteil des Muskelbefundes ist nur zu beeinflussen durch Bearbeitung der Schmerzstellen im Gelenk. Es kommt nun besonders beim chronischen Gelenkrheumatismus und der Arthritis deformans vor, daß die Gelenke so schmerzempfindlich sind, daß eine sachgemäße Massage dieser Teile die Widerstandskraft des Patienten übersteigt. In diesen Fällen befindet sich dann auch, besonders am Kniegelenk, die hypertonische Muskulatur in einer derartig starren Spannung, daß die mitangespannte Gelenkkapsel selbst für stärksten Druck undurchdringlich und die Kniescheibe nicht verschiebbar ist; die Hauptschmerzstellen sind dann geradezu unzugänglich und eine Massage derselben auch dadurch ausgeschlossen. In diesen Fällen hat mir die rhythmische Faradisation mit dem Bergonié-Apparat schätzbare Dienste geleistet. Vielleicht wäre es auch möglich, durch örtliche oder allgemeine Betäubung in diesen Fällen den reflektorischen Anteil des Hypertonus vorübergehend aufzuheben und das Gelenk der Massage zugänglich zu machen.

Schließlich kann der Muskel selbst das Hindernis weiterer Besserung sein. Die Beeinflußbarkeit der Muskulatur durch die Massage ist sehr verschieden. Sie schwankt von außerordentlich leichter Beeinflußbarkeit in unzähligen Abstufungen bis zu völliger Unbeeinflußbarkeit, bei der auch die energischste Massage keine Reizwirkung im Muskel hervorruft. Der Muskel ist in diesen Fällen durch den mechanischen Eingriff der Massage unbeeinflußbar. Das gilt aber niemals für einen einzelnen Muskel allein, sondern immer für die ganze Muskulatur. Überhaupt ist der Grad der Beeinflußbarkeit durch Massage niemals eine dem einzelnen Muskel anhaftende Eigentümlichkeit, sondern immer der Ausdruck einer Eigenschaft der ganzen Muskulatur. Auch gilt diese Eigenschaft nicht nur dem Eingriff der Massage gegenüber, sondern der Beeinflußbarkeit durch Massage entspricht regelmäßig auch die Beeinflußbarkeit durch andere Mittel, seien es Arzneimittel, Klima, Wasser, Diät oder irgendwelche andere. Ja, ich habe nicht selten, wie beim konstitutionellen Neurastheniker und Psychopathen, so auch beim einfachen Rheumatiker, manchmal sogar beim Rachitiker, den Eindruck gehabt, als entspräche sogar die psychische Beeinflußbarkeit der Beeinflußbarkeit des zugleich vorhandenen Hartspanns durch die Massage. Jedenfalls haben wir es hier mit dem Ausdruck einer Körperbeschaffenheit, mit einer Eigentümlichkeit der Körperkonstitution zu tun (vgl. S. 279).

Der Grad der Beeinflußbarkeit ist indessen keine unabänderliche Größe. Er ist durch Massage veränderbar. Ich habe, wie schon hervorgehoben, verschiedentlich beobachtet, daß, nachdem der Einfluß der Massage auf die Muskulatur trotz konsequenter Fortsetzung der Behandlung lange auf sich warten ließ, mit einem Male — und zwar häufig nach einer längeren Unterbrechung der Behandlung — die Muskulatur deutlich und schnell auf die Massagebehandlung reagierte und damit der lange vergeblich erwartete Erfolg sich einstellte.

Was nun den *Muskelbefund* im einzelnen angeht, so sind die beeinflußbaren Symptome der Hypertonus, die Schwellung und der Druckschmerz. Insertionsknötchen und Faserverhärtungen sind viel schwerer und langsamer beeinflußbar. Zwar ist auch an ihnen der Druckschmerz zu beseitigen, nicht aber die Knötchen und Verhärtungen selbst. Am ehesten habe ich noch an den Faserverhärtungen hie und da eine gewisse Verkleinerung bemerkt, niemals aber eine vollständige Beseitigung. Die Insertionsknötchen muß ich überhaupt als unveränderlich bezeichnen.

An den *Gelenken* läßt sich ein akuter Erguß gewöhnlich prompt beseitigen. Ein chronischer Erguß verringert sich wesentlich langsamer, doch ist auch er zum Verschwinden zu bringen. Der Druckschmerz verringert sich langsam, aber er ist sicher zum Verschwinden zu bringen, wenn es nur gelingt, die Schmerzstellen alle der mechanischen Einwirkung zugänglich zu machen. Anatomische Veränderungen der Gelenkgebilde, wie z. B. die Schwellung und Verdickung der Kapsel, sind nur sehr langsam zu beeinflussen.

Die Druckschmerzhaftigkeit des Periosts weicht der Massage allmählich, mit der Verringerung derselben scheint eine Abschwellung des Periosts Hand in Hand zu gehen.

Wenn man die Druckschmerzhaftigkeit an Muskeln, Gelenken und Periost, den Hypertonus und die Schwellung am Muskel, den Erguß am Gelenk als funktionelle Veränderungen im Gegensatz zu den anatomischen auffaßt, so kann man zusammenfassend sagen, daß *die Massage im großen ganzen nur Einfluß hat auf funktionelle Veränderungen, nicht auf anatomische.* Da nun die funktionellen Veränderungen es sind, die die Funktionsstörung der erkrankten Teile bedingen, so *genügt* der Einfluß der Massage auf sie vollständig, *um eine volle funktionelle Heilung herbeizuführen.* Mit den anatomischen Veränderungen kann sich der Organismus, wie die tägliche Erfahrung lehrt, hier ohne Störung seiner Funktion vollkommen abfinden.

Einen infolge Unterbrechung seines Nervenzusammenhangs *gelähmten* Muskel kann die Massage nicht wieder zur Funktion bringen. Das ist vielmehr nur möglich, wenn die Nervenzuleitung sich wieder herstellt. Doch pflegt fast immer bei Unterbrechungen des Nervenzusammenhanges der Ausfall der Muskeltätigkeit größer zu sein, als es der anatomischen Unterbrechung entspricht.

Nur so wenigstens kann man es erklären, daß durch Massage bei spinaler Kinderlähmung und bei Gehirnschlag regelmäßig sich die Funktion in einzelnen der gelähmten Muskeln ganz oder teilweise wiederherstellt, auch wenn die Lähmung im ganzen bestehen bleibt. Die Muskulatur ist in diesen Fällen, soweit sie erhalten geblieben ist, zwar teilweise geschwunden; doch sind die Reste des Muskelgewebes regelmäßig stark hypertonisch, druckschmerzhaft und geschwollen. Die Lähmung ist also in diesen Fällen immer ein Ergebnis der zentralen Leitungsunterbrechung und der peripheren Muskelerkrankung. Der Anteil der peripheren Muskelerkrankung an der Funktionsstörung läßt sich mit Massage beseitigen.

Dasselbe gilt für jede andere Muskelatrophie. Ist sie peripher, also durch eine Muskel-, Knochen- oder Gelenkaffektion bedingt, so läßt sie sich, vorausgesetzt, daß diese rückgängig wird, durch Massage wiederherstellen. Eine zentral bedingte Muskelatrophie aber ist durch Massage nicht wieder auszugleichen; also infolge spinaler Kinderlähmung, Apoplexia cerebri, progressiver Muskelatrophie — auch die Dystrophia musculorum progressiva gehört hierher, obgleich sie als peripher bedingt gilt — geschwundene Muskeln sind nicht wieder durch Massage auf ihren früheren Umfang zu bringen. Doch sind auch hier die verbliebenen Muskelreste, falls sie überhaupt noch funktionieren, durch Massage in ihrer Funktion zu bessern und auch bis zu einem gewissen Grade in ihrem Volumen zu vermehren.

Ist aus dem Hypertonus des Muskels eine wirkliche Kontraktur, also aus der bloß funktionellen eine anatomische Verkürzung geworden, so ist diese allein durch Massage nicht rückgängig zu machen. Es ist indessen allein durch die Tastuntersuchung nur schwer zu entscheiden, ob eine Verkürzung funktionell oder anatomisch ist; es ist also bei den meisten Kontrakturen ein Versuch mit Massage angebracht, und erst dieser Versuch ergibt dann, ob die Verkürzung rein hypertonisch bzw. funktionell, also durch Massage beeinflußbar ist, oder ob schon eine anatomische Verkürzung, also eine Kontraktur vorliegt, die außerdem noch andere Mittel erheischt.

Nachdem wir uns so über die allgemeinen Bedingungen klar geworden sind, unter denen die Massage anzuwenden ist, ist noch die Frage zu erörtern, welche Krankheitszustände für ihre Anwendung hauptsächlich in Frage kommen.

In erster Linie sind das die sog. rheumatischen Krankheiten. Vor allem der Muskelrheumatismus, die „Myalgie", also der Kreuzschmerz- (Lumbago) und Nackenschmerzanfall (Torticollis rheumatica), der muskuläre Hüftschmerz (Ischias), der muskuläre Schulterschmerz (Schulterrheumatismus, Brachialgie, Brachialneuralgie), ferner der muskuläre Brustschmerz, der als Pseudostenocardie oder nervöse Form der Angina pectoris geht, der muskuläre Leibschmerz, der unter dem Bilde des „Magenkrampfes", der Blinddarm- oder Gallenblasenreizung oder der Schmerzen bei Wanderniere auftritt, und der muskuläre Gelenkschmerz, die „Gelenkneuralgie" oder „Gelenkneurose". Außer den plötzlichen gehören hierher auch die chronischen Formen dieser Erkrankungen, also der chronische Kreuzschmerz, der dem Kreuzschmerzanfall, und der chronische Kopfschmerz, der dem Nackenschmerzanfall entspricht.

Außer diesen bekannten Formen des Muskelrheumatismus sind hier die weniger bekannten Krampfformen des Muskelrheumatismus anzuführen, mögen sie nun als vereinzelter Krampf in Fuß, Wade oder Oberschenkel unter dem Bilde der „Neuralgie" oder als Neigung zum Krampf in den verschiedensten Körperteilen bei allen ungewohnten Bewegungen auftreten.

Die zweite Gruppe dieser Erkrankungen sind die Muskelerkrankungen durch Überanstrengung. Hierher gehören außer dem Kreuzschmerzanfall durch Überanstrengung, der sog. „traumatischen Lumbago", die Dauerformen der Muskelüberanstrengung, der Arbeitskrampf in Form des Schreib-, Näh-, Klavier- und Geigenspielerkrampfes; derartige Krampfformen kommen bei allen Arbeiten, auch bei Schwerarbeitern, Schlossern usw. vor. Am Bein würden dieser Krankheitsform die Ischias infolge Überanstrengung und die Beinbeschwerden bei Plattfuß entsprechen. Als Überanstrengungserkrankungen der gesamten Muskulatur sind hier anzuführen die „nervöse" Erschöpfung und der Sporthartspann (S. 205 ff.).

Die dritte Gruppe bilden die konstitutionellen Erkrankungen des Bewegungsapparates. Hier führt eine zusammenhängende Entwicklung von der Muskelsteifigkeit des Neugebornen über die Hypertonie des Säuglings zur Asthenie des Jünglings und der konstitutionellen Neurasthenie des Erwachsenen. Zur Hypertonie des Säuglings kann sich auch die Rachitis gesellen, und wir haben dann die rachitische Muskelerkrankung, aus der sich die schweren Formen des chronischen Muskelrheumatismus der Erwachsenen entwickeln. Der konstitutionelle Hartspann ist um so leichter durch Massage beeinflußbar, in je früherem Lebensalter er behandelt wird. Es ist geradezu verblüffend, wie leicht und schnell die Hypertonie des Säuglings sich auf den Reiz der Massage zurückbildet; dasselbe gilt für die leichteren Fälle der rachitischen Muskelerkrankung. Aber schon bei dieser gibt es Formen mit sehr starker Verhärtung der hypertonischen Muskulatur, die außerordentlich langsam und wenig auf die Massage reagieren, und ist es einmal zum asthenischen Habitus und zu den konstitutionellen Formen des chronischen Muskelrheumatismus und der Neurasthenie gekommen, so ist nur noch mit sehr langsamer Wirkung der Massage zu rechnen. Die Ursache hierfür ist auch hier die gewöhnlich sehr starke Verhärtung der befallenen Muskulatur. Trotz der Langsamkeit ihrer Wirkung ist indessen auch hier die Massage als Heilmittel nicht gering zu schätzen, weil sie das einzige überhaupt wirksame Mittel zur Behandlung dieser Zustände ist. Andere Mittel, durch die diese beeinflußt werden könnten, sind vorläufig unbekannt.

Gegenstand der Massage bei diesen drei Gruppen des Hartspanns ist außer dem Schmerz auch die Müdigkeit. Sowohl die normale Müdigkeit, wie sie als Folge einmaliger oder dauernder Überanstrengung auftritt bei körperlicher Überarbeit oder „nervöser" Erschöpfung, wie die krankhafte Müdigkeit, die entweder auftritt als Vor- oder Nachstadium des „rheumatischen" Schmerzes, oder als Symptom des konstitutionellen Hartspanns bei chronischem Muskelrheumatismus oder konstitutioneller Neurasthenie. Alle diese Formen der Müdigkeit sind durch Massage gut zu beeinflussen, die normale Müdigkeit schnell, die konstitutionelle Müdigkeit langsamer. Die Müdigkeit nach einmaliger Überanstrengung kann durch Massage sofort behoben werden. Doch, so bestechend diese Wirkung ist, so muß doch nachdrücklichst darauf hingewiesen werden, daß die Massage niemals die Ruhe nach einer Überanstrengung ersetzen kann. So selbstverständlich diese Tatsache ist, so notwendig ist es, auf sie hinzuweisen angesichts der Entwicklung, die die „Sportmassage" genommen hat. Im heutigen Sportbetrieb wird die Massage vielfach benutzt zur vorübergehenden Beseitigung des Müdigkeitsgefühls, um die mit dem Sport verbundene ständige Überanstrengung immer wieder zu ermöglichen. Das kann nur dadurch erreicht werden, daß die Massage nicht so gründlich ausgeführt wird, daß sie die zur vollen Beseitigung des Hartspanns notwendige Reizwirkung hervorruft, denn diese verursacht an und für sich schon Müdigkeit, setzt also die Leistungsfähigkeit herab und macht damit Wettleistungen unmöglich. Eine solche „leichte" Massage genügt aber nicht zur Beseitigung des Sporthartspanns, der nach meiner Erfahrung die Folge jeder längeren Sportbetätigung ist, sie täuscht also den Sportsmann, der in der „Sportmassage" das Mittel zur Verhütung der Sportüberanstrengung sieht, über seinen Gesundheitszustand, und fördert dadurch geradezu die Entstehung der Überanstrengung mit der ihr folgenden Herzinsuffizienz. Auf diese Gefahr immer wieder hinzuweisen, ist die Pflicht der Sportärzte. Die Massage bringt nach meiner Erfahrung dem Sportsmann nur dann dauernden Nutzen, wenn sie angewandt wird in einer Zeit, wo der Sportbetrieb für einige Monate eingestellt wird; sie muß dann als Ganzmassage gründlichst ausgeführt werden zur Beseitigung des Sporthartspanns. Notwendig sind hierzu mindestens zum ersten Male dreißig Massagen. Es empfiehlt sich eine Wiederholung dieser Behandlung in jeder Ruhezeit des Sportbetriebes.

Die vierte Gruppe bilden die durch den Hartspann hervorgerufenen Hemmungen und Formveränderungen im Bewegungsapparat. Hierher gehören die Kontrakturen der Gelenke, besonders die Schulter- und Hüftkontrakturen. Auch der „runde Rücken" und die „labile Haltung" sind Kontrakturen des Rumpfes. Diese Hemmungen führen bei Hinzutritt einer Gelenkentzündung zu den Formveränderungen, an Hüft- und Schultergelenk zur Arthritis deformans, am Rumpfe zur Kyphose und Skoliose.

Sowohl bei den konstitutionellen Erkrankungen des Bewegungsapparates wie bei den durch den Hartspann hervorgerufenen Hemmungen und Formveränderungen am Skelett erweist sich die Massage als ein mächtiges Förderungsmittel der körperlichen Entwicklung. Ich rechne bei der Massage von asthenischen und rachitischen Kindern mit sofortigem Einsetzen einer gleichbleibenden Zunahme des Körpergewichts von 500 bis 1000 g im Monat bis zur Erreichung, ja Überschreitung der Norm. Die Massage, die in diesen Fällen den ganzen Körper umfassen muß, ist nach meiner Erfahrung allen anderen Förderungsmitteln, mag es die Versetzung aufs Land, an die See oder ins Gebirge sein, weit überlegen, und sie hat den unersetzlichen Vorteil, daß mit ihr nicht die großen Kosten eines Aufenthalts außerhalb der Familie verbunden sind.

Eine ähnliche Wirkung entfaltet die Massage beim Alternden. Die Abnahme der Leistungsfähigkeit und die Beschwerden beim Beginn des Alters beruhen zu einem sehr großen Teil, wenn nicht ausschließlich, nicht, wie man gewöhnlich annimmt, auf Arteriosklerose, sondern auf einem schleichenden allgemeinen Hartspann, der sich allmählich im Laufe von Jahren vielfach unter dem Einfluß beruflicher Überanstrengung entwickelt hat. Die Besserung dieses Altershartspanns, wie man ihn nennen kann, beseitigt die Altersbeschwerden und bewirkt, wenn die inneren Organe gesund sind, die volle Wiederherstellung der Körperkraft. Auch hierin ist die Massage des ganzen Körpers jeder Bade- oder Luftkur weit überlegen und geradezu das einzige naturgemäße Verjüngungsmittel.

Die fünfte Gruppe bilden die durch den Hartspann hervorgerufenen Reiz- und Hemmungserscheinungen an inneren Organen. Also bei Hartspann des Halses und Kopfes die durch Gehirnreizung entstehende nervöse Aufgeregtheit und Schlaflosigkeit und die durch Gehirnhemmung bewirkte Denkunfähigkeit und Gedächtnisschwäche, an der Schilddrüse der durch Reizung bei Hartspann des Halses bewirkte nervöse Husten, die durch Hemmung der Bewegung derselben verursachte Atembeklemmung. Am Herzen die bei Hartspann der Magengrube als Pulsbeschleunigung oder Herzklopfen erscheinende Reizung und die als vereinzeltes Aussetzen des Herzschlages, Extrasystolie, erscheinende Hemmung. Am Magen bewirkt die Hemmung durch den Hartspann der Magengrube den „nervösen" Appetitmangel, der beim Astheniker und Nervösen besonders häufig ist, die Reizung tritt als nervöses Erbrechen auf, auch das Erbrechen der Schwangeren scheint hierher zu gehören. Am Darm ist die Hemmung durch den Hartspann des Oberbauches die Ursache der dauernden Stuhlverstopfung, während die Reizung durch den Unterbauchhartspann Neigung zu Durchfällen herbeiführt.

Die sechste Gruppe bilden die Zustände, bei denen der Hartspann als Begleiterscheinung auftritt. So die schon aufgeführte Muskelerkrankung bei Rachitis, die Muskelerkrankung bei Bleichsucht, die die Rücken- und Kopfschmerzen der Bleichsüchtigen verursacht, die Muskelerkrankung bei Fettsucht, die als schmerzhafte Fettsucht (Adipositas dolorosa) auftritt, bei Gicht und Zuckerkrankheit, wo sie sich gern als Ischias äußert. Hier ist die Muskelerkrankung der allgemeine Hartspann, der nur deswegen nicht als Muskelrheumatismus aufgefaßt wird, weil nach den heute geltenden Anschauungen der Arzt sein Augenmerk ausschließlich auf die andere Erkrankung, die „Grundkrankheit", wie man zu sagen pflegt, richtet. Der Hartspann bietet hier dieselbe günstige Heilaussicht, wie beim reinen Muskelrheumatismus.

Als Begleiterscheinung tritt der Hartspann, wie es scheint, immer auch beim Versagen der Herzkraft, der Herzinsuffizienz, auf, mag dieses nun durch einen Klappenfehler oder eine Herzmuskelerkrankung, die Myokarditis, verursacht sein. Der Hartspann ist hier immer eine Mitursache des Versagens der Herzkraft; die Größe ihrer Mitwirkung ist allerdings im Einzelfalle verschieden und schwankt in weiten Grenzen. In der großen Mehrzahl der Fälle aber bewirkt die sachgemäße Massage des Hartspanns eine Besserung der Herzleistung gemessen an der Pulszahl und -größe, die der Besserung der Herzleistung bei guter Wirkung des Fingerhuts vollkommen ebenbürtig ist. Demgemäß ist die Massage des allgemeinen Hartspanns, die möglichst den ganzen Körper mit besonderer Berücksichtigung des Bauches umfassen muß, ein höchst wertvolles Mittel für die Behandlung der Kreislaufsstörungen.

Der Hartspann ist ferner eine Begleiterscheinung aller akuten Infektionskrankheiten und hinterläßt bei diesen, besonders bei Grippe und Typhus, nicht selten mehr oder weniger langwierige Schmerzzustände in der Muskulatur. Auch bei chronischen Infektionskrankheiten kommt der Hartspann vor, so besonders bei Lungentuberkulose und verursacht hier sehr häufig schon in leichten Fällen Schmerzen in Rücken und Brust, die der Kranke als Lungenschmerzen aufzufassen pflegt. Auch diese Fälle bieten selbst nach jahrelanger Dauer sehr günstige Heilaussicht; doch wird hier das Lungenleiden selbst durch die Massage nicht beeinflußt.

Als Begleiterscheinung tritt der Hartspann auch bei den Gelenkkrankheiten auf. Der Hartspann bei der Arthritis deformans wurde schon angeführt. Die Behandlung des Hartspanns ist hier die einzige sachgemäße und aussichtsvolle Behandlungsweise. Sehr wichtig ist der Hartspann beim akuten Gelenkrheumatismus, der nicht selten die Dauer der Gelenkerkrankung durch die Stauung, die er in den Gelenken verursacht, in die Länge zieht, und nach Abklingen der akuten Erscheinungen schwere Kontrakturen hinterläßt. Durch Behandlung des Hartspanns sofort nach Aufhören des Fiebers kann hier die Krankheitsdauer stark abgekürzt und restlose Heilung ohne Zurückbleiben von Versteifungen erreicht werden. Sehr bemerkenswert ist der Hartspann beim chronischen Gelenkrheumatismus. Dieser befällt die Mehrzahl der Gelenke der Extremitäten gewöhnlich symmetrisch, z. B. beide Schulter-, Ellbogen- und Handgelenke, beide Knie- und Fußgelenke, häufig auch die homologen Gelenke, z. B. beide Knie- und beide Ellbogengelenke oder beide Hand- und beide Knöchelgelenke. Besonders bemerkenswert ist die krampfhafte Kontraktur, in der sich regelmäßig die ganze das befallene Gelenk bewegende Muskulatur befindet, deren starke Abmagerung in eigenartigem Gegensatz zu dem starren Krampfe steht. Besonders bezeichnend ist häufig die durch diese Kontraktur verursachte Stellung der Finger beider Hände in Abspreizung, Grundgelenkbeugung, Mittel- und Endgelenkstreckung bei Befallensein der Fingergrundgelenke. Auch bei dieser sonst kaum beeinflußbaren und unaufhaltsam fortschreitenden Erkrankung, die den Erkrankten schließlich gänzlich hilflos macht, gelingt es durch Massage des Hartspanns und der erkrankten Gelenke eine an Heilung grenzende Besserung zu erzielen. Allerdings ist die Massage bei diesen Fällen sowohl für den Kranken wie für den Arzt eine schwere Aufgabe. Die Gelenke sind nämlich gegen jeden Druck geradezu ungeheuer empfindlich. Ohne die Bearbeitung der Gelenke ist aber eine Besserung auch der Muskelerkrankung nicht zu erzielen. Die krampfhafte Muskelspannung schützt aber die Gelenke vor dem Druck des eindringenden Fingers. Der Massagedruck muß also so stark sein, daß er die krampfhafte Muskelspannung überwindet. Eine der starken Schmerzempfindlichkeit angepaßte leichte Massage ist also nicht ausführbar. Die Behandlung kann deshalb nur durchgeführt werden, wenn der Kranke entschlossen ist, den mit jeder Behandlung verbundenen ungeheuren Schmerz zu ertragen. Leider sind diese Fälle zugleich sehr schwer beeinflußbar, so daß ein schneller Erfolg nicht zu erwarten ist. Setzt der Kranke trotz dieser Hindernisse die Behandlung durch, so kann vollständige Beschwerdefreiheit erreicht werden, wie ich an einzelnen Fällen beobachtet habe. Allerdings dauert die Behandlung viele Monate, ja Jahre, aber die Mühe und der Schmerz ist nicht umsonst ertragen, denn ohne sie ist der Kranke, da das Leiden nicht selten sehr junge Leute befällt, jahrelangem Siechtum verfallen.

Auch bei den tuberkulösen Gelenkerkrankungen lassen sich durch Behandlung des Hartspanns bemerkenswerte Erfolge erzielen. Nach den Beobachtungen, die ich mit der Massagebehandlung tuberkulöser Gelenkerkrankungen gemacht habe, lassen sich zwei Arten des Verlaufs unterscheiden. In der einen Reihe der Fälle tritt keine deutliche Reaktion auf, das Gelenk erscheint sehr wenig beeinflußbar, aber die Gelenkschwellung bildet sich ohne Zwischenfall im Laufe monatelanger Behandlung langsam unter Wiederherstellung der normalen Beweglichkeit zurück. In der anderen Reihe der Fälle tritt infolge des Eingriffs der Massage eine plötzliche Aufflackerung des Krankheitsvorgangs ein; es kommt nach wenigen Massagen zur Eiterbildung, mit oder ohne Punktion bricht die Eiterung durch, aber bei Fortsetzung der Massage versiegt sie bald wieder, die Fistel trocknet ein und schließt sich. Unter dem Einfluß der Massage verwandelt sich also die chronische in eine akute Entzündung, die denn auch nach Art der akuten Eiterung verheilt.

Die siebente Gruppe ist der Hartspann bei Lähmung. Jede Lähmung setzt sich, wie wir gesehen haben, zusammen aus der Leitungsunterbrechung des Nerven und dem dieser folgenden Muskelschwund mit Verkürzung. Die Muskelveränderung ist nicht eine Nebenerscheinung der Leitungsunterbrechung, sondern ein durch diese ausgelöster Hartspann. Da die Kontraktur, wenn sie nicht frühzeitig behandelt wird, auch nach Wiederherstellung der Leitungsunterbrechung bleibt, und in der großen Mehrzahl der Fälle die eigentliche Ursache der Gebrauchsunfähigkeit des gelähmten Gliedes ist, so ist das wirksamste Mittel für die Behandlung jeder Lähmung die Massage der gelähmten Muskulatur zu dem Zwecke, die sonst sicher eintretende Kontraktur zu verhüten. Die Massagebehandlung muß möglichst bald nach Eintritt der Lähmung beginnen, weil nur dann Aussicht besteht auf volle Verhütung der Kontraktur, also bei dem Gehirnschlag ein bis zwei Wochen nach dem Schlaganfall, bei der spinalen Kinderlähmung nach Abklingen des Fiebers, bei den Lähmungen einzelner Nerven, wenn sie von selbst eingetreten sind, sofort, wenn sie durch Verletzung herbeigeführt wurden, sobald die Verletzung die Ausführung der Massage zuläßt.

Die achte Gruppe ist der Hartspann nach Verletzung und Eiterung. Da der Hartspann hier unter dem Einfluß der anatomischen Veränderungen, die die Verletzung bzw. die Eiterung in der Muskulatur hervorruft, sehr schnell zur Kontraktur führt, ist hier besonders schneller Beginn der Massagebehandlung notwendig, die Massage aber auch im Beginn der Erkrankung ganz besonders wirksam, und sie verliert an Wirkung, je später sie einsetzt.

Bei unblutigen Verletzungen ohne Knochendurchtrennung, z. B. Muskelquetschungen, muß die Massage sofort beginnen. Auch Blutergüsse in die Gelenke, besonders das Knöchel-, Knie- und Ellbogengelenk können sofort massiert werden. Eine Ruhebehandlung ist hierbei höchstens für die allerersten Tage nötig, ein Verband nicht angebracht, weil er die bei Massagebehandlung sofort mögliche Bewegung hindert. Auch nach Einrenkung einer Luxation muß die Massagebehandlung sofort beginnen, auch hier ist ein Verband nicht angebracht, weil er die dringend notwendige Bewegung hindert. Es ist überraschend, wie schnell bei dieser Behandlung die normale Beweglichkeit wieder hergestellt und wie sicher Versteifungen verhütet werden. Bei Knochenbrüchen kann ich die sofortige Massagebehandlung nicht empfehlen. Ihre Ausführung ist wegen der starken Schmerzhaftigkeit der nicht ganz vermeidbaren passiven Bewegungen der Knochenbruchstücke zu schwierig und mit Gründlichkeit überhaupt nicht möglich. Ich lege deshalb den Knochenbruch in einen feststellenden Verband, den ich so früh wie möglich entferne, und beginne dann mit der Massage- und Bewegungsbehandlung.

Bei Verletzungen mit Wunden und bei Eiterungen wird gewöhnlich die Massage- und Bewegungsbehandlung von den Chirurgen so lange hinausgeschoben, bis die Wunde bzw. Eiterung ausgeheilt ist. Man geht hierbei von der Voraussetzung aus, daß die Massage die Heilung der Wunde bzw. Eiterung stört. Ich habe schon auf dem Kriegsorthopädenkongreß in Berlin[1]) darauf hingewiesen, daß das ein Irrtum ist und daß das gerade Gegenteil der Fall ist. Während meiner Lazarettätigkeit hatten 18 Proz. der mir zur Nachbehandlung überwiesenen Kriegsbe-

[1]) A. Müller, Die Bedeutung der Massage für die Nachbehandlung der Kontrakturen. Zeitschr. f. orthop. Chir., Bd. 46, S. 575 ff.

schädigten noch Fisteln, die seit vielen Monaten eiterten. Die Heilung dieser Fisteln begann so gut wie regelmäßig gerade mit dem Einsetzen der Massagebehandlung und war in wenigen Wochen beendet; die Förderung der Heilung und der Entleerung von Sequestern durch die Massage war unverkennbar. Es ist deshalb dringend notwendig, die gänzlich verfehlte Rücksicht auf die Wundheilung und die Eiterung fallen zu lassen und die Massage und Bewegungsbehandlung ohne Rücksicht auf noch offene Wunden oder Fisteln, sobald sie technisch ausführbar ist, zu beginnen.

Bei allen bisher aufgeführten Zuständen ist der Gegenstand der Massage immer der Hartspann, nicht das Grundleiden. Die Massage muß also genau so vor sich gehen, als wenn das Grundleiden nicht bestände; sie muß also bei all diesen Zuständen ebenso ausgeführt werden, wie bei dem einfachen Hartspann des Muskelrheumatismus. Allerdings muß die Massage ergänzt werden durch die im einzelnen Falle sonst noch notwendigen Maßnahmen, bei inneren Krankheiten durch die Arznei- und diätetisch-physikalische Behandlung, bei Lähmungen und Versteifungen durch elektrische, gymnastische und Redressionsbehandlung.

Das Anwendungsgebiet der Massage der Beckenhöhle umfaßt alle Krankheitszustände, die durch einen Hypertonus der Beckenhöhle allein oder mit verursacht sind.

Das sind in erster Linie alle rein funktionellen Störungen der Blasen-, Mastdarm- und Geschlechtstätigkeit, die heute meist als „nervös“ angesehen werden. Im Kindesalter die große Mehrzahl der Fälle von Enuresis. In der Pubertät die Zustände von sexueller Überreizung, mögen sie sich in Priapismus oder übermäßigen Pollutionen zeigen. Dadurch, daß die Massage diese Zustände zur Norm zurückbringt, wird sie zum Verhütungs- und Heilmittel der Onanie. Beim Erwachsenen der Blasenkrampf, der schmerzhafte, nervös bedingte Harndrang, der Afterkrampf, der Steißbeinschmerz, die vom After oder Mastdarm aus verursachte Stuhlverstopfung, die Hämorrhoiden mit ihren Folgezuständen, dem Afterekzem, und dem Pruritus ani. Hierzu gehört auch die Anwendung der Massage in der Nachbehandlung von Fissuren und periproktitischen Abszessen.

Sodann die Funktionsstörungen intra coitum: Schmerzen, die sich bei oder nach dem Koitus einstellen, beim Manne die Ejaculatio praecox, beim Weibe der Vaginismus und die scheinbare sexuelle Anästhesie, die „Gefühlskälte“, insofern ihr hypertonische Zustände im Becken zugrunde liegen.

Beim Manne kommen sodann Schwellungen der Prostata, der Cowperschen Drüsen und der Samenblasen in Frage. Die Hyperplasie der Prostata ist durch Massage schwer zu beeinflussen; ein nachhaltiger Erfolg ist bei ihr erst zu erwarten, wenn es gelingt, über den Rektovesikalring weg die Basis prostatae zu erreichen.

Beim Weibe sind die Leibschmerzanfälle bei der Menstruation durch die Massage der Beckenhöhle sicher zu beseitigen. Für die Verlagerungen der Gebärmutter ist die Massage die einzige physiologische Behandlungsweise; sie beseitigt sicher die durch die Verlagerungen verursachten Beschwerden, was bei operativer Behandlungsweise nicht sicher ist, auch die Behebung der Lageveränderung ist möglich, erfordert aber lange Behandlung. Die einzige physiologische Behandlungsweise ist sie ferner für örtliche Stauungserscheinungen im kleinen Becken, mögen sie als Schwellungen der Gebärmutter und durch sie bedingten Ausfluß auftreten oder sich als Steigerung und Verlängerung der Menstruation zeigen, mögen sie ferner sich chronisch entwickelt haben, durch Verlagerung entstanden sein, oder post partum infolge mangelhafter Involution oder nach Entzündungsprozessen zurückgeblieben sein, also die chronische nicht infektiöse Metritis und Endometritis und die Subinvolutio uteri.

Die Entzündungen der Adnexe sind erst im chronischen Zustande, dann aber ein sehr dankbarer Gegenstand der Massagebehandlung, doch wird es dem Arzte, der die Technik völlig beherrscht und vorsichtig vorgeht, möglich sein, auch schon akutere im Abklingen begriffene Entzündungsvorgänge mit Massage zu behandeln.

Bei allen diesen Zuständen erfordert die Massagebehandlung Ausdauer von seiten des Arztes und der Kranken, da bei der Behandlung der stark schmerzhafte Bandapparat erst ganz allmählich vollständig zu erfassen und dann erst voller Erfolg zu erwarten ist. Bei der Ausführung der Massage ist wegen des starken Druckschmerzes in der hypertonischen Beckenhöhle, der nach Entzündungen ganz besonders stark ist, große Vorsicht notwendig. Ferner ist stets im Auge zu behalten, daß der Gegenstand der Behandlung die Beckenmuskulatur und der Uterus (als ebenfalls muskuläres Organ) ist und daß alle übrigen Organe nur dadurch beeinflußt werden, daß die durch den Beckenhypertonus in ihnen verursachten Zirkulationsstörungen durch die Massage behoben werden.

Damit ist auch die Grenze der Massagewirkung gegeben. Organische Krankheitsprozesse, Neubildungen, akute noch fieberhafte Entzündungen sind nicht Gegenstand der Massage;

eine günstige Wirkung kann von ihr hier nicht erwartet werden, möglicherweise könnte der Reiz des Eingriffes sogar schaden.

Sehr erwägenswert scheint mir die Verwendung der Massage zu sein für die Vorbereitung des Dammes für die Geburt und für die Beschleunigung der Wiederherstellung der durch die Geburt geschädigten Gewebe. Bei älteren Erstgebärenden kann die Rigidität des Dammes durch Massage des hypertonischen Beckenbodens während der Schwangerschaft mehr oder weniger vollständig beseitigt, dadurch die Entbindung wesentlich erleichtert und der Entstehung von Dammrissen vorgebeugt werden. Nach der Entbindung aber, etwa von der dritten Woche ab, ist die Massage der Beckenhöhle in Verbindung mit der der Hüften, Lenden und des Bauches ein unersetzliches Mittel, um die Rückbildung nicht nur der Bauchdecken, sondern auch des Uterus, seines Bandapparates und des Dammes zu beschleunigen und eine möglichst vollständige Wiederherstellung zu erzielen, nicht nur der normalen Körperform, sondern vor allem auch der vollen normalen Funktionsfähigkeit der Becken- und Dammmuskulatur und der Bauchorgane.

Krönig[1]) empfiehlt die Massage zur Beförderung der Entwicklung des infantilen Uterus. Wenn man beobachtet, wie sicher und energisch fast ohne jede Ausnahme der zurückgebliebene kindliche Körper mit Zunahme des Längenwachstums und Gewichts auf den Reiz der Massage reagiert, so kann man diese Indikation nur als physiologisch sehr wohl begründet und die Massage jedenfalls als das weitaus sicherste Mittel hierfür bezeichnen. Ebenso aber, wie man beim zurückgebliebenen Kinde die Beförderung der Entwicklung nur von der Massage des ganzen Körpers sieht, wird man auch beim zurückgebliebenen Uterus eine solche Wirkung nur erwarten können, wenn sich die Massage nicht auf den Uterus beschränkt, sondern die ganze, in diesen Fällen wohl immer hypertonische, Beckenmuskulatur bearbeitet. Hierher gehört auch die Anwendung der Massage zur Behebung der Sterilität. Wir haben gesehen, inwiefern der Hypertonus der Beckenhöhle den normalen Ablauf des Koitus und damit die Befruchtung erschwert. Demgemäß kann die Behebung des Hypertonus auch das Eintreten einer Gravidität befördern. Wenn ich auch bisher keine Gelegenheit hatte, zu diesem Zwecke die Massage anzuwenden, so ist mir doch aufgefallen, daß nicht selten wenige Wochen nach Einleitung einer Massagebehandlung mit Einschluß der Beckenhöhle Gravidität eintrat. Will man den Versuch machen, die Sterilität mit Massage zu behandeln, so muß man sowohl die männliche wie die weibliche Beckenhöhle behan-

[1]) Penzoldt und Stintzing, Handbuch der gesamten Therapie, 4. Aufl., 1912, Band VII, S. 243f.

deln, die männliche, um die abnorme Beschleunigung der Ejakulation zu beseitigen, die weibliche, um Beckendach und Beckenboden schmerzunempfindlich zu machen.

Bei allen nicht organisch verursachten Schmerzzuständen vom Rippenbogen abwärts, also bei jedem „nervösen" Leibschmerz, jedem Kreuzschmerz, jeder Ischias, auch bei Plattfußbeschwerden, die sich ja häufig nicht auf die Füße beschränken, ist die Massage-Untersuchung der Beckenhöhle notwendig zur Feststellung, ob ein Hypertonus der Beckenmuskulatur vorhanden ist. Ist das der Fall, so wird man von der Mitbehandlung der Beckenhöhle, die dann als Reizzentrum die Krankheitserscheinungen steigert oder unterhält, eine wesentliche Beschleunigung oder gar erst die Anbahnung des Erfolges der Behandlung erwarten können. Dann, aber auch nur dann, ist die Massage der Beckenhöhle bei diesen Zuständen angebracht, bei denen selbstverständlich die Massage des äußeren Hartspanns stets die Hauptsache bleibt.

Die Untersuchung der Beckenhöhle ist ferner nötig bei allen nervösen Zuständen, bei jeder Neurasthenie oder Hysterie. Ist hierbei die Beckenhöhle hypertonisch, so ist mit Fernwirkungen auf die Rumpf- und Kopfmuskulatur und mit seelischen Rückwirkungen zu rechnen. Die Untersuchung enthüllt hier nicht selten mit einem Schlage die Entstehungsursache des Zustandes. Wer als Arzt erfahren hat, wie schwer besonders der immer vorhandene seelische Anteil an der Entstehung und Zusammensetzung eines nervösen Zustandes zu enthüllen ist, wie die meisten Menschen vor dem Arzte gerade diese Zusammenhänge zu verbergen bestrebt sind, deren Kenntnis doch für die Heilung des Zustandes so wichtig ist, der wird dieses Untersuchungsverfahren zu schätzen wissen, das ihm so manche lästige und indiskrete, bei empfindsamen und beeinflußbaren Patienten nicht selten schädliche Frage erspart. Die Untersuchung ist hier geradezu ein Hilfsmittel der „Psychoanalyse" von höchstem Werte. Aber nicht nur das. Ergibt die Untersuchung hier einen ursächlichen Zusammenhang, so ist die Massage der Beckenhöhle in Verbindung mit der des äußeren Hartspanns ein unersetzbares und sicher wirkendes Heilmittel für diese Zustände, bei denen bisher die Heilkunst so häufig versagt.

Aus den Hartspannschmerzen infolge „Rheuma" oder Überanstrengung, den Wandelformen des Hartspannschmerzes, besonders der Müdigkeit und Erregtheit, den Reiz- und Hemmungswirkungen des Hartspanns auf das Gehirn, die Brust- und Bauchorgane, ganz besonders aber aus dem Hartspann der Kehle mit seiner Reizwirkung auf Atmung und Herz, dem Hartspann der Beckenhöhle mit seiner Reizwirkung auf die Geschlechtsorgane und die Verdauung, und endlich aus der Wirkung dieser beiden Reizzentren auf den ganzen hypertonischen Bewegungsapparat, setzt sich in immer wechselnden Verbindungen das vielgestaltige Bild der nervösen Zustände zusammen, beim konstitutionellen Neurastheniker und Psychopathen noch ergänzt durch die mehr oder weniger große Willensschwäche. Alle körperlichen Beschwerden des Nervösen sind also an den Hartspann gebunden. Die Diagnose einer nervösen Erschöpfung, einer Nervosität oder Neurasthenie, sei sie erworben oder angeboren, ist also erst vollständig gestellt, wenn außer der Entstehungsgeschichte und dem neurologischen Befund der Hartspannbefund nicht nur in seinem Dasein, sondern auch in seiner Zusammensetzung und Gruppierung — ich möchte sagen in seiner Konstruktion — erkannt ist. Für die Behandlung der nervösen Zustände ferner ist die Massage des Hartspanns das wirksamste Mittel, vorausgesetzt, daß sie sich dem Zusammenhang desselben sorgfältig anpaßt und die Seele des behandelten Kranken nicht außer acht läßt. Neben den rheumatischen und traumatischen sind also die nervösen Zustände das Hauptanwendungsgebiet der Massage, und man kann von diesem Standpunkte aus die Massage der nervösen Zustände als „Nervenmassage" bezeichnen. Mit diesem Worte ist dann aber nicht eine Massage der Nerven gemeint, sondern eine Massage des Hartspanns, insofern er nervöse oder psychische Begleiterscheinungen hervorruft. Die Massage der nervösen Zustände ist wesentlich schwieriger als die Massage der anderen Formen des Hartspanns, schon technisch, weil sie fast immer den ganzen Körper umfassen und sich ständig den komplizierten und von Fall zu Fall wechselnden Zusammenhängen des Hartspanns anpassen muß, weit mehr aber noch, weil sie stets Rücksicht nehmen muß auf den Seelenzustand des Kranken, seine körperliche und geistige Überempfindlichkeit und Ermüdbarkeit, und weil demgemäß der Arzt ständig nicht nur körperlich, sondern auch seelisch auf den Kranken einwirken muß. Weil die durch den Hartspann hervorgerufenen Reizwirkungen viel hartnäckiger als die Hartspannschmerzen sind, verlangt sie zudem noch eine viel größere Ausdauer sowohl vom Arzte als vom Kranken. Trotz aller dieser Schwierigkeiten aber bleibt sie das wirksamste körperliche Heilverfahren für die nervösen Zustände, denn sie ist das einzige, das die Ursache der Beschwerden erfaßt und dadurch eine Dauerheilung der körperlichen Beschwerden verspricht. Sowohl für die Erkennung wie für die Behandlung der nervösen Zustände ist deshalb die Massage des Hartspanns unentbehrlich.

7.

Das Verhältnis der Massage des Bewegungsapparates zur Gymnastik

Bum sagt in seinem Handbuche (S. 93): „Wir üben durch methodische Knetung der Muskulatur eine Art passiver Gymnastik," und Emil Zander sagte in seinem Referat über die Kinesitherapie der Kreislaufstörungen auf dem 34. Balneologenkongreß zu Berlin 1913[1]) geradezu: „Die einfachste und beste Form der passiven Gymnastik ist die Massage, welche den Blutumlauf befördert und dadurch die Herzarbeit erleichtert." Aus diesen Worten spricht die Neigung, die Massage als eine Art Gymnastik anzusehen; diese Anschauung ist besonders für die Vertreter der schwedischen Gymnastik charakteristisch. Von dort aus ist sie dann in die heutige deutsche Orthopädie übergegangen.

Zugrunde liegt dieser Betrachtungsweise die Auffassung, daß die Massage ein Reizmittel für den Muskel sei, und diese Auffassung gründet sich auf die physiologische Tatsache, daß man durch Schlag auf den Muskel Kontraktionen hervorrufen kann[2]). Es ist nun allerdings zweifellos, daß die Reizung des Muskels eine günstige Wirkung auf ihn ausübt, das sehen wir an der Wirkung der elektrischen Reizung auf den geschwächten Muskel, und wir sehen es außerdem an der Wirkung gründlicher Muskelübung in Form sachgemäßer Gymnastik. Es besteht aber zwischen der Reizung durch den elektrischen Strom und durch Gymnastik einerseits und der Reizung durch Massage andererseits ein grundsätzlicher Unterschied. Elektrizität und Gymnastik wirken dadurch, daß sie den Muskel zur Kontraktion bringen, und besonders die Gymnastik wirkt um so intensiver, je mehr durch sie der Muskel auf Kontraktion beansprucht wird, sei es hinsichtlich der Stärke der einzelnen Kontraktion oder der häufigen Wiederholung derselben. Die Wirkung der Massage hingegen ist gar nicht an eine durch sie hervorgerufene Kontraktion des Muskels geknüpft.

---

[1]) Zitiert nach dem Referate der Münch. med. Woch. 1913, S. 893.

[2]) Bum, S. 94f.

Es können zwar bei besonders reizbarer Muskulatur bei den verschiedenen Massagehandgriffen Muskelkontraktionen eintreten, aber selbst bei der Klopfung ist das eine Ausnahme, und es handelt sich dann auch nur um vereinzelte Zuckungen, meist nur von Teilen des Muskels. Keinesfalls aber ist die Hervorrufung dieser Muskelzuckungen Zweck der Massage; im Gegenteil, sie ist eine durchaus unerwünschte Nebenwirkung. Denn die Erfahrung lehrt, daß, wenn es sich nicht gerade um eine Muskellähmung handelt, ihr Auftreten der Wirkung der Massage hinderlich ist und sie mehr oder weniger aufhebt. Das gilt auch für die Klopfung. Führt diese oder die anderen Handgriffe der Massage zu Muskelkontraktionen, so gilt das mit Recht allgemein als ein Zeichen, daß die Kraftanwendung hierbei zu groß war. Die Reizung der Muskulatur durch die Massage ist also ganz anderer Art als die Reizung durch Elektrizität oder Gymnastik. Es ist also ein Fehler, die Wirkung der Massage auf den Muskel durch die Wirkung der Elektrizität oder Gymnastik auf denselben erklären zu wollen.

Diese ganze Frage, ob die Massage eine Abart der Gymnastik sei, könnte als eine Gedankenspielerei erscheinen, wenn sie nicht sehr wichtige praktische Folgen hätte. Auf diesen Gedanken gestützt nämlich betrachten weite Fachkreise die Massage als einen mehr oder weniger entbehrlichen Anhang der Gymnastik. Diese Anschauung hat dazu geführt, daß die heutige Orthopädie und noch mehr die Unfallheilkunde zum Hauptmittel der Mechanotherapie die Gymnastik gemacht haben und die Massage nur noch als eine halb aus Gewohnheit geduldete und mitgeschleppte Nebensache ansehen, die man dem untergeordneten und vielfach ganz ungeschulten Hilfspersonal überläßt. Befördert wird diese Richtung durch die Einführung der Maschinen in die Gymnastik durch G. Zander. Diese hatte zwar eigentlich nur den Zweck, Menschenkräfte zu ersparen, aber gerade dadurch ermöglichte sie den dem modernen Wirtschaftsleben so imponierenden Massenbetrieb und machte es auch dem Arzte möglich, seine Tätigkeit ebenso wie der Kaufmann mehr oder weniger auf das „Disponieren“ zu beschränken. Andererseits ermöglichte der Massenbetrieb die von den Berufsgenossenschaften erstrebte Verbilligung der ärztlichen Tätigkeit bei ihren Unfallverletzten. Diese Verschiebung mußte natürlich die Massage noch mehr ins Hintertreffen bringen. Denn als Massenbetrieb ist die Beschäftigung mit Massage allerdings nicht auszuführen. Diese sozusagen im Namen der Wissenschaft vor sich gehende Entwicklung zum Maschinen- und Massenbetrieb ist zweifellos auf dem Gebiete der Medizin eine fremdartige Erscheinung, denn es liegt im Wesen der ärztlichen Tätigkeit und ist auf allen ihren Gebieten anerkannt, daß sie um so wirksamer und deshalb wertvoller ist, je mehr sie individualisiert, also persönlich ist. Die Vernachlässigung der Massage im Betriebe der Unfallheilkunde hat aber auch einen direkten Schaden im Gefolge. Einen sehr großen Teil der Unfallfolgen bilden nämlich die Schmerzen und nervösen Störungen, die auf dem durch die Verletzung ausgelösten Hartspann beruhen und durchaus nicht immer mit einer Bewegungsstörung verbunden sind. Sie verhindern die Wiederherstellung der vollen Arbeitsfähigkeit in einem recht hohen Prozentsatz der Fälle. Diese Störungen lassen sich mit „Pendeln", „Heizen" und der „Massage" des Hilfspersonals der Unfallheilanstalten schlechterdings nicht beeinflussen. Gegen sie ist nur sachgemäße Massage wirksam, die den Sitz der einzelnen Beschwerden aufsucht und bearbeitet. Diese Fälle also bleiben unter der Herrschaft des Maschinenbetriebs geradezu ohne sachgemäße Behandlung und behalten deshalb ihre Beschwerden nicht selten unverändert jahrelang, wie die Beobachtung an ungezählten Fällen dieser Art täglich lehrt. Selbstverständlich gereicht diese Tatsache sowohl den Verletzten wie den Berufsgenossenschaften und Versicherungsanstalten zu schwerem Schaden. Es ist also von der größten praktischen Wichtigkeit, das Verhältnis der Massage zur Gymnastik klarzustellen.

Gymnastik ist Übung, sie wendet sich ausschließlich an die Funktion der Muskulatur. Eine stillschweigende, aber selbstverständliche Voraussetzung bei ihrer Anwendung, und zwar besonders bei ausschließlicher Anwendung der Gymnastik, ist die Annahme, daß die zu übende Muskulatur vielleicht geschwächt, aber im übrigen normal ist. Denn nur ein gesundes Organ kann man ohne Schaden üben, das ist ein selbstverständlicher Grundsatz aller Heilkunst. Ich erinnere nur an einen erkrankten Magen, den niemand durch systematische Zuführung immer größerer Nahrungsmengen oder immer schwieriger zu verarbeitender Speisen wird üben wollen. Tatsächlich hat man denn auch vorausgesetzt, daß die Muskulatur in den einschlägigen Fällen wohl atrophisch und verkürzt, aber im übrigen normal ist, und hat deswegen allgemein der Gymnastik in diesen Fällen die Hauptrolle und der Massage eine mehr oder weniger bescheidene Nebenrolle zugewiesen.

Nach meinen bisherigen Ausführungen steht es fest, daß diese Annahme ein Irrtum ist. In allen für die Behandlung mit ärztlicher Gymnastik geeigneten Fällen ist die Muskulatur krank: Atrophie und Kontraktur sind lediglich eine Begleiterscheinung der Hartspannerkrankung des Muskels. Daraus ergibt sich selbstverständlich als erste Aufgabe der Behandlung, die Beseitigung der Muskelerkrankung anzustreben. Das gegebene Mittel hierzu aber ist die Massage. Erst wenn durch Massage die Muskulatur wiederhergestellt ist, ist die Voraussetzung für die Übung derselben, die Gymnastik, gegeben.

Ja vielleicht ist die Gymnastik sogar entbehrlich, wenn durch Massage die Muskulatur wieder normal geworden ist. Auf anderen Gebieten der Pathologie wenigstens nimmt man es als selbstverständlich an, daß ein von einer Erkrankung wiederhergestelltes Organ ohne weitere Behandlung wieder regelrecht arbeitet, ich erinnere nur an die Lunge nach einer Lungenentzündung oder an den Verdauungsapparat nach einem Typhus. Niemand denkt daran, diese Organe nach ausgeheilter Krankheit einer Übung in ihrer Tätigkeit zu unterwerfen. Die Erfahrung erweist ja auch, daß das überflüssig ist.

Trotz dieser Gegengründe lehrt indessen die Erfahrung, daß bei den Erkrankungen des Bewegungsapparates vielfach die Gymnastik auch ohne Massage gute Dienste leistet und daß die Ärzte, die sich mit diesen Krankheiten beschäftigen, sich vielfach in den Erwartungen, die sie auf die Massage gesetzt hatten, getäuscht sahen.

Das letztere — ich muß nochmals mit Nachdruck darauf hinweisen — hat seinen Grund einfach darin, daß die Massage in Deutschland durchweg von Laienhand ausgeführt wird, von Laien zudem mit der landesüblichen Sechswochenausbildung. Die Massage aber, das leuchtet wohl aus meinen bisherigen Ausführungen vollständig ein, ist in erster Linie eine diagnostische Kunst, die die volle Vorbildung des Arztes und außerdem eine spezialistische in ihrer Technik verlangt. Man darf also die Manipulationen jener Leute, so gut sie gemeint sein mögen, nicht mit der Bezeichnung Massage belegen. Noch weniger aber darf man ihre Mißerfolge auf das Schuldkonto der Massage schreiben. Das um so weniger, als die Massage, die diese Leute gelernt haben, bisher nach ganz falschen Prinzipien, also nicht sachgemäß ausgeführt worden ist. Die Mißerfolge also dürfen hier nicht eingewandt werden, die z. B. F. Schultze bei Ischias[1]) gesehen hat, — übrigens ganz im Gegensatz zu Edinger[2]), der die Ischias als das „Paradefeld“ für die Massagebehandlung bezeichnet.

Daß die Gymnastik auch ohne Massage vielfach gute Dienste leistet, ist allerdings angesichts der guten Wirkung, die sie bei Versteifungen der Gliedmaßen in geeigneten Fällen erzielt, un-

[1]) Einige Erfahrungen über Ischias. Zentralbl. f. innere Med., 1907, S. 612.

[2]) F. Penzoldt und R. Stinzing, Handbuch der gesamten Therapie, 4. Aufl., Bd. 4, 1910, S. 415.

bestritten. Sie entfaltet indessen eine Heilwirkung auch in Fällen ausgesprochener Muskelerkrankung. Ich erinnere nur an die gute Wirkung von entsprechend ausgewählten aktiven und Widerstandsbewegungen beim Kreuzschmerzanfall (Lumbago). Aus meinen obigen Ausführungen geht hervor, daß das ohne Beispiel auf anderen Gebieten der Pathologie dasteht. Niemand würde einem Magen, der gerade diese oder jene Speise nicht vertragen kann, nun gerade diese Speise geben, um ihn in der Verdauung derselben zu üben. Niemand würde einer Niere, deren Ausscheidungsfähigkeit für Kochsalz versagt, nun gerade Kochsalz geben, um sie in der Ausscheidung desselben zu üben. Denn ungezählte Versuche, die der Kranke täglich unbewußt in dieser Richtung anstellt, beweisen vollauf, daß hiermit das Gegenteil der Absicht erreicht wird.

Dieses Heilprinzip der Gymnastik, daß gerade die erzwungene, allerdings vorsichtig abgestufte Ausführung der gehemmten Bewegung heilend wirkt, gilt nur für den Bewegungsapparat, speziell die Muskulatur. Denn auch bei den anderen Organsystemen, bei denen Gymnastik vorteilhaft wirkt, handelt es sich letzten Endes um die Muskulatur; die Lungengymnastik ist keine Gymnastik der Lungen, sondern der Atemmuskulatur, die Gymnastik bei Zirkulationsstörungen ist, wie Hasebroek gezeigt hat, im wesentlichen eine Wegräumung des Widerstandes, den die Peripherie, speziell die Muskulatur, der Herzarbeit entgegensetzt.

Diese eigenartige Wirkung der Gymnastik auf den Bewegungsapparat erklärt sich dadurch, daß auch sie wie die Massage auf den muskulären Hypertonus einwirkt. Während aber die Massage direkt den dem Hypertonus zugrunde liegenden Krankheitsprozeß angreift, die Reizbarkeit des Muskels verringert und als Folge hiervon den Hypertonus herabsetzt, beeinflußt die Gymnastik lediglich eine Folge des Hypertonus, nämlich die durch ihn herbeigeführte Verkürzung des Muskels.

Bei jeder Aktion eines Muskels nämlich müssen seine Antagonisten nachgeben. Der Muskel dehnt also bei seiner Aktion seine Antagonisten. Setze ich also in einer hypertonischen Bewegungseinheit irgendeinen Muskel in Tätigkeit, so zerrt dieser an seinen hypertonischen Antagonisten. Geschieht diese Zerrung mit der nötigen Vorsicht und Ausdauer, so geben die Antagonisten allmählich nach, und die Bewegung wird freier. Hierzu tritt der günstige Einfluß, den die Kontraktion eines Muskels auf die Blut- und Lymphzirkulation in ihm ausübt.

Diese Zerrung muß mit Vorsicht ausgeführt werden. Ist der hypertonische Muskel sehr reizbar, so kann diese Zerrung das Gegenteil einer Dehnung bewirken und einen reflektorischen

Krampf des Antagonisten auslösen. Die Gymnastik ruft dann neue Schmerzen an ungewohnter Stelle und vielleicht eine Steigerung der Verkürzung hervor. Das ist z. B. bei der gymnastischen Behandlung der Skoliose, bei der man auf ausgiebige Bewegungen nicht verzichten kann, nichts Seltenes, so daß Schanz[1]) die Frage aufgeworfen hat, ob und wann die Gymnastik bei Skoliose schädlich wirkt.

Auf alle Fälle aber wirkt die Gymnastik nicht gegen den Krankheitszustand selbst, sondern nur gegen ein Symptom desselben, nämlich gegen die durch denselben hervorgerufene Verkürzung. Gegen dieses Symptom ist die Gymnastik entschieden wirksam, und durch diese Wirkung lassen sich die einschlägigen Krankheitsprozesse entschieden günstig beeinflussen. Aber diese Wirkung ist rein symptomatisch, der Krankheitsprozeß an sich bleibt durch sie unberührt, es wird nur ein Symptom desselben mehr oder weniger rückgängig gemacht. Das besagt aber, daß bei Aufhören der dehnenden Wirkung der Gymnastik die zusammenziehende Wirkung des Hypertonus sich wieder geltend macht und die frühere Verkürzung wiederherstellt. Mit anderen Worten: eine Behandlung der einschlägigen Krankheitsfälle nur mit Gymnastik kann nur zu vorübergehendem Erfolg führen; bei ihr muß über kurz oder lang der Rückfall kommen, eine Tatsache, die z. B. die heute übliche Skoliosenbehandlung täglich bestätigt. Gegen den Rückfall sichert nur die Beseitigung des Krankheitsprozesses selbst, also sachgemäße Massage.

Gegen die Verkürzung an und für sich genommen ist indessen die Gymnastik wirksamer als die Massage selbst. Nach Beseitigung des Krankheitszustandes im Muskel löst sich der Hypertonus und damit die durch ihn verursachte Verkürzung. Hat aber, wie so häufig, der Hypertonus schon lange bestanden, so beruht die Bewegungshemmung nicht nur auf funktioneller Verkürzung durch den Hypertonus, sondern auf einer anatomischen Verkürzung der Muskelfaser selbst. Diese aber verschwindet nicht nach Aufhören des Hypertonus; gegen sie ist also die Massage machtlos, sie ist vielmehr die eigentliche Domäne der Gymnastik.

Die rein passive Dehnung einer Muskelverkürzung nun wird wesentlich schlechter vertragen und ist auch weit weniger wirksam als die Dehnung durch die Aktion der eigenen Antagonisten. Die Dehnung aber durch Aktion der Antagonisten ist das Prinzip, das am bewußtesten in der schwedischen Widerstandsgymnastik durchgeführt ist.

---

[1]) Schanz, Kann Gymnastik in der Skoliosenbehandlung schädlich wirken? v. Langenbecks Archiv, Bd. 180.

Die dehnende Wirkung der Gymnastik erklärt also einen großen Teil ihrer Wirkungen. Jedoch soll damit nicht gesagt sein, daß sie sie alle erklärt. Zweifellos wirkt auch die Übung auf den speziell geübten Muskel günstig ein, das zeigt die Wirkung des faradischen Stroms auf den faradisierten Muskel.

Die beiden Prinzipien der Dehnung und Übung sind also das Gebiet der Gymnastik, während das Gebiet der Massage die Behandlung des Hartspanns ist.

Massage und Gymnastik haben also ganz verschiedene Zwecke. Weder kann die Massage die Gymnastik, noch die Gymnastik die Massage ersetzen. Sie sind vielmehr darauf angewiesen, sich gegenseitig zu ergänzen. Die Gymnastik hat ein beschränkteres Anwendungsgebiet. Wo weder Bewegungshemmung, Verkürzung oder Versteifung, noch Schwäche besteht, ist sie gegenstandslos; das gilt für das weite Gebiet der durch Hartspann hervorgerufenen Schmerzzustände. Ferner ist sie im Falle zu großer muskulärer Reizbarkeit nicht anwendbar. Wo aber diese beiden Umstände wegfallen, da öffnet sich ein weites Gebiet, und auf diesem kann sachgemäße Massage kombiniert mit sachgemäßer Gymnastik weit bessere und vor allem dauerndere Erfolge erzielen, als sie zur Zeit üblich sind.

8.

Grundzüge und Vorbedingungen der Ausführung der Massage

Die Einsicht in das Wesen der massierbaren Erkrankungen und in die Wirkungsweise der Massage, die ich im Laufe der Jahre allmählich gewonnen und in den bisherigen Ausführungen dargestellt habe, war der Leitfaden, der mich zu einer eigenen Massagetechnik geführt hat. Ohne Zweifel hat sich jeder geübte Masseur, wenn er zugleich sachverständiger Arzt ist — nur dann ist ihm dies selbstverständlich möglich — unbewußt eine Summe von Handgriffen im Laufe seiner Erfahrungen erworben, und die ganz außerordentliche Verschiedenheit des Erfolges bei Anwendung der Massage durch die verschiedenen Masseure beruht ohne Zweifel auf dem mehr oder weniger großen Geschick des einzelnen in der Auffindung solcher Handgriffe. Nur vereinzelt aber findet man in den Lehrbüchern eine Darstellung solcher Handgriffe, und doch ist gerade die Kenntnis dieser Handgriffe und die Übung in denselben das dringend, wenn vielleicht auch nur unbestimmt empfundene Bedürfnis desjenigen Arztes, der sich mit Massage beschäftigen will. Dieser Mangel hat meiner Ansicht nach zwei Gründe. Einmal konnte sich bisher auch der geschickte ärztliche Masseur nicht klar sein über die eigentlichen Prinzipien, die solchen Handgriffen zugrunde lagen; sie waren unbewußt gefunden und wurden unbewußt ausgeführt. Schon dieser Sachverhalt aber erschwert die Darstellbarkeit derselben sehr, da eine klare Darstellung vor allem eine volle Einsicht in den ursächlichen Zusammenhang der darzustellenden Sache verlangt. Außerdem aber ist die Darstellung solcher verwickelten Handgriffe an und für sich schwierig; das zeigt jedes Massagelehrbuch. Ohne bildliche Darstellung ist sie nicht verständlich zu machen; die Photographie ist durchweg hierfür unzureichend; einem Zeichner ist das Wesen der Sache kaum verständlich zu machen. Der Arzt muß also selbst zum Zeichenstift greifen.

Vor allem aber konnte eine systematische Darstellung dieser Handgriffe nicht gegeben werden. Diese wurde erst möglich durch die Einsicht in die von mir dargelegten klinischen Eigentümlichkeiten der hier in Frage kommenden Krankheitsbefunde und die Gesetzmäßigkeit ihres inneren Zusammenhangs. Erst von hier aus wurde es klar, worauf es bei diesen Handgriffen ankommt; vor allem aber konnten nun erst für alle Körpergegenden zweckentsprechende Griffe gesucht werden. Aber selbst dieses Suchen erwies sich als nicht so einfach; es bedurfte häufig langen Versuchens bei den verschiedensten Patienten, ehe die bestmögliche Art der Bearbeitung dieser oder jener Muskelgruppe, dieses oder jenes Gelenkes gefunden war, und nicht selten war es ein glücklicher Zufall, der hier den rechten Weg wies.

Im Laufe von Jahren ist es mir allmählich gelungen, für jede Muskelgruppe und jedes Gelenk Handgriffe zu finden, die eine vollständige Untersuchung und ausgiebige Bearbeitung derselben durch Massage ermöglichen; dieselben sind in der Beschreibung der Technik im zweiten Bande zusammengestellt. Diese Griffe habe ich in der Reihenfolge aneinandergereiht, wie ich sie bei der Massage des g a n z e n Körpers auszuführen pflege.

Die Reihenfolge der Griffe ist nicht willkürlich, sondern die Erfahrung hat gelehrt, daß vielfach der eine Griff die Ausführung eines andern erleichtert oder überhaupt erst ermöglicht. Diese durch die Erfahrung gefundene Tatsache ist durchweg der leitende Gesichtspunkt der Reihenfolge gewesen. In ihrer Aneinanderreihung umfassen sie die Massage des ganzen Körpers.

Zur Vornahme der Massage ist erforderlich ein T i s c h von 2 m Länge, 50 cm Breite und 80 cm Höhe mit hochstellbarem 50 cm langem Kopfteil und 1 m langem, ebenfalls hochstellbarem Fußende. Nicht geeignet ist für die Massage ein Liegesofa (Chaiselongue), auch die gewöhnlichen gynäkologischen Untersuchungsstühle eignen sich nicht. Dagegen ist ein gewöhnlicher Eßtisch mit aufgelegter Matratze und Kopfkeil im Notfalle zu gebrauchen.

Das beste Gleitmittel für die Massage ist der S c h l e i m. Er ist von allen in Betracht kommenden Mitteln am schlüpfrigsten, billigsten und reinlichsten. Er trocknet auf der Haut in Schüppchen ein und kann einfach trocken abgerieben werden; in kaltem oder besser in warmem Wasser, z. B. im Bade, löst er sich wieder auf und kann durch einfaches Streichen ohne Benutzung von Seife von der Haut entfernt werden. Deshalb empfiehlt sich im Anschluß an die Massage des ganzen Körpers eine warme Brause oder ein warmes Bad. Allerdings kühlt der Schleim etwas, da er Wasser enthält, doch kann das durch vorherige Erwärmung fast vollständig verhütet werden, und er zersetzt sich leicht; auch das kann indessen durch entsprechende Zusätze verhindert werden. Seine Vorzüge überwiegen diese kleinen Nachteile weit, infolgedessen benutze ich seit vielen Jahren so gut wie ausschließlich Schleim zur Massage, und zwar in Form der Carrageengallerte. Zur Herstellung derselben werden 50 g Carrageen bester Sorte mit $1^1/_2$ Liter Wasser gekocht, durch ein nicht zu feines Sieb gelassen und kühl gestellt; zur Konservierung werden 10 Tropfen Formalin zugesetzt. Fertige für die Massage brauchbare Carrageenpräparate sind das Linimentum Carrageeni glyzerinatum der St. Aegidien-Apotheke in Braunschweig und das Kaloderma.

Verwendbar ist auch Öl, und zwar ist am ausgiebigsten das Paraffinum liquidum. Es hat aber den großen Nachteil, daß es stark schmutzt und nur sehr schwer — es erfordert mehrmalige Seifenwaschung — von der Haut entfernt werden kann. Ein großer Vorteil des Öls indessen ist, daß es nicht kühlt, es wird deshalb von kälteempfindlichen Personen trotz seiner Nachteile manchmal vorgezogen.

Brauchbar zur Massage ist auch Seifenschaum. Er hat den Vorteil, daß Seife auch im Privathause jederzeit zur Hand ist, und daß seine Verwendung nicht als Beschmutzung empfunden wird. Er kühlt indessen auch bei Gebrauch warmen Wassers stark und ist deshalb bei kälteempfindlichen Personen überhaupt nicht verwendbar, außerdem reizt er leicht die Haut sowohl des Massierten wie des Masseurs, was nur durch Verwendung überfetteter Seifen bester Qualität zu vermeiden ist. Er kann deshalb nur ausnahmsweise als Massiermittel verwandt werden. Für die Untersuchung vom Mastdarm aus eignet er sich nicht, weil er hier leicht Brennen verursacht.

Die viel gebrauchte und empfohlene Vaseline eignet sich nicht, weil sie nicht schlüpfrig genug ist.

Bei der Massage muß der Arzt stehen, weil sie völlig freie Bewegung des ganzen Körpers erfordert. Nur Kinder etwa bis zum 10. Lebensjahre kann man im Sitzen massieren. Hierzu hat man aber einen besonderen 10 cm niedrigeren Tisch nötig, an dem die Zarge unter die Mitte der Tischplatte verlegt ist, damit die Knie beim Sitzen unter der flachen Tischplatte Platz haben. Zweckmäßigerweise sitzt dann die Mutter oder Wärterin, die das Kind hält, dem Arzte gegenüber auf der anderen Seite des Tisches.

Zur Massage wird der Patient horizontal gelagert, und zwar in Seitenlage mit leicht erhöhtem Kopfe und angezogenen Knien. Diese Lage bringt die Muskulatur am stärksten zur Erschlaffung, was für die Massage erstes Erfordernis ist.

Die Seitenlage bedingt es, daß zuerst die eine Körperseite — welche, ist nach meiner Erfahrung gleichgültig — massiert wird, dann die andere.

Jede Körperseite teilt sich naturgemäß in eine Rück- und eine Vorderfläche; die Rückfläche wird massiert, indem der Arzt vor dem Kranken steht, die Vorderfläche, indem er hinter dem Kranken steht. Dem Bau und der Arbeitsweise der Muskulatur entsprechend ordnet sich nun der Gang der Massage von selbst. An den Gliedmaßen hat dieselbe die Beuge- und Streckseite, die Außen- und Innenseite zu berücksichtigen, an Rumpf und Hals Vorderwand, Rückwand und Seitenwand, am Kopfe Gesicht und Scheitel. Überall sind Muskeln und Gelenke möglichst ins Einzelne gehend zu bearbeiten. Hieraus ergeben sich die einzelnen Griffe. Nebenan gebe ich zwei Übersichten über die Bewegungseinheiten und Griffe, die eine nach dem Gang der Massage des ganzen Körpers, die andere nach den Bewegungseinheiten geordnet.

Eine Übersicht über den Gang der Massage einer Körperseite geben die beiden Schemata Fig. 79 und 80 (S. 356 f.).

Sind Teilmassagen angebracht, so darf, wie im allgemeinen Teile ausgeführt, die Massage nicht auf den Sitz der Affektion beschränkt werden, sondern es muß die Bewegungseinheit, in der dieselbe ihren Sitz hat, massiert werden. Das Urteil darüber, welche Bewegungseinheit bzw. welche Bewegungseinheiten in Frage kommen, darf sich nicht nach den Angaben des Kranken richten, sondern nach dem Ergebnis der Untersuchung.

Einigermaßen in sich selbständige Bewegungseinheiten sind der Rumpf mit seinen beiden Hälften, nicht aber eine Rumpfhälfte, ferner Hüfte und Schulter. Schulter und Hüfte einer Seite indessen können nur für Erkrankungen durch Verletzung als einigermaßen selbständige Bewegungseinheiten gelten; für von selbst entstandene Erkrankungen umfaßt die Bewegungseinheit am Schultergürtel beide Schultern und den Hals, am Beckengürtel beide Hüften und die Beckenhöhle. Hand, Unterarm und Oberarm, Fuß, Unterschenkel, Oberschenkel sowie Kopf, Hals und Beckenhöhle sind keinesfalls selbständige Bewegungseinheiten. Vielmehr müssen an den Gliedmaßen jedesmal alle von dem Sitz der Erkrankung zum Rumpfe hin gelegenen Abschnitte bis einschließlich Schulter, bzw. Hüfte mit massiert werden. Ebenso darf der Kopf nicht für sich, sondern nur zugleich mit Hals und beiden Schultern massiert werden. Überhaupt muß bei jeder Teilmassage die Aufmerksamkeit ständig auf etwa auftretende Reaktionserscheinungen in anderen Körperteilen gerichtet sein, und falls solche auftreten, sofort die Massage auf die betreffende größere Bewegungseinheit ausgedehnt werden.

Diese Verhältnisse habe ich versucht, in der Übersicht der Bewegungseinheiten nach ihrer Massierbarkeit (Fig. 81, S. 359) schematisch darzustellen.

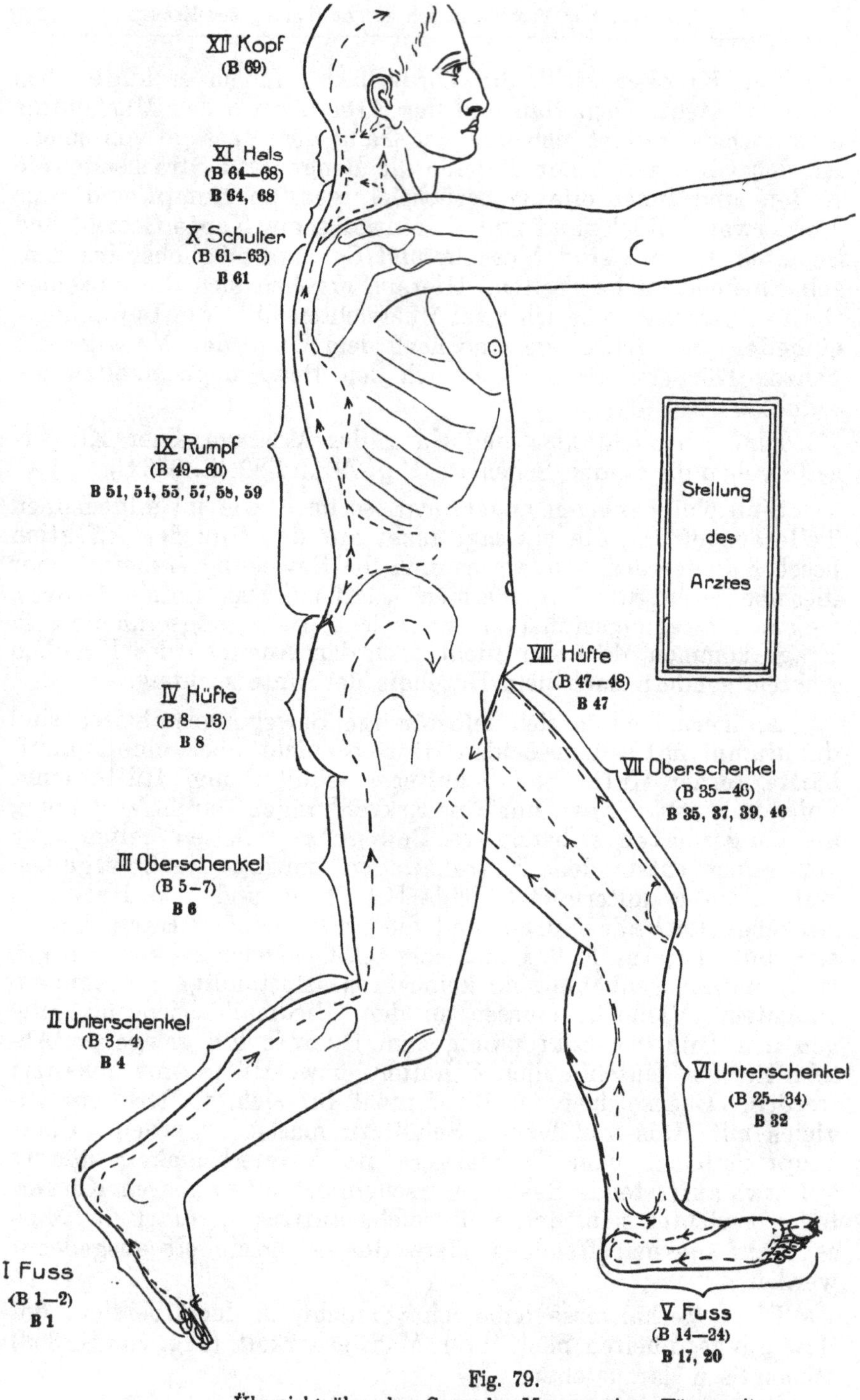

Fig. 79.
Übersicht über den Gang der Massage einer Körperseite.
A. Stellung des Arztes vor dem Patienten.

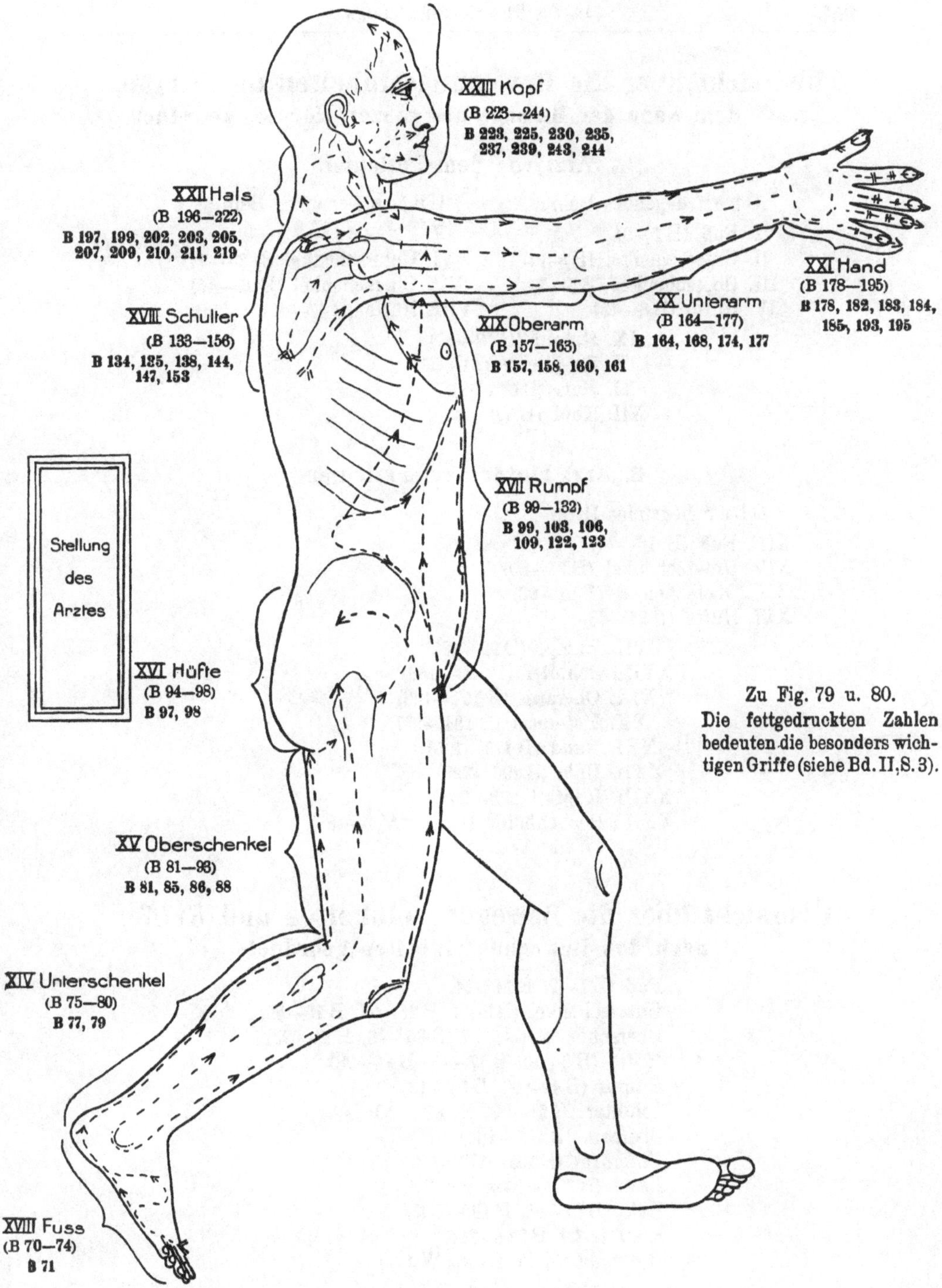

Zu Fig. 79 u. 80.
Die fettgedruckten Zahlen bedeuten die besonders wichtigen Griffe (siehe Bd. II, S. 3).

Fig. 80.
Übersicht über den Gang der Massage einer Körperseite.
B. Stellung des Arztes **hinter** dem Patienten.

Übersicht über die Bewegungseinheiten und Griffe,
nach dem Gang der Massage des ganzen Körpers geordnet

A. Arzt **vor** dem Patienten

Oben liegendes Bein	Unten liegendes Bein
I. Fuß (B 1—2)	V. Fuß (B 14—24)
II. Unterschenkel (B 3—4)	VI. Unterschenkel (B 25—34)
III. Oberschenkel (B 5—7)	VII. Oberschenkel (B 35—46)
IV. Hüfte (B 8—13)	VIII. Hüfte (B 47—48)

IX. Rumpf (B 49—60)
X. Schulter (B 61—63)
XI. Hals (B 64—68)
XII. Kopf (B 69)

B. Arzt **hinter** dem Patienten

Oben liegendes Bein

XIII. Fuß (B. 70—74)
XIV. Unterschenkel (B 75—80)
XV. Oberschenkel (B 81—93)
XVI. Hüfte (B 94—98)

XVII. Rumpf (B 99—132)
XVIII. Schulter (B 133—156)
XIX. Oberarm (B 157—163)
XX. Unterarm (B 164—177)
XXI. Hand (B 178—195)
XXII. Hals (B 196—222)
XXIII. Kopf (B 223—244)
XXIV. Beckenhöhle (Mann: M 1—18),
(Weib: W 1—19)

Übersicht über die Bewegungseinheiten und Griffe,
nach den Bewegungseinheiten geordnet

Fuß (B 1—2, B 14—24, B 70—80)
Unterschenkel (B 3—4, B 25—34, B 75—80)
Oberschenkel (B 5—7, B 35—46, B 81—93)
Hüfte (B 8—13, B 47—48, B 94—98)
Rumpf (B 49—60, B 99—132)
Schulter (B 61—63, B 133—156)
Oberarm (B 157—164)
Unterarm (B 165—177)
Hand (B 178—195)
Hals (B 64—68, B 196—222)
Kopf (B 69, B 223—244)
Beckenhöhle (M 1—18, W 1—19)

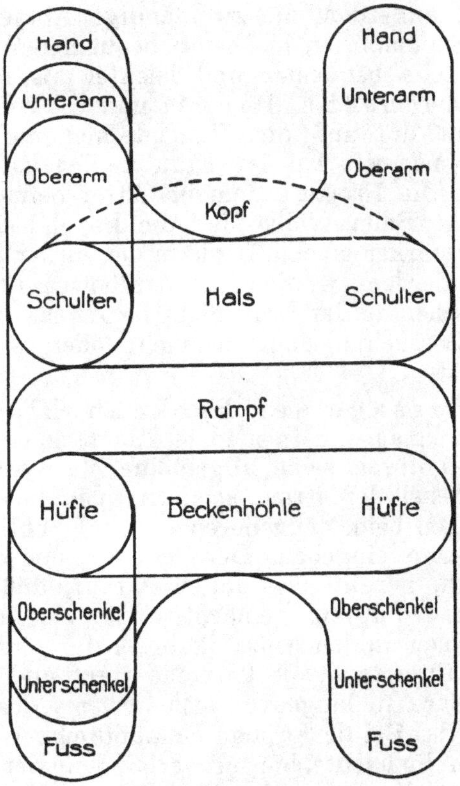

Fig. 81.
Übersicht der Bewegungseinheiten nach ihrer Massierbarkeit.
Nur diejenigen Bewegungseinheiten oder Gruppen von Bewegungseinheiten, die allseitig von Bogenlinien umgeben sind, dürfen für sich allein massiert werden.
Bei Bewegungseinheiten, die nur auf einer Seite von Bogenlinien umgeben sind, müssen bis zur nächsten Bogenergänzung die benachbarten Bewegungseinheiten mit massiert werden.

Zum Schluß wird die Beckenhöhle massiert. Zu diesem Zwecke kann man eine weitere Erschlaffung der Bauchdecken und damit eine wesentliche Erleichterung der Massage bewirken durch Beckenhochlagerung. Diese wird durch Hochstellung des Fußendes des Massagetisches bewirkt, das zugleich die Aufstützung des Ellbogens bei der Untersuchung möglich macht. Die Vorzüge der Seitenlage treten bei der Massage der Beckenhöhle besonders hervor. Beim Manne ist der bisherige Gebrauch, die „Prostatamassage" in Knieellbogenlage oder an dem stehenden Patienten bei gebeugtem Oberkörper vorzunehmen, denkbar unpraktisch, denn diese Stellung macht den übrigen Inhalt der Beckenhöhle für die Betastung fast ganz unerreichbar. Die Seitenlage ermöglicht außerdem die zweihändige Abtastung der Prostata und der Samenblasen in ebenso bequemer Weise wie beim Weibe (M 13), viel bequemer und leichter als nach den Vorschlägen von Jacobsohn, Picker und Haberland[1]). Bei Seitenlage kann die auf die Bauchdecken aufgelegte Hand beim Manne ebenso wie bei der Frau in der leichtesten Weise die Adnexe und die Prostata dem im After befindlichen Finger entgegendrücken. Beim Weibe sind die Bauchdecken in Seitenlage wesentlich stärker erschlafft als in der bisher gebräuchlichen Rückenlage; außerdem werden die Armbewegungen des Arztes durch die Oberschenkel der Frau nicht behindert, was bei der gewöhnlichen Untersuchungslage in mehr oder weniger großem Maße der Fall ist.

Für die Massage der Beckenhöhle habe ich als Regelfall den Zugang per anum angenommen. Dieser empfiehlt sich schon durch seine allgemeine Verwendbarkeit: man kann nicht nur bei der Frau, sondern auch beim Manne und Kinde, sogar schon beim neugeborenen, mit Leichtigkeit mit dem Finger in den Anus eingehen. Der Schmerz, den dieser Eingriff leicht verursacht, beruht gewöhnlich darauf, daß nur der eingehende Finger schlüpfrig gemacht wird. Der Finger schiebt dann beim Eingehen in den Anus, da dieser durch die Sphinkteren geschlossen gehalten wird, die trockene Haut und die den After umgebenden Haare so lange vor sich her, bis der Sphinkterenverschluß nachgibt. Bei der großen Empfindlichkeit dieser Gegend verursacht schon die leichte, hiermit verbundene Zerrung Schmerz; der Schmerz bewirkt seinerseits wieder eine reflektorische Kontraktion der Sphinkteren; diese Kontraktion kann dann nur überwunden und damit das weitere Vordringen des Fingers erzwungen werden durch Anwendung einer gewissen Gewalt, und so wird dieser Eingriff zu einer Qual für den Patienten. Diese ganzen Schwierigkeiten sind in einfachster Weise zu beseitigen dadurch, daß der Untersucher nicht nur seinen Finger und seine Hand, sondern auch die ganze Umgebung des Anus des Patienten einschmiert. Der Finger gleitet dann bei einiger Vorsicht leicht durch den Anus; nur ein ausgesprochener Spasmus der Sphinkteren, wie er besonders bei Hämorrhoiden und Hämorrhoidalbeschwerden vorkommt, bildet ein Hindernis. In diesem Falle aber empfiehlt es sich überhaupt nicht, den Zugang zu erzwingen, weil hierdurch leicht Fissuren entstehen, sondern dieser Spasmus muß durch systematische wiederholte Anwendung der einleitenden Eingriffe (M 1 und 2, W 1 und 2) allmählich beseitigt werden.

[1]) Jacobsohn, Die bimanuelle Untersuchung der Vorsteherdrüse und der Samenblasen und ihre Bedeutung für die Behandlung der Gonorrhöe. M. m. W. 1916. S. 1371.

Auch bei der Frau empfiehlt es sich, die Beckenhöhle vom After aus zu massieren. Einmal ist man dann von dem Vorhandensein eines Hymens unabhängig. Ferner ist eine sexuelle Reizung bei diesem Zugang ausgeschlossen. Infolgedessen kann von der Thure Brandtschen Regel, daß der in vagina befindliche Finger völlig stillgehalten und nur die auf den Bauchdecken befindliche Hand die Massagehandgriffe vornehmen soll, Abstand genommen werden. Dies hat aber große Vorteile. Von den Bauchdecken aus ist nämlich nur das Beckendach mit den in ihm befestigten Organen für die massierende Hand erreichbar, und auch nur soweit, wie die Spannung der Bauchdecken dies zuläßt. Der vom After aus vorgehende Finger aber kann nicht nur das Beckendach, besonders die Mm. rectouterini und die Rückwand des Uterus, viel leichter und unabhängig von der Bauchdeckenspannung, sondern auch den ganzen Beckenboden, der besonders häufig der Sitz nervöser Beschwerden ist, ohne Schwierigkeit erreichen. Durch den Zugang vom After aus wird also das Anwendungsgebiet der gynäkologischen Massage ganz erheblich erweitert. Aber noch ein anderer Nachteil des bisherigen Verfahrens wird vermieden. Die Autoren warnen vielfach vor zu langer Fortsetzung der gynäkologischen Massage, weil diese nervös mache und die Gedankenwelt der Patientinnen zu sehr auf die Geschlechtsgegend hinlenke. Das hängt ausschließlich mit dem Zugang per vaginam zusammen. Es ist eben tatsächlich unmöglich, bei der Massage den im Beckenausgang liegenden Finger völlig ruhig zu halten; unwillkürlich macht derselbe der Arbeit der anderen Hand folgend kleine Bewegungen, die genügen, um die empfindliche Vulva zu reizen, und so sind die oben angeführten Nachteile ebenso leicht erklärlich wie unvermeidbar. Bei der Massage vom After aus habe ich, obgleich ich diese in einzelnen Fällen sehr lange habe fortsetzen müssen, nie das Entstehen einer Nervosität beobachtet, im Gegenteil, die nervösen Beschwerden, wegen deren ich die Massage auch der Beckenhöhle in einer sehr großen Zahl von Fällen vornahm, verringerten sich und schwanden. Die Warnung Baischs[1]) vor der gynäkologischen Massage bei Nervosität jeder Art, ist also vollständig gegenstandslos, vorausgesetzt, daß man dieselbe per anum ausführt. Auch die Hinlenkung der Aufmerksamkeit auf die Geschlechtssphäre ist ausgeschlossen; denn wie ich das immer wieder festgestellt habe, empfindet die Patientin bei der Massage vom After aus überhaupt nicht, daß ihre Genitalien der Gegenstand der Behandlung sind, wenn es ihr nicht

[1]) Penzoldt und Stintzing, Band VII, S. 360.

direkt gesagt wird; nur bei der Massage des Dammes und der Symphyse *kann* diese Empfindung entstehen, aber auch hier werden *sexuelle* Empfindungen durch sie nicht hervorgerufen.

Trotzdem will ich nicht leugnen, daß für einzelne Eingriffe der Zugang per vaginam bequemer ist; wo das der Fall ist, habe ich das in einer Bemerkung bei den einzelnen Griffen ausdrücklich angegeben.

Die Massage der Beckenhöhle ist, wie das auch bei der gynäkologischen Palpation gewöhnlich geschieht, möglichst während eines einzigen Eingehens, bei dem der Arzt hinter dem Patienten steht, vollständig zu erledigen, also alle in der Beschreibung der Technik aufgeführten Griffe in unmittelbarem Anschlusse aneinander. Das ist beim Weibe leicht. Beim Manne ist die Massage der Prostata und der übrigen im vorderen Teile der Beckenhöhle gelegenen Gebilde von rückwärts schwierig. Auch ist beim Manne auf das Schamgefühl keine Rücksicht zu nehmen. Ich habe deshalb für die Massage der Beckenhöhle beim Manne ein zweimaliges Eingehen, zuerst aus der Stellung hinter dem Patienten, sodann aus der Stellung vor dem Patienten, vorgesehen.

Die Dauer der Beckenhöhlenmassage beschränkt sich infolge der nicht zu vermeidenden Schmerzhaftigkeit, ich möchte sagen von selbst, auf wenige Augenblicke bis Minuten. Es ist kaum möglich, nach meiner Technik die Beckenhöhlenmassage 10 bis 20 Minuten lang fortzusetzen, wie man das wohl angegeben findet. Eine so lange Ausdehnung der Massage beruht aber auch auf einer falschen Auffassung des Zwecks der Massage. Man kann die sogenannten „Krankheitsprodukte" nicht „zerdrücken" und ihre „Schlacken" durch den Venen- und Lymphstrom „wegschwemmen" lassen. Jede Massagedrückung oder -streichung ist vielmehr ein spezifischer Reiz für das getroffene hypertonische Gewebe, der dessen Reizzustand entsprechend dosiert werden muß, um die die Rückbildung zur Norm einleitende spezifische Reizwirkung auszulösen. Hierzu genügen drei bis sechs bis höchstens zehn entsprechend dosierte und lokalisierte Drückungen oder Streichungen an je einem hypertonischen Muskel. Mehr würde nicht nur die Widerstandskraft des Patienten meistens übersteigen, sondern auch eher schaden als nützen.

III.

Anatomische Übersichten

1.

Übersicht der Gleichartigkeiten im Bewegungsapparat

Es ist offensichtlich, daß das obere und untere Glied, der Arm und das Bein, einander gleichartig sind, und daß demzufolge eine Anzahl Muskeln und Gelenke an beiden Gliedmaßen einander entsprechen. Bei dem Versuche, diese Gleichartigkeit genauer festzustellen, ergeben sich indessen sehr bald Schwierigkeiten, die aus der nachfolgenden Übersicht ohne weiteres ersichtlich sind. Eine vollständige Gleichheit von Muskeln des Armes und Beines gibt es trotz manchmal gleicher Benennung überhaupt nicht. Man muß also sofort nach dem Prinzip der Gleichartigkeit fragen. Und da kommen drei Formen der Gleichartigkeit in Frage. Die Gleichartigkeit der Funktion, ein Beispiel hierfür sind die Finger- und Zehenbeuger, die Gleichartigkeit der Entwicklung im Einzelwesen, also die entwicklungsgeschichtliche (ontogenetische) Gleichartigkeit, ein Beispiel hierfür sind die Hand- und Fußwurzelknochen, und die Gleichartigkeit in der Entwicklung in der Reihe der Tierwelt, die vergleichend anatomische (phylogenetische) Gleichartigkeit, ein Beispiel hierfür sind die Ähnlichkeiten im Bau des Halses einerseits, der Lenden und des Bauches andererseits. Es ist nicht möglich, eines von diesen Prinzipien rein durchzuführen. Dem Beobachter drängt sich vielmehr das eine Mal die funktionelle, das andere Mal die ontogenetische, ein drittes Mal die phylogenetische Gleichartigkeit auf.

Der Versuch, die Gleichartigkeiten im Bau des Bewegungsapparates möglichst vollständig aufzusuchen, hat also sofort mit dieser Schwierigkeit zu rechnen. Trotzdem ist es von Wert diesen Versuch durchzuführen. Einmal in wissenschaftlicher Hinsicht. Dieser Versuch gibt einen außerordentlich interessanten Einblick in den Bau des menschlichen Körpers. Aber auch in praktischer Hinsicht. Die Gleichartigkeit des Bewegungsapparates an Arm und Bein ist geeignet, bei der Untersuchung des Hartspanns den Untersucher auf Krankheitsherde hinzuweisen, die sonst seiner Aufmerksamkeit entgehen würden, ich führe nur an das Zusammentreffen von schleichenden Entzündungen im Tarsometatarsal- und Metatarsophalangealgelenk der großen Zehe, z. B. bei Hohlfuß, mit Entzündungszuständen gleicher Art im Carpometacarpal- und Metacarpophalangealgelenk des Daumens, die häufig zu Schreibkrampf führen. Ein Versuch, diese Gleichartigkeiten aufzusuchen, ist also wohl der Mühe wert.

Bei der Durchführung dieses Versuches habe ich mich auf die mir zur Verfügung stehenden Hilfsmittel beschränken müssen; meine Führer waren Gegenbaur[1]) und Wiedersheim[2]). Die Angaben dieser Autoren, die sich auf engere Gebiete beschränken, habe ich durch eigene Vermutungen ergänzt. Ob diese wissenschaftlich haltbar sind, muß ich dem Urteil der Anatomen von Fach überlassen. Ich betrachte die folgende Übersicht lediglich als einen Versuch, der hoffentlich den Vertretern dieser Wissenschaft Anlaß zu Verbesserungen gibt.

---

[1]) C. Gegenbaur, Lehrbuch der Anatomie des Menschen, 2. Aufl. Leipzig 1885.

[2]) R. Wiedersheim, Lehrbuch der vergleichenden Anatomie der Wirbeltiere. Jena 1883.

1. Hals ~ Lende

Sieben Halswirbel	~	fünf Lendenwirbel
Processus costarius (~ Rippe)	~	Processus transversus
M. splenius capitis et cervicis	~	M. serratus posterior inferior
M. semispinalis capitis M. longissimus capitis	~	M. longissimus dorsi
M. rectus capitis major M. rectus capitis minor M. obliquus capitis superior M. obliquus capitis inferior	~	fehlen
M. sternohyoideus M. omohyoideus (venter superior) M. sternothyreoideus M. thyreohyoideus	~	M. rectus abdominis
M. longus colli	~	M. psoas major M. psoas minor
M. longus capitis M. rectus capitis lateralis M. rectus capitis anterior	~	fehlen
M. sternocleidomastoideus M. scalenus anterior M. scalenus medius M. scalenus posterior	~	M. obliquus abd. externus M. obliquus abd. internus
M. omohyoideus (venter inferior) M. subclavius	~	M. transversus abdominis

2. Schulter ~ Becken

Scapula	~	Os ilium
Processus coracoideus	~	Os ischii
Clavicula	~	Os pubis
M. trapezius	~	fehlt
M. latissimus dorsi	~	M. psoas major M. psoas minor
Mm. rhomboidei	~	fehlen
M. subscapularis	~	M. iliacus
M. levator scapulae	~	M. quadratus lumborum
M. pectoralis major	~	M. adductor longus
M. pectoralis minor	~	fehlt
M. serratus anterior	~	fehlt
M. deltoideus pars anterior	~	M. pectineus
M. deltoideus pars media	~	M. glutaeus medius
M. deltoideus pars posterior M. infraspinatus	~	M. glutaeus maximus
M. supraspinatus	~	M. glutaeus minimus
M. teres minor	~	M. piriformis M. obturator internus Mm. gemelli
M. teres minor	~	M. adductor magnus M. adductor minimus M. adductor brevis M. obturator externus

3. Oberarm ~ Oberschenkel

Humerus	~	Femur
M. biceps brachii (caput longum)	~	M. tensor fasciae latae M. sartorius M. gracilis
M. biceps brachii (caput breve)	~	M. biceps femoris (caput longum)
M. brachialis	~	M. biceps femoris (caput breve)
Lacertus fibrosus	~	Verstärkungsband der Fascia poplitea
M. coracobrachialis	~	M. quadratus femoris M. semimembranosus M. semitendinosus
M. triceps brachii	~	M. quadriceps femoris
caput longum	~	M. rectus femoris
caput mediale	~	M. vastus medialis M. vastus intermedius M. articularis genu
caput laterale	~	M. vastus lateralis
M. anconaeus	~	unterster Teil des M. vastus lateralis

4. Unterarm ~ Unterschenkel

Radius	~	Tibia
Ulna	~	Fibula
Olecranon	~	Patella

a) Beugeseite des Unterarms	~	Rückseite des Unterschenkels
M. pronator teres M. flexor carpi ulnaris	~	M. gastrocnemius (caput mediale) M. soleus
M. flexor carpi radialis	~	M. tibialis posterior
M. palmaris longus M. palmaris brevis	~	M. plantaris
M. flexor digitorum sublimis	~	M. flexor digitorum brevis
M. flexor digitorum profundus	~	M. flexor digitorum longus M. quadratus plantae
M. flexor pollicis longus (Insertion am Epicondylus medialis humeri)	~	M. popliteus
M. flexor pollicis longus	~	M. flexor hallucis longus
M. pronator quadratus	~	unterster Rand des M. tibialis posterior

b) Streckseite des Unterarms	~	Vorderseite des Unterschenkels
M. brachioradialis M. supinator	~	M. gastrocnemius (caput laterale)
M. extensor carpi radialis longus M. extensor carpi radialis brevis	~	M. tibialis anterior
M. extensor digitorum communis M. extensor indicis proprius	~	M. extensor digitorum longus M. peronaeus tertius
M. extensor digiti V proprius	~	M. extensor digiti V proprius
M. extensor carpi ulnaris	~	M. peronaeus longus M. peronaeus brevis
M. abductor pollicis longus	~	M. abductor hallucis
M. extensor pollicis brevis M. extensor pollicis longus	~	M. extensor hallucis longus

5. Hand ~ Fuß

Os naviculare (Os radiale) . . . . Os lunatum (Os intermedium . . .	~	Talus
Os triquetrum (Os ulnare) . . . . Os pisiforme	~	Calcaneus
fehlt (Os centrale)	~	Os naviculare
Os multangulum majus (Os carpale I) .	~	Os cuneiforme I (Os tarsale I)
Os multangulum minus (Os carpale II) .	~	Os cuneiforme II (Os tarsale II)
Os capitatum (Os carpale III)	~	Os cuneiforme III (Os tarsale III)
Os hamatum (Ossa carpalia IV und V) .	~	Os cuboideum (Ossa tarsalia IV und V)
M. abductor pollicis brevis . . . . M. opponens pollicis	~	M. abductor hallucis
M. flexor pollicis brevis	~	M. flexor hallucis brevis
M. adductor pollicis	~	M. adductor hallucis
M. abductor digiti V	~	M. abductor digiti V
M. flexor brevis digiti V	~	M. flexor brevis digiti V
M. opponens digiti V	~	M. opponens digiti V
vier Mm. lumbricales	~	vier Mm. lumbricales
vier Mm. interossei externi	~	vier Mm. interossei dorsales
drei Mm. interossei interni	~	drei Mm. interossei plantares
fehlen	~	M. extensor hallucis brevis M. extensor digitorum brevis

2.

Muskelschichtung, Reizstellen und Insertionsknötchen

Die nachfolgenden Übersichten sollen kein Ersatz sein für die Darstellungen der anatomischen Lehrbücher und Atlanten. Schon deshalb nicht, weil sie wahrscheinlich ohne den Vergleich mit diesen nicht ganz verständlich sein werden. Sie sind vielmehr, was die Darstellung der Muskulatur angeht, ein Versuch, das, was in den Lehrbüchern schichtweise dargestellt wird, aber bei der Massage in einer Fläche gefühlt wird, auch flächenhaft darzustellen. Eine solche Darstellung ist meines Wissens bisher nicht vorhanden. Dieser Mangel macht es notwendig, wenn man sich über einen zweifelhaften Tastbefund klar werden will, die Abbildungen der verschiedenen Schichten in den Lehrbüchern miteinander zu vergleichen, was nicht nur schwierig, sondern auch sehr zeitraubend ist und trotz aller Mühe nur unvollkommen gelingt. Als Hilfsmittel für die Tastuntersuchung des Bewegungsapparates ist also eine Darstellung notwendig, die die verschiedenen Schichten in einer Fläche darstellt, so wie man sie bei der Abtastung durch die Hand auch sozusagen in einer Fläche fühlt.

Ich habe deshalb versucht, in den folgenden Abbildungen eine solche Darstellung zu geben. Bei derselben habe ich den Spalteholzschen Atlas[1]) benutzt. Wie der Versuch ergab, war eine genügende Übersichtlichkeit nur erreichbar, wenn sich die flächenhafte Darstellung der Schichtung auf die Muskulatur beschränkte. Ich habe deshalb eine Übersicht der Muskelschichtung und eine Übersicht der Reizstellen und Insertionsknötchen für jeden Körperteil einander gegenübergestellt.

Selbst bei dieser Beschränkung läßt, wie ich schon sagte, die Klarheit der Abbildungen vielfach zu wünschen übrig. Zur Erläuterung muß in diesen Fällen die Darstellung der Anatomen zu Hilfe genommen werden. Doch möchte ich bemerken, daß die

---

[1]) W. Spalteholz, Handatlas der Anatomie des Menschen. 3 Bände. Leipzig 1896 bis 1903.

Unklarheit der Darstellung in der Natur der hier vorliegenden Verhältnisse begründet ist und deshalb ein getreues Abbild der Unklarheit der Tastbefunde gibt.

Überhaupt möchte ich bemerken, daß die folgenden Abbildungen, wenn sie dem Uneingeweihten auch nur einen Begriff geben von der geradezu ungeheuren Kompliziertheit der bei der Massage zu berücksichtigenden Verhältnisse, sie schon einen guten Teil ihres Zweckes erfüllt haben. Vielleicht gelingt es in Zukunft, die Fortschritte, die in der anatomischen Darstellung in den letzten Jahrzehnten erzielt worden sind, auch für die Zwecke der Massage auszunutzen.

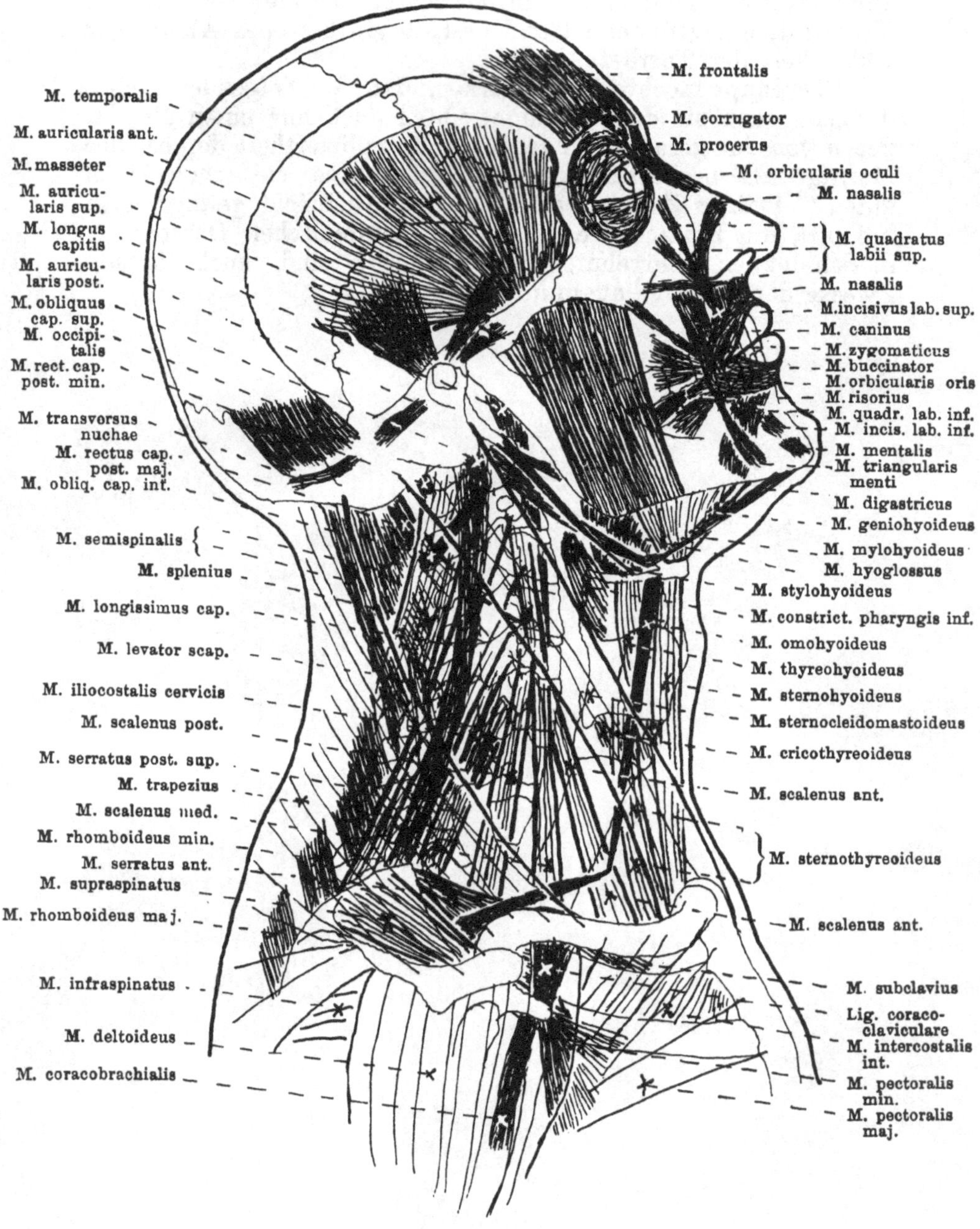

Fig. 82.
Muskelschichtung am Halse und Kopfe.

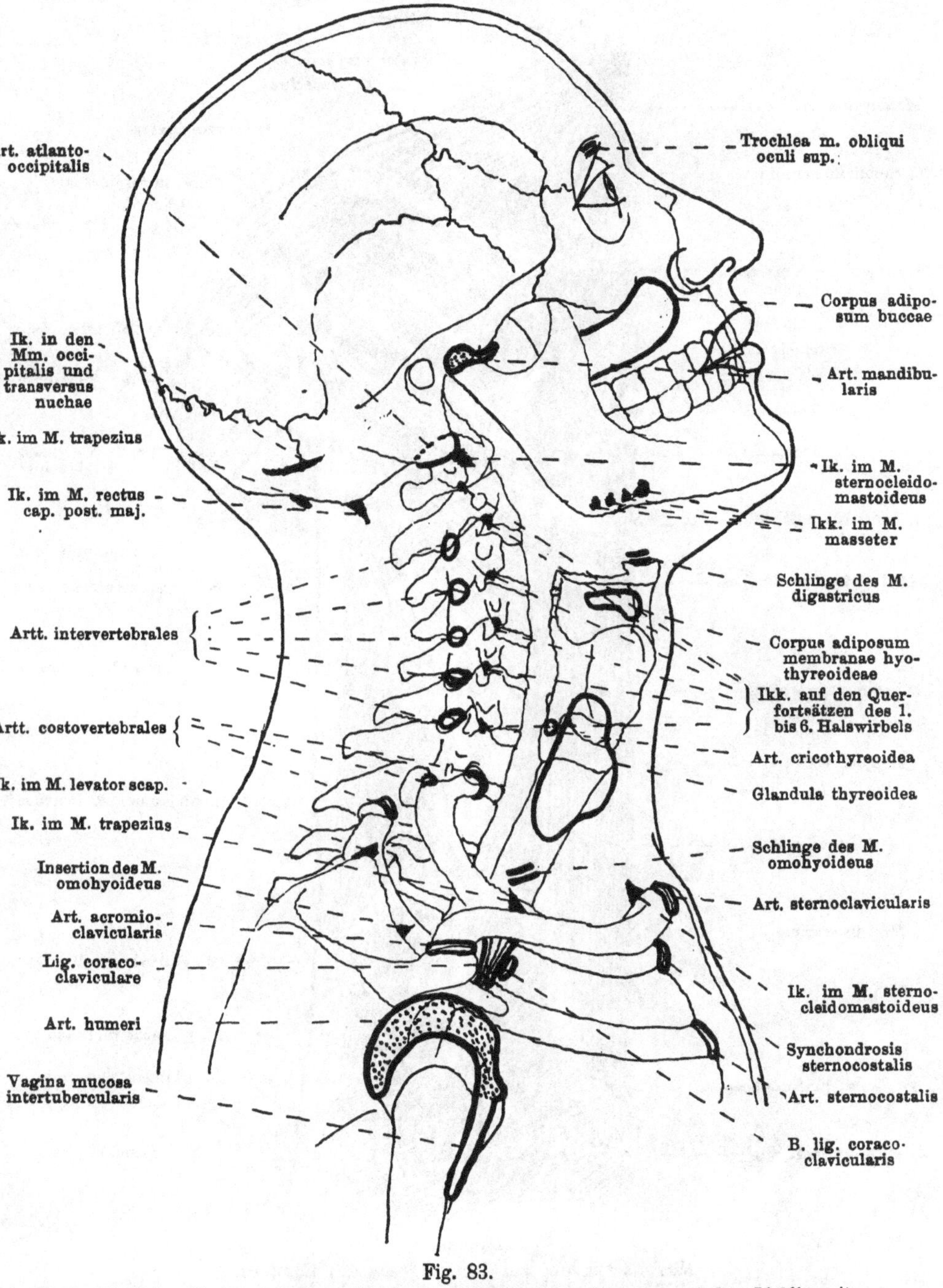

Fig. 83.
Kopf und Hals mit den Gebilden, die als Reizstellen wirken können, und den Lieblingssitzen von Insertionsknötchen (Ik.).

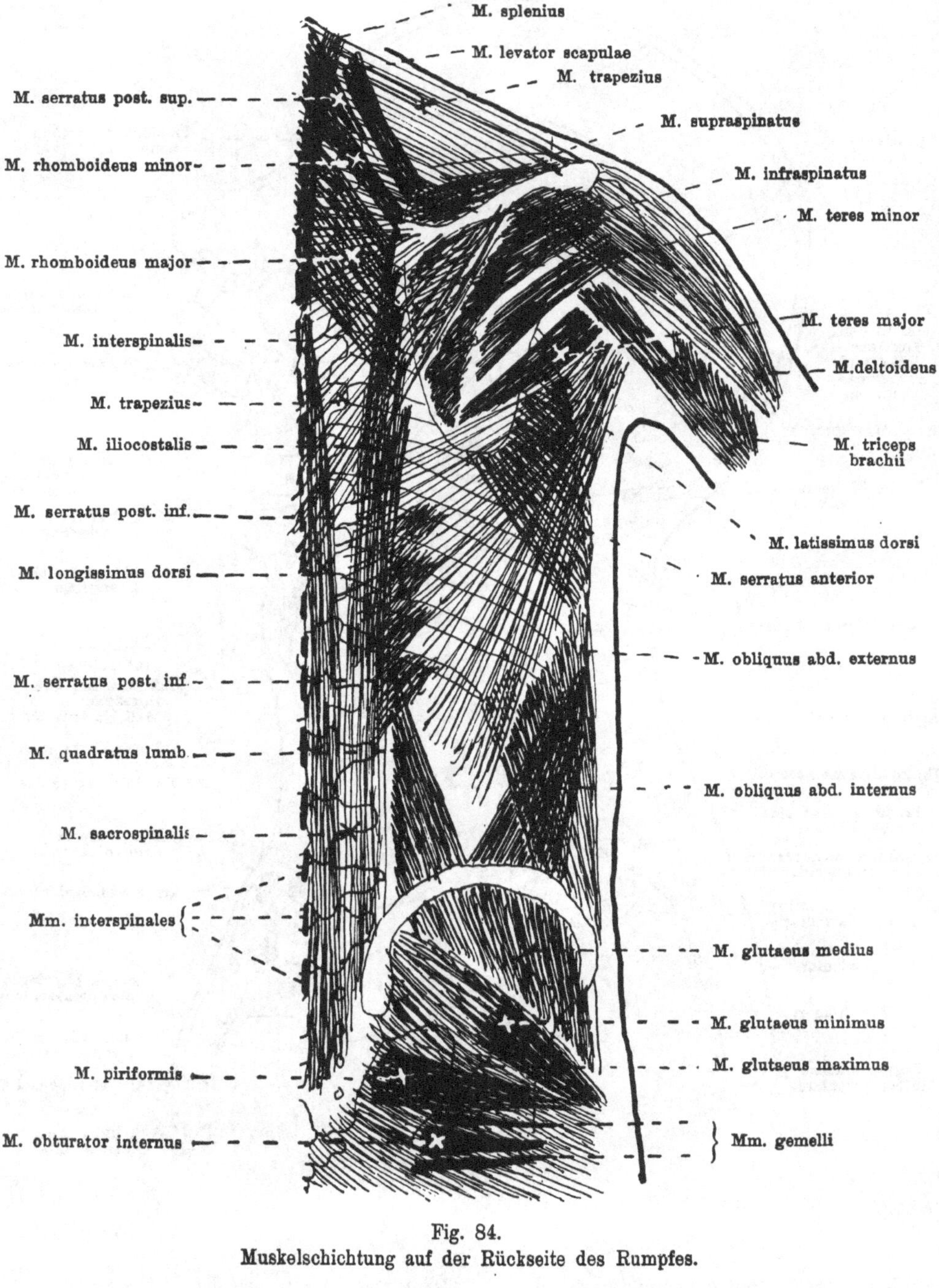

Fig. 84.
Muskelschichtung auf der Rückseite des Rumpfes.

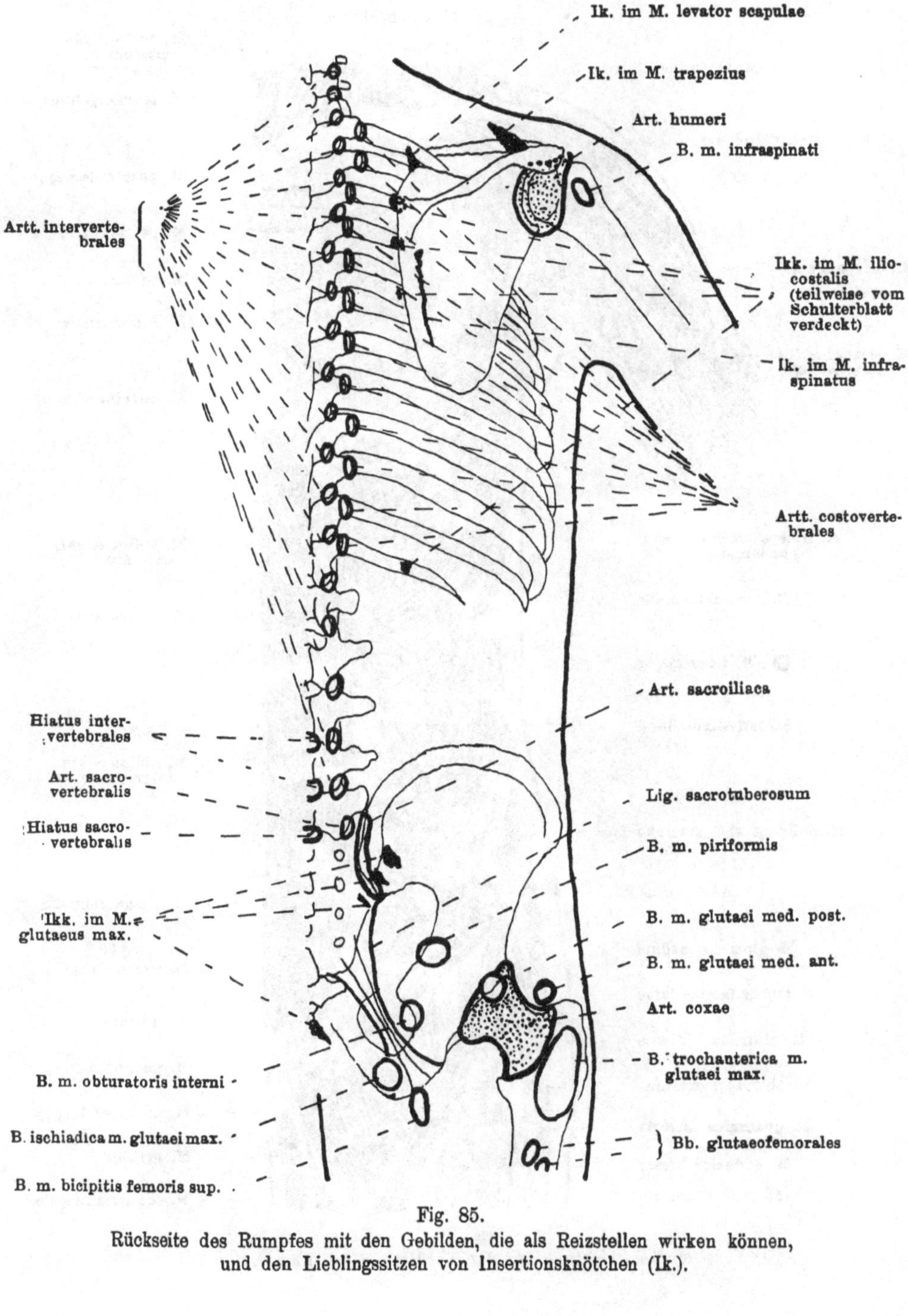

Fig. 85.
Rückseite des Rumpfes mit den Gebilden, die als Reizstellen wirken können, und den Lieblingssitzen von Insertionsknötchen (Ik.).

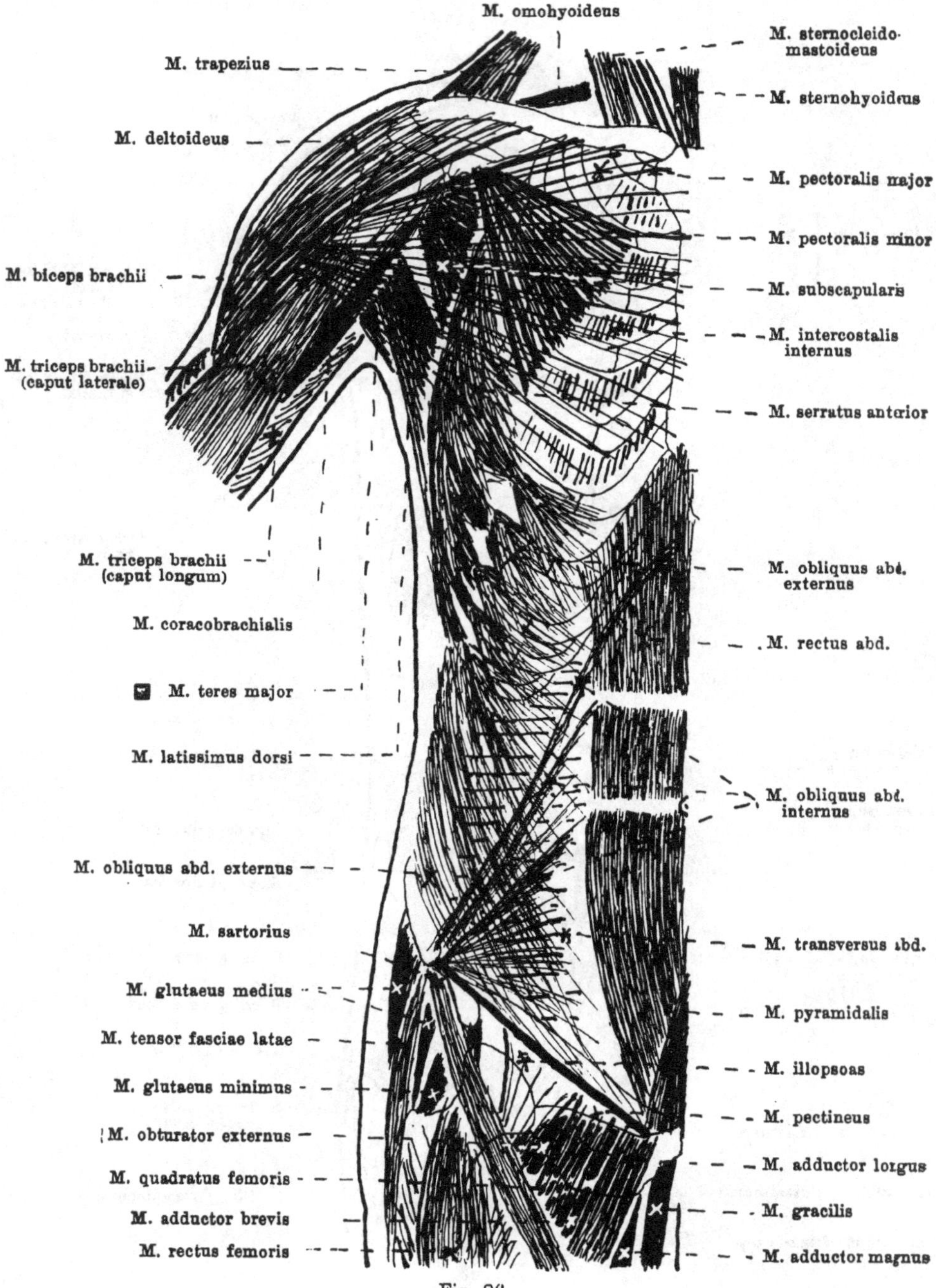

Fig. 86.
Muskelschichtung auf der Vorderseite des Rumpfes.

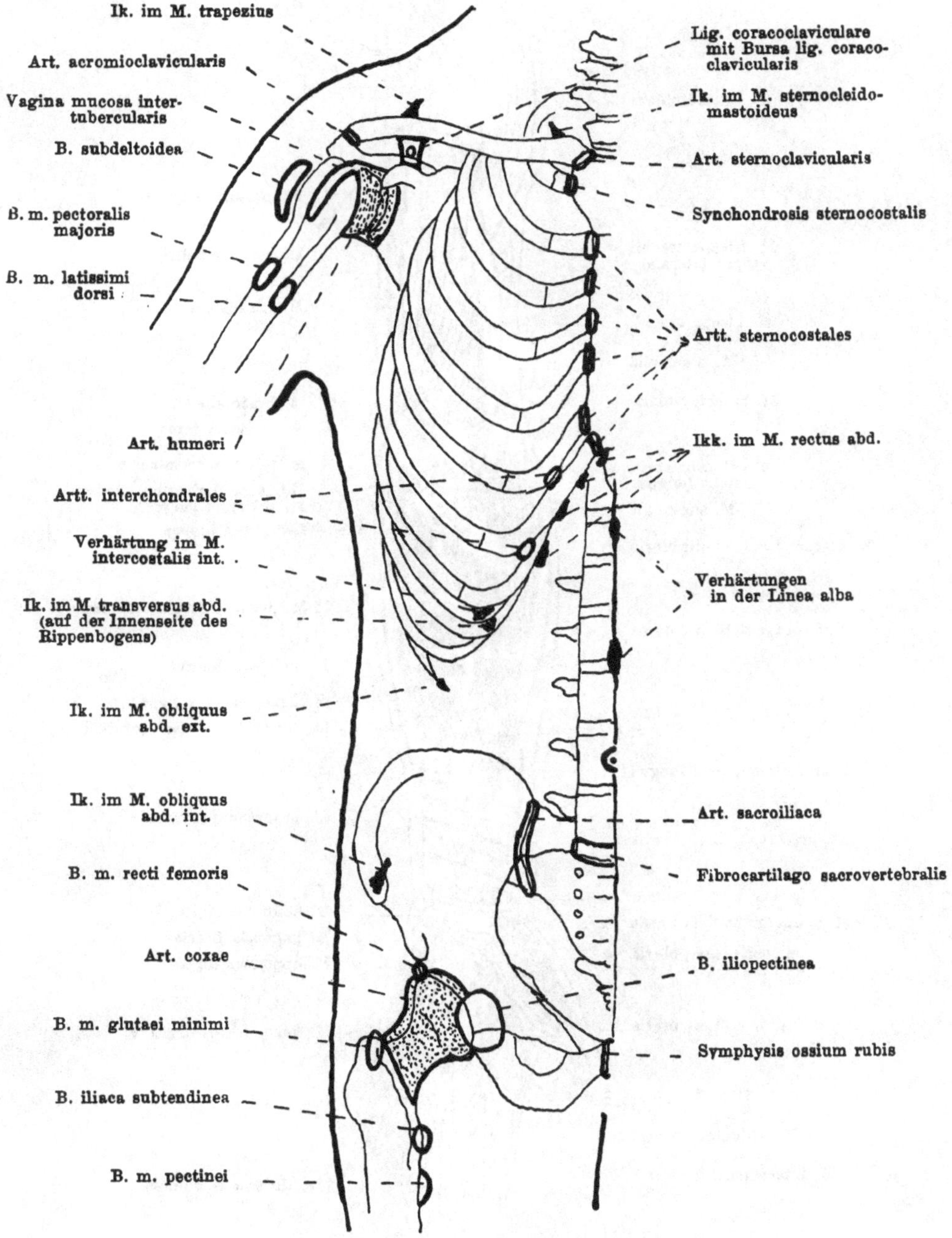

Fig. 87.
Vorderseite des Rumpfes mit den Gebilden, die bei Hartspann als Reizstellen wirken können, und den Lieblingsstellen von Insertionsknötchen (Ik.).

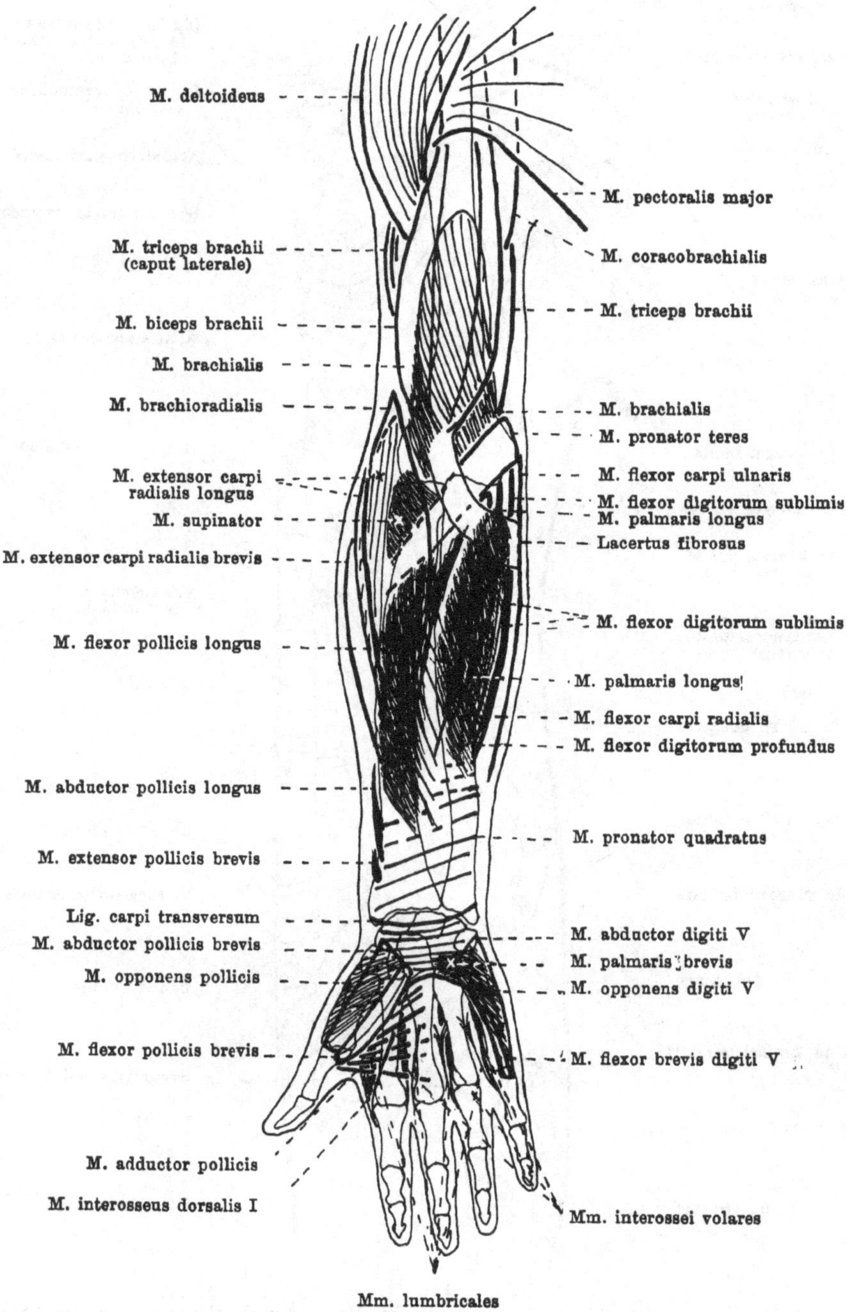

Fig. 88.
Muskelschichtung auf der Beugeseite des Armes (die Sehnen sind nicht gezeichnet).

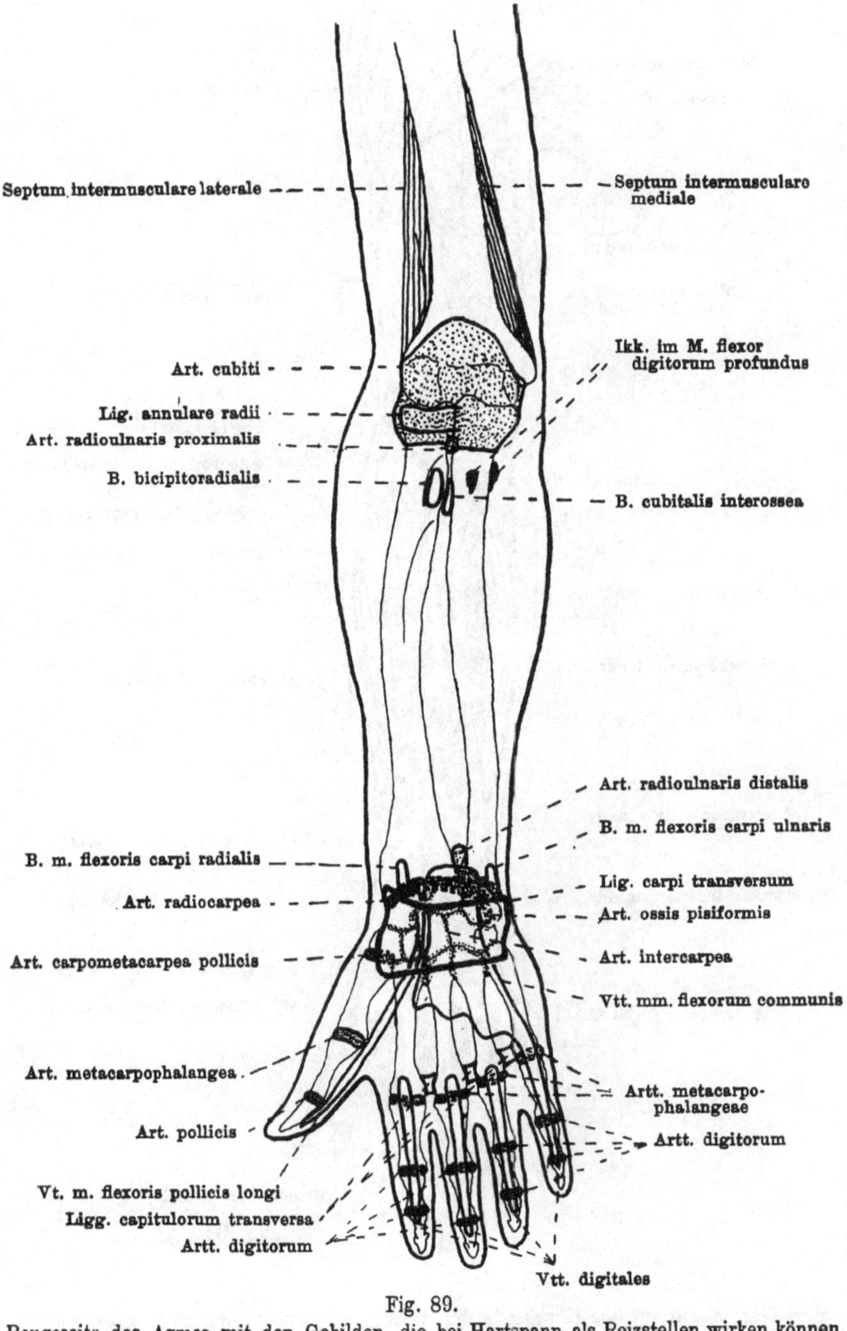

Fig. 89.
Beugeseite des Armes mit den Gebilden, die bei Hartspann als Reizstellen wirken können, und den Lieblingsstellen von Insertionsknötchen (Ik.).

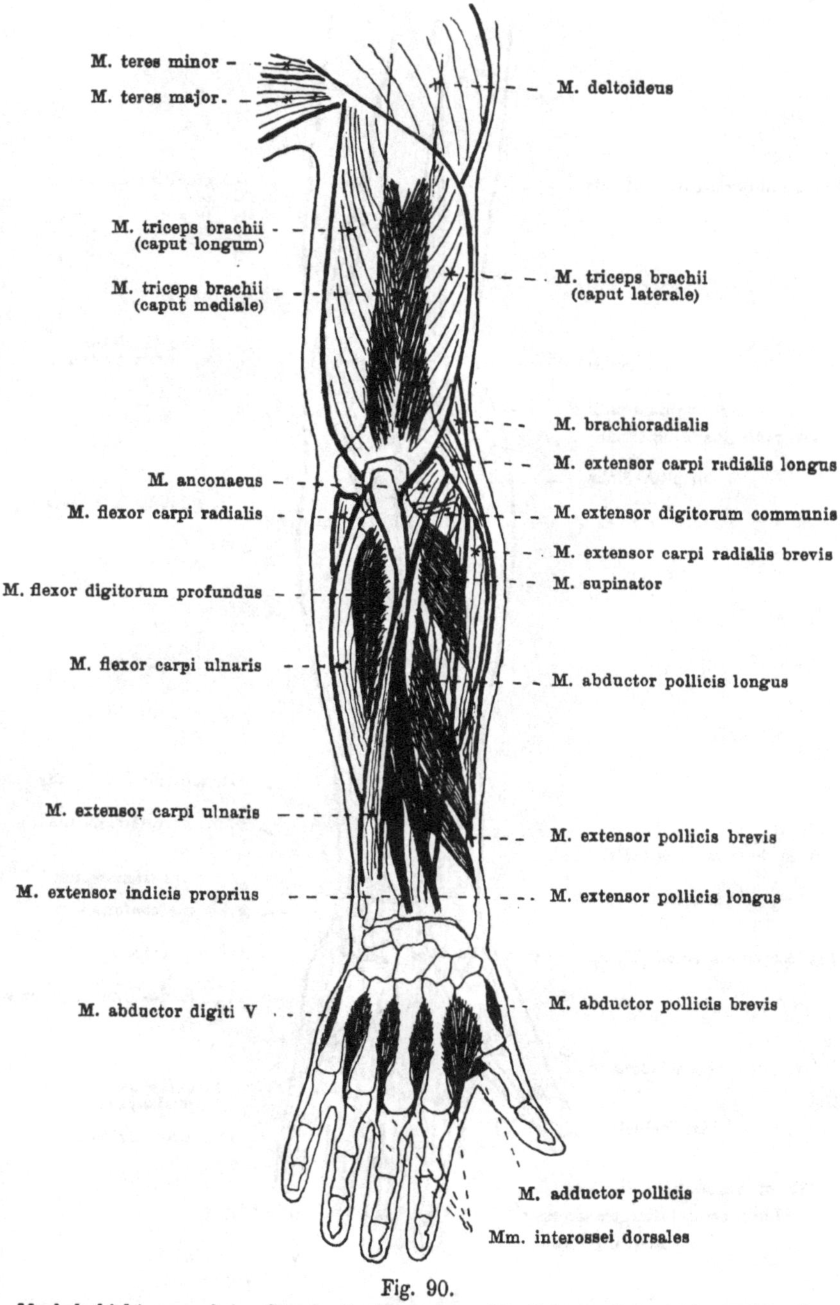

Fig. 90.
Muskelschichtung auf der Streckseite des Armes (die Sehnen sind nicht gezeichnet).

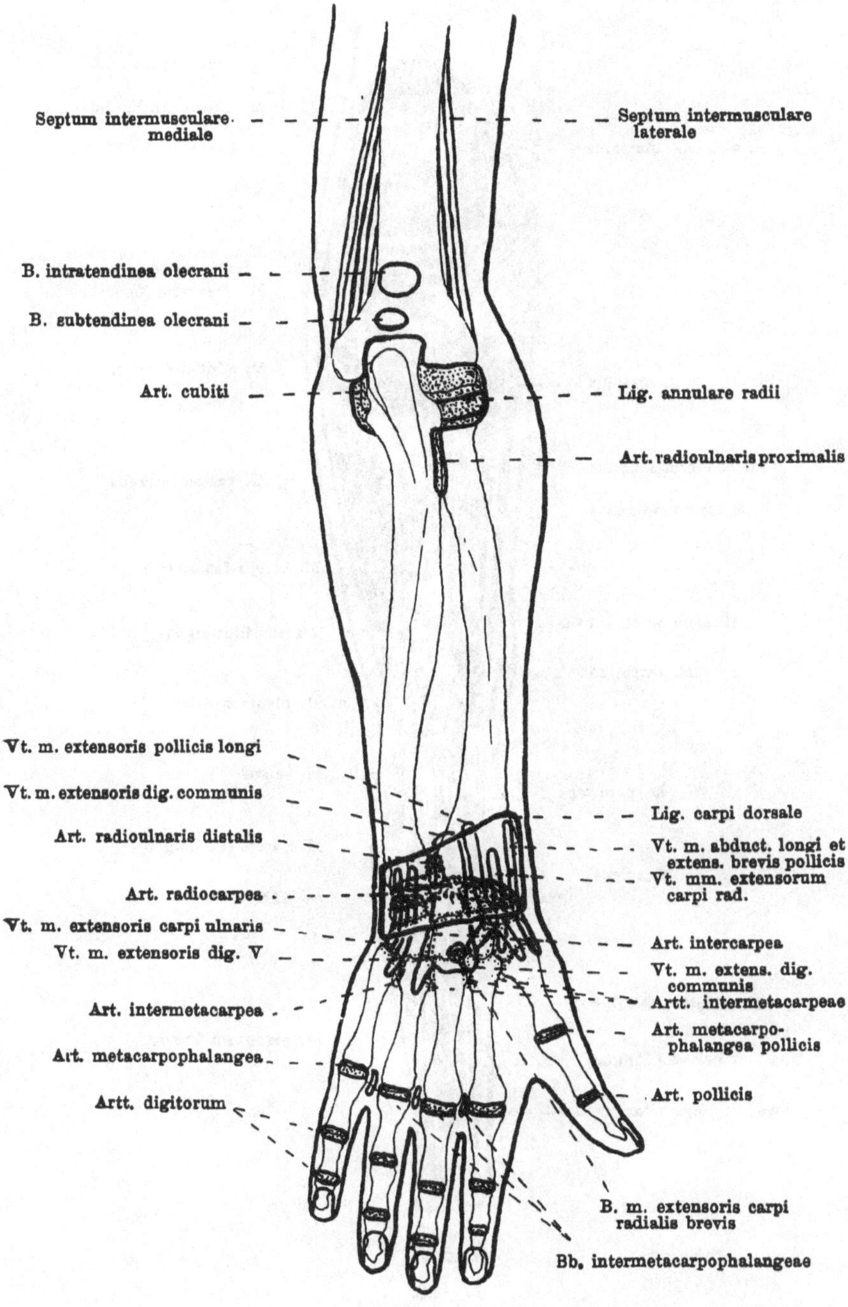

Fig. 91.
Streckseite des Armes mit den Gebilden, die als Reizstellen wirken können.

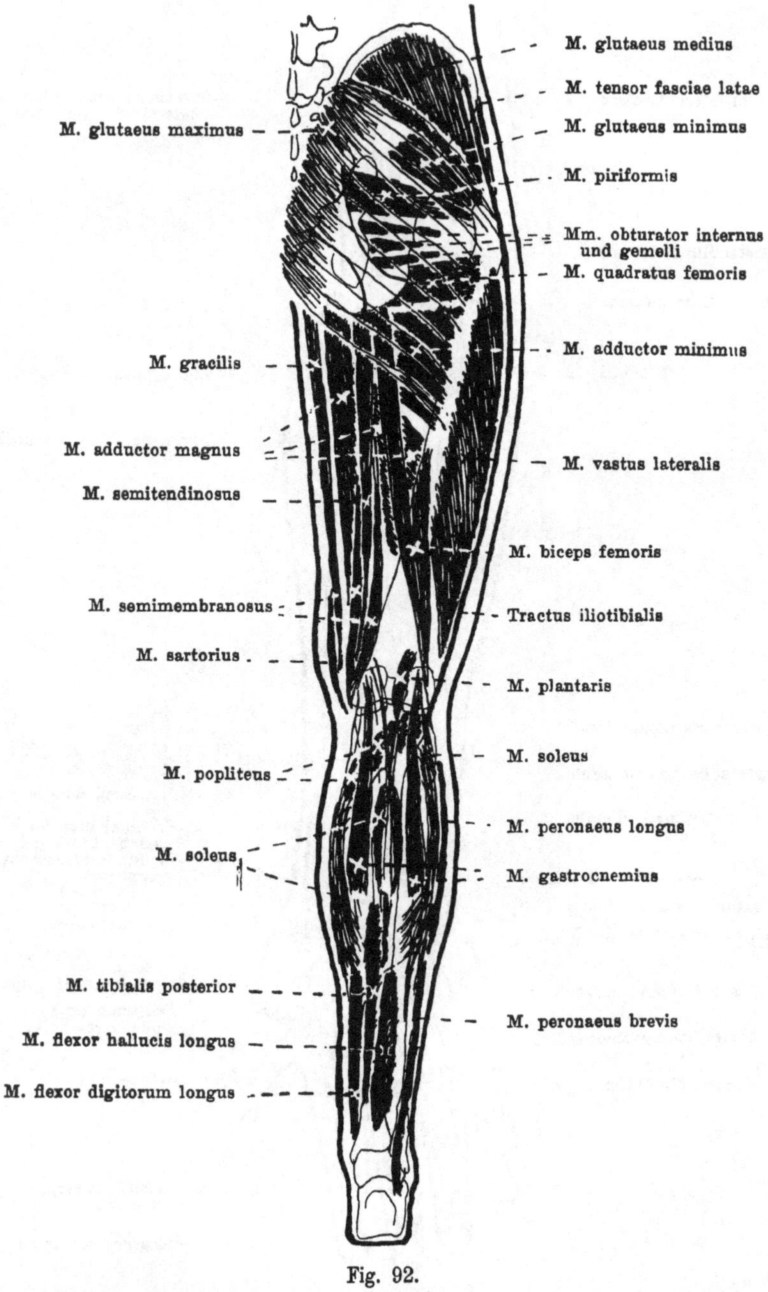

Fig. 92.
Muskelschichtung auf der Rückseite des Beines (die Sehnen sind nicht gezeichnet).

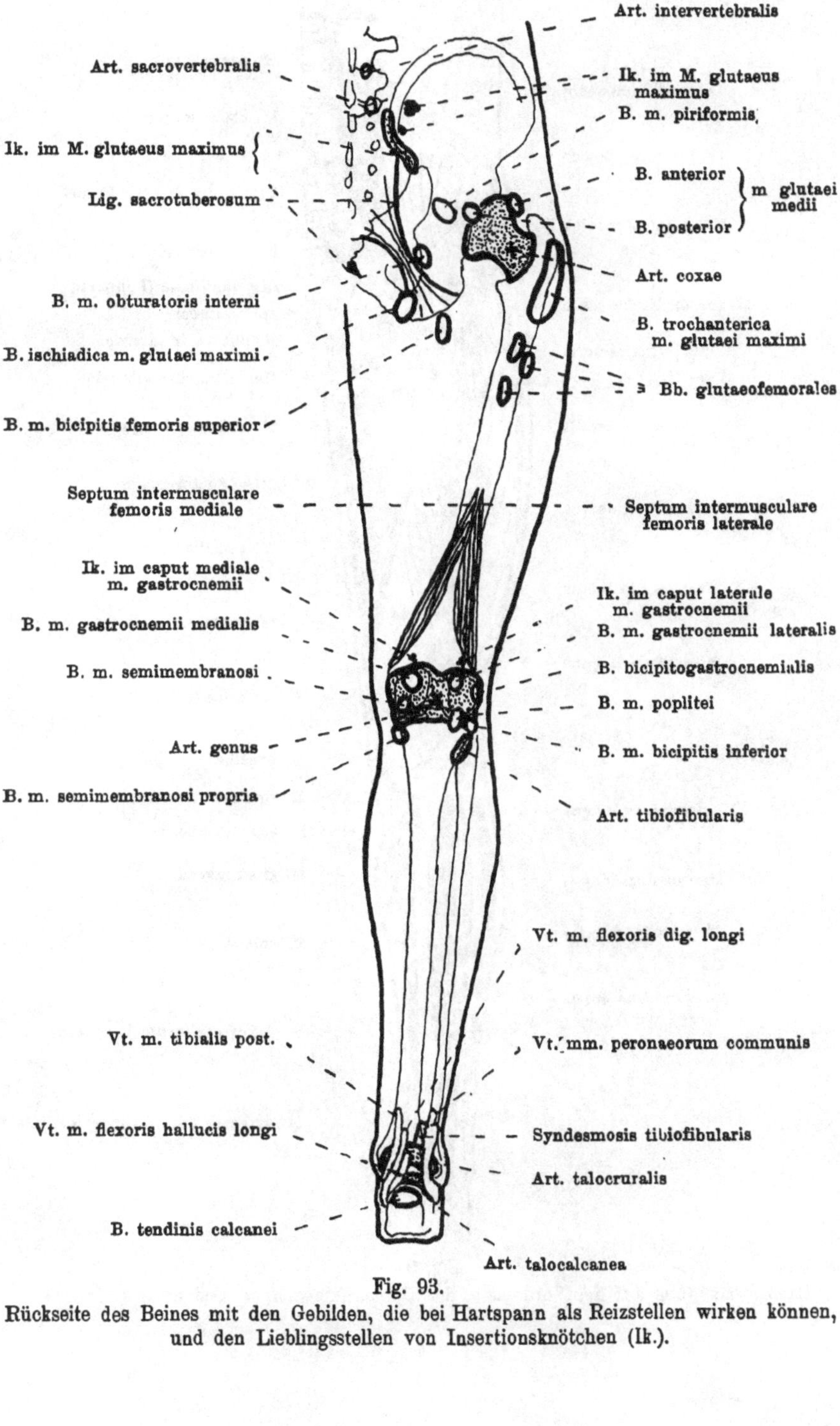

Fig. 93.
Rückseite des Beines mit den Gebilden, die bei Hartspann als Reizstellen wirken können, und den Lieblingsstellen von Insertionsknötchen (Ik.).

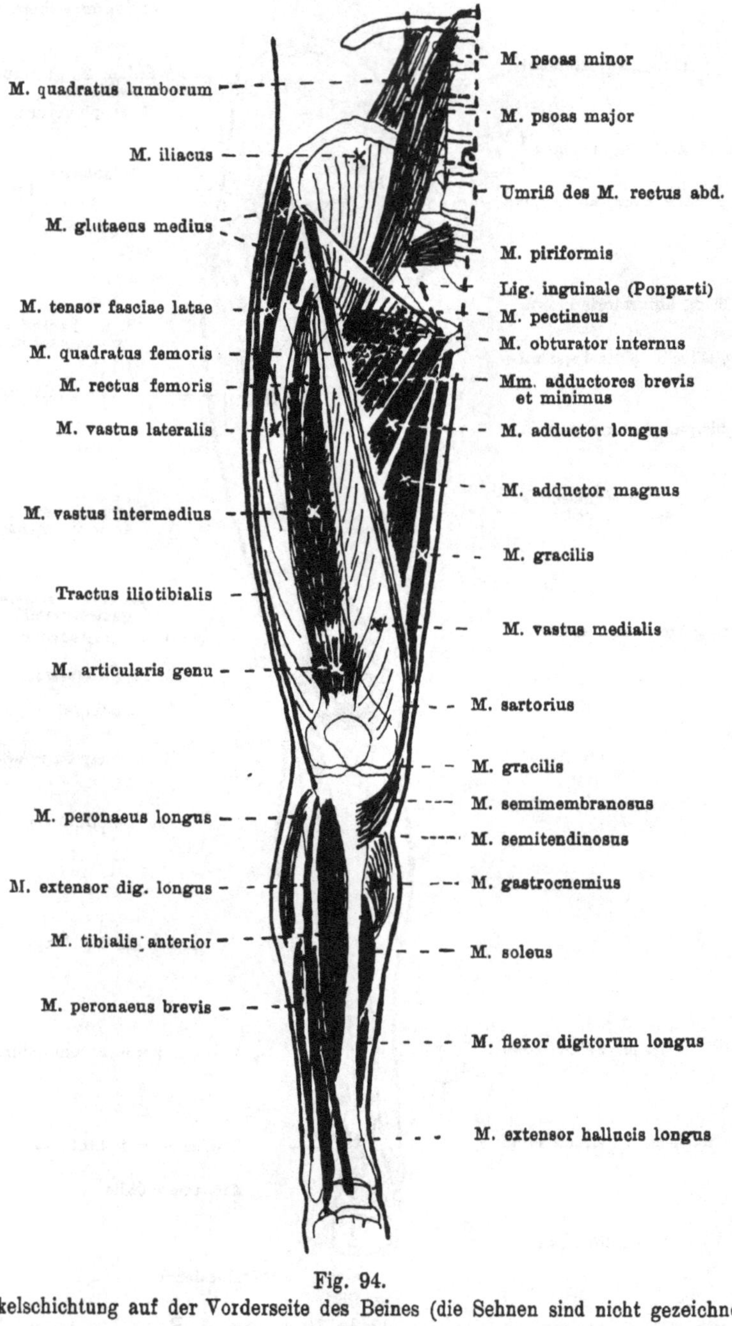

Fig. 94.
Muskelschichtung auf der Vorderseite des Beines (die Sehnen sind nicht gezeichnet).

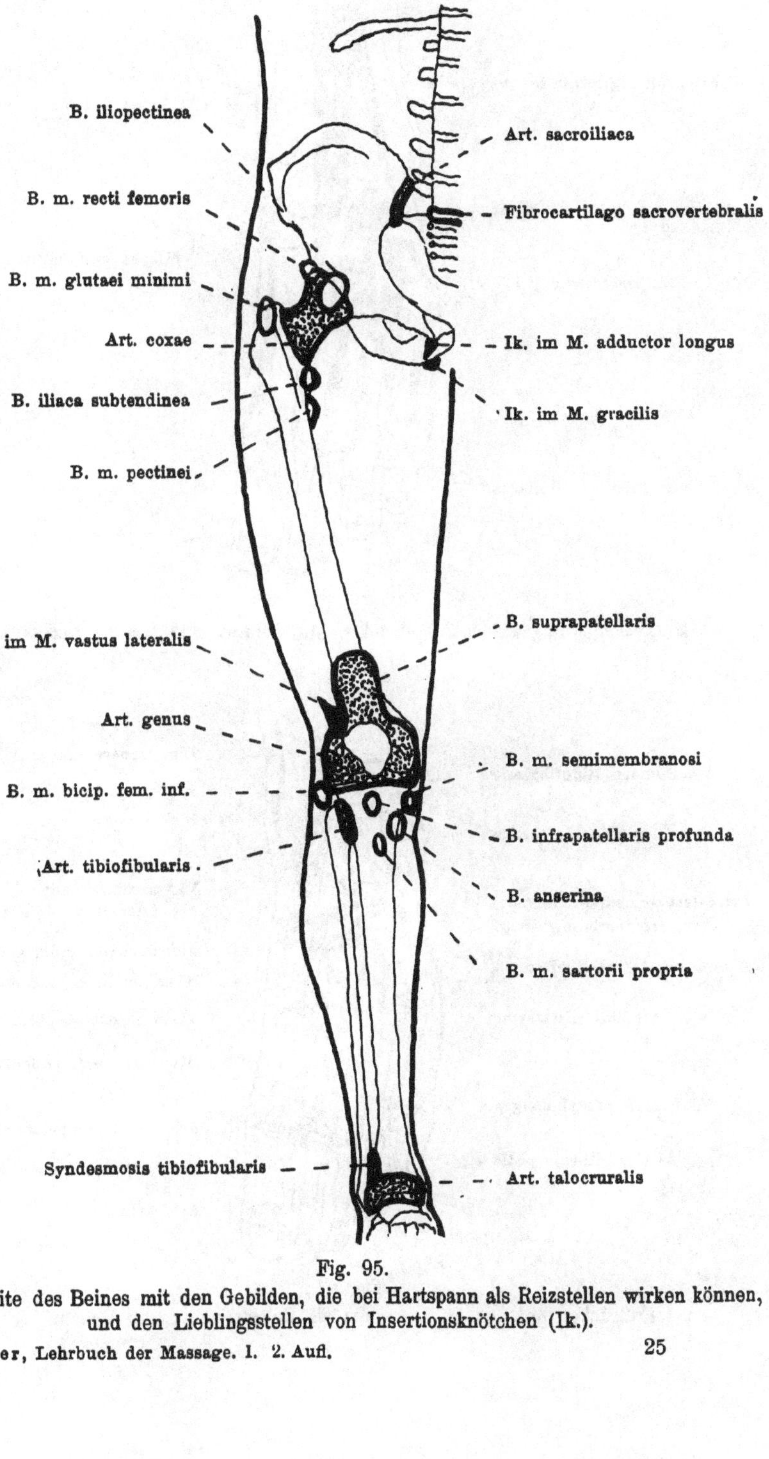

Fig. 95.
Vorderseite des Beines mit den Gebilden, die bei Hartspann als Reizstellen wirken können, und den Lieblingsstellen von Insertionsknötchen (Ik.).

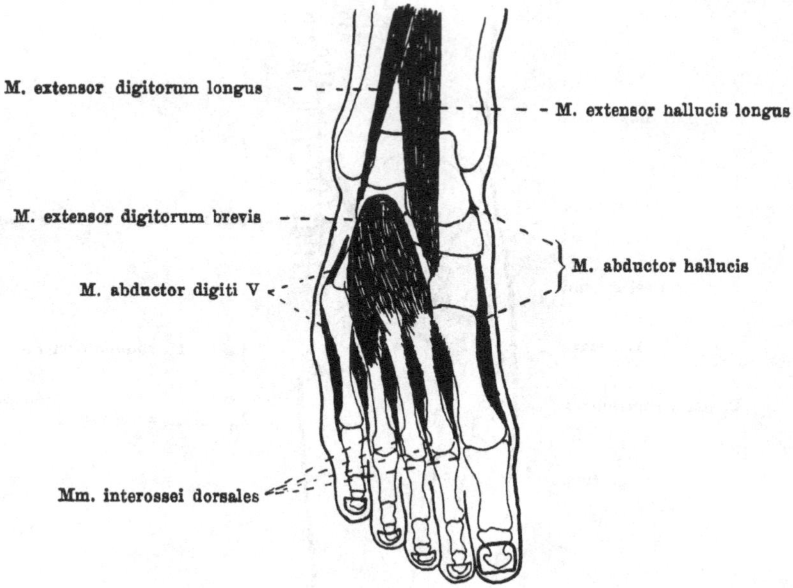

Fig. 96.
Muskelschichtung auf dem Fußrücken (die Sehnen sind nicht gezeichnet).

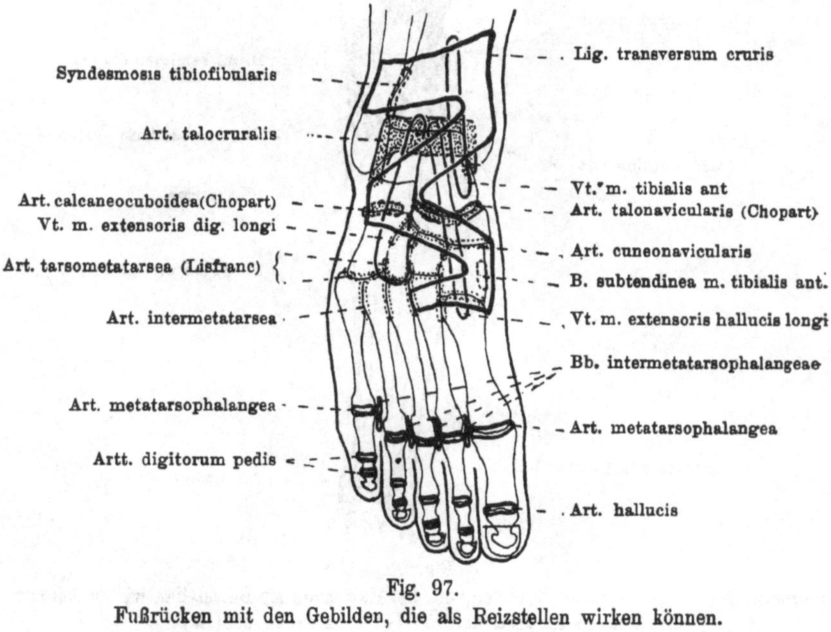

Fig. 97.
Fußrücken mit den Gebilden, die als Reizstellen wirken können.

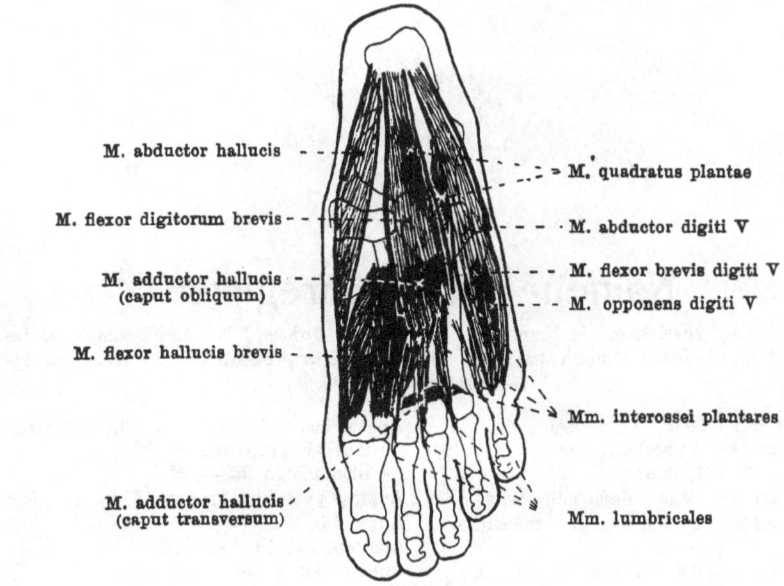

Fig. 98.
Muskelschichtung in der Fußsohle (die Sehnen sind nicht gezeichnet).

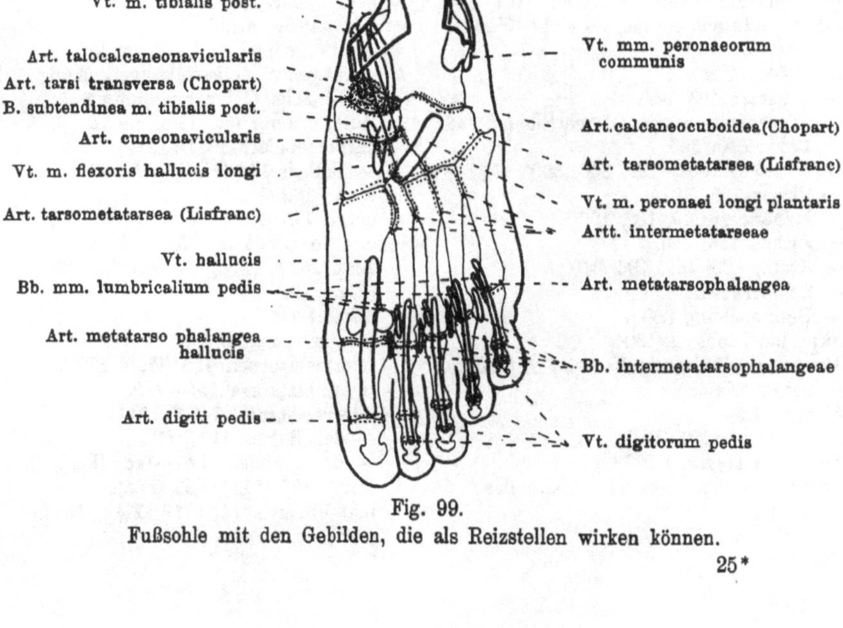

Fig. 99.
Fußsohle mit den Gebilden, die als Reizstellen wirken können.

Namen- und Sachregister

(Sperrung bezeichnet die Namen der angeführten Autoren, bei den Seitenzahlen bezeichnet *Schrägdruck* klinisch besonders wichtige Stellen, **Fettdruck** die einzelnen Abschnitte des Buches.)

FSC
www.fsc.org
MIX
Papier | Fördert gute Waldnutzung
FSC® C083411

Kolibri 360 GmbH
Ferdinand-Jühlke-Straße 7
99095 Erfurt, Deutschland
produktsicherheit@kolibri360.de